DICTIONNAIRE
DE MÉDECINE.

DE L'IMPRIMERIE DE RIGNOUX.

DICTIONNAIRE

DE MÉDECINE,

PAR MM. ADELON, BÉCLARD, BIETT, BRESCHET, CHOMEL,
H. CLOQUET, J. CLOQUET, COUTANCEAU, DESORMEAUX,
FERRUS, GEORGET, GUERSENT, LAGNEAU, LANDRÉ-
BEAUVAIS, MARC, MARJOLIN, ORFILA, PELLETIER,
RAIGE-DELORME, RICHARD, ROCHOUX, ROSTAN, ROUX
ET RULLIER.

TOME QUATRIÈME.

CAB–CEV.

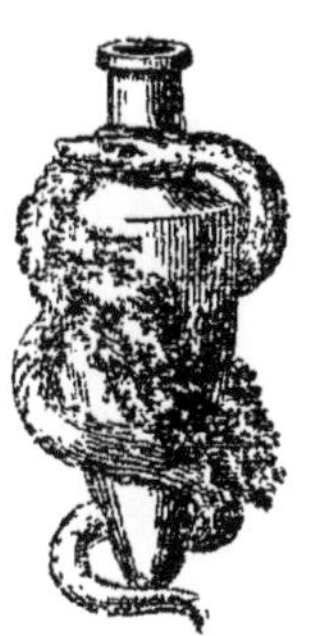
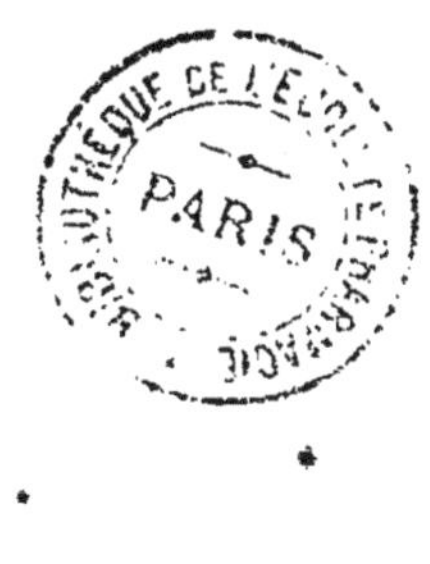

A PARIS,

CHEZ BECHET JEUNE, LIBRAIRE,

PLACE DE L'ÉCOLE DE MÉDECINE, N° 4.

AVRIL 1822.

DICTIONNAIRE

DE MÉDECINE.

C

CABALLIN (aloès). C'est l'espèce d'aloès la plus impure répandue dans le commerce. *Voyez* aloès. (A. R.)

CABARET, s. m. C'est un des noms vulgaires de l'asaret. *Voyez* ce mot. (A. R.)

CACAO, s. m., *semina cacao*. On donne ce nom aux amandes ou graines du cacaoyer, *theobroma cacao*, L. Cet arbre, qui fait partie de la famille des Malvacées, de la monadelphie pentandrie, est originaire du continent de l'Amérique méridionale, où il se plaît de préférence dans les terrains gras et humides. Les graines que l'on recueille sur les côtes de Caraque, dans la province de Nicagaragua, sont en général les plus onctueuses et les plus estimées. Dans ses *Tableaux de la Nature*, M. de Humboldt fait observer que le cacaoyer réussit beaucoup mieux dans les vallées chaudes et humides, dans les provinces qui abondent en forêts encore vierges, qui entretiennent une humidité salutaire dans l'atmosphère, que dans celles où les progrès de la culture et les effets du défrichement ont rendu le climat et le sol plus secs, et par conséquent moins favorables à la végétation.

Le cacaoyer est un arbre de moyenne grandeur, qui peut néanmoins atteindre jusqu'à trente pieds d'élévation, lorsqu'il se trouve dans un sol convenable à sa nature. Ses rameaux sont en tout temps ornés de grandes et belles feuilles ovales, acuminées, entières, soutenues sur des pétioles assez courts. Ses fleurs, d'une couleur rose vive, forment de petits faisceaux qui naissent soit dans les aisselles des feuilles, soit sur les différens points du tronc. En général celles qui se montrent sur les jeunes branches avortent, tandis que celles du tronc sont les seules fertiles. Les fruits qui succèdent aux fleurs sont ovoïdes, allongés, marqués de côtes irrégulièrement bosselées; leur surface est d'une couleur jaune dorée ou pourpre; ils ont quelque ressemblance avec les concombres. A l'intérieur, ils présentent cinq loges séparées par des cloisons membraneuses, et dans chacune de ces loges on trouve huit à dix graines subréniformes pelotonées, de la grosseur d'une fève, revêtues d'un arille charnu, d'une saveur acidule fort agréable. Ces graines renferment, sous un tégument assez mince, un embryon qui forme à lui seul toute la masse de l'amande.

Les graines du cacaoyer encore fraîches sont loin d'avoir la saveur agréable qu'elles présentent lorsqu'elles ont été desséchées. Elles sont au contraire d'une âpreté et d'une amertume des plus intenses. C'est afin de les en priver qu'on leur fait subir, dans les lieux où on les récolte, différentes préparations que nous allons faire connaître brièvement. Tantôt on les met en tas, afin de les faire fermenter et d'en détacher l'arille, puis on les fait sécher en les exposant sur des nattes à la chaleur du soleil ; tantôt on les enfouit pendant plusieurs semaines dans la terre, après quoi on les en retire pour les faire sécher. Le cacao préparé de cette dernière manière porte le nom de *cacao terré*. Autant ces graines s'altèrent rapidement lorsqu'elles sont encore fraîches et enveloppées de leur arille charnu, autant elles deviennent en quelque sorte inaltérables lorsqu'elles ont été préparées par l'un des deux procédés que nous venons d'indiquer. En effet, quoiqu'elles contiennent une quantité très-considérable d'une huile grasse et solide, désignée sous le nom de *beurre de cacao*, cependant elles possèdent la propriété remarquable de ne rancir jamais. Aussi s'en est-on servi, dans l'intérieur du Mexique, comme de petite monnaie.

Le cacao répandu dans le commerce nous est apporté du continent de l'Amérique méridionale, particulièrement du Pérou et de la nouvelle Espagne, et de quelques-unes des Antilles où il est abondamment cultivé. Aussi en distingue-t-on deux sortes principales, connues sous les noms de *cacao-caraque* et de *cacao des îles*. Le premier est en général de la grosseur d'une moyenne fève ; il est d'une couleur brune roussâtre ; presque toujours il a été terré. Le second, c'est-à-dire celui qu'on expédie de la Martinique, de Saint-Domingue et de Surinam, est plus petit, plus arrondi ; son tégument est plus épais, et son amande moins bien nourrie. C'est du mélange de ces deux variétés que résultent, suivant plusieurs auteurs, le cacao le meilleur pour la préparation du chocolat.

Avant l'arrivée des Européens en Amérique, les naturels du

pays faisaient déjà usage des graines du cacaoyer. Après les avoir grillées et concassées, ils délayaient cette pâte dans de l'eau chaude, à laquelle ils ajoutaient de la farine de maïs, du piment pour en relever le goût, et de la pulpe de roucou pour la colorer. C'est à cette boisson qu'ils donnaient le nom de *chocolat*. Ce breuvage grossier était loin de mériter dans cet état le nom d'*aliment des dieux* (*theobroma*) que Linnée lui a donné plus tard, quand les Européens en eurent si bien perfectionné le mode de préparation.

Les graines de cacao ne sont point directement employées en médecine; elles servent à la préparation du *chocolat* et du *beurre* ou *huile de cacao*. V. CHOCOLAT ET HUILE DE CACAO. (A. RICHARD.)

CACHALOT, s. m., *catodon macrocephalus*, Lacépède. On appelle ainsi un immense cétacé, rival de la baleine par les proportions du volume, mais pourvu d'armes que la nature n'a point départies à celle-ci. Répandu dans beaucoup de mers, cet animal n'est même point étranger à la Méditerranée; mais on le rencontre plus habituellement que partout ailleurs dans les parages du Spitzberg, au delà du cap Nord et des côtes du Finmarck. Il intéresse spécialement le médecin sous deux rapports importans. C'est dans la cavité de son cœcum que se forment ces concrétions d'une matière précieuse à laquelle on a donné le nom d'ambre gris. (*Voyez* ces mots.) C'est dans sa tête que l'on trouve la cétine, substance si improprement connue dans le commerce sous les dénominations de *blanc-de-baleine* et de *sperma-ceti*. Cette tête énorme est, à cet effet, creusée, dans sa partie supérieure, par une vaste cavité, tout-à-fait distincte de celle qui contient le cerveau, occupant près du quart de la totalité de la partie, et divisée en deux grandes cavernes par une membrane horizontale. Chacune de ces cavernes est elle-même partagée en plusieurs compartimens, dans lesquels on trouve la cétine, substance particulière, véritable principe immédiat de l'organisation animale, et à laquelle nous consacrerons un article spécial. Nous dirons seulement ici que cette matière est liquide pendant la vie de l'animal, et qu'elle est encore fluide lorsqu'on l'extrait peu de temps après sa mort. Elle ne se coagule qu'en se refroidissant. (HIP. CLOQUET.)

CACHECTIQUE, adj., *cachecticus*, qui est de la nature de la cachexie, qui est atteint de cachexie. Ainsi l'on dit : État, affection cachectique, individu cachectique. *Voyez* CACHEXIE.

CACHEXIE, s. f., *cachexia*, de κακός, mauvais, et de ἕξις, manière d'être, *prasus corporis habitus*. Il serait assez difficile d'exprimer l'idée générale que les auteurs des siècles qui ont précédé le nôtre ont attachée au mot cachexie, tant sont vagues les caractères qu'ils lui ont assignés. Les uns ont entendu par cachexie une altération de l'habitude du corps, provenant d'un vice des humeurs, et caractérisée par la dépravation de la nutrition, la fièvre lente, la consomption, l'hydropisie, etc. D'autres, et ce sont la plupart des nosologistes, ont rassemblé sous le nom d'affections cachectiques toutes les maladies qui se présentent avec un changement quelconque dans l'habitude du corps, c'est-à-dire dans le volume et la couleur principalement. On prévoit quel résultat dut avoir un semblable système de nosologie. Aussi Sauvages réunit-il dans la classe des cachexies les affections les plus disparates, des maladies idiopathiques et des maladies symptomatiques, et même des états physiologiques. La rétention d'urine et la grossesse, par exemple, sont placées à côté des hydropisies et des tympanites, etc., etc. Plus tard, Bordeu, renouvelant en quelque sorte et multipliant les cachochymies de Galien, fit autant de cachexies particulières qu'il y a d'organes notables et d'humeurs bien distinctes. Il pensait que chaque organe de l'économie animale exhale des principes qui lui sont propres, et dont l'influence est nécessaire à l'action de tous les autres. Suivant ce médecin, il se développe des cachexies bilieuse, séreuse, muqueuse, laiteuse, séminale, lorsqu'il y a surabondance de la bile, de la sérosité, de la matière nourricière, du lait, du sperme, etc. Quelle que soit la différence, souvent extrême, qui existe entre les maladies dans lesquelles on observe une sécrétion plus abondante, réelle ou supposée, de ces humeurs, il les confondit sous la dénomination commune de cachexie. Il considérait même comme cachexie la simple prédominance de l'un de ces fluides, prédominance qui est compatible avec l'état de santé; ce qui rappelle la théorie des anciens et de quelques modernes sur les tempéramens. Quoique Bordeu partît de l'action augmentée des organes, cette doctrine se rattache à l'humorisme qui dominait de son temps, puisque les phénomènes physiologiques ou morbides sont entièrement attribués au transport et à l'influence des humeurs sur les divers organes. Cette déviation ne peut être prouvée que pour quelques-uns, pour la bile, par exemple, dans l'ictère, et ses effets sont tout-à-fait supposés. *Voyez* HUMORISME.

Bordeu ne se contenta pas d'imaginer des cachexies d'après de prétendues causes humorales, il en forma plusieurs autres basées sur l'observation d'effets pathologiques : c'est ainsi qu'il fit des cachexies purulente, gangréneuse, dartreuse, cancéreuse, goutteuse, etc. Elles répondent absolument à ce qu'on appelle maintenant *diathèse*. A l'article consacré à ce dernier mot, nous examinerons la valeur de cette dénomination et la justesse des principes qui l'ont fait admettre.

Dans ces derniers temps, on a donné le nom de cachexie à l'état de dépérissement qui se manifeste dans la période la plus avancée de plusieurs maladies chroniques, et surtout du cancer et du scorbut, lorsque l'habitude du corps présente l'aspect particulier à ces affections. Quoiqu'on n'ait pas étendu la signification du mot cachexie à tous les cas de maladies chroniques qui produisent des effets analogues, peut-être conviendrait-il d'admettre cette expression pour désigner d'une manière générique tout état de l'économie animale dans lequel la plupart des fonctions, et particulièrement la nutrition, sont altérées par suite de l'affection chronique d'un ou de plusieurs organes, de quelque nature que soit cette affection. Les mots marasme, atrophie, consomption, ne désignent qu'un des phénomènes de cet état général; et l'usage a appliqué celui de phthisie à quelques affections spéciales.

(RAIGE DELORME.)

CACHOU, s. m., *catechu*, vulgairement *terra Japonica*. On a pendant long-temps ignoré la véritable nature du cachou. La dénomination de *terra Japonica*, donnée par les anciens à cette substance, prouve qu'ils n'en connaissaient ni l'origine ni la patrie. Mais les travaux de quelques naturalistes du siècle dernier, et en particulier les recherches du docteur Kerr, ont jeté le plus grand jour sur l'histoire de ce médicament.

Le cachou est un extrait préparé avec le bois et les gousses encore fraîches du *mimosa catechu*, grand arbre originaire des Indes orientales, et particulièrement du Bengale. Plusieurs auteurs ont cru pendant long-temps que ce suc était retiré des fruits d'un palmier, également indigène des Indes, et que Linnée a désigné sous le nom d'*areca catechu*. Mais les observations du docteur Kerr, de Duncan et de quelques autres ont prouvé que celui qui est répandu dans le commerce était extrait d'une espèce de mimeuse (*mimosa cathecu*) de la famille des légumineuses. Cependant, au rapport de quelques voyageurs, on prépare aussi dans

certaines contrées de l'Inde un extrait semblable avec les fruits
de l'arec ; mais cette espèce n'est point introduite dans le commerce ; les Indiens seuls en font usage. Ils la mélangent avec la
chaux, et cette préparation est pour eux un mets délicieux.

Le cachou est en petits pains aplatis, du poids de trois à
quatre onces ; sa couleur est brune rougeâtre ; sa cassure est légèrement brillante, un peu inégale. Il est inodore ; sa saveur est
amère, astringente, et laisse dans la bouche un goût sucré fort
agréable. Il est peu soluble dans l'eau froide, mais se dissout en
totalité et très-facilement dans l'eau chaude. Sa solution précipite
en noir par le sulfate de fer, ce qui annonce en lui la présence
du tannin. Ces pains contiennent en général une quantité
considérable de matières étrangères, tels que des fragmens
de faïence, des graines, etc. Aussi les pharmaciens d'Europe le
font-ils dissoudre et évaporer de nouveau en consistance d'extrait sec. Il porte dans cet état le nom d'*extrait de cachou*.

L'espèce la plus pure est celle qui nous est directement apportée
de Bombay ; elle renferme plus de tannin et moins de matières
étrangères que celle que l'on tire du Bengale. Voici les résultats
de l'analyse comparative qui en a été faite par M. Davy :

	Cachou de Bombay.	Cachou du Bengale.
Tannin	109	97
Matière extractive . . .	68	73
Mucilage	13	16
Résidu insoluble	10	14
	200	200

Propriétés médicales et usages du cachou. — La grande quantité de tannin que contient le cachou place ce médicament parmi
les toniques astringens. En effet il possède à la fois ces deux propriétés, et suivant les circonstances et les doses où on l'administre, il développe dans l'économie les phénomènes des médicamens de ces deux ordres. Comme tonique, on donne le cachou
toutes les fois que l'estomac a besoin d'être légèrement stimulé ;
il doit, dans cette circonstance, être prescrit à de faibles doses,
fréquemment répétées. Mais c'est surtout comme astringent que
cet extrait est plus souvent et plus utilement employé. Il jouit
même depuis quelque temps d'une sorte de vogue qui en a singulièrement répandu l'usage : c'est particulièrement dans les catarrhes chroniques, et surtout dans ceux du gros intestin et dans

les hémorrhagies désignées sous le nom de *passives*, que l'on fait
usage du cachou. La pratique journalière en démontre les heureux
effets dans le traitement de ces diarrhées rebelles que l'on
observe chez les vieillards, et qui ne sont point liées à une
altération organique de l'intestin. Dans ce cas le cachou, administré soit en infusion à la dose d'un gros, soit en lavement, détermine probablement une sorte d'astriction fibrillaire qui diminue et fait même cesser la sécrétion muqueuse de l'intestin. Mais
il faut, quand on ordonne ce médicament, étudier avec soin l'état
de l'estomac et des autres organes de la digestion. En effet, loin
d'être avantageuse, cette substance aggraverait les symptômes de
la maladie, si ces organes étaient le siége d'une inflammation vive
ou même déjà parvenue à l'état chronique. L'emploi de l'extrait
de cachou dans certaines hémorrhagies qui ont lieu par les surfaces muqueuses demande également des précautions analogues.
J'ai connu un vieillard affecté depuis longues années d'une hématurie chronique, auquel on fit prendre l'infusion de cachou
pendant quelques jours pour arrêter une diarrhée chronique et
sans douleur dont il était tourmenté, et qui fut guéri en même
temps de ces deux affections par l'usage de ce médicament.

Assez souvent on emploie l'extrait de cachou pour remédier à l'état de relâchement et de mollesse des gencives, chez
certains individus faibles et scorbutiques. L'usage de collutoires
préparés soit avec la teinture de cachou étendue d'eau, soit avec
la décoction ou l'infusion de cet extrait, ou enfin celui des pastilles dont il forme la base, raffermit les gencives, favorise la cicatrisation des aphthes et des ulcères superficiels dont elles étaient
le siége, et corrige parfois d'une manière efficace la fétidité de
l'haleine. Plusieurs personnes en font même habituellement usage
contre cette dernière incommodité.

Modes d'administration et doses. —Le cachou s'administre de
bien des manières différentes, et l'on a varié à l'infini les diverses
préparations dont il forme la base. Ordinairement c'est sous forme
de pilules ou de tablettes, à la dose de trois à quatre grains, que
l'on administre ce médicament. Mais ces préparations ne sont
avantageuses que dans le cas où l'on veut agir directement, soit
sur la cavité de la bouche, soit sur l'estomac. Quand on prescrit
le cachou pour combattre la diarrhée ou une hémorrhagie passive, on le fait prendre en infusion, à la dose d'un gros pour

deux livres d'eau. On peut encore augmenter l'action de cette tisane en y ajoutant quinze à vingt gouttes d'acide sulfurique alcoholisé (eau de Rabel), ou bien l'édulcorer avec une ou deux onces de sirop de coings ou de grenades. Cette infusion peut servir également à préparer des lavemens dont on fait usage dans les mêmes circonstances. C'est surtout dans la préparation des tablettes et trochisques de cachou que les pharmaciens ont mis une variété dont la vogue de ce médicament rend assez bien compte. En effet, on unit au cachou l'ambre, le musc, les essences de rose, de fleurs d'oranger, etc.   (A. RICHARD.)

CACHUNDÉ, s. m.; composition indienne très-estimée des Orientaux, qui la regardent comme un parfum précieux, et même comme un excellent antidote. Le docteur James, dans son *Dictionnaire de Médecine*, lui attribue des vertus extraordinaires. D'après Zacutus Lusitanus, le cachundé serait composé de terre bolaire, de succin, de musc, d'ambre gris, de bois d'aloès, de santal rouge et citrin, de jonc odorant, de galanga, de cannelle, de rhubarbe, de myrobolans, et de quelques pierres précieuses qui ne peuvent y ajouter aucune propriété. Le cachundé est principalement employé comme masticatoire; il parfume la bouche et corrige la fétidité de l'haleine. Long-temps relégué dans les harems de Constantinople, il commence à s'introduire en France.
                    (J. PELLETIER.)

CACOCHYME, adj., *cacochymus*, qui est affecté de cacochymie. Cette dénomination n'est plus employée que dans le langage vulgaire pour désigner les individus que leur constitution expose, sous l'influence de la plus légère cause, à des maladies longues et sans caractères bien déterminés, ou qui sont actuellement atteints de ces maladies.   (R. DEL.)

CACOCHYMIE, s. f., *cachochymia*, de κακός, mauvais, et de χυμός, suc; cette expression appartient entièrement à la doctrine de Galien. Elle désigne, suivant cet ancien médecin, la dépravation des humeurs, qui acquièrent des qualités étrangères et nuisibles, ou une trop grande abondance des trois humeurs, différentes du sang, telles que la pituite, la bile et l'atrabile. Il n'y avait pas de cacochymie sanguine, parce que le sang ne se déprave qu'en dégénérant en l'une des trois autres humeurs. La prédominance de ce fluide, comme celle des autres, ne forme pas une cacochymie, mais une pléthore; tandis que l'excès de pituite, de bile et d'atrabile constitue une cacochymie, parce que ces humeurs étant plus abondantes qu'il ne faut, elles corrompent d'abord le sang. *Voyez* GALÉNISME et HUMORISME.

Quelques auteurs ont donné au mot cacochymie une acception analogue à celle de cachexie, et ont décrit des cacochymies laiteuse, purulente, scorbutique, etc. *Voyez* CACHEXIE, DIATHÈSE.

(RAIGE DELORME.)

CACOÈTHE, adj., *cacoethes*, de κακός, mauvais, et de ἦθος, état; caractère, qui est de mauvaise nature. Plusieurs auteurs ont, avec Galien, appelé *ulcères cacoèthés* les ulcères malins et dont la guérison est longue et difficile. Inusité. (J. CLOQUET.)

CADAVÉREUX et CADAVÉRIQUE, adj., qui tient du cadavre, qui est relatif au cadavre; on dit une odeur cadavéreuse, une face cadavéreuse, les altérations cadavériques, l'examen ou l'autopsie cadavérique, etc. (A. B.)

CADAVRE, s. m., *cadaver*, πῖῶμα, νεκρόν; corps d'un animal privé de vie. Cette expression, employée seule, désigne plus particulièrement le corps de l'homme; mais elle peut s'appliquer en général à tout être organisé, même végétal, qui a cessé de vivre.

Le cadavre n'a qu'une durée éphémère : constamment, à moins de quelques circonstances particulières, la putréfaction s'en empare au bout d'un temps assez court; ses élémens se dissocient, et le squelette seul subsiste pour se détruire lui-même à son tour. Cet état des êtres organisés forme la transition, pour ainsi dire, de la vie à la putréfaction; dépouillés, dès qu'il a commencé, de la plupart des forces qui caractérisent la vie, ces êtres ne semblent point encore entièrement soumis, tant qu'il dure, aux lois physiques générales, sous l'empire desquelles la mort les a placés. Aussi rétrouve-t-on dans le cadavre la même composition, le même arrangement que celui qui existait sur le vivant, ce qui permet à l'anatomiste, au médecin, de s'éclairer sur l'organisation et les changemens qu'elle éprouve pendant la vie, par l'inspection et l'étude des cadavres. Cependant il s'en faut de beaucoup que la ressemblance soit parfaite, même dans la disposition apparente des organes, entre le cadavre et le corps considéré dans l'état de vie : divers changemens qui s'opèrent à l'instant même de la mort ou peu de temps après, qui sont le résultat immédiat de la cessation subite des fonctions, et dépendent, pour la plupart, de ce que l'influence de la vie ne contrebalance plus l'action des causes physiques, donnent lieu dans le cadavre à des différences d'où naissent ses caractères propres. De là la nécessité, pour le dire en passant, d'examiner les organes sur les animaux vivans, après les avoir étudiés sur le cadavre, si l'on veut avoir des notions exactes sur leur véritable disposition pendant la vie.

Les principaux caractères par lesquels le cadavre diffère du corps doué de la vie sont les suivans :

Le cadavre est froid, insensible, immobile dans toutes ses parties, et n'obéit plus qu'à son propre poids ou à des impulsions étrangères; il présente un état de flaccidité, de mollesse, ou au contraire de roideur remarquable; les fluides, le sang en particulier, sont accumulés dans certaines parties, en très-petite quantité dans d'autres, infiltrés ou épanchés dans un grand nombre; ces fluides sont stagnans et en partie coagulés, ou ne se meuvent que sous l'influence de causes physiques; ils sont diversement altérés; une partie en est vaporisée; des gaz sont répandus en divers endroits où l'on n'en rencontre point sur le vivant.

Afin de pouvoir mieux apprécier la nature de ces caractères, leur liaison entre eux et avec les changemens survenus à l'instant de la mort, leurs différences et les phénomènes secondaires auxquels ils donnent lieu, nous allons les passer successivement en revue.

1° *Le cadavre est froid.* — Pendant la vie, la respiration, la circulation et l'action nerveuse entretiennent dans le corps une température à peu près constante, presque toujours supérieure, dans nos climats, à celle du milieu qui nous entoure : ces fonctions étant détruites dans le cadavre, la chaleur se perd peu à peu, ou plutôt elle se met en équilibre avec celle des corps environnans. Ce refroidissement, qui dans la plupart des maladies commence, avant la mort, aux extrémités et à la surface du corps, est ordinairement complet au bout de quinze à vingt heures. Cependant la chaleur se conserve plus ou moins longtemps, suivant l'état du corps avant la mort, suivant sa température au moment de la mort, et suivant les circonstances environnantes après la mort, comme la température de l'atmosphère ou des corps environnans : 1° Le refroidissement est plus lent dans les morts subites, à la suite des asphyxies, des apoplexies, des maladies aiguës, chez les individus d'une constitution forte, plus rapide au contraire dans les maladies chroniques, dans la mort par hémorrhagie; 2° quand les sujets sont très-gras, la chaleur met, toutes choses égales d'ailleurs, plus de temps à se dissiper, de même que lorsqu'ils représentent une très-grande masse; 3° en été et dans les climats chauds, les cadavres se refroidissent moins promptement que dans les circonstances opposées; les bains chauds, les applications chaudes, retardent ce refroidissement. Dans certains cas aussi où le sang reste long-temps fluide, comme dans les maladies putrides, la chaleur paraît se conserver plus long-temps.

2° *Le cadavre est immobile dans toutes ses parties, et n'obéit plus qu'à son propre poids ou à des impulsions étrangères.* — Toute contraction, volontaire ou involontaire, a cessé en même temps que la vie; le corps est devenu inerte; toutes les parties cèdent à leur propre poids, et retombent lorsqu'on les soulève; la pointe du pied est tournée en dehors; les pupilles sont dilatées, les paupières entr'ouvertes, les joues et les tempes affaissées, la lèvre et la mâchoire inférieures pendantes. Cette immobilité, ce relâchement général, se font aussi remarquer à l'intérieur : le défaut de contraction de l'œsophage et du cardia fait que les matières contenues dans l'estomac, entraînées par leur propre poids ou par la pression qu'exercent sur elles des gaz qui distendent l'abdomen, refluent dans la bouche et jusque dans la trachée-artère et les bronches, où l'on trouve quelquefois même des vers qui y sont ainsi parvenus. L'estomac lui-même, l'intestin, la vessie, sont dilatés et plus ou moins distendus; le sphincter anal est relâché, et les matières contenues dans l'intestin s'échappent au dehors. Le galvanisme et les irritations mécaniques produisent à la vérité des mouvemens dans le cadavre, quand ils agissent sur les nerfs ou les muscles, surtout peu de temps après la mort; mais il est évident que ces mouvemens dépendent d'une impulsion étrangère, et non d'une contraction semblable à celle qui s'exerce sur le vivant. Cependant cette dernière paraît, dans certains cas, se continuer même après la mort : du moins voit-on ses effets persister dans le cadavre pendant un temps plus ou moins long. Il n'est pas rare que la mâchoire inférieure ne reste, à l'instant de la mort, fortement appliquée contre la supérieure, tellement qu'il faut, sur le cadavre, de très-grands efforts pour l'en séparer. La rigidité qui accompagne le tétanos subsiste aussi quelquefois après la mort : Dehaën l'a vue se prolonger pendant quarante-huit heures, et même au bout de ce temps la mâchoire inférieure ne pouvait être abaissée. On assure même que l'utérus conserve quelquefois peu d'instans après la mort la faculté de se contracter et d'expulser le produit de la conception. Du reste, la contractilité musculaire après la mort dure un certain temps, et s'éteint successivement dans les muscles, à commencer par le ventricule aortique, puis les muscles intérieurs, puis les muscles extérieurs, et en finissant par l'oreillette pulmonaire. Après que toute contraction spontanée a cessé, que toute contraction générale déterminée par l'irritation mécanique ou galvanique a cessé aussi, les muscles présentent encore un phénomène de mouvement, c'est une contraction bornée au point que l'on pique, et enfin survient la roideur cadavérique des muscles.

3° *Le cadavre présente un état de flaccidité, de mollesse, ou au contraire de roideur remarquable.* — Le relâchement général des solides après la mort est la cause du premier de ces états. Ce relâchement n'a pas lieu seulement dans les muscles : tous les tissus, si l'on en excepte les os, l'éprouvent à un degré plus ou moins marqué, par la cessation de l'action tonique qui les resserrait pendant la vie. La peau est molle, flasque, et semble, pour ainsi dire, amincie ; le tissu cellulaire sous-cutané a perdu de sa consistance ; toutes les parties molles extérieures sont affaissées. Les muscles ne présentent point la fermeté qu'ils offrent sur le vivant, même hors l'état de contraction ; leurs fibres se déchirent aisément. La plupart des viscères sont mous et affaissés sur eux-mêmes ; cela est surtout remarquable dans le cœur, le cerveau, la rate. Au reste, la consistance des tissus après la mort dépend beaucoup de celle qui existait sur le vivant : les chairs restent souvent fermes, le cœur conserve sa densité, dans les morts violentes qui surprennent des individus robustes au milieu de la plus parfaite santé.

A une certaine époque, le relâchement et la flaccidité sont remplacés par la roideur de toutes les parties, et spécialement des muscles. Les articulations, restées ordinairement droites au tronc, demi-fléchies aux membres supérieurs, et étendues aux inférieurs, à l'instant de la mort, deviennent inflexibles dans ces diverses attitudes : on éprouve une plus ou moins grande résistance lorsqu'on essaie de leur donner une autre direction ; cette résistance est quelquefois telle que l'on peut soulever le cadavre tout d'une pièce en le saisissant seulement à une de ses extrémités. Les muscles, tant extérieurs qu'intérieurs, les ligamens, le tissu cellulaire, etc., sont fermes et pour ainsi dire contractés. La

graisse se coagule, lors du refroidissement, dans le tissu qui la
renferme, et donne aux parties où elle se trouve beaucoup de
fermeté. Cet état, qui commence toujours par le tronc, d'où il
s'étend aux membres supérieurs, puis aux inférieurs, paraît lié
au refroidissement et à la coagulation des liquides, qui en est la
suite. Il survient en effet à mesure que la chaleur se perd, et peut
être empêché par un bain tiède qui la conserve. Il cesse de lui-
même au bout d'un certain temps, sans doute à cause du ramollissement des solides, dû à l'infiltration des liquides, et la flaccidité reparaît. Sa durée est moindre à la suite des maladies longues,
du scorbut, et dans tous les cas où l'épuisement est considérable;
on le voit alors se manifester presque aussitôt après la mort, pour
se dissiper au bout de deux ou trois heures. Au contraire, quand
les forces étaient peu altérées à l'instant de la mort, la roideur ne
se développe que vingt-quatre ou trente-six heures après, et dure
plusieurs jours.

La fibrine du sang extrait de ses vaisseaux présente quelque
chose de semblable à la roideur cadavérique des muscles : le caillot qu'elle forme se resserre, ses bords se renversent, de sorte
que sa face supérieure devient concave; il diminue de volume, et
acquiert une consistance de plus en plus grande. Mais ce caillot
ne se relâche pas ensuite, comme le font les parties molles dans
le cadavre. Le phénomène qu'il présente paraît dépendre de l'évaporation et de la séparation de la partie liquide du sang.

4° *Les fluides, le sang en particulier, sont accumulés dans
certaines parties, en très-petite quantité dans d'autres.* — Le sang
est ordinairement accumulé, après la mort, dans les veines caves,
les cavités droites du cœur, les vaisseaux du poumon et le système capillaire pulmonaire, tandis que les cavités gauches du
cœur, les artères et le système capillaire général en contiennent
fort peu. Cela tient à ce que, dès que la respiration a cessé, l'élasticité des bronches et de leurs divisions n'étant plus contrebalancée
par l'action des muscles inspirateurs, ces conduits se resserrent et
chassent une partie de l'air contenu dans les poumons : un vide
tend alors à se faire dans la poitrine, dont les parois osseuses ne
pourraient suivre les poumons dans leur diminution de volume;
le sang est attiré par là dans ces derniers, ainsi que dans les cavités droites du cœur et les troncs veineux qui y aboutissent. Aussi
les artères restent-elles pleines de sang quand on ouvre la poitrine
à un animal, au moment où il expire, parce que les parois de cette

cavité ne s'opposant plus à la rétraction des poumons, ces organes reviennent alors librement sur eux-mêmes.

La petite quantité de sang contenue dans le système capillaire général donne lieu aux phénomènes suivans : 1° la peau est décolorée, comme on le voit surtout à la face, qui présente une teinte jaunâtre, terreuse; 2° cette pâleur se fait également remarquer à l'origine des membranes muqueuses, comme à la face interne des paupières, aux lèvres, dans la bouche, le pharynx, les fosses nasales, au mamelon, etc.; 3° à l'intérieur, tous les tissus qui doivent principalement au sang leur couleur sont plus ou moins pâles; 4° les congestions formées pendant la vie par le sang accumulé dans les réseaux capillaires sont en partie effacées, qu'elles aient leur siége sur la peau, les membranes muqueuses, ou dans les viscères intérieurs, mais plus particulièrement quand elles affectent des organes membraneux; 5° les surfaces suppurantes, s'il en existe, sont blanches et blafardes.

Cependant en divers endroits le sang est retenu ou même abonde dans le système capillaire général, comme le montrent les lividités ou taches violacées que l'on remarque sur la peau; certaines rougeurs des membranes muqueuses, etc. Le foie, la rate, les reins sont quelquefois gorgés de sang après la mort. Le pénis présente quelquefois une sorte d'érection due à l'accumulation de ce fluide. Les veines de diverses parties contiennent aussi souvent beaucoup de sang : c'est ce que l'on voit surtout dans le cerveau, la moelle de l'épine, les viscères abdominaux, les plexus veineux du vagin. Le genre de la mort et les circonstances qui l'ont précédée rendent quelquefois raison de cette accumulation locale des fluides; mais elle dépend généralement de ce qu'ils sont entraînés par la pesanteur dans les parties les plus déclives. Son siége varie suivant la position qu'avait le corps pendant les derniers soupirs; car il faut observer que l'influence de la pesanteur ne se fait ressentir que tant que la chaleur subsiste, et que le sang reste fluide, de sorte que l'on tomberait dans une erreur bien grande si l'on jugeait des endroits où le sang doit être accumulé par la situation dans laquelle se trouve le cadavre, lorsqu'on ne lui a pas laissé celle qu'il présentait à l'instant de la mort. Dans la plupart des cas, c'est la partie postérieure du tronc qui offre cette accumulation; l'engorgement des poumons est également plus marqué dans leur partie postérieure. Quelquefois pourtant la peau est livide dans toute son étendue.

5° *Ils sont infiltrés ou épanchés dans un grand nombre.* — La cessation de l'action tonique, à l'instant de la mort, produit ce phénomène : les pores organiques, devenus béans, se laissent traverser par les différens fluides. Le sang infiltré dans les parois des veines forme le long de ces vaisseaux des stries rouges, plus ou moins marquées. Le tissu cellulaire est également rouge à une certaine époque, et ses aréoles contiennent une sérosité sanguinolente. L'estomac présente souvent, à l'extérieur, des taches rougeâtres ou brunâtres, qui paraissent dépendre de la transsudation du sang à travers les enveloppes du foie et de la rate. Il n'est pas rare de trouver la membrane interne des artères teinte en rouge par la matière colorante du sang infiltrée, pour ainsi dire, dans son épaisseur. La bile, qui transsude à travers les parois de la vésicule biliaire, colore en jaune la surface externe de l'intestin, particulièrement du duodénum. Il en est de même des matières stercorales, de l'urine et du sperme, qui transsudent à travers leurs réservoirs, et imprègnent de leur couleur et de leur odeur les parties environnantes. Des fluides séreux sont épanchés dans les cavités de l'arachnoïde, de la plèvre, du péricarde, du péritoine, de la tunique vaginale : ces fluides sont surtout abondans au voisinage des endroits où le sang est accumulé, comme vers la partie postérieure des poumons. Les effets de la transsudation sont d'autant plus marqués que le cadavre approche plus de la putréfaction. Ils varient aussi suivant le degré du relâchement des solides à l'instant de la mort. Enfin ils sont beaucoup plus prononcés quand l'atmosphère est chaude que lorsqu'elle est froide. Aussi a-t-on observé que dans les saisons et dans les climats très-chauds, le sang, resté fluide dans les vaisseaux tant que la chaleur et la flexibilité du corps persiste, abandonne au bout de quelques heures les vaisseaux, et que les canaux, les membranes séreuses et les membranes muqueuses deviennent alors extrêmement rouges, quelquefois injectées, qu'il se fait des infiltrations de sérosités sanguinolentes dans toutes les parties, et des transsudations dans toutes celles qui avoisinent la vésicule biliaire, l'intestin, la rate, le foie, la vessie, etc.

6° *Ces fluides sont stagnans et en partie coagulés, ou ne se meuvent que sous l'influence de causes physiques.* — Les solides étant inertes, tout mouvement des fluides a disparu. Le sang forme des caillots de couleur blanchâtre ou citrine, qui remplissent le cœur et les gros vaisseaux, particulièrement les cavités gauches de ce viscère.

et les troncs qui en naissent, mais dont le volume, le nombre, la consistance offrent beaucoup de variétés. Ces caillots sont fibrineux, souvent presque entièrement dépourvus de matière colorante, et moulés sur la forme des cavités qui les renferment. Quelquefois ils n'existent pas, et le sang est fluide. Généralement il reste plus long-temps fluide dans les veines. Cette coagulation du sang est de la même nature que celle qu'il éprouve quand on l'extrait de ses vaisseaux; elle est liée, dans le cadavre, au refroidissement, et survient à mesure que celui-ci s'opère.

Les congestions sanguines et les transsudations qui se font après la mort tiennent, comme on l'a vu, à des causes purement physiques. Les fluides éprouvent encore des mouvemens de cette nature, quand des gaz viennent à distendre l'abdomen après la mort. Le sang contenu dans la poitrine est alors refoulé vers les parties supérieures; il remplit les veines de la tête et du cou, la face se colore, les yeux semblent s'animer, les pupilles se resserrent; le sang des veines de l'abdomen reflue également vers les organes génitaux, dans lesquels il s'accumule; le mucus pulmonaire, poussé au dehors, sort sous forme d'écume par la bouche et les narines : on prétend même, mais cela paraît tout-à-fait invraisemblable, que l'eau de l'amnios et le fœtus lui - même peuvent être chassés de l'utérus par cette pression mécanique.

7° *Ils sont diversement altérés.* —Le sang, d'abord noirâtre, se résout en une sorte de sanie brunâtre vers l'époque de la putréfaction. La sérosité des membranes séreuses est jaunâtre ou même sanguinolente.

8° *Une partie en est vaporisée.* — De cette vaporisation résulte la diminution du poids du corps, diminution qui est de plus en plus marquée, à mesure que l'on s'éloigne de l'époque de la mort. L'évaporation est en général fort lente, du moins à la surface du corps, tant que l'épiderme subsiste : la peau et les parties subjacentes se dessèchent au contraire rapidement lorsqu'il est enlevé de bonne heure.

La vaporisation d'une partie de l'humeur aqueuse qui transsude à travers la cornée, et celle du fluide contenu entre les lames de cette membrane, donnent lieu à son affaissement et en même temps à la formation d'un enduit visqueux qui la recouvre, par le mélange de ces fluides avec les corpuscules qui voltigent dans l'air, et par une sorte de coagulation qu'ils éprouvent. Les yeux sont ternes par suite de ce dessèchement. Les dents sont aussi couvertes d'un enduit tenant à une évaporation partielle, à une sorte de coagulation du mucus. Ces deux effets de l'évaporation se manifestent à l'instant de la mort, et souvent même avant qu'elle n'ait lieu.

9° *Des gaz sont répandus en divers endroits où l'on n'en rencontre point sur le vivant.* — La plèvre, le péricarde, l'utérus, mais surtout la cavité du péritoine, les aréoles du tissu cellulaire, l'intérieur des veines, présentent ce phénomène, qui paraît dépendre d'un commencement de décomposition qu'éprouvent les fluides, et se lie constamment, quand le tissu cellulaire en est le siége, à la fluidité du sang, dont la couleur est alors plus foncée qu'à l'ordinaire. Souvent aussi ce dégagement de gaz se fait dans l'estomac et l'intestin, et est occasioné par la présence de matières fermentescibles dans la cavité de ces viscères. L'accumulation de ces gaz dans l'abdomen produit une distension plus ou moins grande, et quelquefois même, à ce qu'on assure, la rupture de ses parois. La compression qui en résulte pour les parties voisines détermine différens changemens dont il a été question. Dans le tissu cellulaire, la présence de ces gaz donne lieu à une espèce d'emphysème, qu'on a particulièrement observée après des morts violentes, accompagnées de grands efforts ou d'épanchemens de sang ou d'autres fluides : cet emphysème se développe en quelques heures et fait surnager le corps dans l'eau. Enfin des bulles gazeuses existent très-souvent dans les veines; elles peuvent, en grossissant, imprimer au sang un mouvement de progression suffisant pour le faire suinter ou même jaillir par les plaies. Les veines caves et les cavités droites du cœur sont quelquefois uniformément distendues par des gaz.

Le fœtus, quand il meurt dans l'utérus, présente des caractères particuliers qu'il importe de connaître. Plusieurs de ceux que nous venons d'examiner, et qui sont communs à la plupart des cadavres, manquent chez lui. Son corps ne devient point roide, ses yeux ne se recouvrent point d'un enduit muqueux, ce qui paraît tenir à la température du lieu qu'il occupe, et à la présence de l'eau de l'amnios qui le baigne continuellement. Généralement, lorsqu'il est expulsé peu après la mort, il ne diffère pas sensiblement de ce qu'il était auparavant. Lorsqu'il a séjourné dans l'utérus, et que la mort a eu lieu dans les premiers mois de la grossesse, son corps est seulement amolli. Au contraire s'il est mort dans les derniers mois, on observe, 1° que la flaccidité est extrême dans toutes les parties; 2° que le sang répandu dans le système capillaire donne à la peau, aux tuniques des vaisseaux, à toutes les membranes intérieures, une couleur rouge très-prononcée; 3° que l'épiderme est blanc, épaissi, et se détache au moindre contact; 4° qu'une sérosité sanguinolente remplit les aréoles du tissu cellulaire, la cavité des membranes séreuses, est répandue jusque sous le périoste, qui se trouve par-là décollé, particulièrement au crâne, mais souvent aussi dans les os longs, dont les épiphyses sont alors désunies. Le cordon ombilical est mol et flasque, et la putréfaction suit de très-près la sortie du fœtus.

Les cadavres offrent entre eux de très-grandes différences, suivant le genre de la mort et les maladies qui l'ont précédée; mais la plupart ne sont que la suite de celles qui existaient pendant la vie. C'est ainsi que l'amaigrissement est souvent extrême dans les cadavres des individus qui ont succombé à des maladies lentes, à la phthisie, par exemple, tandis que l'embonpoint est quelquefois très-grand après les morts subites ou à la suite des maladies aiguës. Les différens organes présentent des altérations diverses qui existaient également pendant la vie, et étaient la cause ou l'effet de maladies. Il faut prendre garde de confondre avec ces altérations celles qui sont une suite naturelle de la mort; il est souvent difficile de les en distinguer. Ce sont particulièrement les taches rouges de la peau, des membranes muqueuses, de l'intérieur des vaisseaux, les congestions sanguines, les épanchemens séreux, propres au cadavre, qui peuvent donner lieu à cette méprise.

La fin naturelle du cadavre est, comme je l'ai dit, la putréfaction; mais l'époque à laquelle celle-ci se développe est variable, suivant une foule de circonstances, principalement suivant la température de l'atmosphère, son humidité ou sa sécheresse, la manière dont la mort est survenue, et les circonstances qui l'ont accompagnée, l'âge, le sexe, la constitution du sujet, et les moyens que l'on emploie pour le conserver, etc. A mesure qu'elle approche, la mollesse des tissus augmente, les fluides s'altèrent de plus en plus; leur infiltration devient générale. *Voyez* PUTRÉFACTION.

Dans quelques circonstances, le cadavre semble résister à la décomposition; il conserve sa forme presque indéfiniment, et ressemble alors tout-à-fait aux corps bruts. Cela peut avoir lieu de deux manières différentes, 1° par une dessiccation rapide de

toutes les parties, déterminée elle-même par la chaleur sèche,
comme on le voit dans nos étuves, dans les déserts d'Afrique, ou
bien par le contact de substances poreuses qui absorbent l'humidité, ou enfin par l'action chimique de diverses substances susceptibles de se combiner avec les tissus, et de former avec eux des
composés imputrescibles; 2° par la coagulation permanente des
fluides, comme on l'a observé dans les montagnes de glace situées auprès du pôle.

CADAVRES (ouverture des). Opération qui consiste à diviser les
parois des cavités splanchniques, afin de mettre à découvert les
organes qu'elles renferment, et dans laquelle on a pour but de reconnaître la disposition des parties intérieures, soit dans l'état
de santé, soit dans l'état de maladie. On la pratique en anatomie
pour étudier la structure des viscères; dans beaucoup de cas de
médecine légale, pour déterminer les causes de la mort; en médecine pratique, pour reconnaître les diverses altérations morbides. L'ouverture du crâne, du rachis, de la poitrine et de l'abdomen se pratique d'après les règles suivantes.

1° Pour le crâne, après avoir rasé ou coupé les cheveux, on
fait, en pénétrant jusqu'à l'os, une incision longitudinale, étendue de la racine du nez à la partie postérieure du cou, puis une
seconde incision transversale qui s'étend d'une oreille à l'autre,
en passant sur le sommet de la tête. On détache les quatre lambeaux qui résultent de ces incisions; on pratique, au moyen de la
scie, une coupe circulaire qui doit passer un peu au-dessus des
arcades surcilières, de la racine des arcades zygomatiques, et de
la protubérance externe de l'occipital; il est bon de tracer d'avance
la ligne suivant laquelle la scie doit être conduite. Il faut prendre
garde, dans cette partie de l'opération, de ne pas entamer les méninges avec la scie : il vaut mieux, dans quelques endroits, rester
en deçà que de dépasser l'épaisseur des os. On divise facilement
les parties du crâne qui n'ont pas été atteintes par la scie au moyen
d'un couteau tronqué ou d'un coin, sur lesquels on frappe légèrement avec le marteau. Soulevant alors avec un ciseau la calotte
du crâne, on glisse entre elle et la dure-mère un couteau mince
et flexible pour détruire les adhérences de cette membrane.
La calotte étant enlevée, on emporte, au moyen de deux
traits de scie obliques qui commencent vers la région mastoïdienne pour se réunir au trou de l'occipital, la plus grande
partie de cet os, pour mettre à découvert le cervelet. Le crâ

étant ouvert, il ne reste plus qu'à inciser la dure-mère pour que le cerveau soit à nu.

2° Pour faire l'ouverture du rachis, le cadavre étant couché sur la partie antérieure du tronc, mais de manière à ce que le cou et l'abdomen soient soulevés par un billot de bois ou tout autre corps semblable, deux incisions sont pratiquées, l'une en travers de l'occipital, l'autre, qui part du milieu de celle-ci, tout le long des apophyses épineuses des vertèbres. La peau et les muscles sont ensuite détachés de chaque côté de ces apophyses, jusqu'à l'origine des côtes. On se sert alors de la scie pour diviser les lames des vertèbres, en se rapprochant, autant que possible, des apophyses transverses. Un coin conduit obliquement, un couteau tronqué ou un rachitôme, sur lesquels on frappe avec un marteau, achèvent la séparation, que la scie opère presque toujours incomplétement. Enfin on met la moelle à découvert, en enlevant la portion des vertèbres détachée, et en ouvrant le canal de la dure-mère. Mais de cette manière la moelle n'est découverte que dans une très-petite étendue, le canal vertébral n'étant ouvert que dans le quart ou tout au plus le tiers de sa circonférence, de sorte qu'il est difficile de l'examiner avec soin. Il faudrait, si l'on voulait retirer de l'ouverture du rachis tout le fruit que l'on peut en espérer, détacher les côtes de la colonne vertébrale, et diviser celle-ci dans le pédicule de la masse apophysaire de chaque vertèbre : l'ouverture des autres cavités aurait dû précéder celle du rachis.

3° Une même coupe peut comprendre le thorax et l'abdomen. Elle nécessite, 1° une incision courbe, pratiquée au niveau de la partie supérieure du sternum, et se continuant de chaque côté vers une autre incision qui correspond d'abord à la partie moyenne des côtes, puis s'étend en ligne droite jusqu'à l'épine iliaque antérieure et supérieure, et se contourne enfin pour se terminer au corps du pubis, ne comprenant au niveau de l'abdomen que les tégumens; 2° la section successive des côtes, si ce n'est de la première, avec la scie, section dans laquelle il faut soulever ces os à mesure qu'on les coupe, pour ne point léser les poumons; 3° un autre trait de scie qui divise transversalement le sternum; 4° lorsque les parties sont ainsi divisées, on renverse le sternum, on coupe les attaches du diaphragme à cet os, le ligament suspenseur du foie et la faux de la veine ombilicale, puis, de chaque côté, en soulevant le lambeau, les muscles de l'abdomen, qui n'ont pas été compris dans la première incision. Il suffit alors de renverser le lambeau sur les cuisses du cadavre pour apercevoir les viscères dans une grande partie de leur étendue.

Quand on veut ouvrir la poitrine sans toucher à l'abdomen, on ménage les deux dernières côtes, ainsi que le diaphragme et les muscles abdominaux, de sorte que le lambeau, que l'on renverse de la même manière, ne comprend que le sternum et une partie des côtes.

Il est quelquefois nécessaire, dans l'ouverture des cadavres, d'examiner l'intérieur du pharynx et de la trachée-artère. Voici alors comment on procède. On fait sur la ligne médiane, à la partie antérieure du cou, tendue convenablement, une incision qui comprend la lèvre inférieure et s'étend inférieurement jusqu'au sternum. On en pratique une autre qui coupe la première à angle droit, tout le long du bord inférieur de la mâchoire ; on détache les lambeaux qui en résultent au cou ; on scie la mâchoire dans son milieu ; on écarte les deux portions, et en abaissant la langue, divisant les piliers du voile du palais, on découvre toute l'étendue du pharynx. Pour observer l'intérieur de la trachée-artère, on incise l'isthme de la glande thyroïde, dont on renverse les deux portions, et on ouvre le conduit.

Il faut aussi, dans quelques cas, une préparation particulière pour mettre à découvert les organes contenus dans l'excavation du bassin. Elle consiste à diviser de chaque côté la branche horizontale du pubis et la branche ascendante de l'ischion, et à renverser le lambeau qui en résulte de haut en bas, après avoir coupé les muscles qui le retiennent.

Ces préceptes généraux doivent être modifiés, dans diverses circonstances, d'après le but qu'on se propose dans l'ouverture du cadavre. Lorsque, par exemple, il s'agit de constater l'état des parties dans les blessures, il faut avoir soin d'éloigner le plus possible les incisions du lieu qu'elles occupent.

Quand l'examen du cadavre est achevé, on en remet toutes les parties en place, et on les soutient par quelques points de suture pratiqués aux tégumens. (A. BÉCLARD.)

CADAVRE (médecine légale). L'examen des cadavres a été, dès l'antiquité la plus reculée, un objet de la plus haute importance pour tous les législateurs, soit pour constater le genre de mort, soit pour établir le degré plus ou moins prononcé de léthalité des blessures ou autres lésions que présentait un corps

mort. Moïse s'était occupé de cette branche de jurisprudence,
comme on peut s'en assurer par les dispositions insérées dans ses
lois. Les historiens, entre autres Plutarque, Tacite, Suétone, nous
apprennent que chez les Romains on était dans l'usage de faire
une enquête sur les individus qui périssaient d'une manière inat-
tendue; mais le respect porté aux morts rendait cet examen à peu
près inutile, puisqu'il était borné à l'habitude extérieure du corps:
ce n'était point d'ailleurs au jugement des hommes de l'art qu'il était
soumis, mais bien à celui du peuple, qui décidait toujours avec
prévention, comme l'histoire nous en offre plusieurs exemples.
C'est dans l'assassinat de Jules César que nous voyons pour la première fois un médecin appelé à donner publiquement son avis;
Antistius consulté ne regarda comme mortelle, dit Suétone,
qu'une des vingt-trois blessures reçues par le dictateur. Plus tard,
Galien donna dans ses nombreux écrits quelques préceptes de
médecine légale, et indiqua les signes auxquels on pouvait reconnaître, d'après l'examen du cadavre, si un enfant avait vécu.

Justinien réunit en code les lois de l'empire romain, et les médecins furent appelés légalement pour éclairer la justice. Les diverses invasions des nations du Nord ayant replongé l'Europe
dans la barbarie, toutes les institutions furent renversées, et les
coutumes superstitieuses de ces peuples remplacèrent la jurisprudence romaine; c'est alors que l'on vit les épreuves par l'eau et
par le feu; le saignement du cadavre (phénomène que l'on observe quelquefois) était réputé un signe infaillible pour reconnaître la présence du meurtrier.

Charlemagne, à qui l'on doit tant de belles institutions, remit
de l'ordre dans la jurisprudence; mais c'est à Charles-Quint que
l'on dut plus tard les dispositions les plus précises sur l'examen
légal des cadavres; l'art. 149 de la constitution Caroline ordonne
« qu'avant l'inhumation d'un individu mort à la suite d'un acte de
« violence quelconque, le cadavre sera soigneusement examiné
« par les chirurgiens, et qu'ils présenteront un rapport. »

Les rois de France et les parlemens rendirent, à diverses époques, un grand nombre d'ordonnances sur ce sujet; toutes ces
dispositions ont été remplacées par différens articles du Code civil et du Code d'instruction criminelle : nous allons en rapporter
textuellement quelques-uns. Les articles 77 et 81 du Code civil
sont ainsi conçus :

« § 77. Aucune inhumation ne sera faite sans une autorisation,

« sur papier libre et sans frais, de l'officier de l'état civil, qui ne
« pourra la délivrer qu'après s'être transporté au domicile de la
« personne décédée, pour s'assurer du décès, et que vingt-quatre
« heures après le décès, hors les cas prévus par les règlemens de
« police. »

« § 81. Lorsqu'il y aura des signes ou indices de mort violente,
« ou d'autres circonstances qui donneront lieu de la soupçonner,
« on ne pourra faire l'inhumation qu'après qu'un officier de po-
« lice, assisté d'un docteur en médecine ou en chirurgie, aura
« dressé procès-verbal de l'état du cadavre, et des circonstances y
« relatives, ainsi que des renseignemens qu'il aura pu recueillir sur
« les prénoms, nom, âge, profession, lieu de naissance et domi-
« cile de la personne décédée. »

Les articles 43 et 44 du Code d'instruction criminelle renferment les dispositions suivantes :

« § 43. Le procureur du roi se fera accompagner au besoin d'une
« ou de deux personnes présumées, par leur art et leur profession,
« capables d'apprécier la nature et les circonstances du crime ou
« délit.

« § 44. S'il s'agit d'une mort violente ou d'une mort dont la
« cause soit inconnue ou suspecte, le procureur du roi se fera
« assister d'un ou de deux officiers de santé qui feront leur rap-
« port sur la cause de la mort et sur l'état du cadavre.

« Les personnes appelées dans le cas du présent article et de
« l'article précédent, prêteront devant le procureur du roi le ser-
« ment de faire leur rapport et de donner leur avis en leur hon-
« neur et conscience. »

On voit par ces dispositions que les gens de l'art doivent être
souvent appelés pour éclairer la justice; le médecin désigné pour
faire une ouverture légale de cadavre doit donc bien se convaincre
que c'est de son rapport que dépend souvent l'acquittement de
l'innocent ou la condamnation du coupable. C'est à Louis autant
qu'à Voltaire qu'est due la réhabilitation de Calas; ce sont les rapports de cet illustre chirurgien qui ont mis au grand jour l'innocence de Chassaignieux et de sa femme, accusés d'avoir assassiné
leur père. Il a arraché à l'échafaud Montbailly, que la voix publique désignait comme le meurtrier de sa belle-mère, morte
d'apoplexie.

C'est surtout dans les cas douteux que le médecin expert doit
redoubler d'attention. En effet, doit-on toujours attribuer la mort

d'un blessé à l'auteur de la blessure ? ne peut-elle pas provenir de toute autre cause ? Il aurait pu échapper à la mort s'il eût été traité convenablement ; l'autopsie cadavérique peut seule fournir les documens nécessaires pour juger. Le cas contraire peut se présenter : un individu reçoit une blessure mortelle dont les suites fâcheuses ne se font sentir qu'au bout d'un long espace de temps ; la seule ouverture du corps donnera des lumières sur la cause du décès.

Hebenstreit, auteur de l'*Antropologie du barreau*, pose la question suivante : Un homme reçoit deux blessures de deux personnes différentes ; laquelle de ces deux blessures est mortelle ? lequel des deux assassins est responsable de la mort ? La seule ouverture du cadavre peut faire motiver une décision ; il ne faut même pas se dispenser de faire cette opération lorsque le cas parait tellement évident qu'il exclut toute espèce de doute. Si on trouve un homme décapité ou percé de plusieurs coups mortels, ce n'est que par l'examen du corps que l'on pourra s'assurer s'il a été mutilé avant ou après le décès. Il est possible en effet que l'on ne l'ait ainsi maltraité que pour cacher le genre de mort, un empoisonnement par exemple.

L'ouverture du cadavre n'est pas moins indispensable pour prouver l'innocence ou déterminer la culpabilité d'une mère accusée d'infanticide. *Voyez* ce mot.

Les autopsies cadavériques légales n'étaient faites autrefois en France que par un certain nombre de gens de l'art attachés aux tribunaux en qualité d'officiers de santé du barreau ; tout individu revêtu du titre de docteur en médecine, ou même d'officier de santé, est apte à faire un rapport médico-légal. Ce n'est point ici le lieu d'examiner les inconvéniens graves qui peuvent résulter de la latitude laissée par la loi d'appeler, pour éclairer la justice, tout homme exerçant bien ou mal l'art de guérir. Cette question sera traitée avec les développemens convenables aux articles EXPERT et MÉDECINE LÉGALE.

Lorsque le médecin est appelé pour faire un rapport dans un cas de mort soupçonnée violente, il doit se rendre de suite à la réquisition de la justice, le moindre retard pouvant détruire une foule de circonstances qu'il importe de connaître. Son premier soin sera de s'assurer si l'individu est réellement privé de la vie. Si une telle précaution n'eût point été négligée, Winslow n'aurait pas été deux fois inhumé vivant, et le malheureux abbé Prevost n'aurait point été rappelé à la vie pour la reperdre aussitôt.

Les caractères pouvant servir à distinguer un cadavre d'un corps vivant, viennent d'être exposés au mot CADAVRE (anatomie) : on trouvera aux mots ASPHYXIE, MORT APPARENTE, SUSPENSION, SUFFOCATION, etc., les données propres à faire reconnaître que l'exercice des fonctions vitales n'est que suspendu.

Si les signes de mort ne sont point assez évidens pour qu'il n'y ait aucun doute, le médecin devra donner tous ses soins pour rappeler l'individu à la vie; les articles cités plus haut indiqueront quels sont les moyens à employer pour obtenir ce résultat; dans le cas contraire, il notera avec la plus grande exactitude toutes les circonstances qui peuvent jeter quelques lumières sur la nature du décès.

Ce n'est ordinairement que vingt-quatre heures après la mort bien constatée que la loi permet de procéder à l'ouverture du cadavre, quoiqu'un état avancé de putréfaction ou un genre de mort excluant tout soupçon de vitalité puissent faire avancer le moment de cette ouverture; mais on peut se livrer de suite à l'examen extérieur du cadavre.

Il convient de faire, dans tous les cas, la première visite dans l'endroit même où le corps a été trouvé, le transport dérangeant nécessairement l'attitude, et pouvant changer l'état d'une plaie, d'une fracture, d'un engorgement sanguin. L'heure précise à laquelle a été trouvé le cadavre, sa position, seront les premiers faits à noter. Il faudra s'assurer si les vêtemens offrent des traces de sang ou de tout autre fluide, s'ils sont déchirés et souillés de boue ou de poussière : ces indices, ainsi que l'état des cheveux et les autres signes cadavériques, servent à reconnaître si les coups et les excoriations que le corps présente sont le résultat ou la suite d'une lutte, et s'il a été traîné hors du lieu du crime après l'assassinat. Si un instrument meurtrier se trouve près du cadavre, on examinera quelle est sa situation par rapport au corps; s'il est placé dans une de ses mains, il faudra s'assurer s'il a bien été saisi par lui, ou s'il n'a été placé ainsi qu'après coup; cette circonstance est d'une grande importance pour savoir s'il y a eu homicide ou suicide. (*Voyez* SUICIDE.) Le degré plus ou moins marqué de contraction des doigts sur le corps vulnérant est l'indice d'après lequel on pourra juger. L'état plus ou moins avancé de putréfaction du cadavre sera soigneusement remarqué, et on devra avoir égard aux circonstances de température, de climat, de localité qui ont pu avancer cette désorganisation. (*Voyez* PUTRÉFACTION.)

Cet examen est indispensable pour établir l'époque présumée de la mort, dans le cas où on ne peut la préciser autrement.

Si du sang se trouve répandu dans le voisinage, les traces en seront suivies, et la quantité qui a pu s'écouler des blessures sera approximativement calculée; si des matières liquides se sont épanchées par la bouche, elles seront recueillies, surtout si l'on soupçonne l'empoisonnement.

Après avoir enlevé les vêtemens, le médecin expert examinera la surface extérieure du corps; il remarquera les blessures, le mode de pansement qui dans certains cas a pu y être appliqué; il déterminera leurs dimensions; il cherchera à reconnaître à l'aide de quel instrument elles ont pu être faites; il observera la couleur de la peau, les yeux et les mâchoires, l'état et le nombre des dents, l'état de contraction ou de relâchement des muscles, les taches, les ecchymoses, les contusions; il prendra garde de confondre les ecchymoses avec les lividités que présentent ordinairement les cadavres; les différentes ouvertures du corps seront attentivement explorées.

Dans tous les cas, le signalement de l'individu mort sera relevé exactement, quand bien même il porterait sur lui des papiers indiquant son nom et sa profession : ces papiers peuvent avoir été substitués par les assassins pour donner le change. La taille sera mesurée avec soin, et tous les signes que peuvent présenter les différentes parties du corps seront notés; enfin rien ne sera négligé pour pouvoir établir l'identité du cadavre.

Quand plusieurs individus ont été soumis en même temps à la même cause de mort, il faut comparer avec le plus grand soin les différentes blessures ou lésions que chacun d'eux peut offrir, ainsi que la situation dans laquelle ils se trouvent, afin de déterminer quel est celui qui a dû mourir le premier, et celui qui a survécu aux autres; cette question se présente souvent lorsqu'il y a contestation entre héritiers : il faut, en pareille circonstance, avoir égard non-seulement aux lésions causées par l'accident dont ces individus ont été victimes, mais encore à celles qui peuvent résulter de quelque ancienne maladie, et qui, en diminuant la vitalité des sujets, ont dû les faire succomber plus tôt. *Voyez* SURVIE.

Si la nature peu favorable de l'endroit où le corps a été trouvé ne permet point d'en faire l'ouverture, et que le transport soit jugé indispensable, le médecin n'abandonnera point un instant le cadavre; il aura soin que, dans cette opération, rien ne puisse l'endommager ou en augmenter les lésions; il le fera en conséquence transporter de préférence sur une civière, le cahottement d'une charrette pouvant opérer des changemens dans le rapport des parties; si l'autorité n'a point de brancard à sa disposition, le corps sera placé dans la voiture sur un lit de paille, et la tête sera fixée de manière à rendre les mouvemens moins sensibles; on bouchera avec soin les ouvertures par où peuvent s'écouler les liquides dont il est important de faire l'analyse; cette précaution est surtout nécessaire dans le cas d'empoisonnement. Le corps arrivé au lieu de sa destination, il faudra, pour faire l'examen des blessures, chercher à le mettre dans la même situation que celle où il a été trouvé.

Si l'heure avancée de la journée, le défaut d'instrumens nécessaires, ou d'autres raisons, ne permettaient point de faire de suite l'ouverture, il faudrait prévenir la putréfaction du cadavre, en le plaçant, autant que possible, dans un endroit frais; on pourrait même le couvrir de glace, de charbon, de sable bien fin, répandre sur lui des liquides alcoholiques. Quand bien même le corps serait dans un état très-avancé de putréfaction, ce ne serait point une raison pour se dispenser de l'examiner. La justice appelle quelquefois l'homme de l'art pour faire son rapport sur des cadavres enterrés depuis long-temps, ou qui ont séjourné dans l'eau ou dans des fosses d'aisance. Il arrive souvent alors que les lésions des parties molles ne peuvent être constatées; mais les solutions de continuité dans les parties dures sont parfaitement reconnaissables; il est même possible de recueillir dans les cavités, malgré leur état avancé de désorganisation putride, des liquides dont l'analyse peut faire résoudre la question d'empoisonnement.

Toutes les marques extérieures que présente le cadavre, et les circonstances au milieu desquelles il a été trouvé, étant soigneusement recueillies, il faut procéder à l'ouverture; cette opération devra toujours être faite, autant que possible, le jour et sans désemparer, de la manière qui a été indiquée dans le paragraphe précédent; il y aura cependant à prendre certaines précautions dont l'anatomiste peut se dispenser : ainsi, par exemple, partout où ce dernier emploie le marteau, le médecin expert mettra en usage la scie; il modifiera l'ouverture des différentes cavités, suivant le trajet des blessures, de manière à le laisser toujours intact; il ne sondera les plaies qu'avec des instrumens flexibles et mousses, afin de conserver leurs dimensions et leur direction; il prendra du reste, pour analyser les liquides, déterminer la viabilité du fœtus, conserver la salubrité dans l'endroit où se fait l'autopsie, etc., toutes les mesures employées en pareilles circonstances, et qui ont été ou seront indiquées aux articles qui se rattachent plus particulièrement à ces différens sujets. Toutes les lésions internes seront observées avec autant de soin que les signes extérieurs : on examinera le genre de ces lésions, la direction précise des plaies; les muscles, les nerfs, les vaisseaux, les viscères, etc., qui ont pu être atteints, seront désignés : l'état des organes sera également déterminé; on fera connaître s'il y a eu phlogose, suppuration, gangrène, épanchement, etc. ; enfin chaque genre de mort présumée exigera une série de recherches particulières, dont le mode est indiqué avec plus de détail aux articles qui les concernent. *Voyez* AVORTEMENT, BLESSURES, EMPOISONNEMENT, INFANTICIDE, SUBMERSION, SUICIDE, SUSPENSION, etc.

Le médecin expert prendra ou fera prendre des notes au fur et à mesure de l'examen qu'il fera des parties. Nous indiquerons au mot RAPPORT de quelle manière il doit rédiger cet acte.

L'ouverture terminée, il remettra les parties en place, lavera le corps, absorbera avec une éponge les différens liquides, recoudra les incisions, en ménageant toutefois les différentes lésions et blessures. Cette dernière opération sera faite avec d'autant plus de soin, qu'une enquête contradictoire peut être ordonnée.   (ORFILA.)

CADMIE, s. f., *cadmia.* Nom sous lequel on a désigné des produits de différente nature; anciennement on appelait ainsi un minerai de zinc, que l'on pense être la calamine (oxyde de zinc hydraté). La *cadmie* des métallurgistes n'est autre chose que l'oxyde de zinc mêlé d'un peu de sulfure du même métal, qui se sublime et s'attache aux parois des fourneaux ou autour des tuyaux des soufflets dans le traitement des mines de zinc ou de quelques autres qui contiennent ce métal : on l'appelle aussi *cadmie de zinc, cadmie des fourneaux,* et plus souvent *tutie;* elle entre dans la composition de quelques collyres, du baume vert, etc.; on l'emploie quelquefois contre certaines maladies des yeux. (*Voyez* TUTIE.) La cadmie d'*arsenic* était l'oxyde blanc pulvérulent d'arsenic, que l'on remarque à la surface des masses vitreuses de cet oxyde.   (ORFILA.)

CADMIUM, s. m. Métal découvert en 1818 par MM. Hermann et Stromeyer, dans une mine d'oxyde jaune de zinc, et que l'on n'a encore trouvé qu'en petite quantité dans plusieurs variétés de calamine et de blende (sulfure de zinc). Il a été rangé par M. Thénard dans la 3ᵉ classe. (*Voyez* MÉTAL.) Il est solide, presque aussi blanc que l'étain, inodore, insipide, très-brillant, susceptible d'être entamé par le couteau et par la lime, ductile et malléable; il tache les corps contre lesquels on le frotte; sa pesanteur spécifique est de 8,640 : s'il a été écroui, il pèse 8,6944; sa texture est compacte. Chauffé dans des vaisseaux fermés, il fond avant de rougir; si on le laisse refroidir, il fournit des cristaux confus, ayant l'apparence de feuilles de fougère; on peut cependant l'obtenir en octaèdres. Si, après l'avoir fondu, on continue à le chauffer, il se vaporise, et la vapeur se condense dans le col du vase sous forme de gouttelettes brillantes et cristallines. L'oxygène et l'air n'exercent aucune action sur lui à froid; mais si on élève la température, le cadmium brûle avec lumière, et il se forme de l'oxyde qui, sans être volatil, est entraîné par l'air sous forme d'une fumée jaune brunâtre; cet oxyde, le seul connu, est blanc à l'état d'hydrate; il est indécomposable par la chaleur, et . réductible par le charbon à une température élevée; il paraît formé de 100 parties de métal et de 14,352 d'oxygène. On peut allier le cadmium à presque tous les métaux; le phosphore, le soufre, le chlore et l'iode paraissent être au contraire les seuls corps simples non métalliques avec lesquels il puisse s'unir. On obtient le cadmium en décomposant à une chaleur rouge le carbonate de ce métal par un peu d'huile et de noir de fumée; le métal réduit se sublime. Le cadmium n'a point d'usage: il n'en est pas de même du sulfate qu'il fournit.

CADMIUM (sulfate de). Lorsqu'on traite l'oxyde ou le carbonate de cadmium par l'acide sulfurique étendu d'eau, on obtient un sulfate neutre composé de 100 parties d'acide et de 161 d'oxyde ; il est sous forme de gros prismes droits, rectangulaires, transparens, incolores, décomposables en acide sulfurique et en soussulfate à une chaleur très-forte, très-efflorescens et très-solubles dans l'eau. Les observations de MM. Rosambeau, Himly et Guillié tendent à prouver « que l'on peut employer le sulfate de

cadmium utilement dans tous les cas, même invétérés d'obscurcissement de la cornée avec inflammation chronique, dans lesquels en général les astringens sont indiqués, et de plus dans les
cas où des nuages et des taies ne sont pas accompagnés d'inflammation chronique, mais d'une espèce de boursoufflement
spongieux de la cornée. » (*Biblioth. ophthalmologique*, t. 1ᵉʳ.)
On emploie un grain de sulfate dissous dans 2, 3 ou 4 gros d'eau,
suivant que l'œil est plus ou moins irrité : on applique sur la conjonctive, trois ou quatre fois par jour, une goutte de cette solution.   (ORFILA.)

CADUC, adj. On a donné à l'épilepsie le nom de *mal caduc*,
parce que ses attaques sont marquées par la chute subite des malades. *Voyez* ÉPILEPSIE.   (R. DEL.)

CADUCITÉ, s. f., *vieta, œtas iners, senecta infirma*. Ce mot,
pris dans son acception physiologique, désigne cet état de l'âge
avancé dans lequel les êtres vivans, et notamment l'homme, s'affaissent, déclinent ou *tombent* enfin, comme on le dit ordinairement dans le langage vulgaire. La caducité suit la première vieillesse, et précède la décrépitude; elle constitue ainsi la période
moyenne de l'âge avancé, ou la vieillesse infirme et confirmée :
commençant le plus communément dans l'espèce humaine à 70 ans,
elle va toujours en augmentant jusqu'à 80 ou 83 ans. C'est alors
que l'homme très-caduc arrive à la décrépitude, qui le conduit
bientôt elle-même à la mort. L'histoire de la caducité appartenant
à celle de la vieillesse, dont nous avons déjà traité dans l'article
consacré au mot AGE, nous nous contenterons de renvoyer à ce
dernier mot.   (RULLIER.)

CADUQUE (membrane), *membrana decidua*. Nom donné par
W. Hunter à la plus extérieure des membranes qui enveloppent
le fœtus, et qu'il a le premier bien distinguée et bien décrite.
Voyez OEUF HUMAIN.   (DÉSORMEAUX.)

CAFÉ, s. m., *coffea*. Ce nom, d'origine arabe, est dérivé d'un
mot qui signifie force, vigueur, parce qu'en effet la liqueur préparée avec le café est un puissant stimulant. Tout le monde sait
que l'on désigne aujourd'hui sous ce nom les graines du cafeyer
(*coffea arabica*, L.), arbrisseau qui fait partie de la famille naturelle des Rubiacées, et de la pentandrie monogynie de Linnée.

Le cafeyer peut s'élever de quinze à vingt pieds; sa forme générale est pyramidale; ses rameaux, qui sont opposés entre eux,
portent des feuilles presque sessiles, également opposées, d'une

couleur verte et luisante ; elles sont ovales, amincies en pointe
à leurs deux extrémités, entières et un peu onduleuses sur leurs
bords ; entre chaque paire de feuilles on trouve, des deux côtés
de la tige, une petite stipule qui disparaît de bonne heure. Les
fleurs, d'un blanc jaunâtre, répandant une odeur suave, sont
groupées aux aisselles des feuilles supérieures : leur calice, qui
est très-court et adhérent avec l'ovaire infère, présente cinq
petites dents ; la corolle est monopétale, subinfondibuliforme et
régulière ; son tube est assez long, et son limbe présente cinq
divisions presque lancéolées ; les cinq étamines, dont les anthères
sont très-étroites, sont saillantes au-dessus du tube de la corolle.
Le fruit qui remplace ces fleurs est une baie rouge, de la
grosseur d'une petite cerise, renfermant dans deux cavités ou
loges tapissées par une membrane coriace et presque osseuse,
deux graines aplaties et marquées d'un sillon longitudinal de
leur côté interne, convexes de l'autre côté. Ce sont ces graines
qui, versées dans le commerce, portent le nom de café.

Il paraît que le cafeyer est originaire de la haute Éthiopie, où
il était cultivé de temps immémorial : ce n'est guère que vers la
fin du quinzième siècle que sa culture a été introduite en Arabie.
C'est dans la province d'Yémen, sur les bords de la mer Rouge,
et particulièrement dans les environs de la ville de Moka, que cet
arbrisseau s'est naturalisé avec le plus de facilité ; et encore aujourd'hui le meilleur café nous est apporté de ces contrées.

L'usage du café était répandu depuis bien long-temps en Orient
avant que les Européens connussent la liqueur qu'il sert à préparer. Son introduction en Europe, surtout en France, ne remonte
guère au delà de l'année 1669, époque où Soliman Aga, qui ré-
sida pendant un an à Paris, ayant fait goûter du café à plusieurs
personnes, leur donna le goût de cette boisson, dont elles conti-
nuèrent l'usage après son départ. Bientôt ce goût devint plus général, et l'on établit des maisons publiques, à l'instar de celles de
Constantinople et de la Perse, que l'on nomma *cafés*, et où l'on
vendait cette liqueur toute préparée. Le nombre des établisse-
mens de ce genre alla en croissant à mesure que l'usage du café
se répandit dans toutes les classes de la société. On désira bientôt posséder l'arbre qui produisait des graines si précieuses,
afin de chercher à le naturaliser, et à le multiplier dans d'autres
contrées du globe. Les Hollandais, les premiers, en transportèrent
dans leurs colonies à Batavia quelques pieds achetés à Moka, d'où l'on

tiraît alors tout le café du commerce. De là ils en rapportèrent
à Amsterdam. Ce fut de cette dernière ville que, vers le commencement du 18ᵉ siècle, le consul général de France en envoya
un pied à Louis XIV. Cet arbrisseau, qui fut placé dans les serres
du Jardin des Plantes, se couvrit de fruits et se multiplia mer-
veilleusement. Le gouvernement conçut dès lors le projet de naturaliser le cafeyer dans ses possessions des Indes occidentales. Il
en envoya trois pieds à la Martinique, dont deux périrent en
route, tandis que le troisième ne fut conservé que par les soins du
capitaine Declieux, qui partagea, pendant une traversée longue
et périlleuse, sa ration d'eau avec le cafeyer qui lui avait été con-
fié. Ce seul pied devint l'origine de toutes les plantations de ca-
feyers qui furent établies à la Martinique, à la Guadeloupe et à
Saint-Domingue. La culture du café s'introduisit à peu près vers
le même temps à Cayenne et à l'île de Bourbon.

On distingue dans le commerce différentes sortes de café, que
l'on désigne en général sous les noms des pays où on le récolte :
tels sont le café Moka, le café Martinique, le café Bourbon, et
le café Saint-Domingue. Le café Moka est celui qui possède l'arome
le plus agréable et le plus développé, qui est par conséquent le
plus estimé. Chacune de ces variétés a des qualités qui lui sont
particulières : ainsi le café Bourbon, dont le grain est plus gros
et jaunâtre, a un arome très-développé; le café Martinique, qui
est verdâtre, est plus âcre et plus amer. La torréfaction du premier doit être poussée moins loin que celle du café Martinique,
et il paraît, d'après les essais de M. Cadet de Gassicourt, que l'infusion la plus délicieuse est celle que l'on prépare avec partie égale
de café Bourbon et de café Martinique, torréfiés séparément et à
des degrés différens.

Plusieurs chimistes se sont occupés de l'analyse des graines du
café. D'après M. Cadet de Gassicourt, ces graines non torréfiées
donnent à l'analyse un principe aromatique particulier, une huile
essentielle concrète, du mucilage qui probablement est le résultat
de l'action de l'eau chaude sur la fécule, une matière extractive
colorante, de la résine, une très-petite quantité d'albumine, et de
l'acide gallique.

Les chimistes ne sont pas bien d'accord sur la nature de l'acide
contenu dans le café : ainsi le docteur Grindel pense que c'est de
l'acide kinique, tandis que M. Payssé le considère comme un acide
tout-à-fait nouveau, qu'il appelle *acide cafique*. M. Chenevix en

a également retiré une substance végétale particulière, que ce chimiste considère comme un principe immédiat nouveau, auquel il donne le nom de *cafeine*. L'existence de cette substance n'est point admise par tous les chimistes. Cependant MM. Robiquet, Pelletier et Caventou l'ont constatée par une analyse plus soignée et plus récente. Le café non torréfié est dur, résistant, d'une saveur et d'une odeur herbacées. C'est à la torréfaction qu'il doit cet arome suave qui rend alors son infusion si délicieuse. Cette opération détermine même des changemens assez notables dans la nature chimique du café, puisque, selon MM. Cadet de Gassicourt et Chenevix, elle y développe du tannin et une huile empyreumatique amère et aromatique, à laquelle il doit sa propriété éminemment excitante.

La préparation du café, dont on fait si généralement usage, est l'infusion de ses graines torréfiées et réduites en poudre; cette boisson, usitée chez presque tous les peuples civilisés du globe, est devenue en quelque sorte pour eux un objet de première nécessité. Lorsqu'elle a été bien préparée, c'est-à-dire que l'on a mis le moins de temps possible entre le moment de la torréfaction et celui de l'infusion, elle est d'une couleur brune dorée, d'une odeur aromatique particulière et très-suave, d'une saveur amère, mais à la fois agréable. Cette liqueur, prise chaude, est un stimulant des plus énergiques; elle a tous les avantages des boissons spiritueuses, sans avoir aucun de leurs inconvéniens, c'est-à-dire qu'elle ne produit ni l'ivresse ni tous les accidens qui l'accompagnent. Elle détermine dans l'estomac un sentiment de bien-être, une stimulation puissante qui ne tarde point à réagir sur toute l'économie animale. Non-seulement elle augmente l'action organique du système musculaire, mais encore les facultés morales et intellectuelles deviennent plus vives et plus actives sous son influence. Les mouvemens du cœur et des vaisseaux sanguins sont plus développés, plus fréquens, les contractions musculaires plus faciles; on se sent plus agile, plus dispos; l'imagination est plus vive, la pensée plus libre et plus exaltée; en un mot, tous les travaux de l'esprit et de l'imagination sont plus prompts et plus parfaits. Que de savans, que d'artistes et de littérateurs ont dû à l'usage de cette boisson, nommée à si juste titre *boisson intellectuelle*, une partie de leur génie et de leurs succès! Prise après les repas, l'infusion de café facilite la digestion, la rend et plus prompte et plus facile. Il est à remar-

quer que l'usage du café avant le dîner détermine plutôt l'anorexie qu'il n'excite l'appétit.

Les différens effets que nous venons de signaler sont d'autant
plus remarquables et plus intenses qu'on les observe sur un individu qui ne fait point habituellement usage de cette boisson.
Presque toujours alors aux effets que nous avons énumérés se
joint un état d'agitation et une insomnie quelquefois complète.

On a long-temps exagéré les inconvéniens attachés à l'usage
habituel du café, et la gravité des accidens qu'il peut déterminer.
Cependant il faut convenir que dans certaines circonstances et pour
certains individus le café est plutôt nuisible qu'avantageux, à
cause de ses propriétés stimulantes. Ainsi les personnes éminemment nerveuses, chez lesquelles la sensibilité est très-exaltée; les
hommes tourmentés par l'hypochondrie ou les affections hémorrhoïdales; enfin tous les individus atteints de quelque inflammation chronique, doivent soigneusement s'abstenir de l'usage de
cette boisson.

Une liqueur qui exerce une telle influence sur l'économie animale, qui modifie si puissamment l'état de nos organes et de
leurs fonctions, peut devenir d'un grand secours dans plusieurs
affections. Mais pour que son emploi puisse produire quelque
changement notable, il ne faut administrer le café qu'à des individus chez lesquels l'habitude de son usage n'a point neutralisé
l'énergie des effets qu'il peut produire. Dans ce cas seulement on
peut l'employer comme tous les autres médicamens excitans, dans
toutes les maladies où nos organes ont besoin d'être stimulés;
telles sont certaines aménorrhées, les migraines accompagnées de
la lenteur des digestions, etc. On s'en est quelquefois servi avantageusement dans l'asthme, comme d'un excellent palliatif qui
éloignait les accès de cette maladie, et en diminuait la violence.
Quelques praticiens ont fait usage de cette infusion très-chargée,
à laquelle ils ajoutaient le jus d'un citron, et prétendent avoir constaté sa vertu fébrifuge dans les fièvres intermittentes. D'autres,
tels que Lanzoni, l'ont prescrite avec succès contre certaines diarrhées chroniques et opiniâtres. Enfin cette boisson peut être utile
dans l'empoisonnement par l'opium et les autres substances narcotiques, non pas qu'elle exerce une action chimique sur ces poisons, mais en combattant les symptômes nerveux qu'ils déterminent.

Quelques praticiens ont fait usage des graines du café non tor-

'réfiées, qu'ils considèrent comme essentiellement toniques et pouvant être substituées 'avec avantage au quinquina. Le docteur Grindel a fait, dans l'établissement clinique de l'université de Dorpat en Russie, un grand nombre d'essais. Il en est résulté que ce médicament a presque toujours fait cesser les fièvres intermittentes, même les plus rebelles. Il l'administrait soit en poudre, à la dose d'un scrupule répétée d'heure en heure dans la journée; soit en décoction, que l'auteur prépare en faisant bouillir une once de café dans dix-huit onces d'eau, jusqu'à réduction des deux tiers; soit enfin sous forme d'un extrait dont la dose varie de quatre à huit grains. Ce médicament paraît jouir d'une grande énergie, et l'auteur rapporte que sur plus de quatre-vingts cas de fièvres intermittentes, un très-petit nombre a résisté à l'action du café non torréfié.

Nous ne devons point ici nous occuper en détail des différens modes de préparation du café. La bonté de son infusion dépend entièrement des soins que l'on apporte à sa préparation. Ainsi la torréfaction ne doit pas être poussée trop loin, sans quoi le café se charbonnerait, perdrait son arôme et deviendrait d'une amertume insupportable. Elle doit être poussée à des degrés différens suivant l'espèce de café que l'on emploie, ainsi que nous l'avons dit précédemment. Quant à l'infusion, elle doit être faite avec de l'eau bien bouillante, et dans un vaisseau parfaitement clos, afin de ne rien laisser échapper des parties volatiles de la liqueur. On la clarifie soit en la laissant reposer et la décantant, soit au moyen de l'ichthyocolle. Le plus souvent on ajoute une certaine quantité de sucre au café pour le rendre plus agréable et moins amer; d'autres fois on mélange l'infusion de café avec du lait que l'on a fait préalablement bouillir. Cette dernière préparation, qui porte le nom de café au lait, est d'un usage presque général, particulièrement dans les grandes villes. Elle participe des propriétés de ces deux substances, tout en les modifiant et les diminuant l'une par l'autre. (A. RICHARD.)

CAFEINE, s. f. Principe cristallisable découvert dans le café en 1821 par M. Robiquet. A la même époque, cherchant la quinine dans le café, parce que le café, considéré par plusieurs médecins comme fébrifuge, est d'ailleurs de la même famille que le quinquina, MM. Pelletier et Caventou obtenaient de leur côté la caféine; mais leurs recherches n'ayant qu'un but indirect, et n'ayant pas été terminées, laissent à M. Robiquet la priorité sur cet objet.

Nous ignorons pourquoi M. Robiquet n'a pas publié l'analyse du café qu'il a lue à la société de pharmacie. Sa publication nous aurait permis de mieux faire connaître la cafeine, et de donner des idées exactes sur la composition du café : relativement à la cafeine, nous nous bornerons donc maintenant à la signaler comme un principe nouveau, blanc, cristallin, volatil, légèrement alcalin, peu soluble.

La *caféine* de Thomson, ou *principe amer du café* selon cet auteur, ne nous paraît devoir être considérée que comme une matière impure, *extractiforme*, n'ayant aucun rapport avec la précédente.

On ignore entièrement les propriétés médicales de la cafeine. Elles mériteraient d'être étudiées, surtout s'il est constant que le café soit fébrifuge. (J. PELLETIER.)

CAFIQUE (acide). Dans une analyse du café par M. Payssé, antérieure à celle de M. Robiquet, ce chimiste annonce l'existence d'un acide particulier. Il paraît cependant, d'après de nouvelles recherches, que cet acide n'est que l'acide gallique, dont Cadet de Gassicourt avait annoncé l'existence dans le café. (J. PEL.)

CAIEPUT ou CAJEPUT (huile de). *Voyez* HUILE.

CAILLE, s. f., *coturnix*. Nous appelons caille en français un oiseau que Linnæus a rangé parmi les perdrix, sous la dénomination de *tetrao coturnix*. Cet oiseau, qui appartient à la famille des Gallinacés alectrydes, et dont la taille est de beaucoup inférieure à celle de la perdrix commune, est célèbre par ses migrations et par la délicatesse de sa chair. Il n'est que passager dans nos climats, et fuit vers des contrées plus chaudes aux approches de l'hiver. C'est un peu avant cette époque qu'on recherche surtout les cailles pour la table, parce qu'à la suite de la moisson elles se sont engraissées des grains tombés dans les champs. Alors elles figurent dans les repas les plus délicats, et sont servies de préférence aux personnes dont l'estomac est fatigué par des excès ou par les maladies. A moins qu'elles ne soient trop chargée de graisse, comme cela arrive quelquefois, leur chair est en effet de facile digestion; ce qui contrarie un peu l'opinion de Galien, qui dit qu'elle peut causer des convulsions et des accès d'épilepsie, comme il l'a vu arriver dans la Phocide et dans la Béotie.

La caille, au reste, n'occupe point seulement une place dans les cuisines; elle a quelquefois été recommandée en médecine. On a

regardé généralement les bouillons préparés avec elle comme
émolliens et légèrement laxatifs. On a prétendu que sa graisse
pouvait dissiper les taies qui obscurcissent la cornée transparente,
et que sa fiente, séchée et pulvérisée, se donnait avec succès à la
dose d'un demi-gros contre l'épilepsie. *V.* ALIMENT. (H. CLOQUET.)

CAILLE-LAIT ou GALLIET, *galium.* Genre de plante de la
famille naturelle des Rubiacées, de la tétrandrie monogynie, qui
se distingue par une corolle rotacée, à quatre lobes aigus, et par
un fruit composé de deux petites coques accolées. Le caille-lait
jaune (*galium verum*, L.) est vivace; ses tiges sont grêles, quadrangulaires, portant des feuilles linéaires verticillées par huit;
ses fleurs sont très-petites, jaunes, disposées en panicule à la partie
supérieure des tiges. Cette plante est fort commune dans tous les
lieux stériles de la France. Elle fleurit pendant tout l'été. Les sommités fleuries du caille-lait sont d'une odeur assez forte et aromatique; leur saveur, très-peu astringente, est herbacée. On croyait
généralement autrefois que cette plante avait la propriété de faire
cailler le lait; mais les expériences de Bergius, et plus récemment
encore celles de Parmentier et de M. Deyeux, ont prouvé que le
caille-lait ne possède point cette propriété. Il est probable que le
nom de *caille-lait* aura été donné à cette plante, à cause de l'usage
où l'on est dans quelques pays, entre autres dans le canton de
Chester en Écosse, de mélanger ses fleurs au lait, afin de colorer
et d'aromatiser à la fois le fromage qu'il sert à préparer.

Les sommités de caille-lait étaient beaucoup plus employées
autrefois qu'elles ne le sont aujourd'hui. On les regardait comme
astringentes, diurétiques et antispasmodiques. Leur usage était
conseillé dans les affections cutanées, la jaunisse, et même l'épilepsie. Plusieurs praticiens, entre autres le docteur Bonafous de
Perpignan, ont cherché dans ce médicament un reméde contre
cette affection rebelle. Mais les observations que l'on a publiées
à ce sujet ne nous portent point à le considérer comme d'un grand
secours dans cette maladie. Cette plante est aujourd'hui presque
entièrement bannie de la matière médicale.

On peut en dire autant d'une autre espèce du même genre,
nommée vulgairement le grateron (*galium aparine*, L.), remarquable par ses fleurs blanches, ses tiges, ses feuilles et ses fruits
armés d'aspérités crochues. Employé autrefois contre les scrofules, les hydropisies, le scorbut et quelques autres affections,
il est aujourd'hui totalement tombé en désuétude. Ses graines

torréfiées ont été mises au rang des succédanées du café. Elles ont l'amertume, mais non point l'arome suave des graines du cafeyer. (A. RICHARD.)

CAILLOT, s. m., *grumus.* On nomme ainsi la concrétion molle, opaque, d'un brun rougeâtre, formée par la fibrine, la matière colorante et plusieurs sels qui se sont séparés de la plus grande quantité du sérum, lorsque le sang n'est plus agité par le mouvement circulatoire, ou qu'il est abandonné à lui-même dans des vases inertes. *Voyez* SANG. (R. DEL.)

CAISSE, s. f., *capsa.* Nom donné par Fallope à l'oreille moyenne, cavité creusée dans l'os temporal, entre la base du rocher et la portion écailleuse, ainsi que le cercle du tympan. Ce nom vient de la ressemblance qu'on a cru lui trouver avec une caisse de tambour. *Voyez* OREILLE. (A. B.)

CAL, s. m., CALLUS ou CALLUM. On nomme ainsi la cicatrice des os fracturés.

§ I. *Formation du cal attribuée à une matière glutineuse épanchée entre les fragmens osseux.* — L'explication la plus ancienne qu'on possède sur le mode de réunion des solutions de continuité des os, attribue cette réunion à une sorte de glu ou de fluide visqueux que plus tard on a désigné sous les noms de suc osseux et de lymphe coagulable. Selon les anciens, ce fluide exsudait des surfaces de la fracture, acquérait peu à peu de la consistance, et réunissait ou soudait les fragmens, de même que la colle forte unit l'un à l'autre deux morceaux de bois. Cette opinion régna dans les écoles jusque vers le milieu du 18e siècle, époque à laquelle Duhamel-Dumonceau s'éleva contre elle en publiant les résultats de ses expériences.

Haller partagea les sentimens des anciens. Cependant il crut devoir s'éclairer par l'expérimentation, et son élève Dethlef fit sous sa direction un grand nombre d'expériences qui le fortifièrent dans ses idées. Il attribua le cal à un suc provenant des surfaces fracturées, et de la moelle; suc qui s'épanche autour des fragmens, s'épaissit par degrés, devient cartilagineux, puis osseux, sans que le périoste concoure au rétablissement de la continuité de l'os rompu.

§ II. *Formation du cal attribuée à l'organisation et à l'ossification successive du sang.* — Haller, en décrivant le mode de formation du cal, dit que cette opération ressemble à l'ossification elle-même; que le gluten épanché provenant des vaisseaux ou tissu de l'os fracturé,et de la moelle, prend bientôt de la consistance, et revêt les caractères du cartilage; qu'ensuite cette substance cartilaginiforme passe à l'état osseux lorsqu'elle a des vaisseaux assez dilatés pour que le sang rouge pénètre dans son épaisseur, et lui apporte une matière saline qui forme des points osseux dont l'étendue augmente successivement, et finit par envahir tout le cartilage. Dans un autre endroit, Haller prétend qu'il y a dans le principe une matière gélatineuse, et peu après un cartilage dans le milieu duquel se forme un anneau qui s'ossifie le premier, s'étend jusqu'aux épiphyses, et brise le cartilage, qui cède devant lui, et dont il se dépouille comme d'une enveloppe. Cette dernière manière de considérer le cal est très-inexacte, et il nous sera facile de le démontrer.

Alexandre Hermann Macdonald, médecin hollandais, affirme, contre le sentiment de Haller, dans une thèse soutenue à la faculté d'Édimbourg en 1799, que tous les auteurs qui ont écrit avant Haller, et ce grand physiologiste lui-même, se sont trompés lorsqu'ils ont prétendu que la matière gélatineuse du cal se changeait en cartilage. Cependant Haller ne dit pas précisément qu'il se forme un cartilage, mais qu'à une certaine époque on voit paraître des molécules opaques qui ne sont pas du sang, et lorsque toute la masse gélatineuse est devenue opaque et élastique, on la regarde alors *comme un cartilage*. Macdonald est porté à croire que la substance gélatineuse ne se change jamais en cartilage, mais que la matière regardée comme étant cartilagineuse est un os réel, mou, flexible, auquel plus tard le phosphate calcaire vient donner de la dureté. Il pense, d'après ses expériences, que l'os de nouvelle formation est dans l'origine une matière molle, élastique, facile à diviser et à courber en anneau; en un mot, qu'elle est semblable à un cartilage. La preuve qu'il apporte pour démontrer la nature osseuse de cette substance, c'est qu'en nourrissant l'animal avec de la garance, la matière du cal rougit, et que ce phénomène est étranger aux cartilages. Notre auteur appuie encore son opinion sur les analyses chimiques des cartilages faites par son ami Allen. Nous dirons enfin que Macdonald avait reconnu l'erreur dans laquelle Duhamel est tombé en attribuant la formation du cal à l'ossification du périoste.

Jean Hunter, dont le génie et les travaux ont éclairé tant de points de la physiologie, a considéré le cal comme le résultat du développement organique du sang extravasé, et de son passage à l'état osseux. M. J. Howship a, dans ces derniers temps, donné plus de développement aux idées de Hunter, et il les a appuyées sur des expériences.

John Hunter assure que l'espace qui se trouve entre les fragmens de l'os et les parties environnantes est d'abord rempli de sang provenant de la déchirure des vaisseaux; que ce sang se coagule, et que, par un travail d'organisation, il s'y forme des vaisseaux. L'inflammation adhésive s'empare des bouts de l'os fracturé, et dès lors commence un travail particulier. L'inflammation atteint aussi les esquilles, qui sont encore attachées à l'os, et les parties environnantes. Elle produit en elles une disposition à l'absorption interstitielle, de manière que les angles des fragmens s'émoussent, leurs extrémités se ramollissent, deviennent coniques, et tous ces changemens favorisent l'ossification qui va s'opérer.

M. Howship reconnaît que les idées de J. Hunter ont plus de justesse que tout ce qui avait été dit sur le cal, et qu'elles sont, sous plusieurs points essentiels, parfaitement d'accord avec ses expériences. Les conclusions qu'il tire de ses propres recherches sont que le premier effet de la fracture est l'extravasation du sang dans l'épaisseur des parties environnantes, et dans une quantité qui varie comme le degré de contusion ou de complication. Ce sang se trouve principalement répandu dans le tissu du périoste, dont il augmente l'épaisseur. Il s'épanche aussi dans le canal médullaire et entre les fragmens, où il éprouve divers changemens, et devient le milieu dans lequel s'opère le travail de l'ossification du cal. Peu à peu la couleur du sang dont le périoste est pénétré disparaît; cette membrane devient plus ferme, et prend par degrés les apparences du cartilage. Le mode de progression dans cette consolidation des fractures semblerait indiquer que le principal objet est d'abord d'empêcher toute possibilité de mouvement entre les parties. La matière du cal est déposée sur les surfaces de l'os près des points où l'union doit s'opérer, puis elle est déposée sur la circonférence de l'extrémité du fragment, et dans la cavité médullaire. Le dépôt du sang et les degrés successifs par lesquels il passe avant de devenir une substance osseuse, se font remarquer sur la circonférence des bouts des fragmens avant de se montrer dans l'intervalle qui les sépare. Pour mieux rendre l'idée de l'auteur, je dirai que la fracture, par ce procédé, acquiert un très-grand degré de solidité avant que l'union ou la cicatrice osseuse entre les fragmens achève de s'accomplir. Sur ce point M. Howship s'accorde parfaitement avec M. Dupuytren, ainsi qu'avec M. Villermé et moi; et je ferai remarquer que ces faits avaient été publiés en France, soit par M. Dupuytren, soit par nous et d'après de nombreuses expériences, avant l'impression du mémoire de M. Howship. Enfin nous dirons que si la fracture est compliquée de plaie, les opérations vitales qui doivent réparer la solution de continuité des os sont partagées : tandis que d'un côté se fait le dépôt de la matière du cal, de l'autre on voit un effort manifeste pour éloigner toutes les parties de l'os qui ont été séparées, et où la circulation ne s'exécute plus. Cette élimination se fait par la surface interne du périoste, qui devient granulée, extrêmement vasculaire, et possède un grand pouvoir d'absorption.

L'analogie qui existe entre cette théorie et la manière ancienne de considérer le cal, a fait que nous en avons parlé dans le même paragraphe.

§ III. *Formation du cal attribuée à la cicatrisation et à l'ossification du périoste et de la membrane médullaire.* — Duhamel-Dumonceau croyait que le périoste est aux os ce que l'écorce est aux arbres, et qu'assez souvent la membrane de la moelle opère seule la réunion des fractures. C'était, selon lui, la tuméfaction du périoste et de la membrane de la moelle, leur allongement d'un fragment vers l'autre, au point de se joindre et de s'unir par l'ossification, qui produisait ce cal, et en formant autour des bouts de l'os rompu, tantôt une virole simple, tantôt une virole double qui les assujettit en même temps qu'elle s'y soude. Cette opinion a eu de nombreux défenseurs et beaucoup de critiques; cependant nous devons reconnaître l'exactitude de plusieurs observations de Duhamel, et admirer dans ses expériences une précision qu'on ne devait pas attendre d'un homme étranger à la médecine. Il n'est pas douteux que la théorie de Duhamel, en la considérant comme fausse, a été de quelque utilité pour la science; elle a appelé l'attention des physiologistes sur la cicatrice des os, et c'est à elle que nous devons les recherches de Haller, Dethleef, Bordenave, Troja, etc., sur le même sujet.

Fougeroux adopta sans restriction toutes les idées de Duhamel, et il chercha par ses expériences à répondre aux attaques de Haller et de Bordenave.

L'opinion dont il prit la défense n'était plus citée que dans l'histoire de la science, lorsque M. Dupuytren nous ramena au sentiment de Duhamel, et donna plus d'extension à son ingénieuse théorie, qu'il appuya sur des observations d'anatomie pathologique. Il a vu non-seulement le périoste s'ossifier, mais encore le tissu lamineux, les ligamens, et même la partie charnue des muscles, pour former une sorte de virole osseuse qui maintient les fragmens rapprochés, et les conserve en rapport.

Suivant M. Dupuytren, il faut reconnaître deux époques distinctes dans le travail du cal, ou plutôt deux cals qui se succèdent dans leur formation. Le premier, qu'il nomme *cal provisoire*, est achevé dès que le système médullaire des deux fragmens s'est réuni, qu'il existe dans leur intérieur une sorte de bouchon osseux qui les joint, et qu'à l'extérieur le périoste, soit seul, soit avec le tissu cellulaire et même avec les muscles, a formé une virole qui entoure l'extrémité des fragmens, et leur adhère. Jusque-là les surfaces de la fracture ne sont pas encore réunies entre elles, ni même altérées au milieu du tissu osseux de nouvelle formation qui constitue le premier cal; la solidité et la résistance de celui-ci sont de beaucoup inférieures à celles de l'os, d'où il résulte que si une fracture nouvelle a lieu au même os, ce sera précisément dans le point de la première qu'elle s'effectuera.

Lorsqu'après quatre ou cinq mois au plus, la cavité médullaire commence à se rétablir dans le point où elle était oblitérée; lorsque la substance osseuse accidentelle produite par l'ossification extérieure se resserre, diminue de volume; lorsque le périoste, le tissu cellulaire et les muscles reviennent à leur premier état, ou cessent d'être ossifiés, si la coaptation a été parfaite, et s'il n'existe aucune irrégularité dans les rapports des fragmens; enfin lorsque le travail de la réunion s'opère dans les deux bouts et sur les surfaces mêmes des fragmens, alors commence le second cal, ou le *cal définitif*, qui n'est achevé qu'après huit mois. Cette dernière époque est caractérisée par le retour de toutes les parties à leur état primitif.

Cette théorie, qui, sous plusieurs rapports, ressemble à celle de Duhamel, puisque c'est dans le périoste que l'on place le siége du cal, en diffère cependant beaucoup. En effet, Duhamel n'a pas considéré l'état osseux du périoste comme un état provisoire, tandis que M. Dupuytren ne le regarde que comme un moyen contentif pour s'opposer au déplacement des fragmens, et pour favoriser la formation du cal proprement dit. Il reconnaît et il démontre que la consolidation des fractures résulte du développement de deux cals successifs, l'un *temporaire* ou *provisoire*, se faisant à l'extérieur de l'os et dans les tissus voisins, l'autre *définitif*, ayant pour siége le canal de la moelle et les bouts des fragmens, ainsi que l'espace qui les sépare. Cette théorie de M. Dupuytren est d'une haute importance par ses applications à la pratique de la chirurgie, dont elle est le flambeau dans le traitement des fractures.

§ IV. *La formation du cal est attribuée au développement de bourgeons charnus qui s'élèvent des surfaces de la fracture, et unissent ensemble les fragmens.* —Bordenave est le premier qui ait cru voir dans le cal une cicatrice analogue à celle des parties molles, c'est-à-dire une cicatrice produite par le développement de bourgeons charnus qui vont d'un fragment à la rencontre de ceux de l'autre, s'unissent, et reçoivent ensuite le sel calcaire qui donne à la substance de la cicatrice le caractère osseux. Les os fournissent d'abord par leurs extrémités rompues un suc qui est la première matière de leur réunion; ce suc s'épaissit par son séjour; il prend une forme osseuse, et lorsque les tissus vasculaires dilatés fournissent des vaisseaux qui vont s'aboucher, alors le canal devient semblable à l'os même.

Quelques auteurs modernes, Bichat, M. Richerand, etc., ont aussi vu dans le cal une cicatrice analogue à celle des parties molles, et dépendante du développement de bourgeons charnus qui s'unissent, reçoivent le phosphate de chaux pour rétablir la continuité du tissu osseux.

Henri Callissen voulait que la formation du cal fût due au prolongement, entre les fragmens, de vaisseaux qui naissent des extrémités rompues, et au dépôt ultérieur de la matière osseuse, c'est-à-dire du phosphate calcaire. Il expliquait par l'allongement considérable des vaisseaux la réunion en un seul cal d'os voisins fracturés simultanément, comme on le voit quelquefois à la jambe et à l'avant-bras.

André Bonn s'est rigoureusement abstenu de toute explication, et s'est borné à exposer ce que lui avaient appris ses sens. Ce qu'il dit repose entièrement sur les dissections de cadavres humains, et sur ce que lui ont présenté un grand nombre de pièces pathologiques, desséchées ou conservées dans la liqueur. Il ne paraît pas que Bonn ait fait des expériences sur des animaux; mais il a cherché à s'éclairer des faits observés par les autres, et de l'analogie. Il affirme que dans l'homme, le cal encore imparfait est membraneux ou ligamenteux. Il ressemble, dit-il, d'abord à de la chair; puis il acquiert la consistance et la ténacité du cuir; mais son passage à l'état osseux n'est jamais précédé de la formation d'un vrai cartilage. Le cal parfait est organisé et s'identifie avec l'os; quelquefois on le trouve entièrement solide, comme sont les os malades, et d'autres fois il se ramollit et se dissout par la carie.

John Bell décrit le cal comme étant formé d'abord par une substance molle, flexible, située entre les fragmens dont elle produit la réunion. C'est le rétablissement de la continuité des vaisseaux de l'os qui le constitue. Samuel Cooper, en adoptant toutes les opinions de John Bell, définit le cal, à l'état parfait, un nouvel os, ou une substance osseuse par laquelle les bouts d'un os fracturé sont réunis.

§ V. *Combinaison des idées principales des théories que nous venons d'exposer, d'où résulte une opinion mixte sur la formation du cal.* — Pierre Camper croyait que dans la réunion des os fracturés, les fragmens s'unissent par un double cal, l'un extérieur, naissant d'une gélatine fournie par les vaisseaux et les fibres osseuses, qui se condense en dessous du périoste, et devient ensuite substance osseuse; l'autre intérieur, produit par l'allongement et la séparation des lames osseuses internes, ou l'expansion du tissu compact de l'os, pour oblitérer le canal médullaire.

Michel Troja a vu les bouts de la fracture se couvrir, dans les premiers jours, d'une matière gélatineuse qui devenait bientôt abondante, et se convertissait peu à peu en cartilage, puis en substance osseuse. Il a aussi observé le gonflement du périoste jusqu'à une certaine époque après laquelle cette membrane diminuait d'épaisseur, une ossification intérieure remplissant la cavité médullaire près de la fracture, et une autre ossification extérieure dont l'existence est constante. Les faits que rapporte Troja sont d'une exactitude parfaite; il observe avec attention, et raconte avec candeur ce qu'il a vu, sans poursuivre, comme Duhamel, une idée favorite et exclusive. Ses expériences présentent en plusieurs points des résultats parfaitement semblables à ceux que M. Villermé et moi avons obtenus.

§ VI *Théorie du cal de MM. Villermé et Breschet.* — Après avoir rapporté en peu de mots les opinions des auteurs sur la formation du cal, nous allons rapidement exposer les faits principaux que nous ont fournis des expériences multipliées qui ont été faites en commun par M. le docteur Villermé et par moi. Auparavant nous ferons observer que la dissidence qui paraît exister dans les opinions des auteurs disparaît peu à peu lorsque l'on étudie le cal sur la nature elle-même. On découvre aisément alors la cause de l'erreur, et le point où l'observateur a donné trop d'extension à des faits isolés, ou les a trop généralisés. Peut-être aussi, comme le dit M. le professeur Béclard, que la dissidence des opinions dépendait encore de ce que les recherches n'avaient pas été faites à toutes les époques ou aux mêmes époques de la consolidation des fractures.

Nous considérons le cal comme dépendant:

1° De l'extravasation et de la concrétion, entre les fragmens, d'un peu de sang fourni par les vaisseaux déchirés. 2° D'un suc d'abord visqueux, sécrété et épanché entre le périoste, provenant des tissus voisins plus ou moins intéressés dans la solution de continuité de l'os, ainsi que des surfaces de la cassure. Ce suc ou lymphe plastique comparable à celle qui s'exhale entre les lèvres d'une plaie des parties molles, ou à celle que produit l'inflammation sur plusieurs surfaces, et qui constitue les concrétions membraniformes, est d'abord mêlée à un peu de sang; mais plus tard elle est seule sécrétée, et lorsque le périoste se trouve très-altéré ou détruit, elle s'épanche ou s'infiltre dans les interstices des fibres des parties molles qui avoisinent la fracture, et en s'y épaississant, elle forme un cal extérieur à la solution de continuité. 3° De l'épaississement graduel de ces matières (le sang et la lymphe plastique), qui se confondent et qui établissent de jour en jour des adhérences de plus en plus fortes entre les parties, lesquelles s'enflamment et deviennent de véritables organes sécréteurs. En faisant abstraction de l'irritation phlegmasique des tissus voisins de la solution de continuité, on pourrait comparer le suc visqueux mêlé d'un peu de sang, et les modifications successives qu'il présente, au cambium des plantes, et aux changemens que ce principe organique des végétaux éprouve lorsqu'il est versé entre le liber et la partie ligneuse, ou bien lorsqu'il est sécrété pour cicatriser les plaies des végétaux. 4° Du gonflement et de l'inflammation modérée du périoste et des parties molles voisines, de la cicatrisation de ces parties, et quelquefois de leur envahissement par la matière déposée dans leurs mailles. 5° Du rétrécissement de la cavité centrale de l'os, du ramollissement des bouts des fragmens, et du dépôt d'une matière semblable à celle qui s'amasse dans le périoste ou dans les mailles des tissus voisins, dans la cavité de la moelle et entre les bouts des fragmens. 6° De la condensation de cette matière, de son organisation par le développement de vaisseaux. Elle est d'abord granuleuse, puis elle devient de consistance comme fibreuse, puis d'apparence cartilagineuse, et enfin elle passe à l'état osseux. Ces changemens se remarquent d'abord à l'extérieur des fragmens pour constituer le cal provisoire, et paraissent ensuite dans la cavité de l'os et entre les bouts de la fracture. 7° Du retour à leur premier état des parties molles qui environnent la fracture, après que la matière du cal a successivement passé par tous les degrés que nous venons d'indiquer.

Ce retour ne se fait qu'après le rétablissement du canal de la moelle, et ce canal ne se rétablit que lorsque la substance osseuse par laquelle les bouts sont soudés est tout-à-fait solide. Alors le cal extérieur, le premier formé, diminue peu à peu, et finit par disparaître si les fragmens ont été bien affrontés, et si aucun déplacement n'existe. Mais s'il y a un déplacement, soit suivant la longueur, soit suivant l'axe des deux fragmens, alors les bouts de la fracture restent oblitérés, le canal de la moelle ne se rétablit pas, et la matière osseuse extérieure de nouvelle formation, loin d'être résorbée, reste pour assurer la solidité du cal ; et sa plus grande quantité correspond au côté où le déplacement est le plus considérable, et où les efforts que l'os doit supporter sont les plus grands.

Quand on cherche à comparer le développement du cal avec la cicatrisation des parties molles, on trouve qu'il y a une grande différence, si l'on admet l'existence de bourgeons charnus. Mais ces prétendus bourgeons ne sont qu'illusoires. Il est facile de démontrer l'identité du procédé de la nature pour unir tous les tissus divisés accidentellement.

Une différence que semble offrir le cal comparé avec la cica-

trice des parties molles, c'est le développement d'une substance
dont l'existence doit être temporaire, et que l'on trouve à l'extérieur des fragmens ou dans la cavité médullaire. Cette substance
n'est peut-être que beaucoup plus marquée dans les os, soit parce
qu'elle est formée par une matière plus dure, et conséquemment
plus apercevable, soit aussi parce qu'elle persiste plus long-temps,
et que sa quantité est relative à la résistance qu'elle doit offrir
pour rendre aux os toute leur force et toute leur solidité. On
peut dire encore que la durée de son existence dépend du peu de
vitalité des os, et de la lenteur avec laquelle elle est résorbée,
ou de sa grande utilité. En effet, non-seulement elle sert à la cicatrisation, mais encore elle tend à s'opposer au déplacement
des parties; elle conserve leurs rapports, contribue à diminuer les désavantages résultans du manque de contact ou de
correspondance entre les extrémités des fragmens.

Si nous pouvions observer des fractures sans aucun changement dans les rapports des fragmens, ou sans mobilité dans les
bouts des os, et ces os pourvus d'une force de vitalité semblable
à celle des parties molles, nous verrions probablement le cal présenter dans sa formation et sa disposition une identité parfaite
avec la cicatrisation dans les autres tissus.

Les conséquences pratiques que l'on peut tirer de toutes ces
recherches expérimentales sur le cal, sont que la consolidation
de la fracture n'est réelle qu'après la formation du cal définitif;
qu'alors l'organe peut remplir ses fonctions sans crainte de lui voir
prendre des directions ou des courbures vicieuses. Le cal provisoire, situé principalement entre le périoste et l'os, n'est qu'un
appareil de contention pour favoriser la formation du cal définitif. Le premier cal une fois formé, on peut ôter toutes les pièces
d'appareil; mais l'immobilité est nécessaire, et lorsque le second
cal est terminé, l'organe a recouvré sa solidité, et peut remplir
toutes ses fonctions. Dans le traitement des fractures, on doit
donc admettre deux temps : le premier est consacré à l'emploi des
moyens de réduction et de contention; il correspond à la formation du cal provisoire. Le second est celui du simple repos de
la partie affectée, que les appareils des fractures n'enveloppent
plus. Il coïncide au cal définitif. (BRESCHET.)

CALAGUALA, s. f., *radix calaguala*. Ce nom, d'origine espagnole, a été donné à la racine d'une espèce de fougère désignée
par Swartz sous le nom d'*aspidium coriaceum*. Cette plante croît

sur les hautes montagnes des Andes, dans le continent de l'Amérique australe. Quelques voyageurs prétendent l'avoir recueillie
à Saint-Domingue et jusqu'à la nouvelle Hollande. Mais est-il bien
certain que l'espèce soit identiquement la même dans ces différentes localités ? c'est ce dont il est permis de douter, si l'on considère la divergence des différens auteurs sur les propriétés médicales de la calaguala. Quoi qu'il en soit, voici les caractères physiques de cette racine, telle qu'elle nous est apportée d'Amérique,
et particulièrement du Pérou : c'est une souche rougeâtre, allongée, de la grosseur du petit doigt. Elle présente plusieurs mamelons tronqués qui sont les bases des feuilles qui ont été retran-
chées, et quelques écailles roussâtres : son odeur est faible, sa
saveur est douce et un peu amère. M. Vauquelin a retiré de la
racine de calaguala une matière gommeuse, une résine âcre et
amère, de couleur rouge, de l'amidon, une matière sucrée, de
l'acide malique, du ligneux et quelques sels.

Cette racine a été transportée en Espagne vers le milieu du dernier siècle; mais il n'y a guère qu'une trentaine d'années qu'elle
a été introduite en France. Le botaniste Ruiz, à qui l'on doit une
histoire des quinquinas, est un des auteurs qui ont le plus préconisé l'usage de cette racine. Il paraîtrait qu'en Amérique on l'emploie fréquemment et avec avantage, comme sudorifique, dans le
traitement du rhumatisme et de la syphilis chroniques; et, suivant
Gelmetti, on peut l'administrer comme le capillaire et les autres
médicamens désignés sous le nom d'expectorans, dans les catarrhes
pulmonaires passés à l'état chronique. Cependant quelques essais
tentés en France n'ont point répondu aux éloges prodigués à la
calaguala par les médecins espagnols; et, comme elle est assez rare
et presque toujours sophistiquée, on doit la reléguer dans le
nombre déjà trop grand des médicamens inutiles. (A. RICHARD.)

CALAMENT, *calamintha*, ou CALAMENT DES MONTAGNES, s. m.
Espèce du genre mélisse (*melissa calamintha*, L.), qui est annuelle, plus petite, moins odorante que la mélisse officinale. Elle
croît abondamment dans nos bois. Elle jouit, mais à un plus
faible degré, des mêmes propriétés. Elle est peu usitée. *Voyez*
MÉLISSE. (A. R.)

CALAMINE (pierre calaminaire), *cadmia*, Plin. Oxyde de
zinc hydraté naturel, que l'on trouve ordinairement mélangé
d'oxyde de fer, de sulfure de plomb et de substances terreuses;
débarrassé par le lavage des parties les plus grossières, il est em-

ployé aux mêmes usages médicinaux que la cadmie de zinc. *Voyez*
CADMIÉ et TUTIE. (ORFILA.)

CALAMUS AROMATICUS, s. m. On désignait autrefois sous
ce nom une tige apportée des Indes orientales, mais qui aujour-
d'hui n'est plus dans le commerce ni employée par les médecins.
On la croit généralement produite par une plante peu connue, de
la famille des Graminées, appelée par Linnée *calamus aromaticus*.
Cette substance, que l'on trouvait dans le commerce en petites
bottes, était odorante, aromatique et d'une saveur amère. On
lui a depuis substitué la racine d'acore vrai (*acorus calamus*, L.),
et aujourd'hui c'est cette racine que l'on trouve ordinairement
dans les pharmacies sous le nom de *calamus aromaticus*. Voyez
ACORE VRAI. (A. RICHARD.)

CALAMUS SCRIPTORIUS, s. m. Nom que l'on a donné au
quatrième ventricule, et aussi à sa partie inférieure, parce qu'il
se termine en un angle que l'on a comparé à un bec de plume
à écrire. (A. B.)

CALCANÉO-SOUS-PHALANGIENS du grand et du petit
orteils (Ch.). *Voyez* ABDUCTEUR DU GROS ORTEIL, et ABDUCTEUR
DU PETIT ORTEIL.

CALCANÉO-SOUS-PHALANGINIEN (Ch.). *Voyez* COURT
FLÉCHISSEUR COMMUN DES ORTEILS.

CALCANÉO-SUS-PHALANGETTIEN(Ch.). *V.* PÉDIEUX. (A.B.)

CALCANÉUM, s. m., *calcaneum*, *calcaneus*, de *calx*, talon ;
os court, le plus grand des os de cette classe, situé à la partie
postérieure et inférieure du pied, faisant partie du tarse. Il est allongé d'arrière en avant, aplati transversalement, plus épais et plus
élevé en arrière qu'en devant. Il est articulé en haut et en devant
avec l'astragale, au moyen de deux facettes obliques d'arrière en
avant et de dedans en dehors, et dont l'externe ou postérieure
est convexe, inclinée en devant et plus large que l'interne, qui
est concave et souvent divisée en deux par une rainure superficielle ; il se joint en devant au cuboïde par une surface lisse,
concave de haut en bas, convexe transversalement. La partie qui
supporte cette surface et la portion antérieure de la facette
concave destinée à l'astragale est comme détachée du reste de
l'os, surtout en haut, où elle présente un enfoncement profond,
dans lequel s'attache un ligament très-fort qui unit cet os à l'astragale ; on la nomme la *grande apophyse*, ou *l'apophyse antérieure*

lu calcanéum. On donne le nom de *petite apophyse* ou d'*apophyse latérale* à la partie de l'os sur laquelle est pratiquée la portion postérieure de la cavité qui reçoit l'astragale. Cette partie se
prolonge plus ou moins en dedans, séparée, en haut, du corps de
l'os par une rainure oblique qui se continue avec l'enfoncement
de l'apophyse antérieure. Elle donne attache en dedans, où elle
est inégale, au ligament interne de l'articulation du pied. Le
corps de l'os est raboteux et inégal dans la plus grande partie de
son étendue, si ce n'est à sa face interne, qui est assez unie, concave, et forme une espèce de voûte en se continuant sous l'apophyse latérale, où elle présente une coulisse dans laquelle glisse le
tendon du muscle long fléchisseur propre du gros orteil : cette
voûte protège les vaisseaux et nerfs plantaires, qui passent au-
dessous d'elle; à la partie inférieure de cette face sont quelques
inégalités pour l'insertion du muscle accessoire au long fléchisseur commun des orteils. En arrière, le calcanéum se termine
par une surface convexe, étroite et lisse supérieurement, où elle
est contiguë au tendon des muscles extenseurs du pied, plus large,
inégale, inclinée en bas inférieurement, où ce tendon s'y fixe :
cette surface correspond au talon proprement dit. Entre elle et
la facette convexe, articulée avec l'astragale, on remarque en
haut une partie rétrécie, concave d'avant en arrière, laquelle est
en contact avec du tissu graisseux placé au-devant du tendon des
extenseurs, et mesure la partie de l'os qui dépasse en arrière ceux
de la jambe. La face externe du calcanéum est un peu tournée
en haut; elle offre en avant des inégalités pratiquées sur la grande
apophyse, et auxquelles s'attache le muscle pédieux, et un peu
plus en arrière, deux coulisses superficielles, obliques en bas et en
avant, et dont la postérieure loge le tendon du muscle long péronier latéral, et l'antérieure celui du court péronier : ces deux
coulisses, plus ou moins marquées suivant les individus, sont ordinairement séparées par une sorte d'épine, à laquelle s'insère
le ligament externe de l'articulation du pied. La face inférieure
présente en arrière deux tubercules qui semblent se continuer
avec la face postérieure : l'interne, plus gros, donne attache aux
muscles court fléchisseur commun des orteils, et adducteur du
gros orteil; l'externe, plus petit, à l'abducteur du petit orteil.
Le reste de cette face forme une éminence allongée, large et
peu sensible en arrière, tuberculeuse en devant, paraissant ap-

pliquée sur l'os, et servant, particulièrement en devant, à l'insertion d'un ligament qui se porte de là au cuboïde.

Toute la surface du calcanéum, si l'on en excepte ses facettes articulaires, est percée d'une infinité de trous qui pénètrent dans son épaisseur, et contiennent les vaisseaux de sa substance spongieuse. Celle-ci est fort abondante. La substance compacte ne forme qu'une couche mince à l'extérieur. Cette couche est un peu plus épaisse et plus compacte sur la face interne; dans quelques points, comme sous l'insertion du tendon d'Achille, du ligament calcanéo-cuboïdien, elle présente des stries longitudinales, parallèles.

Le développement de cet os se fait par deux points d'ossification, un pour toute la partie antérieure, et un pour l'extrémité postérieure. Le premier se forme de très-bonne heure, avant la naissance, et le second seulement quelques années après.

Le calcanéum supporte la plus grande partie du poids du corps, qui lui est transmis par l'astragale, et forme un levier sur lequel agissent les muscles extenseurs du pied; il est, en outre, le point d'appui de ces muscles dans la station, et sert aussi de point fixe à plusieurs muscles du pied. *Voyez*, pour ses articulations, TARSE. (A. ÉCLARD.)

CALCIUM, s. m. Nom donné au métal qui, étant combiné avec l'oxygène, constitue la chaux. Il n'a point d'usage. (ORFILA.)

CALCUL, s. m., *lapis*, *calculus*, λίθος. Nous nommons ainsi tout corps étranger inorganique qui se forme dans les canaux ou les réservoirs de l'économie animale tapissés par des membranes muqueuses; nous désignons sous le nom de *concrétions* les corps étrangers inorganiques qu'on rencontre dans les autres voies ou dans l'épaisseur des tissus; enfin nous entendons par *ossifica-tions* la transformation d'un système organique quelconque en tissu osseux. Nous distinguons les concrétions osseuses des ossifications, parce que dans les premières, les matières salines, telles que des carbonates, des muriates, des oxalates calcaires, etc., le dépôt est complétement inorganique; aucune base ou trame fibreuse ou celluleuse ne reçoit la substance saline, tandis que dans les ossifications on découvre toujours un canevas organique.

Les calculs peuvent se rapporter à trois ordres distincts : 1º Les calculs des membranes muqueuses des organes des sens et des voies gastro-intestinales : on les rencontre *A* dans les voies lacrymales, *B* dans les voies salivaires, *C* dans les voies hépatiques, pancréatiques et intestinales; 2° les calculs des voies génito-urinaires, qui sont : *A* rénaux, *B* vésicaux, *C* prostatiques, *D* urétraux, *E* utérins, *F* vaginaux, *G* vulvaires, *H* mammaires; 3° les calculs des canaux muqueux accidentels.

Calculs de la caroncule lacrymale. — On cite plusieurs exemples de petits calculs qui se sont formés dans les follicules des caroncules lacrymales : Blasius dit avoir trouvé un de ces calculs dont la surface était très-inégale, et qui remplissait presque en entier l'épaisseur de la glande. Schmucker, Blegny et Sandifort parlent de faits analogues. Les auteurs qui ont écrit sur les maladies des voies lacrymales rapportent quelques observations de productions calculeuses dans le sac lacrymal et le canal nasal. Bartholin dit avoir vu une fille qui faisait sortir de petits calculs de ses fosses nasales. Plater a trouvé dans le nez d'un sujet adulte un calcul blanc, et de la grosseur d'un pois. On en a observé de la grosseur d'une noisette, et d'une grande dureté; et Hurst parle d'un calcul du volume d'une noix muscade, qui tomba des fosses nasales dans l'arrière-bouche. Quelquefois ces calculs ont à leur centre des corps étrangers; c'est ainsi que Horn nous apprend qu'il a trouvé un de ces calculs au milieu duquel était renfermé un noyau de cerise.

Calculs dans la cavité buccale. —Dans la membrane muqueuse de la langue, ou sous cette membrane, on a vu se développer des calculs : suivant Blasius, un homme perdit l'usage de la parole parce qu'il portait un calcul sous la langue. Zacutus-Lusitanus et Tulpius nous ont transmis des faits analogues. Plater vit sortir un calcul longitudinal d'un abcès à la langue; Détharding parle d'un calcul jaunâtre, dur, renfermé dans une tumeur à la langue, et Busmann découvrit dans une tumeur du même organe une masse calculeuse très-friable.

Les calculs qui se produisent dans les glandes salivaires ou dans leurs conduits, ainsi que dans les tonsilles, sont, suivant les expériences de Fourcroy, de MM. Vollaston, Thomson et John, du phosphate de chaux uni à une matière animale.

Des calculs blancs, à cassure lamelleuse, la plupart sous forme cristalline, et quelques-uns cristallisés en tétraèdres réguliers, d'autres présentant une forme allongée, et ayant pour noyau un grain d'avoine dont il ne restait que les enveloppes, ont été trouvés dans les glandes maxillaires d'un éléphant mort au Muséum d'Histoire naturelle en 1817. Analysés par M. Vauquelin, ils étaient composés principalement de carbonate de chaux, de phosphate de chaux, et d'une matière animale qui servait de lien. Dans l'homme, il paraît que le phosphate de chaux forme essentiellement ces calculs. M. Voelker a récemment extirpé d'une glande parotide un calcul enkysté, stalactiforme, long de 15 lig., largé de 9 lignes, et du poids de 120 grains. Analysé par M. John, il a donné pour produit du phosphate de chaux et un peu de matière animale. Le résultat a été le même pour un calcul extrait par M. Voelker d'une glande salivaire. Ce dernier calcul était cylindrique, et long de trois quarts de pouce.

Calculs au palais. — Il n'est pas sans exemple que des calculs se soient formés dans la membrane muqueuse du palais; les ouvrages de Schenk, J. Echold, Bartholin, contiennent des observations de ce genre, et Kruger a vu un calcul de couleur cendrée, dur, rond, garni de deux aspérités, très-léger, sortir d'un ulcère situé au palais.

Le tartre des dents pourrait être considéré comme une espèce de calcul; il paraît être composé principalement de phosphate de chaux et d'une matière animale.

Des calculs du pharynx. — Bartholin rapporte, d'après Jacobœus, l'histoire d'un homme qui, tourmenté de dysphagie pendant deux ans et demi, n'en fut guéri que lorsqu'il se détacha de l'œsophage une croûte calculeuse qu'il rejeta au dehors. Lazare Rivière parle d'un homme de soixante ans fréquemment affecté d'angine, et chez lequel il se forma entre le pharynx et le larynx une concrétion calculeuse.

Calculs intestinaux. — Les calculs qu'on rencontre dans l'estomac ou le canal intestinal sont des matières fécales endurcies, ou des calculs biliaires. Il est cependant possible qu'il se fasse dans les voies digestives, comme dans les autres parties du corps, un dépôt de matières salines, et l'on sait que dans les animaux il se forme aussi des bézoards et des égagropiles. (*V.* ces mots.) On rencontre assez souvent chez les chevaux de meunier des calculs intestinaux. Ruisch possédait beaucoup de calculs rendus par des chevaux; il reconnut qu'ils avaient pour noyau des grains de céréales; quelquefois ces calculs sont d'une grosseur excessive. On en a vu du poids de 19 onces, de 2, de 8, de 17 livres; et un cheval de 17 ans en portait un de 28 pouces de circonférence, et pesant 19 livres.

Chez l'homme, ces calculs sont moins communs; on en a découvert dans l'appendice vermiforme du cœcum; dans leur centre était ou un noyau de cerise, ou une aiguille, sur lesquels du carbonate de chaux avait fait un dépôt. Zacutus-Lusitanus parle d'un calcul de la grosseur d'une châtaigne, et adhérent à l'intestin. Severin et Marcellus Donatus en trouvèrent de la grosseur d'un œuf. Les 200 calculs dont Barbette fait mention me paraissent avoir appartenu originairement aux voies biliaires, et je puis en dire autant de celui de Marcellus Donatus, puisqu'il était cristallisé dans son centre. Martineau a vu plusieurs calculs rendus par une femme; le plus gros pesait environ 10 onces, et avait 8 pouces de circonférence. Une fille de 12 ans souffrait depuis plusieurs années de coliques très-vives qui cessèrent lorsqu'un calcul d'une livre, et renfermant un noyau de prune, sortit par l'anus. On en a observé où la matière saline était disposée par couches concentriques, et dont le noyau était un fragment d'os. White rencontra sur le corps d'un jeune homme mort de phthisie pulmonaire deux calculs près de la valvule du cœcum; l'un pesait deux livres, et l'autre une livre et demie. Leurs couches les plus extérieures étaient formées comme celles des calculs urinaires; mais en approchant du centre, leur substance devenait spongieuse, et paraissait n'être que des excrémens durcis. Le même sujet portait dans le mésentère deux autres calculs. Baillou parle d'un calcul intestinal percé à son centre, et donnant passage aux matières fécales.

On pense généralement que les calculs intestinaux qui ne viennent pas des voies biliaires ont dans leur centre des corps étrangers, tels que le noyau d'un fruit, une aiguille, un clou, une chevrotine, une balle, un fragment de coquille d'œuf, un os, un haricot, et quelquefois de la mucosité ou des matières fécales. Le dépôt de matière saline se fait ensuite par couches et successivement; ainsi qu'il est facile de le reconnaître lorsqu'on divise ces calculs. L'analyse chimique d'un calcul intestinal extrait d'un cheval a donné pour résultat à Fourcroy un sel composé de deux parties de phosphate de magnésie, d'une partie de phosphate d'ammoniaque, et d'une partie d'eau.

M. John m'a dit que les calculs provenans de l'estomac ou des intestins de l'homme étaient très-souvent des calculs biliaires. Ses analyses des égagropiles, des hippolithes et de toutes les autres concrétions des voies digestives, lui ont démontré que ces corps étaient formés, 1° de phosphate de chaux et de matière animale; 2° de phosphate de chaux et de matière animale; 3° de phosphate de magnésie et de matière animale; 4° d'une combinaison triple d'acide phosphorique, d'ammoniaque et de magnésie.

Un calcul intestinal d'un cochon était composé de carbonate de chaux, d'un peu de phosphate de chaux et de quelques traces d'acide urique. Un autre calcul trouvé par MM. Rudolphi et Rosenthal dans le cloaque d'un faucon (*falco palustris*), contenait de l'acide urique, de l'urate de chaux, et un peu de matière animale.

Les substances qui composent les calculs ne sont pas toujours les mêmes. Le phosphate de chaux est le principe constituant le plus fréquent et le plus abondant. Les calculs analysés par M. Marcet contenaient du phosphate de chaux et du phosphate ammoniaco-magnésien. M. Robiquet a décrit un calcul formé d'une masse composée de phosphate de chaux et d'une petite quantité de substance animale. M. Thomson en a analysé un qui contenait une substance animale particulière, différente de toutes celles qu'on connaît, de l'albumine, une matière brune semblable à la matière extractive des plantes, et plusieurs sels.

Les calculs n'occupent pas le même lieu dans les voies digestives; tantôt ils sont rendus par l'anus, et tantôt par la bouche, ainsi que M. Pelletan fils en rapporte un exemple; ordinairement ils sont libres, et presque jamais on ne voit de couche qui revête la membrane muqueuse intestinale. Leur volume varie depuis le diamètre de quelques lignes jusqu'à celui de plusieurs pouces; qu'il y en ait un ou plusieurs, leur forme extérieure est ronde ou ovoïde.

Quant à leur structure, en les divisant on leur découvre souvent des fibres fines formant un tissu en forme de feutre, dans les mailles duquel est une matière dure. Rarement ils n'offrent qu'une couche; celles qu'ils ont sont disposées comme dans tous les autres calculs, et ils possèdent toujours un noyau différent des autres substances. Leur pesanteur spécifique est en général comme 1,400 à 1,000. Ils sont peu résistans; leur couleur varie du jaune au brun, et leurs différentes couches ne se distinguent entre elles que par des nuances.

Ces calculs ne déterminent que rarement des accidens qui les fassent reconnaître. Les engorgemens, les inflammations des intestins amènent des coliques parfois très-vives, et dans quelques cas fort rares des abcès. L'histoire des symptômes propres à l'existence de ces calculs est encore à faire.

Calculs pancréatiques. —Nous pourrions peut-être rapprocher ces calculs de ceux des glandes salivaires, s'ils étaient mieux connus. On en a recueilli de la grosseur d'un pois. Baillie cite des exemples de calculs plus gros, de couleur blanche, à surface irrégulière, se dissolvant dans l'acide muriatique avec une légère effervescence et dégagement de gaz acide carbonique.

Calculs hépatiques. — 1° Le foie ou ses enveloppes peuvent être le siége de calculs; dans le premier cas, ce sont plutôt des concrétions osseuses ou de véritables ossifications que des calculs qui diffèrent essentiellement des calculs biliaires.

2° Dans la substance du foie on a vu des calculs d'une matière grisâtre, friable, facile à broyer, et analogues aux concrétions pulmonaires. Dans le cadavre d'une femme morte de consomption, plusieurs viscères étaient squirrheux et purulens; le foie parut très-tuberculeux, sa face supérieure adhérait fortement au diaphragme par une matière salino-terreuse, et il s'était formé autour de la veine cave une semblable matière qui comprimait ce vaisseau. Sur une femme affectée d'ictère on rencontra la vésicule du fiel et les canaux biliaires revêtus d'une croûte d'apparence calcaire. Dans la substance du foie il y avait aussi des calculs analogues, dont quelques-uns égalaient la grosseur d'un pois. Richter parle d'un foie rempli d'une multitude de tubercules blancs, du volume d'un pois ou d'une cerise; ils étaient composés de carbonate de chaux, et surnageaient dans l'eau. Baillie cite un cas analogue; un kyste situé dans l'épaisseur du foie, et ressemblant à ceux qui contiennent des hydatides, renfermait une matière blanche, friable, se dissolvant dans l'acide muriatique, et se distinguant par-là des calculs biliaires. A ces observations on peut joindre celle de Kœhler sur un calcul pesant un demi-gros, en forme d'amande, rugueux, brun mêlé de blanc à l'extérieur, et se cassant aisément.

3° Il existe enfin dans le tissu du foie de véritables calculs biliaires. C'est particulièrement dans les canaux excréteurs plongés dans le parenchyme de la glande qu'on rencontre ces corps étrangers. De même nature chimique que ceux de la vésicule, on croit qu'ils n'ont avec ceux de ce réservoir d'autre différence que celle qui distingue la bile hépatique de la bile cystique. Tantôt la substance du foie est saine, et n'offre aucune trace d'inflammation ou de suppuration ; tantôt les calculs correspondent à de petits abcès, mais c'est lorsqu'ils compriment, irritent le tissu de cette glande par leur volume.

Voigtel a rapporté dans son ouvrage beaucoup d'exemples de calculs du foie ; nous allons citer, d'après cet auteur, les cas les plus remarquables. Scaliger donne l'histoire de quelques calculs du foie de couleur noire, et qui se gonflaient dans l'eau. Mœbius rencontra dans le même organe, et sur le corps d'une femme, des calculs cubiques et d'une couleur marbrée. Reutmann vit sur le cadavre d'un jeune homme trois calculs hépatiques, dont l'un avait la grosseur d'un œuf de pigeon. Thilésius dit que dans l'espace de neuf ans, il sortit d'un abcès du foie qui s'était ouvert à l'extérieur, de 5 à 600 petits calculs ; leur forme variait, et leur couleur était brune à l'extérieur et jaune en dedans. Stalpart Vanderviel nous assure qu'on retira d'un abcès au foie un calcul gros comme un œuf de pigeon. Morgagni a rencontré dans le même organe, et vers la face inférieure, un calcul égal en volume au précédent. Walter a publié des observations de calculs hépatiques depuis 10 jusqu'à 15 lignes de diamètre, sur des sujets adultes et de sexes différens. Souvent les calculs hépatiques sont contenus dans une poche particulière, et le kyste est vraisemblablement la suite et la conséquence d'une inflammation occasionée par le corps étranger. Greisel a vu à la face inférieure du foie un kyste à parois épaisses, dures, et contenant un suc tenace, d'un brun noirâtre, très-gluant, et un calcul de la grosseur d'un petit œuf de poule, dont l'intérieur brillait comme du salpêtre ; ce qui démontre que sa composition était semblable à celle des calculs biliaires. Enfin Wedel rencontra sur le cadavre d'un jeune homme mort d'hématémèse deux calculs hépatiques enkystés, et chacun du volume d'une noix.

Il est une variété de calculs hépatiques enkystés, dans laquelle ces corps, situés hors de la substance de l'organe, sont renfermés dans un kyste qui ne tient au foie que par un pédicule. Vurzer a vu sous le lobe de Spigel, dans le cadavre d'un homme de 50 ans, un kyste à parois très-dures, sans communication avec la vésicule biliaire, et contenant deux calculs grisâtres, durs, lamelleux, sans odeur ni saveur ; pesant l'un 14 grains, l'autre 9, et composés (ce qui nous paraît difficile à croire) de carbonate de chaux et d'un peu de matière animale.

Calculs biliaires. — Les voies biliaires sont fréquemment le siége de calculs; on les rencontre soit dans la substance du foie, c'est-à-dire dans les petits canaux excréteurs qui naissent des granulations de cette glande, soit dans la vésicule, soit enfin dans le canal cystique, hépatique ou cholédoque. J'ai trouvé fréquemment de ces calculs dans toutes les voies que je viens d'indiquer; mais les calculs des petits canaux excréteurs dans la substance du foie sont les moins communs. Lorsqu'on consulte l'ouvrage de Sœmmerring, on voit que la littérature médicale possède un nombre prodigieux d'ouvrages sur les concrétions biliaires.

Ces concrétions sont communes, mais il est rare que leur présence occasionne des accidens, quoiqu'elles soient en très-grand nombre. Aussi trouve-t-on sur beaucoup de cadavres des calculs biliaires dont l'existence n'avait pas été soupçonnée pendant la vie des sujets. Cependant cette observation porte principalement sur les petits calculs, et lorsqu'ils sont renfermés dans la vésicule, sans la distendre ni obstruer les couloirs de la bile; car s'ils grossissent, s'ils ferment les canaux, ils causent des accidens plus ou moins graves.

La présence des calculs biliaires n'emporte pas avec elle l'idée d'une altération matérielle ou de structure du foie. Excepté dans les cas où les concrétions se trouvaient dans les ramifications des canaux qui se répandent dans la substance glanduleuse, j'ai presque toujours vu le foie ne point offrir de lésion sensible; et d'autre part, dans beaucoup de dérangemens des fonctions du foie, et dans des altérations profondes et variées de cet organe, je n'ai pu découvrir de calculs dans le viscère ou dans ses conduits excréteurs. Aussi dans quelques cas de calculs n'aperçoit-on dans les propriétés physiques ou dans la composition de la bile aucune différence.

Depuis long-temps l'on sait que les personnes d'une vie sédentaire sont plus sujettes aux calculs biliaires que celles qui font beaucoup d'exercice; peut-être est-ce la raison de leur plus grande fréquence chez les femmes que chez les hommes; et parmi ces derniers on donne pour certain que les hommes de cabinet, les savans en sont plus fréquemment affectés que les ouvriers qui se livrent à des travaux pénibles. Sandorf assure que les personnes grasses en sont plus souvent atteintes que les individus maigres. Haller et Sœmmerring disent que les prisonniers sont très-sujets aux calculs biliaires. F. Hofmann prétend qu'on les remarque principalement chez les personnes âgées, et Walter admet presque comme une loi, qu'ils ne se produisent jamais chez l'homme avant trente ans. Cependant il existe plusieurs exemples du contraire. Walter lui-même cite l'observation d'une femme de vingt-cinq ans chez laquelle on trouva vingt-huit calculs biliaires. Sabatier et Kentmann ont vu de ces calculs chez des sujets de vingt à trente ans. Beverhoyt a rencontré la vésicule biliaire d'une fille de vingt-quatre ans remplie de ces productions ; et sur le corps d'un enfant de treize ans, ainsi que sur celui d'un sujet beaucoup plus jeune, il a fait des observations semblables.

Les calculs biliaires se forment d'abord dans le foie, et passent ensuite dans les canaux biliaires et jusque dans la vésicule. Ils se développent aussi dans ce réservoir ou dans les canaux avec lesquels il communique. On pense que parmi les calculs de l'estomac ou de l'intestin, rendus par les selles ou par le vomissement, ceux dont la composition chimique était la même que celle des calculs biliaires avaient été formés dans le foie ou dans ses canaux excréteurs.

Lorsque toute issue est fermée aux calculs, et que les canaux biliaires sont très-distendus par ces corps étrangers, ils provoquent une inflammation par laquelle la vésicule contracte des adhérences avec l'intestin ou avec les parois abdominales ; bientôt la suppuration arrive, et, par un travail éliminatoire, une ouverture se fait, et les corps étrangers sortent par cette voie, qui peut rester long-temps fistuleuse. On trouve des faits de ce genre dans beaucoup d'auteurs, et particulièrement dans les ouvrages de Fabrice de Hilden, d'Hagendorn, de Petit, d'Haller, de Schlichting, de Hofmann, de Bloch, de Tolet, de Walter, de Sandifort, etc.

La couleur des calculs, soit à l'extérieur, soit à l'intérieur, présente beaucoup de différences et de variétés, tantôt ils sont blancs ou grisâtres, tantôt jaunes, bruns ou noirs, ou bien ces couleurs sont mêlées, et ces calculs n'ont pas la même teinte sur toute leur surface. On en a vu de brillans et de polis comme de l'ivoire, de transparens comme du cristal, de jaunes comme du safran, ou de verts comme des émeraudes. Ceux d'une couleur rouge sont les plus rares. Quelques auteurs assurent en avoir observé de bleus, ou de bleus et rouges; mais jamais je n'en ai rencontré de cette teinte, et je pense qu'il faut attendre de nouveaux faits pour croire à leur existence.

Sœmmerring attribue la couleur noire au temps qui s'est écoulé depuis la mort du sujet jusqu'à l'ouverture du corps. Lorsque l'ouverture est faite immédiatement après la mort, les calculs sont jaunes, et jamais noirs.

La forme et la figure varient autant que la couleur. S'il n'y a qu'un calcul dans les voies biliaires, il sera sphérique; mais si la vésicule en contient un très-grand nombre, ils seront petits, et, par leur pression et leur contact, ils deviendront anguleux.

Richter a décrit un calcul de la vésicule qui avait la forme de ce réservoir, mais deux fois plus volumineux que ne l'est cette petite poche dans son état naturel. Le plus souvent si ces calculs sont multiples, ils offrent des facettes. Ils sont cubiques, triangulaires, pyramidaux, prismatiques, pentagones, octogones; leur surface est lisse ou surmontée d'inégalités, de lignes plus ou moins saillantes, ou de tubercules, et ils ressemblent au fruit des arbres conifères ou à celui de la macre (*trapa natans*, L.).

Quant à leur grosseur, plus ils sont nombreux, moins ils sont volumineux. Morgagni, Isenflamm, Richter, Baillie, M. Hallé, ont décrit des calculs dont un seul remplissait la vésicule, sans qu'il existât de bile, et la moindre de ces concrétions égalait en grosseur un œuf de poule. Fabrice de Hilden, Morgagni, Sandifort, Walter, ont vu des calculs biliaires de la grosseur d'un œuf de pigeon, de celle d'une noix, d'une cerise, etc.

Le nombre des calculs biliaires est quelquefois prodigieux; il n'est pas rare d'en trouver plusieurs centaines. Hunter, Baillie, Storck, nous ont transmis des observations constatant l'existence de plusieurs milliers de calculs biliaires sur le même individu. Dans les *Actes des curieux de la nature*, v. 5, obs. 68, on trouve un exemple de 3,646 calculs chez le même sujet. Walter possède plusieurs vésicules biliaires tellement remplies de concrétions qu'elles sont comme si elles étaient pétrifiées. Il en a une, entre autres, de quatre pouces et demi de long sur près de deux pouces d'épaisseur.

Leur pesanteur spécifique offre aussi beaucoup de différences : quelques-uns de ces calculs sont à l'eau distillée comme 0,200 ou 0,346. à 1,000. D'après les observations de Sœmmerring, les calculs blancs, gris et transparens sont plus lourds que ceux qui sont noirs ou d'une teinte foncée. Il ne faut pas faire cette expérience lorsqu'ils sont frais et humides, car alors ils sont toujours plus pesans que l'eau.

Parmi ces calculs, les uns sont durs et résistans, les autres sont mous ou friables. Les calculs d'une teinte claire et qui sont transparens sont plus durs que ceux dont la couleur est foncée.

Les couches extérieures sont en général plus solides et plus consistantes que le centre du calcul. Parfois ces corps sont mous: Bartholin trouva dans la vésicule biliaire 90 calculs de la grosseur d'une fève, et d'une grande mollesse. Kœhler en décrit quelques-uns dont le centre offre une cavité en partie remplie par une masse savonneuse ; ils étaient revêtus d'une écorce qui, sous le rapport de sa couleur et de sa consistance, avait beaucoup d'analogie avec de la cire blanche.

J. G. Walter divise les calculs biliaires en trois classes:

Première classe : *calculs biliaires striés (calculi fellei striati)* ; ils sont les plus rares. De leur centre partent des lignes ou rayons lamelleux qui se terminent à la périphérie. Chaque rayon se laisse diviser en un grand nombre de lamines ou feuillets. Ces calculs sont transparens ou opaques : les premiers se subdivisent en *calculs rayés transparens, à face externe inégale,* parce que l'on voit les rayons se terminer à la périphérie par des saillies plus ou moins marquées, et en *calculs rayés, transparens, à surface externe unie.* L'extrémité externe des rayons se termine sans former d'inégalités au dehors.

Les calculs striés non transparens sont aussi ou à surface inégale ou à surface unie. Les premiers ne sont transparens qu'à leur centre ; leur écorce est opaque et moriforme. Les seconds ne diffèrent des précédens que parce que leur surface est lisse.

Deuxième classe : *calculs biliaires lamelleux (calculi fellei lamellati).* Ils possèdent un noyau sur lequel la substance de l'écorce ou enveloppe extérieure se dépose couche par couche.

Toisième classe : *calculs biliaires entourés d'une écorce (calculi fellei corticati).* Ils sont composés de trois parties : *A,* du noyau ou centre; *B,* d'une écorce ou coque; *C,* d'une substance située entre ces deux parties.

Les calculs appartenans aux deux premières classes sont assez rares; mais ceux de la dernière sont très-communs, et varient à l'infini sous le rapport de leur forme, de leur couleur, de leur volume, etc. Tous les calculs peuvent être rapportés, d'après leurs caractères physiques, à l'une de ces trois classes, et les concrétions formées dans la vésicule biliaire qui ne pourraient y entrer ne doivent être regardés que comme de la bile épaissie et concrétée.

Sœmmerring, ainsi que plusieurs autres auteurs, affirment que tous les calculs biliaires renfermés dans la même vésicule, abstraction faite de leur texture, de leur forme, de leur volume, de leur couleur, etc., sont de la même nature. Nous pouvons assurer que Sœmmerring se trompe sur ce point, et que, d'après beaucoup d'observations recueillies par Kœhler, par Walter, ainsi que par nous, et d'après les travaux des chimistes modernes, la proposition du célèbre anatomiste de Munich est inexacte.

Les calculs biliaires de l'homme sont toujours formés, suivant M. John, d'adipocire biliaire cristallisée, combinée avec la matière jaune de la bile. Quelques-uns ont une croûte de matière jaune qui ne contient que de légères traces d'adipocire. D'après les analyses de M. John, on obtient des calculs de la vésicule de l'adipocire cristallisée, de la matière jaune, un principe biliaire sucré, une matière grasse et verte, une matière jaune soluble dans l'eau, de l'oxyde de fer, du phosphate de chaux, du carbonate de chaux, des sels alcalins, une matière noire, de l'eau.

Chez l'homme ces calculs sont ordinairement formés d'une matière blanche cristalline, analogue à l'adipocire, que M. Chevreul a désignée sous le nom de cholestérine, de matière jaune, et d'une petite quantité de picromel. Ce dernier principe a été découvert dans les calculs biliaires par M. le professeur Orfila; et très-récemment M. Caventou a rencontré le picromel dans un calcul du poids de 12 à 13 décagrammes. M. Thénard pense que la plupart de ces calculs sont formés de 88 à 94 pour 100 de cholestérine, et de 6 à 12 de principe colorant ou matière jaune de la bile. Chez les animaux, M. Lassaigne a reconnu qu'ils ne contiennent que de la matière jaune de la bile et du mucus.

La cholestérine, dont Fourcroy avait annoncé, sous le nom d'adipocire, la présence dans les calculs biliaires, ne paraît pas être propre à la bile ou aux concrétions dont nous parlons, car elle se trouve dans beaucoup d'humeurs animales, et particulièrement dans celles qui sont le produit d'un état pathologique des

tissus. C'est ainsi que dans des cancers des intestins, dans des sarcocèles, dans l'eau des hydrocèles et des ascites chez l'homme,
elle existe en assez grande proportion; et dernièrement M. Bar-
ruel en a retiré une grande quantité de l'eau d'un kyste de
l'ovaire d'une jument, de l'ovaire d'une femme, et du testicule
d'un homme, dont je l'avais prié de faire l'analyse. La cholestérine peut être considérée comme un produit fréquent des
altérations morbifiques des organes génito-urinaires.

Mosovius assure qu'un phénomène qui correspond à la formation des calculs est le changement survenu dans la composition
des fluides où ils se forment. Du moins dans beaucoup de cas la
bile se montre semblable aux calculs de la vésicule par rapport à
sa composition. Cette humeur, lorsqu'elle est d'une couleur foncée,
donne souvent par l'alcohol une matière qui se cristallise en
écailles brillantes. L'urine où il se forme des calculs se montre
trouble et disposée à se décomposer. Lorsqu'on rencontre des
concrétions polypeuses dans les vaisseaux, le sang présente une
grande tendance à se décomposer, et à laisser ses élémens se dis-
socier, et la partie rouge se séparer de la fibrine. Il semble à Mosovius qu'une pareille tendance à la séparation est un caractère
général offert par les fluides, lorsque des concrétions s'y forment.

La production des calculs biliaires, des calculs urinaires, et
des concrétions animales en général, est évidemment en relation avec les changemens de développement, et avec la manifestation d'un accroissement d'action des forces de tout l'organisme
ou de certains appareils.

Les concrétions se forment surtout dans les organes qui sont
en rapport avec les appareils où se manifestent ces forces, ou
dans ceux qui sont le siége d'affections morales, ou qui sympa-
thisent avec ces organes.

L'époque de la puberté est favorable, suivant Mosovius, à la
formation des calculs, dont la production devient aussi plus fréquente lorsque le corps a reçu son plus grand développement, et
que l'esprit a toute son étendue et toute sa force. L'âge viril, dans
lequel l'équilibre s'établit, et qui modère les excès, se distingue
par une pause dans la production des calculs.

Toutes les causes qui hydrogénisent la masse des humeurs,
comme les boissons spiritueuses, et les circonstances qui favorisent l'accumulation de la graisse, disposent aux affections cal-

culeuses biliaires. L'hiver, les climats froids agissent de la même manière. .

Il est hors de doute que dans beaucoup de cas des calculs biliaires se sont développés et ont acquis un grand volume sans produire un trouble sensible dans les fonctions, et l'examen du cadavre a pu seul les faire découvrir. Dans d'autres circonstances, une pesanteur et de la gêne, lorsqu'on se couche sur le côté gauche, ont été les seuls symptômes apparens. Cependant les observateurs signalent la douleur gravative, et un sentiment de pression à l'épigastre; de la cardialgie, un sentiment profond de gêne ou une douleur sourde dans l'hypochondre droit, comme des signes de l'existence de ces corps étrangers. Quelques médecins parlent de nausées, d'efforts, de vomissemens, de douleur vers le sillon antéro-postérieur du foie, d'un gonflement œdémateux et emphysémateux à l'épigastre. La sensation douloureuse dont se plaint le malade est rapportée tantôt à l'épigastre ou sous l'hypochondre droit, tantôt dans l'estomac ou l'arc du colon, et quelquefois elle paraît s'irradier jusqu'au rein droit et suivre le trajet de l'urétère, ou se propager jusqu'à l'épaule ou la région cervicale. Les signes tirés des évacuations alvines sont vagues et incertains: en effet les selles sont rares et solides, ou fréquentes et liquides, et leur coloration ou leur décoloration ne peuvent guère éclairer le médecin. En général on assure qu'après les paroxysmes de coliques hépatiques, les matières alvines sont blanches ou grises. L'ictère local ou général n'arrive guère que lorsque les calculs sont nombreux, volumineux, et qu'ils s'opposent à l'écoulement de la bile. La teinte jaune varie pour son intensité suivant le degré de difficulté que la bile éprouve pour arriver dans le duodénum. — .   .

La mélancolie avec penchant au suicide a été, dans beaucoup de cas, attribuée par des pathologistes à l'existence de calculs dans les voies biliaires; mais l'examen de beaucoup de personnes qui s'étaient suicidées, et dans le corps desquelles on n'a pas découvert de concrétions, démontre que si la mélancolie avec penchant au suicide peut dépendre du développement de calculs biliaires, cette cause n'est pas la seule, et qu'elle doit être beaucoup plus rare qu'on ne le pense communément. La coloration foncée de l'urine est aussi un signe équivoque. Nous baserons principalement le diagnostic sur l'évacuation par l'anus, à diverses époques, de calculs biliaires, et chez les personnes maigres, sur ce qu'on peut sentir à travers les tégumens les concrétions que contient la vésicule du fiel. Ces derniers signes, s'ils sont précédés de tous les phénomènes dont nous venons de faire l'énumération, ne laissent pas de doutes sur la présence de concrétions dans les voies biliaires.

Si les pierres biliaires sont nombreuses, ou si elles ont un grand volume, et que leur surface ait des aspérités, elles peuvent irriter et enflammer la membrane muqueuse de la vésicule, et, par les progrès de la maladie, on voit la cystite se développer, l'organe contracter des adhérences avec le péritoine, l'estomac, le colon transverse, ou enfin avec les parois abdominales, et peu après un abcès, puis une fistule survenir, et les calculs être évacués par cette voie.

Sœmmerring parle d'autres accidens, tels que des convulsions, l'épilepsie, la manie, la suppression des menstrues, le développement de fièvres intermittentes, l'asthme, diverses hydropisies; et au rang des accidens les plus funestes, il place les lipothymies, l'apoplexie, et enfin la mort, ainsi que Bianchi en rapporte des exemples.

Sans trop connaître la nature et la composition des calculs biliaires, beaucoup de médecins ont cherché les moyens de les dissoudre, et de les faire sortir par les selles. Ils ont tour à tour recommandé les solutions de muriate d'ammoniaque, de sous-carbonate de potasse, d'acétate de potasse, etc.

Croyant avoir observé que les calculs qui se forment dans les animaux, et particulièrement les calculs biliaires dans les bœufs, ne se rencontraient que pendant l'hiver, et qu'au printemps et en été ces concrétions disparaissaient, on a attribué la disparition de ces corps étrangers au changement de nourriture et à l'influence des herbes fraîches. Mais M. Thénard a reconnu que, pendant l'été comme pendant l'hiver, on trouve des calculs dans les vésicules des bœufs; ce qui porte à penser que les fourrages secs ne sont pas, comme on le croit trop généralement, la cause unique ou principale de la formation des concrétions biliaires. Je pense que l'inactivité de ces animaux pendant tout l'hiver y contribue beaucoup plus que le genre de nourriture. Quoi qu'il en soit, on recommande les alimens végétaux, les sucs extraits du pissenlit, du trèfle d'eau, de la chicorée, de la fumeterre, de la saponnaire, du cerfeuil, etc.; les décoctions de ces mêmes plantes ; les fruits bien murs, tels que les pommes, les poires, le raisin, etc.

Les médicamens proprement dits ont été choisis parmi les purgatifs et les éméto-cathartiques. Cependant on a accusé les premiers de déterminer des inflammations, soit dés voies gastro-intestinales, soit des voies biliaires. Les émétiques surtout peuvent être nuisibles, et Bertin assure qu'il a vu les vomissemens produire la déchirure de la vésicule.

Les minoratifs ne paraissent pas avoir les mêmes inconvéniens: ainsi la manne, la casse, l'huile de ricin, le calomel sont employés sans crainte, lorsqu'on a calmé les accidens inflammatoires, et lorsqu'on a administré les prétendus fondans. Parmi ceux-ci on a long-temps préconisé le remède de Durande, qui est un mélange de trois parties d'éther sulfurique et de deux parties d'huile essentielle de térébenthine. Durande pensait que son médicament exerçait son action en pénétrant à travers les membranes du duodénum et de la vésicule biliaire. La circulation ne suffit-elle pas pour expliquer le mode de transmission des médicamens, sans admettre une action par contiguité des tissus ? M. Thénard incline à penser que c'est plutôt en favorisant le transport des calculs jusque dans l'intestin qu'en opérant leur dissolution que la térébenthine agit. Cette dissolution, suivant ce chimiste célèbre, ne doit pas paraître plus vraisemblable que celle des calculs de bœuf qu'on nourrit d'herbes fraiches, si l'on considère qu'à la température de 36 à 40°, l'éther doit se séparer et se volatiliser ; que d'ailleurs on ne peut prendre ce mélange qu'en très-petite quantité, et que la fraction qui parvient jusqu'à la vésicule biliaire est beaucoup trop faible pour agir chimiquement et produire une dissolution.

Quoi qu'il en soit, il ne faut donner ce médicament qu'après avoir calmé les accidens inflammatoires par les saignées générales ou locales, par les fomentations et les bains émolliens, enfin par les boissons délayantes, et par toute la méthode antiphlogistique. De l'exercice, des passions douces et gaies, des alimens de facile digestion, et parfois quelques minoratifs, voilà le traitement employé par beaucoup de médecins, et que de nombreux succès recommandent.

Calculs des voies urinaires. — Les calculs les plus importans à étudier et à connaître sont ceux dont le siége est dans les reins, les urétères, la vessie, la prostate, l'urètre, ou entre le gland et le prépuce. Les premiers ont le plus souvent la même origine et la même composition; les derniers, plus rares, plus faciles à découvrir, n'offrent pas dans leur cure de grandes difficultés.

Les calculs rénaux sont situés dans les calices ou les ramifications du bassinet. Je ne connais pas d'exemple de calculs développés dans les substances corticale ou tubuleuse. On doit donc les considérer comme appartenant aux canaux excréteurs, dont ils prennent la forme et les dimensions. Le plus souvent ils sont entraînés par l'urine jusque dans le bassinet ou l'urétère; ils peuvent s'y arrêter et prendre un nouvel accroissement. Leur passage du rein jusque dans la vessie est souvent reconnu par le malade à la douleur vive et déchirante dans la direction des urétères. J'ai vu à l'Hôtel-Dieu de Paris une jeune fille de vingt ans qui rendait très-fréquemment par l'urètre une grande quantité de petits calculs. Cette excrétion était toujours précédée et annoncée par une douleur qui parcourait le trajet des urétères. Ces calculs, s'accumulant ou grossissant dans les reins, prennent la forme du bassinet et de ses divisions; c'est pourquoi ils ressemblent à des madrépores, et on les a nommés *calculs coralliformes* ou *coralloïdes*. Ils deviennent alors une cause permanente d'irritation, et produisent l'inflammation du rein, sa suppuration et sa destruction. (*Voyez* NÉPHRITE CALCULEUSE.) Descendus dans l'urétère, s'ils s'y arrêtent, ils peuvent donner lieu à une rétention d'urine (*voyez* ce mot), ou parvenus dans la vessie, ils sont entraînés au dehors par l'urine, ou forment le noyau d'un calcul vésical.

Les calculs vésicaux doivent leur formation à d'autres causes qu'à la présence d'un gravier venant des reins; souvent ils sont produits de toute pièce dans le réservoir de l'urine; mais ordinairement ils ont pour noyau un corps étranger. Plus fréquens chez l'homme que chez la femme, on attribue cette différence à celle que présente la disposition des voies urinaires dans les deux sexes. L'urètre étant court et large chez la femme, les corps étrangers, le mucus, les caillots de sang, les graviers, etc., peuvent être facilement rejetés au dehors. —Quoique les calculs vésicaux appartiennent à tous les âges, cependant on les observe plus souvent chez les adultes que chez les enfans ou les vieillards. Il n'est pas sans exemple qu'on en ait rencontré dans les nouveau-nés; mais ils sont très-rares à cette première époque de la vie. Nicolaï assure, contre ce que nous avançons, que l'on trouve beaucoup de graviers dans les organes urinaires de nouveau-nés dont les mères ont été affectées de gravelle. Stahl rencontra dans la vessie d'un enfant de trois semaines un calcul de la grosseur d'un noyau de pêche, et Amstrong dit avoir vu assez fréquemment des enfans nouveau-nés rendre par l'urètre de petits graviers. Depuis un an j'ai ouvert un très-grand nombre de cadavres de très-jeunes enfans, et je n'ai pas encore découvert de calculs. On croit que les climats doivent avoir une grande influence sur la production des concrétions urinaires, et l'on regarde les pays froids et humides comme disposant aux affections calculeuses. On sait que l'Angleterre et la Hollande sont les deux parties de l'Europe où se trouve le plus de calculeux. L'histoire de Rau, qui fit plus de 1500 tailles, est connue de tous les chirurgiens. En France les calculs vésicaux sont plus communs chez les habitans des départemens du nord et de l'ouest que chez ceux du midi et de l'est. Walter et quelques autres auteurs disent que les affections calculeuses se manifestent principalement dans les pays de vignobles.

Les calculs urinaires ont toujours un noyau, c'est-à-dire que leur centre diffère du reste de la masse. Ce noyau est du mucus durci, un caillot de sang ou toute autre substance sur laquelle la matière calculeuse vient se déposer. Ce noyau n'est pas constamment au centre; il est des calculs où il est composé de plusieurs substances, et il en est d'autres qui présentent deux noyaux distincts. Kœhler a décrit un calcul de cette espèce. Les calculs formés dans la vessie portent souvent pour noyau un corps introduit par l'urètre, et cela se voit bien plus fréquemment chez les femmes que chez les hommes, ainsi que le démontrent les observations de Morgagni. Ces corps étrangers arrivent aussi dans la vessie en traversant les parois de cet organe. Les calculs peuvent avoir pour noyau des corps très-divers. Alexandre Bénédictus, Molinetti, Blegny, Valisneri, Bonet, et surtout Morgagni, nous apprennent que chez des femmes ils ont vu des fragmens d'aiguilles de métal, d'ivoire ou de bois, former le noyau des calculs. On sait pourquoi et dans quelles circonstances ces aiguilles tombaient dans la vessie. Dionis et A. Paré ont rencontré chez des hommes des calculs contenant dans leur centre de pareils corps. Cheselden nous a conservé la figure de semblables aiguilles, et nous devons à Morgagni, Flajani et Walter, l'histoire de faits analogues. Dolœus trouva un fragment de sonde en plomb dans un calcul urinaire d'un jeune garçon; Walter parle d'une bougie de plomb; Nuck, d'un fragment de tuyau de pipe; Flajani, d'un cure-oreille; Tolet, d'une portion de petite cuiller en fer. On lit aussi dans les auteurs des exemples de calculs dont le noyau était une petite clef, une bougie, un morceau de ficelle, un morceau de baguette de bois de bouleau, ou d'autres fragmens ligneux, des brins de paille, des épis de blé, des grains d'orge, des noyaux de cerise, des graines de genièvre, des poils, des mèches de cheveux, etc. Borrichius, Wallace, Covillard et Baillie citent des faits de ce dernier genre. Tulpius décrit un calcul dont une mèche de charpie formait le noyau; elle était tombée dans la vessie par une plaie de cet organe. Bartholin, Binninger, M. Larrey, etc., ont donné des observations sur des calculs urinaires au milieu desquels étaient des balles de plomb, des biscayens, etc.

La couleur des calculs urinaires varie beaucoup; ils sont blancs, jaunes, verts, gris cendré ou gris jaunâtre, rouge pâle ou rouge pourpré, noirâtre, etc.; quelquefois leur surface offre plusieurs teintes différentes. La couleur intérieure présente aussi de nombreuses variétés qui dépendent de la composition de ces calculs, et du nombre de leurs couches. Dans leurs formes l'on voit aussi beaucoup de diversité; lorsqu'il n'y a qu'un seul calcul dans la vessie, sa grosseur est assez considérable, et sa forme est celle du réservoir où il est contenu; s'il existe plusieurs calculs, alors ils [prennent d'autres figures; ils deviennent aplatis, anguleux. Le même calcul a des formes différentes aux diverses époques de son accroissement, et il en change à mesure que de nouvelles couches viennent augmenter son volume.

La matière des calculs peut ne pas se déposer d'une manière régulière autour du noyau primitif, et le calcul qui en résulte est alors inégal, tuberculeux. Lorsqu'une partie du calcul s'avance dans l'urètre, il croît et s'allonge dans ce sens, et parfois un canal se creuse sur un de ses côtés pour permettre l'écoulement de l'urine. D'après toutes ces raisons, nous devons concevoir que les calculs urinaires peuvent être ovales, sphériques, coniques, cubiques, triangulaires, quadrangulaires, pentagones, etc. Harder, Kœhler, MM. Fourcroy, Vauquelin, Sandifort, Walter, Marcet et Brugnatelli donnent des exemples de toutes ces formes. Les calculs de figures irrégulières portent sur un ou sur plusieurs points de leurs surfaces des inégalités plus ou moins marquées.

Badham a donné la description d'un calcul surmonté de dix éminences odontoïdes. Schœffer parle d'un calcul de la grosseur du poing, qui avait trois prolongemens, dont deux étaient engagés dans les urétères, et le troisième pénétrait dans le col de la vessie. Cet organe était très-contracté, et toute sa surface s'appliquait sur le calcul. Walter possède un calcul volumineux, ressemblant par sa figure à une dent molaire humaine.

La surface des calculs urinaires est tantôt lisse et unie, et tantôt très-inégale. La consistance de ces corps étrangers est subordonnée à leur composition. Quelques pathologistes prétendent que les calculs sont plus durs chez la femme que chez l'homme, et ils attribuent cette différence à l'accès plus facile de l'air dans la vessie.

Les calculs sont fréquemment formés d'un grand nombre de couches; ils résistent sous l'instrument qui les comprime avec force, ou ils cèdent avec facilité à la moindre pression, et il n'est pas rare de rencontrer des calculs de consistance différente dans la même vessie.

Les calculs sont ordinairement inodores; cependant il en est dont l'odeur peut être comparée à celle que répandent les os très-secs lorsqu'on les scie; il en est d'autres dont l'odeur est musquée, ou semblable à celle que prend l'urine qu'on laisse quelque temps dans un vase. Quant à leur volume et à leur poids, nous pouvons dire que depuis la grosseur d'un grain de sable jusqu'à celui de la tête d'un fœtus à terme, on trouve tous les degrés intermédiaires. Communément ils pèsent quelques gros ou une once; ceux de deux onces sont plus rares. Acrel, Sandifort, Kœhler Walter, etc., citent des exemples de calculs de 3, 4 ou 5 onces. Lecat vit un calcul de 5 onces, qu'une femme avait rendu par l'urètre; Gooch parle d'un fait semblable. Dans la collection de Loder, on voit un calcul de 7 onces, ayant près de 4 pouces de longueur sur 2 de largeur, et portant deux noyaux distincts. Ledran fit à une femme l'extraction d'un calcul de 8 onces. Lecat retira de la vessie d'un homme, par la taille latérale, un calcul semblable. Tolet pratiqua une lithotomie par laquelle il obtint un calcul de 10 onces, de la grosseur d'un œuf de dinde; il était très-adhérent à la vessie. Rau et Pallucci en ont extrait du poids de 12 onces. Chandler a décrit un calcul de 17 onces, et d'un pied de circonférence. Sandifort et Wrisberg parlent de calculs de 20 onces.

M. Deguise retira de la vessie, par une taille hypogastrique, une pierre de 2 livres, dont le diamètre était de 5 pouces. M. James Earle a inséré dans les *Transactions philosophiques* pour l'année 1809, l'histoire d'un énorme calcul pesant 44 onces, de forme elliptique, et de 16 pouces de circonférence. Bartholin a vu une pierre vésicale du poids de 3 livres. Lecat et Verduc en ont observé une à peu près de ce poids. Celle dont Lister fait mention pesait 51 onces. Enfin Morand en conservait une de 6 livres 3 onces.

Le nombre des calculs de la vessie présente aussi beaucoup de variétés ; le plus souvent il n'en existe qu'un, surtout quand il est d'un grand volume; mais en général le nombre de ces corps étrangers est en raison inverse de leur masse.

Les observations de vingt, trente, quarante calculs rencontrés dans la même vessie ne sont pas très-rares. Sandifort vit cinquante-huit calculs dans la vessie d'un petit garçon, et l'on sait que celle de Buffon en contenait cinquante-neuf de diverses grandeurs. Il n'est pas sans exemple qu'on ait trouvé dans la même vessie jusqu'à trois cents calculs. Tulpius nous a conservé l'histoire de faits de ce genre.

Les caractères physiques des calculs dépendent de leur composition chimique, dont on doit surtout la connaissance aux travaux de Scheèle, Bergmann, Pearson, Wollaston, Fourcroy, Vauquelin, Brande, Marcet, Prout, Trumpton, Brugnatelli, etc. D'après les recherches les plus nouvelles, les pierres vésicales se composent, 1° d'acide urique découvert par Scheèle; 2° d'oxyde cystique, reconnu par le docteur Wollaston; 3° de phosphate de chaux, indiqué pour la première fois par Pearson; 4° d'urate d'ammoniaque, dont Brande conteste la présence; 5° de phosphate ammoniaco-magnésien, 6° d'oxalate de chaux; 7° de silice, indiquée par Fourcroy et Vauquelin; 8° de carbonate de chaux, dont Cooper a dernièrement prouvé l'existence; 9° d'un principe d'une nature particulière, rencontré par le docteur Marcet, et qu'il a nommé oxyde xanthique, parce qu'il prend une belle couleur jaune lorsqu'il est en contact avec de l'acide nitrique; 10° d'une matière fibrineuse analogue à la fibrine du sang; 11° d'un peu de mucus; 12° de phosphate de fer, de magnésie, de carbonate de magnésie, d'urate de soude; mais la présence de ces dernières substances est encore contestée par plusieurs chimistes. Toutes ces substances se trouvent dans les calculs, ou isolées ou combinées entre elles. Lorsque les calculs ne contiennent qu'une seule matière, c'est ou de l'acide urique, de l'urate d'ammoniaque, ou de l'oxalate de chaux.

Les combinaisons se font très-diversement; on a reconnu qu'elles s'opéraient, pour toutes les substances, par l'union de deux, de trois, de quatre ou de cinq. *A.* Les combinaisons de deux substances sont, 1° l'acide urique et un phosphate; 2° l'acide urique et l'oxalate de chaux; 3° l'urate d'ammoniaque et le phosphate ammoniaco-magnésien. *B.* Les combinaisons par trois sont, 1° l'acide urique, le phosphate de magnésie et le phosphate d'ammoniaque; 2° l'urate d'ammoniaque et ces mêmes phosphates; 3° l'oxalate de chaux et ces deux phosphates; 4° le carbonate de chaux, un peu de phosphate de chaux et d'oxyde de fer. *C.* Les combinaisons par quatre sont, 1° l'acide urique, l'oxalate de chaux et les deux phosphates; 2° l'acide urique, l'urate d'ammoniaque, la silice et un des deux phosphates. *D.* Les combinaisons par cinq sont : l'acide urique, l'urate d'ammoniaque, l'oxalate de chaux et les deux phosphates. Les deux derniers genres sont très-rares.

De ces diverses substances, ce sont surtout la matière animale, l'acide urique et les phosphates d'ammoniaque ou de magnésie qui se manifestent lorsqu'on analyse l'urine. L'urate d'ammoniaque se montre aussi dans ce liquide excrémentitiel, mais il ne s'y développe que par l'évaporation. L'urine des enfans affectés de rachitisme ou de vers contient aussi de l'oxalate de chaux. Dans les calculs urinaires les plus simples, comme dans les plus composés, il existe une substance animale particulière, dont la nature n'est pas toujours la même, mais qui varie suivant les espèces de calculs. Elle est albumineuse dans les calculs d'acide urique, d'urate d'ammoniaque. Dans les calculs composés de phosphate, c'est un mélange d'albumine et de matière gélatiniforme, et dans tous les autres, c'est une albumine plus colorée. Les diverses substances composant les calculs sont ou mêlées et confondues les unes avec les autres, ou séparées et disposées par couches distinctes. Ordinairement tous les calculs d'un malade ont la même composition. M. Brande cite cependant un cas où des calculs rendus pendant la vie étaient de l'urate d'ammoniaque, tandis qu'après la mort du malade, on trouva dans la vessie une pierre composée de phosphate ammoniaco-magnésien. M. Gauthier de Claubry rapporte dans les *Annales de Chimie* une observation sur un calcul composé d'acide urique et de phosphate de chaux dans un rein, et sur le même sujet le rein du côté opposé renfermait quatre calculs d'oxalate de chaux et d'acide urique.

Des diverses substances dont se composent les pierres vésicales, l'acide urique est le plus commun, tandis que la silice et l'oxyde cystique sont les plus rares. Sur six cents calculs vésicaux analysés par Fourcroy et Vauquelin, il y en avait cent cinquante d'acide urique pur. Cet acide est donc la substance la plus ordinaire dans les calculs, car les calculs composés la contiennent en plus ou moins grande proportion. Sur quatorze calculs, l'acide urique est le noyau de six. Parmi trois cents calculs vésicaux, M. Pearson n'en rencontra qu'un seul qui ne contînt pas un peu d'acide urique; dans le plus grand nombre, sa présence était très-manifeste, et il formait la majeure partie de leur masse. M. Brande dit que sur cent cinquante calculs soumis à son analyse, dans cent trente-deux entrait une plus ou moins grande proportion d'acide urique. Le sable urinaire, ou ce qu'on appelle communément la gravelle rendue avec l'urine par les personnes affectées de la pierre, n'est que de l'acide urique.

L'urate d'ammoniaque est, après l'acide urique, la substance la plus commune, car il se rencontre dans cinq espèces de calculs. Suivant Fourcroy, l'oxalate de chaux serait, après l'acide urique, la substance la plus ordinaire dans les calculs. Les résultats obtenus par M. Brande ne s'accordent pas sur ce point avec ceux du célèbre chimiste français, puisque sur cent cinquante calculs vésicaux, il n'a reconnu l'oxalate de chaux que dans onze. La silice et l'oxyde cystique sont les substances les plus rares; sur six cents calculs examinés par Fourcroy et Vauquelin, la silice n'a été vue que deux fois; elle était accompagnée d'acide urique, d'urate d'ammoniaque et de phosphates.

M. Wollaston n'a rencontré que dans deux calculs son oxyde cystique; M. Marcet n'a vu qu'une fois l'oxyde xanthique et sa matière fibrineuse. Après l'acide urique et l'oxalate de chaux, les phosphates de chaux ou de magnésie sont les substances qu'on obtient le plus communément : sur cent cinquante calculs examinés par M. Brande, ces sels existaient dans cent seize. Par toutes ces analyses comparatives, il reste démontré que l'acide urique est la substance qui se montre le plus souvent dans les calculs vésicaux. On le trouve aussi dans l'urine à l'état sain, dont on peut facilement le précipiter. Quelques chimistes pensent que cet acide n'est qu'une modification de la matière urinaire, une véritable oxydation qui forme, lorsqu'elle est dégagée de son véhicule aqueux, les $\frac{95}{100}$ de l'urine.

La rareté de la silice dans les calculs s'accorde avec l'absence de cette terre dans presque toutes les espèces d'urine examinées jusqu'à ce jour. Ainsi nous voyons dans l'homme malade une matière qui appartient à la composition normale des plantes et des animaux inférieurs, tels que les conferves, les alcyons, les sabelles, etc.

Les principaux caractères physiques et chimiques des calculs vésicaux sont les suivans :

1° *Calculs d'acide urique;* ils sont jaunes ou d'un jaune rougeâtre, tirant parfois sur le brun, friables, compacts, fins, d'une structure radiée, à feuillets minces ou épais. Pour la plupart ces calculs sont oblongs, aplatis, à surface unie ou légèrement inégale. Ils brûlent en répandant une odeur fétide et ammoniacale; ils sont solubles en totalité dans les liqueurs alcalines, d'où les acides les précipitent en flocons blancs, qui, recueillis sur un filtre, ne tardent pas à paraître sous la forme de paillettes brillantes. On les convertit par l'acide nitrique chaud en matière d'un rouge de sang (purpurate d'ammoniaque).

2° *Calculs d'urate d'ammoniaque,* de couleur de café au lait ou d'un gris cendré, brûlant sans résidu, se dissolvant dans les solutions alcalines, en dégageant une odeur très-prononcée d'ammoniaque, se comportant d'ailleurs comme les précédens.

3° *Calculs de phosphate de chaux,* blancs, friables, opaques, non cristallisés, non vitrifiables, ne laissant point dégager d'ammoniaque par leur trituration avec les alcalis; insolubles dans ces substances, insolubles aussi dans l'acide sulfurique, mais formant avec lui un magma épais, avec production de chaleur; solubles dans l'acide nitrique et dans l'acide hydrochlorique, d'où les acides les précipitent en flocons.

4° *Calculs de phosphate ammoniaco-magnésien;* ils sont blancs, cristallins, demi-transparens, vitrifiables par une forte chaleur, laissant dégager de l'ammoniaque avec les alcalis en liqueur, ne s'y dissolvant pas, tandis qu'ils se dissolvent dans l'acide sulfurique. Ce sel se dépose ordinairement sur les corps étrangers tombés dans la vessie, ou bien il constitue les couches extérieures des calculs composés.

5° *Calculs d'oxalate de chaux* (pierres murales), gris ou d'un brun foncé, disposés par couches ondulées, offrant extérieurement des tubercules mousses ou rarement aigus, analogues à ceux des mûres, sphériques, durs et solides, donnant, lorsqu'on les calcine, un résidu blanc de carbonate de chaux ou de chaux vive, suivant la température, décomposables par les sous-carbonates ·alcalins, et transformés en oxalate soluble et en carbonate de chaux insoluble.

6° *Calculs de silice*, très-rares, même aspect que ceux d'oxalate de chaux·, moins colorés, ne perdant rien par la calcination, insolubles dans les acides, fusibles avec les alcalis, et formant du verre.

7° *Calculs d'oxyde cystique*, très-rares, en cristaux confus, demi-transparens, jaunâtres, sans saveur, ne rougissant point la teinture de tournesol, décomposables au feu, et donnant du sous-carbonate d'ammoniaque, une huile fétide, du charbon, etc.; insolubles dans l'eau et l'alcohol, solubles dans les acides sulfurique, nitrique, hydrochlorique, oxalique, ainsi que dans les alcalis liquides. Les combinaisons acides de cet oxyde peuvent crystalliser en aiguilles divergentes.

8° *Calculs d'oxyde xanthique*, de ξανθος, jaune; calcul trouvé par M. Marcet. Il est sphérique, également soluble dans les acides et dans les alcalis, pesant huit grains, d'une texture compacte, dure, et lamelleuse, à surface unie, de couleur rouge cannelle, dont l'intensité augmente par l'addition d'un alcali caustique. Entre les lamelles rouges on aperçoit de faibles lignes blanchâtres; décrépite sous le chalumeau, se partage par petits fragmens, devient noir, et finit par se consumer en laissant une cendre blanche, d'une odeur particulière; exposé à l'action du feu, il se fendille, se divise par fragmens écailleux, noircit, et donne une liqueur fétide ammoniacale qui, par le refroidissement, se cristallise en carbonate d'ammoniaque, et il reste une huile jaune, épaisse. Réduit en poudre et bouilli dans l'eau, la plus grande partie se dissout, et cette solution rougit légèrement le papier de curcuma. La potasse caustique dissout ce calcul très-facilement, et il peut être précipité de cette solution par l'acide acétique, non en excès; il est soluble dans l'ammoniaque et dans les sous-carbonates alcalins, ainsi que dans les acides minéraux, mais moins aisément. Dissout par l'acide nitrique, lorsqu'on a évaporé le résidu, il prend une couleur jaune; ce résidu est partiellement soluble dans l'eau, à laquelle il transmet sa couleur. L'addition d'un acide enlève cette couleur jaune, et si l'on ajoute de la potasse caustique, la teinte rouge reparaît. Le résidu de la solution de l'oxyde xanthique dans l'eau produit la substance jaune, comme le calcul lui-même quand on le traite par l'acide nitrique. Il est moins soluble dans les acides que l'oxyde cystique.

9° *Calcul fibrineux*, décrit pour la première fois par M. le docteur Marcet, à qui il fut envoyé par M. Astley Cooper; il est sphérique, et de la gosseur d'un pois, d'une couleur jaune brunâtre, semblable à de la cire, ainsi que par sa consistance; à surface inégale, sans être rugueuse au toucher, d'une texture plutôt fibreuse que lamelleuse, et les fibres d'apparence radiée, à partir du centre; on le trouve légèrement élastique; exposé à la flamme d'une lampe, il se tuméfie, noircit, et devient une masse charbonneuse et spongieuse; insoluble dans l'eau et dans l'acide hydrochlorique, mais en ébullition avec un alcali caustique, il forme une solution savonneuse. Enfin par tous ces caractères et par plusieurs autres, M. Marcet lui trouve de la ressemblance avec la fibrine.

Le malade qui avait rendu ce calcul était un homme d'environ cinquante-cinq ans, qui depuis plusieurs années présentait les symptômes propres aux calculs urinaires, et les accidens revenaient par paroxysmes intenses. Il n'avait jamais eu de douleurs dans les reins ou les urétères; mais pendant les paroxysmes, il ressentait une vive irritation au col de la vessie, avec dysurie et hématurie. Il se plaignait aussi de douleur à l'extrémité du pénis. Trois calculs de l'espèce décrite, et tous du même volume, furent rendus. Leur expulsion produisit du soulagement. Le malade avait employé les médicamens alcalins à différentes époques avec succès, et il usait aussi avec quelque avantage de la magnésie et de l'uva-ursi.

Quoique aucune conséquence pratique immédiate ne puisse être tirée des recherches sur la fréquence comparative des différentes espèces de calculs urinaires, elles n'en sont pas moins intéressantes et curieuses sous plusieurs rapports. M. Marcet s'est livré à l'examen chimique de cent vingt calculs sur cinq cent six que renferme la collection de Norwich. La table suivante offre le résultat sommaire de ses recherches, et le nombre de morts appartenant à chaque espèce :

ESPÈCES DE CALCULS.	Nᵒ	MORTS.	PROPORTION des cas funestes.
1º Calculs d'acide urique dont le caractère était bien défini et dans lesquels l'acide urique prédominait manifestement.	66	9	1 sur 7 1/3
2º Calculs de phosphate de chaux, soit pur, soit alternant avec le phosphate triple.	4	o	o
3º Calculs fusibles souvent mêlés de phosphate triple.	49	8	1 sur 6 1/8
4º Calculs muraux. . . . . . , ...	41	2	1 sur 20 1/2
5º Calculs formés de couches alternatives distinctes; savoir : Urique et mural. . . . . 15 Mural et triple . . . . . 1 Fusible et A. urique. . . 1 Fusibles et muraux. . . 2 ——— 19	19	6	1 sur 3 1/6
6º Mélange non défini, non disposé par couches distinctes.	2	o	o
TOTAUX. . .	181	25	1 sur 7 1/4

Il paraîtrait, d'après ce tableau, que le calcul d'acide urique
que Scheèle croyait être la seule espèce de concrétion urinaire,
ne constitue guère qu'un tiers du nombre total des pierres qui
se forment dans les conduits urinaires, qu'ensuite le calcul le
plus fréquent est le fusible; il paraît aussi, suivant M. Marcet,
que les calculs fusibles ou muraux forment les deux tiers du
nombre des calculs d'acide urique, et que les concrétions de nature évidemment composée s'élèvent seulement à la moitié des
muraux. On observera aussi que la proportion la plus considérable de morts a été parmi les malades affligés de calculs du genre
composé ou mixte. D'àprès les observations de M. Marcet, cinq
morts ont eu lieu sur quinze cas de calculs à couches alternatives
d'acide urique et d'oxalate de chaux, tandis que les pierres murales
bien caractérisées, contre toute attente, et malgré leur surface
tuberculeuse ou rugueuse, ont fourni une bien moindre proportion de cas funestes que les autres espèces. Ce résultat est
d'autant plus curieux qu'il semble prouver que c'est moins par

l'irritation mécanique de la pierre que par la diathèse particulière des sécrétions urinaires que les suites de l'opération peuvent varier.

La collection des calculs du muséum de l'hôpital de Guy présente les rapports suivans :

1° Calculs d'acide urique, ou pierres dans lesquelles cet acide prédomine évidemment, et renfermant six calculs décrépitans, composés d'acide urique mêlé d'une petite portion d'oxalate de chaux. 22

2° Phosphate de chaux presque pur. 3

3° Phosphate triple, c'est-à-dire calculs présentant extérieurement une apparence cristalline brillante. 2

4° Calculs fusibles ou composés de phosphate de chaux et de phosphate ammoniaco-magnésien 24

5° Calculs muraux 22

6° Calculs composés par couches distinctes. 6

7° Sans couches distinctes 7

8° Oxyde cystique. 1

TOTAL. 87

Dans cette collection les calculs fusibles, les muraux et les mixtes ont tous à peu près la même proportion relative que dans la table précédente; mais les calculs d'acide urique sont en moins grand nombre, résultat remarquable, suivant M. Marcet, en ce qu'il tend à démontrer que la nature calcaire des comtés de l'est de l'Angleterre, à laquelle on attribuait généralement la plus grande fréquence de la pierre dans ces districts, n'a probablement aucun rapport avec cette maladie, puisque les calculs calcaires sont comparativement plus fréquens à Londres.

Les symptômes qui indiquent la présence d'une pierre dans la vessie sont en général assez distincts; mais ils ne donnent pas toujours au praticien l'assurance de la présence du corps étranger. Le cathétérisme seul peut faire acquérir cette certitude. (*Voyez* CATHÉTÉRISME.) C'est pourquoi on a divisé ces phénomènes en équivoques et en positifs ou signes certains. Parmi les premiers on range le sentiment de malaise que le malade rapporte à l'extrémité du pénis, et qui devient souvent une véritable douleur continue; cependant le malade ne se plaint point de douleur pendant la première période de la maladie; seulement lorsqu'il fait quelque effort violent, qu'il change subitement de position, ou qu'il veut rendre les dernières gouttes d'urine, cette douleur se réveille. Elle est ensuite graduellement plus constante et plus intense ; le besoin d'uriner est plus fréquent, plus impérieux, et l'on ne peut rendre l'urine qu'en petite quantité à la fois, ou même que goutte à goutte. Il arrive souvent que l'urine, en sortant à plein jet et sans douleur, s'arrête tout à coup, quoiqu'il en reste une quantité considérable dans la vessie, et que le désir de l'évacuer soit encore très-vif. On observe aussi très-fréquemment que la douleur et la dysurie ne se manifestent que lorsqu'il n'y a plus que très-peu d'urine dans la vessie, parce qu'alors cet organe n'étant plus défendu par le fluide, la pression de la pierre est très-douloureuse et même insupportable. Cette douleur et cette interruption soudaine de l'excrétion de l'urine sont considérées par quelques pathologistes comme des signes diagnostiques presque infaillibles. Elles sont occasionées, suivant M. Marcet, par la pesanteur de la pierre qui presse contre le col de la vessie, et rien ne peut enlever l'obstacle, si ce n'est un changement dans la position de la pierre. Le malade parviendra à ce but en donnant à son corps une nouvelle situation, de manière à empêcher le calcul de graviter vers le col de la vessie. On a vu, dans les cas où la pierre avait acquis un volume énorme, les malades être obligés, pour évacuer leur urine, de se tenir sur leur tête, et presque dans une direction verticale. Lorsque les calculs sont retenus par les parois de la vessie, qu'ils sont enkystés ou enchatonnés, ou qu'une arrière-cavité les renferme, ils ne produisent pas les mêmes incommodités, et souvent ils restent long-temps sans faire éprouver au malade aucun dérangement ni aucune douleur. Indépendamment de ces symptômes locaux, il est d'observation que toutes les fois qu'il se forme des concrétions dans les voies urinaires, on remarque des troubles dans la digestion, tels que des rapports acides, des flatuosités et une irritation très-pénible de l'estomac. Quelque violens que soient les accidens, les fonctions nutritives restent long-temps sans manifester d'altération sensible. Cependant l'irritation constante entretenue dans les conduits urinaires finit par produire une inflammation latente et chronique de ces canaux, et bientôt après l'épaississement de leurs membranes, avec un changement plus ou moins profond dans leur structure. Cette irritation se propage ensuite aux parties voisines, d'où il résulte un ténesme qui donne une nouvelle intensité aux souffrances du malade, surtout lorsque les symptômes sont exaspérés par l'exercice du cheval ou par les voyages dans des voitures non suspendues. Si la pierre n'est point enlevée ou détruite, la vessie devient de plus en plus malade; la faiblesse et l'irritabilité de l'estomac augmentent à un degré très-alarmant, et la mort vient enfin terminer cette longue scène de douleurs. A l'ouverture du cadavre on voit la vessie plus ou moins altérée dans sa structure; tantôt elle est non-seulement épaissie et réduite de beaucoup pour sa capacité, ainsi que MM. Everard Home, J. P. Frank, Charles Bell et Marcet en rapportent des exemples; tantôt la membrane muqueuse, épaissie et rouge, sécrète un fluide puriforme ou offre des ulcérations de mauvais aspect, saignantes et couvertes de fongosités.

Chez la femme, les symptômes produits par la présence des calculs dans les voies urinaires sont presque les mêmes que chez l'homme; cependant par la disposition différente des parties, et surtout par la brièveté de l'urètre dans la première, les petits graviers pouvant être facilement évacués, il en résulte que la rareté des calculs volumineux rend la nécessité de la lithotomie beaucoup moins fréquente.

Le développement des concrétions calculeuses des voies urinaires a dans ces derniers temps occupé beaucoup les chimistes et les médecins; la science doit des découvertes importantes pour le traitement des affections dont nous parlons aux travaux de MM. Everard Home, Hatchett, Brande, Marcet, Prout et Magendie : les explications qu'ils ont données sur le mécanisme de la production des graviers, et sur les moyens de les combattre, offrent entre elles plusieurs dissidences, dont l'exposition nous entraînerait trop au delà des bornes qui nous sont prescrites. Nous croyons donc devoir renvoyer aux mots GRAVELLE et GRAVIERS tout ce qui concerne l'histoire physiologique et thérapeutique des calculs.

Lorsque par les moyens que l'hygiène et la chimie nous fournissent, on n'a pas corrigé l'altération de la sécrétion urinaire de laquelle proviennent les dépôts calculeux, alors ces corps étrangers grossissent, et les malades réclament les secours de la chirurgie. Quelquefois ces calculs, quoique volumineux, sortent spontanément par les voies naturelles, ou se fraient une issue à travers les parois des organes. C'est presque toujours chez des femmes que les calculs sont entraînés par le flot de l'urine. Bartholin et Sennert assurent que des calculs de la grosseur d'un œuf de poule sont sortis par le méat urinaire. Borelli et Kérgringius citent des observations de pierres du poids de trois onces, excrétées de la sorte par une femme. Sandifort, Kœhler et Walter ont vu des calculs bien plus gros encore être expulsés par l'ouverture que nous venons de nommer. Tous les praticiens savent que l'urètre de la femme peut se prêter à une dilatation considérable, et qu'on peut extraire des calculs volumineux sans se servir des instrumens tranchans. Il n'est pas sans exemples que, chez les hommes, des calculs, même très-gros, soient expulsés de la vessie. Le témoignage de Fabrice de Hilden, de Wolf, de Bartholin, de Gooch et Fischer, ne doit pas laisser de doute à cet égard. M. Dubois a retiré chez des enfans, sans recourir au bistouri, des pierres arrêtées dans l'urètre.

Lorsque cette expulsion naturelle ne s'opère point, les calculs peuvent occasioner une inflammation et une suppuration du point de la vessie ou de l'urètre·où ils sont fixés, et se frayer ensuite un passage jusqu'au dehors. Bartholin, Blasius, Rumpelt rapportent des observations sur les calculs vésicaux contenus dans des abcès au scrotum ou au périnée, et communiquant avec la vessie. Il nous serait facile de citer beaucoup d'observations d'auteurs dignes de foi sur ces expulsions de calculs par des ulcères ou des fistules survenus au périnée ou à la paroi recto-vésicale, et chez les femmes, sur la cloison utéro-vaginale.

Les affections calculeuses ne sont jamais sans gravité, car si le traitement interne est très-incertain, les secours fournis par la chirurgie ne sont pas sans danger. Ce traitement doit tout naturellement se diviser en général ou intérieur, en local ou chirurgical. Nous avons renvoyé l'exposition du premier à l'article GRAVELLE, et nous nous contenterons de dire ici que la cure des calculs par les moyens chirurgicaux consiste, 1° à porter dans la vessie des liquides simples ou composés, pour dissoudre ou décomposer les calculs. M. Jules Cloquet a tout récemment cherché à déterminer, par des expériences, que les calculs sont plus ou moins solubles dans l'eau distillée à 34° ; qu'on peut sans inconvénient faire passer dans la vessie un courant d'eau à cette température, en se servant d'une algalie divisée en deux conduits par une cloison médiane. L'un de ces canaux est afférent, et l'autre efférent. Il a fait parvenir de la sorte, en un mois ou six semaines, dans la vessie de plusieurs malades, et sans aucun inconvénient, 1000, 1500 ou 2000 litres d'eau. Il pense pouvoir obtenir par cet appareil la dissolution des calculs d'acide urique, d'urate d'ammoniaque, de phosphate ammoniaco-magnésien, etc. 2° A dilater les voies pour faciliter la sortie du corps étranger. 3° Enfin si ces deux méthodes sont insuffisantes ou impraticables, à pratiquer une ouverture jusqu'à la vessie pour aller saisir le calcul et en faire l'extraction. *Voyez* TAILLE, LITHOTOMIE, NÉPHROTOMIE, CYSTOTOMIE, URÉTROTOMIE, etc.

Calculs de la prostate. Il peut se former, dans les follicules dont cet organe est composé, des calculs qui, selon Baillie, sont de couleur brune ou noire, ayant communément la grosseur d'un pois, et dont les propriétés semblent différer de celles des calculs urinaires. Ils se dissolvent entièrement dans l'acide sulfurique, et l'acide nitrique les réduit en une poudre fine. M. Wollaston a reconnu qu'ils étaient composés de phosphate de chaux dans l'état neutre, coloré par le fluide sécrété par la prostate. M. Marcet dit que les concrétions de la glande prostate sont ordinairement nombreuses et petites, car elles n'excèdent pas le volume d'un pois. Dans quelques cas, la prostate tuméfiée forme de chaque côté de l'urètre une espèce de kyste, dans lequel les calculs sont réunis. Ces calculs sont d'un rouge brun, et il n'est pas rare qu'en même temps d'autres calculs existent dans les voies urinaires. Cette disposition des concrétions de la prostate n'est pas la plus fréquente ; elles sont souvent renfermées dans la substance de l'organe. Chaque calcul, contenu dans une petite cellule membraneuse, est complétement isolé des concrétions voisines. Lorsque ces corps étrangers ont acquis un certain volume, le malade éprouve de la difficulté à uriner, ainsi qu'une sensation de malaise vers le col de la vessie ; mais l'expérience a démontré que ces concrétions peuvent exister dans le tissu de la prostate, sans produire aucun trouble notable, et quelquefois même sans faire soupçonner leur présence. Nous manquons de signes certains sur la formation des pierres dans la prostate. Quelques praticiens considèrent l'augmentation très-prononcée du malaise par l'exercice du cheval ou de la voiture, comme les signes de la maladie ; mais, des phénomènes semblables étant occasionés par un calcul dans la vessie, ils ne peuvent seuls conduire à aucune conclusion positive. Un jeune homme de 21 ans, sujet à une suppression d'urine, consulta M. A. Cooper, qui introduisit une sonde dans l'urètre, sentit une résistance particulière, une sorte de frottement vers le col de la vessie; alors le doigt index, porté dans le rectum, fit distinguer des calculs mobiles produisant, dans un kyste situé dans la prostate, un bruit distinct par leur frottement entre eux. On proposa de faire une petite incision au rectum, pour parvenir jusqu'à la prostate, dans la vue d'extraire ces calculs; mais le malade se refusa à l'opération. Il mourut quelques années après, et l'examen de son corps fit voir que la prostate, ainsi que les reins, contenaient des calculs. Dans une circonstance analogue, M. Dupuytren fut plus heureux que le chirurgien anglais. Un homme âgé de 41 ans vint à l'Hôtel-Dieu pour se faire traiter de fistules qu'il portait depuis plusieurs années au périnée. M. Dupuytren sonda ces fistules, et découvrit ces calculs que la sonde introduite dans l'urètre fit également reconnaître pour être situés dans le tissu même de la prostate. Le malade fut opéré, et l'on retira douze calculs à facettes et articulés. On fut obligé d'inciser la prostate en différentes directions, pour pouvoir dégager et extraire tous ces corps étrangers. Ce malade n'éprouva pas le moindre accident, et il sortit de l'hôpital parfaitement guéri. L'analyse de ces calculs, faite par M. Thénard, a démontré qu'ils étaient composés de 86 parties de phosphate de chaux, de 13 parties de matière animale, et de quelques traces de carbonate de chaux.

Suivant M. Howship, les calculs de la prostate viennent de la vessie et s'engagent accidentellement dans ce corps glanduleux. Notre auteur admet cependant que, chez d'autres individus, l'aspect de ces calculs doit faire supposer que leur composition est différente de celle de la plupart des concrétions urinaires.

Calculs de l'urètre. — Les pierres de l'urètre viennent de la vessie ou des reins; l'homme y est plus sujet que la femme. M. Éverard Home croit que ces calculs sortent de la vessie, s'engagent dans l'urètre, où ils augmentent de grosseur. Ils sont composés de phosphate ammoniaco-magnésien, de phosphate de chaux et d'une petite quantité d'acide urique.

Les parties les plus étroites de l'urètre sont celles où s'arrêtent les graviers, dont la présence cause bientôt une irritation vive, de l'inflammation, et souvent des abcès suivis de fistules.

Lorsque de petits calculs sont engagés de la sorte, le meilleur procédé pour obtenir leur expulsion est de distendre l'urètre par le flot de l'urine. Pour atteindre ce but, on comprime l'urètre au-devant du point où se trouve le calcul ; alors le malade fait des efforts pour uriner, et le liquide, ne trouvant point d'issue libre, distend le canal, dégage le corps étranger, et l'entraîne au dehors, lorsqu'on cesse la compression. Quelquefois le calcul n'est que déplacé et poussé en avant ; mais, par la répétition du même procédé, on l'amène jusqu'à l'extrémité du canal. Quelques praticiens font précéder ces tentatives par des injections d'huile d'amandes douces, d'une forte décoction de graine de lin ou de racine de guimauve. Il faut exercer la compression derrière le calcul, pour s'opposer à sa marche rétrograde, et à sa chute dans la vessie. Cette compression a aussi pour avantage d'élargir le canal, et de faciliter le dégagement du corps étranger ; enfin elle diminue l'action irritante du calcul sur l'urètre, lorsqu'il est chassé par le flot de l'urine.

Chopart et M. le professeur Dubois ont vu des calculs être extraits de l'urètre de très-jeunes enfans, par la succion que des parens faisaient à l'extrémité du pénis.

On se sert aussi de la pince de Hunter pour retirer ces petits calculs. Cet instrument est composé d'une sonde droite contenant un mandrin, à l'extrémité duquel sont deux ressorts terminés par de très-petites cuillers. Introduite dans l'urètre, cette pince arrive jusqu'au calcul ; alors on presse le mandrin, les cuillers s'écartent, dilatent l'urètre, et saisissent le calcul, qu'on amène au dehors, en retirant doucement la tige de la sonde, afin de saisir et de comprimer solidement le corps étranger. La réussite est fort incertaine par ce procédé, qui n'est pas toujours exécutable. Sabatier ne put, par ce moyen, amener que jusque dans la fosse naviculaire un calcul de la grosseur d'une petite noix. Le malade était un enfant de douze ans, et il fallut pratiquer une incision sur le point de l'urètre correspondant au calcul, pour en faire l'extraction. L'opération exécutée par Sabatier convient aussi lorsque le calcul est arrêté, et qu'on ne peut point le dégager ou l'attirer au dehors par les moyens indiqués. Il faut même se hâter d'opérer, si la douleur est vive, le calcul volumineux, le désir d'uriner très-pressant, et si la rétention d'urine est complète. En différant, on aurait à craindre des accidens formidables, tels que la formation d'abcès et de fistules urinaires. Il convient d'inciser un peu grandement, pour éviter les infiltrations d'urine.

Si un rétrécissement de l'urètre s'est opposé à l'expulsion du
calcul par le méat urinaire, on doit, après l'extraction, s'attacher
à détruire l'obstacle qui plus tard pourrait causer la dysurie et
des fistules.

Calculs des vésicules séminales. — Les vésicules séminales renferment quelquefois des concrétions calculeuses : Valentin en a
trouvé de la forme et du volume d'un pois ; Stalpart Vander-
wiel, Hartmann et Meckel citent des faits analogues.

Calculs des canaux éjaculateurs. — On assure aussi que des
calculs peuvent obstruer les canaux éjaculateurs. Bonet et
Blegny en rapportent des exemples ; mais nous n'avons sur
ces genres de calculs aucun fait qui nous soit propre.

Calculs entre le prépuce et le gland. — Le phymosis de naissance, ou l'ouverture trop petite du prépuce sont des circonstances favorables à la formation de calculs vers la couronne du
gland, parce que de l'urine peut séjourner dans cette partie.
Vicq-d'Azyr a vu un calcul de trois onces, qui s'était formé autour du gland. Walter donne la description de soixante calculs
qu'un jeune homme de 21 ans portait sous son prépuce, et de
vingt-deux autres calculs développés dans le même endroit sur
un homme de 30 ans. Pallas, Petit, Bonn citent des faits du
même genre. Brugnatelli a vu plusieurs calculs qu'on avait retirés,
par l'incision du prépuce, à un homme affecté de phymosis. Ils
étaient blancs, aplatis, lisses, de la grosseur d'un pois, et formés
de phosphate de chaux.

Gris ou blanchâtres, sphériques ou aplatis sur deux points,
ces calculs peuvent acquérir un grand volume. Leur dureté, la
gêne qu'ils causent les font aisément reconnaître, et leur extraction
est toujours facile.

Calculs de l'utérus. — Ils se développent dans la substance de
cet organe, ou bien ils sont renfermés dans sa cavité. Ces derniers viennent peut-être des trompes de Fallope, qui sont quelquefois obstrués par des concrétions calculeuses. Les observations
publiées par Regnier de Graaf, par Swammerdam et Morgagni
ne laissent pas de doute sur l'existence de ces concrétions. Walter
possède un petit calcul sphérique de quatre lignes de diamètre,
du poids de dix grains, d'un jaune blanchâtre, qu'une femme
de 40 ans portait dans la trompe utérine gauche.

Les concrétions de la substance de l'utérus sont plutôt des
ossifications que de véritables calculs. J'ai souvent rencontré des

corps fibreux dans l'épaisseur du tissu de la matrice, et dans quelques points de leur étendue on sentait des ossifications. Cependant Duncan parle d'une concrétion calculeuse s'étendant sur une grandé partie de la surface de l'utérus. Gallandat dit qu'il accoucha une femme dont l'utérus et le placenta étaient garnis de pointes dures et pierreuses. Walter a retiré de l'utérus plusieurs calculs d'une couleur jaune-pâle. Quant aux transformations pierreuses de l'utérus, dont Lieutaud nous donne l'histoire, il faut considérer ces altérations comme des ossifications. Malgré tous les faits publiés par les auteurs, on peut dire que les corps étrangers, extraits de la cavité de la matrice, sont bien peu connus. Marcellus Donatus fait mention d'une concrétion d'un grand volume, qui fut retirée de la matrice. Bartholin parle d'un calcul noirâtre, inégal, pesant quatre livres, renfermé dans l'utérus. Ruisch enleva d'une matrice quarante-deux concrétions. Ce n'est pas toujours sur de vieilles femmes que se forment ces corps étrangers : on en a trouvé chez des filles de 29, de 17 ou de 15 ans. Ramazzini vit une pierre spongieuse extraite de l'utérus d'une jeune fille.

Les concrétions utérines, dont Bromfield donne l'histoire, avaient la grosseur de la tête d'un enfant nouveau-né; Van-Swieten, Pecquet, Baillet, Lieutaud et Louis ont vu de ces calculs de figures et de dimensions très-variées. — Brugnatelli fait connaître la nature chimique des calculs utérins qu'il possède. L'un d'eux présentait une masse informe, à surface inégale et blanchâtre; il pesait environ deux onces, et dégageait une odeur particulière. Insipide, insoluble dans l'eau, on le divisa d'un coup de marteau, et la surprise fut extrême, lorsqu'on reconnut dans le centre du calcul un morceau du tibia d'un jeune poulet. *È verisimile che la tibia di pollo intiera sia stata uno stromento di lascivo piacere della compagnola, e che per istrano accidente rottosi l'ossicino, un pezzo di esso soltanto sia stato introdotto nell'utero, ove diede motivo alla formazione del calcolo.* Toute la masse blanche constituant le calcul était du phosphate de chaux. Le second calcul, du poids de deux onces, divisé en deux parties, présenta un grand nombre de cristaux de phosphate ammoniaco-magnésien. Le centre offrit une ligne distincte d'une autre matière que l'analyse chimique fit connaître pour du phosphate de chaux.

Des douleurs sourdes, un sentiment de pesanteur au périnée

et à l'anus, des élancemens dans l'utérus, et une leucorrhée habituelle sont les phénomènes les plus ordinaires de l'existence de ces corps étrangers. Lorsqu'ils acquièrent plus de grosseur, ils provoquent l'inflammation des tissus, et l'ulcère, déterminé par ces concrétions, fait, suivant Louis, quelquefois assez de progrès pour permettre leur sortie. La stérilité et la suppression des menstrues sont des effets très-ordinaires de la présence de ces corps étrangers dans l'utérus. Il y a cependant des pierres qui ne causent aucune incommodité, et qui peuvent se faire sentir plus ou moins distinctement, lorsque l'organe est en action. Il est des phénomèmes sympathiques, dépendans de la présence de ces calculs dans l'utérus, et la situation de cet organe près de la vessie doit naturellement produire la dysurie, et même la rétention d'urine.

Pour proposer une méthode curative rationnelle, il faut avoir des idées exactes sur la nature de la maladie et sur l'état de l'organe où elle a son siége. Duncan paraît avoir connu les différences principales des concrétions utérines. Suivant lui, il en est qui sont adhérentes au tissu de la matrice, et d'autres qui résultent de l'épaississement de la matière excrémentitielle fournie par les parois de l'organe. L'observation d'Édouard Hody se rapporte à la première classe, puisque l'utérus renfermait une substance osseuse qui était unie, et semblait ne faire qu'un avec le corps de la matrice. L'ossification avait peu d'étendue, et immédiatement au-dessous, c'était de la chair. Dans l'observation de Verdier, la matrice entière paraissait ossifiée, et pesait quarante-trois onces; elle était remplie d'inégalités ressemblant à des stalactites.

Les calculs libres ou peu adhérens peuvent tirer leur origine de quelque tumeur fibro-osseuse détachée de la face interne de l'utérus, de fragmens de fœtus d'une grossesse extra-utérine, et descendus par les trompes. Des corps étrangers peuvent aussi venir du dehors, comme dans le cas de Brugnatelli. Enfin la concrétion des matières séérétées par l'utérus, des môles durcies, des hydatides, des embryons ou des fœtus qui ont péri dans les premiers temps de leur formation, ont pu donner naissance, par leur ossification ou leur incrustation, aux calculs dont nous parlons. On lit dans un mémoire de Morand de nombreux exemples de calculs utérins qui portaient pour noyau les débris de ces corps organisés.

Le toucher et le cathétérisme de l'utérus font reconnaître l'existence d'un corps étranger dans cet organe; mais si son orifice est fermé, il sera difficile ou presque impossible de juger de la présence, du volume, de la nature du calcul, de son adhérence à l'organe, ou de son isolement. D'après toutes ces incertitudes, doit-on songer à porter l'instrument sur un viscère de l'importanc de l'utérus, d'une structure si éminemment vasculaire, qui a des rapports nombreux avec les parties dont la lésion serait très-grave, et dont les sympathies existent avec toute l'économie animale? Enfin peut-on apprécier la part que l'organe peut avoir prise à la maladie, de l'intégrité ou de l'altération de son tissu. A toutes ces difficultés il faut encore ajouter celles dont parle Louis. Toute personne instruite du mécanisme de la matrice sait que sa dilatation est passive, et que sa cavité est toujours exactement moulée sur les corps qui en écartent les parois. Ainsi, s'il se trouve un corps étranger dont la surface soit roboteuse, l'intérieur de la matrice lui fournira nécessairement autant de cavités qu'il aura d'éminences. Il est évident qu'on ne pourrait faire agir aucun instrument dans la cavité de la matrice, pour en dégager une concrétion calculeuse, telle que nous la supposons. Il peut cependant, suivant Louis, se rencontrer des circonstances favorables à l'extraction des calculs utérins, et qui permettent l'incision de la matrice. *Voyez* HYSTÉROTOMIE.

Calculs du vagin et de la vulve. — On pense généralement que les calculs du vagin doivent leur formation à la malpropreté et au séjour du mucus entre les plis de ce canal. C'est surtout dans les cas de prolapsus du vagin que l'on rencontre ces concrétions. Graaf, Lankisch, Bouvet ont décrit ces calculs; Kœhler découvrit entre les plis du vagin d'une femme de quarante ans, affectée d'un énorme prolapsus de la matrice, cinq grands calculs, pesant ensemble plus de sept onces, et qui ressemblaient à de la craie.

Une cause fréquente de calculs dans le vagin sont les corps étrangers qu'on y introduit, qu'on y laisse séjourner et s'altérer. Ainsi des éponges, des pessaires, des morceaux de liége ou de cire, etc., sont les noyaux les plus communs des concrétions dont nous parlons. Hofmann, Walter, etc., citent des exemples de ce genre, et sur le cadavre d'une vieille femme j'ai trouvé dans le vagin un calcul dont le noyau était une éponge.

L'exploration du vagin, soit en y portant le doigt, soit en y introduisant une sonde, fait aisément reconnaître la présence d'un corps étranger, dont des injections, des bains, etc., peuvent favoriser l'extraction, qu'on exécute avec des pinces ou des tenettes appropriées.

Quelques auteurs assurent avoir rencontré des concrétions calculeuses à la vulve, sur la surface des grandes ou des petites lèvres; Stœller et Sœmmerring citent des faits de cette nature, et l'on conçoit que la simple inspection des parties devra faire reconnaître leur présence, et que leur extraction sera toujours très-facile.

Calculs dans les conduits excréteurs des mamelles. —Gooch découvrit dans un sein dont il avait fait l'ablation pour cause de cancer, plusieurs petits calculs. Haller dit que dans un abcès au sein, chez une jeune fille, on trouva des calculs; et dans les ouvrages de Reil, de Schenk, de Morgagni et de Walter on peut lire plusieurs exemples des concrétions dont nous parlons. On assure même que des hommes affectés de goutte peuvent avoir des tophus dans les mamelles.

Calculs dans les canaux tapissés par des membranes muqueuses accidentelles. —Commé sur toutes les membranes muqueuses naturelles, les calculs se forment dans les fistules, dans le trajet desquelles existe une membrane de nouvelle création. Je ne connais guère que les fistules urinaires et stercorales qui présentent de ces calculs, et dans le premier cas ils ont la même nature chimique que les calculs vésicaux. L'infiltration de l'urine, son séjour dans l'épaisseur des tissus, ou son passage continuel, mais difficile, dans les trajets tortueux des fistules, doivent être favorables à la formation de ces corps étrangers. La sonde ou le stylet introduits dans les canaux fistuleux feront reconnaître la présence de ces calculs, qui s'opposent quelquefois à la guérison de la maladie. Si les injections répétées ne les détachent point et ne les entraînent pas au dehors, il faut les mettre à découvert par l'instrument tranchant, et les saisir avec des pinces.

Nous renvoyons aux mots CONCRÉTIONS et CORPS ÉTRANGERS l'histoire des productions accidentelles et situées dans l'épaisseur de nos tissus; nous n'avons pas cru devoir en parler dans cet article, exclusivement consacré aux calculs, c'est-à-dire aux corps étrangers développés sur les membranes muqueuses. Au mot GRAVELLE on trouvera les considérations relatives à la formation et au traitement des calculs urinaires.   (G. BRESCHET.)

CALCULEUX, adj., qui a rapport aux calculs, et spécialement aux calculs urinaires. Affection calculeuse, individu calculeux.

CALCULIFRAGE, adj., *calculifragus;* qui a la propriété de diviser et de dissoudre les calculs. *Voyez* LITHONTRIPTIQUE.

CALEBASSE, s. f. On appelle ainsi les fruits de la courge (*cucurbita lagenaria*, L.), de la famille des Cucurbitacées, dont la chair est succulente, aqueuse et peu agréable, et dont les graines ou semences sont émulsives. Ses usages sont les mêmes que ceux du concombre et de la citrouille. *Voyez* ces mots.   (A. R.)

CALENTURE, s. f., dérivé de *calentura*, qui, en langue castillane, signifie fièvre. Cette maladie est environnée de beaucoup d'obscurité, n'est guère connue que par les récits des navigateurs espagnols, et n'a pas été l'objet d'une attention spéciale de la part des médecins éclairés. C'est, dit-on, une espèce de fièvre qui s'observe chez ceux qui font des voyages de long cours dans les pays chauds ; les gens de mer y sont très-exposés, les jeunes gens et les hommes faits beaucoup plus que les vieux matelots. L'air chaud, épais et humide la détermine aussi sur terre. Les individus frappés de calenture sont dans un état de délire furieux ; ils ont la vue égarée, la figure rouge et menaçante ; ils accablent d'injures et de mauvais traitemens ceux qui leur donnent des soins, et tentent de se livrer envers leurs compagnons à des actes de violence, ou de porter atteinte à leur propre vie. Mais le caractère particulier de ce délire est le désir de se précipiter dans la mer. Ces malheureux se font une illusion singulière sur les objets qui les environnent : au milieu de l'Océan, et trompés sans doute par la couleur verdâtre de ses eaux, ils se croient entourés de prairies, de jardins et de bois agréables : séduits par cette flatteuse illusion, ils sortent brusquement de leur hamac, et, s'ils ne sont retenus à temps, se précipitent dans les flots. Aussi n'est-il pas rare, sous la zone torride, de voir disparaître des matelots pendant la nuit, sans qu'on puisse savoir ce qu'ils sont devenus. Cette frénésie subite les atteint particulièrement après une journée brûlante et l'exposition pendant tout le jour à un soleil ardent.

Il paraît que le début de cette maladie est instantané, qu'il a lieu surtout dans la nuit ou vers le matin, que le type en est con-

tinu, la durée courte, et la terminaison fâcheuse, surtout à cause
de cette dispostion qu'ont les malades à se jeter à la mer. Leur
pouls est fort, plein et *déréglé*, la chaleur de leur peau extrême.
Shaw assure que dans cette fièvre la saignée est indispensable, et
que les vaisseaux. sont si pleins et le sang tellement visqueux qu'il
faut ouvrir plusieurs veines .pour obtenir la quantité de sang nécessaire ; il faut aussi faire de larges ouvertures. La saignée de la
jugulaire lui semble préférable à toute autre. Si l'on soupçonne
que l'estomac est rempli de saburres, on doit, dit-il, administrer
· l'émétique quelque temps après la saignée. Les boissons seront
tempérantes et rafraîchissantes : ainsi l'eau d'orge nitrée, le petit-
lait et toutes les tisanes acidulées sont parfaitement appropriées à
cette fièvre. Ce n'est qu'à la fin de la maladie que' le malade doit
être purgé.

On trouve dans les *Transactions philosophiques* une observation d'Olivier, qui se rapporte parfaitement· à cette description
générale. Le malade était un matelot qui fut pris de calenture dans
le golfe de Biscaye, au mois d'août 1693 ; le délire frénétique
s'empara de lui à quatre heures du matin, et quatre de ses ca-
marades suffisaient·à peine pour l'empêcher de .s'élancer dans la
mer. Il fallut ouvrir largement trois veines pour en tirer du
sang. La jugulaire n'en donna d'abord qu'une petite quantité ;
on obtint enfin avec beaucoup de difficulté une saignée de
cinquante onces, après laquelle le malade se trouva très-affaibli
et presque entièrement calmé.

Il est facile de voir, par ce qui·vient d'être exposé concernant
les symptômes et le caractère de la calenture, que l'esprit de re-
·cherche et de discernement est loin de s'être exercé sur cette ma-
ladié. On en a fait gratuitement une entité pathologique, une
espèce de fièvre propre aux mers équatoriales ; il est facile néanmoins de pénétrer sa véritable nature. Sauvages lui-même l'a
connue, et il donna une juste idée de la calenture, en la classant
parmi les frénésies ou les inflammations des membranes du cerveau. A défaut d'autopsies cadavériques pour appuyer cette opinion, on peut se contenter des principaux symptômes et·des causes
de la maladie. Nous connaissons l'influence très-puissante de la
chaleur atmosphérique, et particulièrement de l'action directe des
rayons d'un soleil ardent, pour produire une vive excitation cérébrale : les phénomènes de l'insolation en sont la preuve. L'histoire des Abdéritains, frappés tout à coup de délire pendant la

représentation en plain air d'une tragédie d'Euripide, et courant comme des insensés en répétant des vers du poëte, accuse également l'influence d'une vive chaleur sur les fonctions du cerveau. Qu'on suppose à cette chaleur un degré d'intensité de plus, comme cela peut avoir lieu sous la ligne, et il en naîtra une inflammation véritable. Que l'invasion ait lieu pendant l'action solaire ou pendant la nuit dans les vaisseaux, quand les écoutilles sont fermées, cela ne change rien à l'idée qu'on doit se former de cette cause. Qui ne sait que les effets d'une cause morbifique quelconque ne se manifestent souvent qu'alors qu'elle a cessé d'agir? Pendant la nuit, d'ailleurs, la chaleur n'en persiste pas moins, quoique privée du concours de la lumière, et peut-être n'en est-elle que plus pernicieuse et plus susceptible d'affecter l'encéphale, quand elle existe dans un vaisseau fermé presque hermétiquement et rempli d'un air imprégné de gaz délétère. La nature particulière du délire des gens de mer, qui se croient entourés de prairies et bosquets verdoyans, ne tiendrait-elle pas d'ailleurs aux idées dont ils sont préoccupés quand la maladie vient les saisir, au désir de voir la terre, toujours si vif dans les solitudes de l'Océan, et quelquefois même à la nostalgie? La maladie à laquelle Prosper Alpin donne le nom de typhomanie ou de frénésie maligne, et que les Arabes appellent *dem el muia* (sang et eau), paraît offrir une véritable analogie avec la calenture, et indique comme elle une inflammation cérébrale. Cette terrible maladie du désert s'observe en Égypte quand les vents brûlans qui viennent de la Nubie et de la Thébaïde ont régné pendant plusieurs jours. Les individus qu'elle frappe sont atteints d'un délire frénétique auquel se joignent des symptômes comateux, et ils succombent en quelques heures. La calenture n'est donc pas, ainsi qu'on l'a soutenu il y a peu de temps encore, une maladie d'une nature particulière; elle rentre dans la classe des affections cérébrales produites par une excessive chaleur; en un mot, c'est une encéphalite ou une méningite, et rien de plus.

(COUTANCEAU.)

CALICE, s. m., *calix*. En anatomie on donne ce nom à chacun des canaux qui embrassent les mamelons des reins, et qui aboutissent au bassinet de l'urétère. *Voyez* REINS.   (A. B.)

CALIGO, s. m. Mot latin qui signifie brouillard, et dont on se sert pour désigner l'obscurcissement de la vue, produit par une tache de la cornée, ou cette tache elle-même. *Voyez* TAIE, LEUCOMA, ALBUGO.

(J. CLOQUET.)

CALLEUX, adj., *callosus,* de *callus,* cal, durillon. En chirurgie, on nomme ulcère calleux celui dont les bords offrent des engorgemens durs, résistans, ou des indurations connues généralement sous le nom de callosités. *Voyez* ce mot.   (G. BRESCHET.)

CALLEUX, *corpus callosum.* En anatomie on appelle corps calleux une partie médiane du cerveau située entre les deux hémisphères. *Voyez* ENCÉPHALE.

CALLIPÉDIE, s. f., *callipædia,* de καλος, beau, et παις, enfant : la manière de faire de beaux enfans. Tel est le titre d'un poëme latin de Cl. Quillet, publié en 1655 pour la première fois. L'auteur y traite, d'après les idées répandues alors dans le vulgaire, des moyens d'obtenir des hommes plus parfaits au physique et au moral. C'est la même matière qui a depuis été traitée par Andry (*Orthopédie*), Vandermonde (*Manière de perfectionner l'espèce humaine*), et par tous les auteurs qui se sont occupés de l'éducation physique et morale des enfans. *Voyez* ce mot.

(DESORMEAUX.)

CALLOSITÉ, s. f., *callus, callositas,* τύλωσις, τύλωμα, τύλος, πῶρος. On entend en général par ce mot tout engorgement, toute dureté ou induration dans les parties molles, et dont le développement est accidentel.

On voit ordinairement des callosités à la plante des pieds des personnes qui marchent pieds nus, ou dont les chaussures trop résistantes compriment quelques points des pieds. Les mains offrent aussi des durillons ou callosités chez les personnes livrées à des travaux rudes. Dans ces cas on attribue au développement de l'épiderme la production des callosités.

Les callosités surviennent aussi sur les bords des vieux ulcères et des fistules. Alors elles sont considérées comme des complications à ces maladies. Un pus âcre, un ichor irritant, l'abus des onguens stimulans, des escarrotiques, la présence d'un corps étranger dans les plaies et les ulcères, sont les causes ordinaires de la production des callosités. Les anciens considéraient leur destruction comme le point principal du traitement des plaies anciennes et des fistules, et cette complication était pour eux d'un très-mauvais caractère. En effet, souvent les callosités dégénéraient en cancer. C'est pour prévenir cette terminaison, favorisée par l'usage des irritans et des escarrotiques, qu'on excisait avec soin toutes les callosités. Le plus souvent elles ont leur siége à la peau et dans le tissu cellulaire sous-cutané; elles résultent d'une suite de petites inflammations survenues dans ces tissus, et dont le développement n'a pas été assez grand pour arriver jusqu'à la résolution ou jusqu'à la suppuration. Une matière albumineuse a été exhalée dans les maillés des tissus, elle s'y est concrétée, et de là sont résultées des callosités. La théorie de la production des callosités est donc la même que celle de l'induration, et le traitement est semblable dans les deux cas. *Voyez* INDURATION, SQUIRRE, CANCER.

(G. BRESCHET.)

CALMANT, s. m. et adj., *sedens remedium*. On donne ce nom à différens moyens thérapeutiques et aux effets qu'ils produisent. Le sens de ce mot n'est pas plus précis dans la matière médicale que dans le langage vulgaire. Tantôt on l'emploie dans une acception très-étendue, et il ne diffère pas alors de l'expression de sédatif; tantôt au contraire d'une manière beaucoup plus circonscrite, et comme synonyme de narcotique. Dans le premier cas, on désigne sous le nom de calmans tous les agens qui peuvent diminuer l'agitation, le spasme, les convulsions et tous les genres de douleurs et d'irritations, et alors les calmans forment une division nombreuse des moyens thérapeutiques. Ceux qui admettent cette manière de les considérer établissent parmi eux cinq sections : 1° les parégoriques ou adoucissans; 2° les anodins ou sédatifs faibles; 3° les antispasmodiques ou sédatifs des mouvemens musculaires désordonnés; 4° les hypnotiques ou somnifères; 5° les narcotiques. Quelques auteurs ajoutent encore des calmans népenthiques qui reconnaissent pour type le fameux népenthe d'Homère, et calment en faisant naître des idées douces et agréables. Ils placent dans cette division les boissons excitantes et l'influence de la musique, etc.

Malgré ces rapprochemens bizarres et monstrueux, la prétendue classe des calmans serait encore bien loin d'être complète; en effet, si on place au nombre des calmans tous les agens qui peuvent produire un effet sédatif dans une affection morbide quelconque, et qu'on ne s'attache qu'à ce résultat secondaire, quelle que soit la cause physique qui ait pu déterminer le genre d'agitation ou de douleur, et quelles que soient d'ailleurs les propriétés immédiates des moyens mis en usage, on verra que nonseulement les relâchans, les rafraîchissans et les narcotiques peuvent fréquemment provoquer des effets calmans, mais que les astringens et les toniques même les plus actifs, comme le quinquina et ses différentes préparations, sont souvent, dans certains cas, les seuls calmans. L'effet calmant, considéré d'une manière générale, est donc le résultat de tant de médications souvent opposées, qu'il est évidemment impossible d'admettre une classe particulière de calmans.

On peut toutefois, en opposant les propriétés immédiates des médicamens entre eux, reconnaître deux divisions premières, celle des fortifians, qui comprend les astringens, les toniques, les excitans; celle des calmans ou sédatifs, qui renferme les relâchans, les tempérans, les narcotiques. Cette distinction première repose sur des effets positifs, et n'offre rien de variable comme les considérations secondaires qui dépendent du changement dans l'état morbide.

Indépendamment des deux acceptions du mot calmant que nous venons d'examiner, on l'emploie très-fréquemment comme synonyme d'hypnotique ou de narcotique; c'est ainsi qu'on donne le nom de pilules et de potions calmantes à des médicamens solides ou liquides préparés avec des opiacés purs ou associés avec d'autres narcotiques, ou même quelquefois avec des antispasmodiques. *Voyez* NARCOTIQUES. (GUERSENT.)

CALOMÉLAS, CALOMEL, s. m., dérivé de καλος, bon, et de μελας, noir : mot employé souvent comme synonyme de protochlorure de mercure ou de mercure doux. *V.* MERCURE. (ORFILA.)

CALORICITÉ, s. f., *caloricitas.* Terme introduit dans la physiologie par M. Chaussier. Ce professeur donne le nom de caloricité à la faculté qu'ont tous les corps vivans *de dégager, de développer une certaine quantité de calorique, et par ce moyen de résister au froid atmosphérique, de conserver un degré de température à peu près égal dans tous les temps et dans toutes les parties, de concourir à la fluidité des sucs en général, et à la vaporisation de quelques-uns.* D'après M. Chaussier la caloricité serait donc une force vitale primitive, du même ordre que la motilité et la sensibilité, et concourant avec elles à l'exercice de toutes les fonctions nécessaires au maintien de la vie. Nous ferons voir ailleurs que cette manière de considérer le phénomène de la chaleur animale laisse subsister toutes les difficultés qui environnent cette grande question de physiologie. *V.* CHALEUR ANIMALE. (COUTANCEAU.)

CALORIFICATION, s. f., *calorificatio.* Bichat avait choisi cette expression pour faire sentir d'un seul mot que le dégagement de calorique qui s'opère dans l'économie animale n'est qu'une fonction qui suppose l'exercice des propriétés vitales, et lui est constamment subordonnée. Ce physiologiste admettait que la calorification est le résultat de toutes les autres fonctions; bien éloigné en cela de partager le sentiment du professeur Chaussier, qui regarde le développement de la chaleur comme un fait primitif de l'organisme, et le rapporte à une propriété vitale d'une nature particulière. *Voyez* CALORICITÉ et CHALEUR ANIMALE. (COUT.)

CALORIMÈTRE, s. m. On a donné ce nom à divers instrumens imaginés pour connaître le calorique spécifique des différens corps. On ne peut mesurer par aucun moyen la quantité absolue de calorique spécifique que contiennent les corps; on ne peut connaître que la quantité relative qu'ils en absorbent pour s'élever, sous le même poids, d'un même nombre de degrés; et c'est à cette quantité de calorique que les corps de diverse nature renferment sous l'unité de poids et de température, qu'on a donné le nom de calorique spécifique. Pour parvenir à le mesurer, on a employé plusieurs procédés. On a mêlé diverses substances dont le poids et la température étaient connus, et selon le degré de chaleur donné par le mélange, on a conclu que tel corps absorbait plus ou moins de calorique pour s'élever à une température donnée. Dans cette méthode, il faut beaucoup de précautions pour obtenir des résultats exacts. Il faut tenir compte du calorique absorbé par les corps ambians, et avoir soin que le mélange soit dans tous les points à la même température. Lavoisier et Laplace inventèrent une autre méthode peut-être plus exacte. On sait qu'un kilogr. d'eau à 75° fond un kilogr. de glace, et que le liquide résultant est à o : or, si un kilogr. d'une autre substance ne fond qu'un demi-kilogr. de glace, ou un tiers, un quart, un huitième, etc., on conclura que ce corps, relativement à l'eau, n'aura qu'un demi, un tiers, un quart ou un huitième de calorique spécifique. Il n'est pas toujours nécessaire de ramener les corps au même poids et à la température de 75°. Il est facile, en employant un corps d'un poids et d'une température quelconques, de ramener par un calcul fort simple les résultats au même point. L'instrument inventé par Lavoisier et Laplace est composé de trois cavités; la première, la plus intérieure, est un grillage en fer destiné à placer le corps; la seconde, qui l'entoure immédiatement, doit recevoir la glace pilée à zéro, qui se trouve en contact avec le corps; l'eau qui se forme à mesure que la glace se fond, s'écoule au dehors par une ouverture pratiquée au fond de cette seconde cavité. Une troisième cavité qui entoure celle-ci est destinée à recevoir aussi de la glace, afin d'empêcher celle qui est renfermée dans la deuxième cavité de recevoir l'impression des corps environnans. L'eau qui s'y forme par la fusion de la glace est rejetée par un conduit. C'est la quantité d'eau résultant de la fonte de la glace contenue dans le second réservoir qui détermine la capacité de calorique du corps employé à cette opération. Si le corps dont on veut connaître le calorique est solide et sans action sur l'eau, on le place immédiatement dans le grillage ; s'il est liquide ou soluble, on le place dans un vase dont on connaît la capacité pour le calorique, et l'on soustrait de la glace fondue la quantité qu'on sait l'avoir été par le vase. MM. Delaroche et Bérard ont employé un procédé nouveau, mais qui exige les plus grandes précautions, pour déterminer la chaleur spécifique des différens gaz : nous nous bornons à l'indiquer ici. *Voyez* les *Annales ae Chimie*, tom. 85, p. 74.

On peut aussi mesurer la quantité de chaleur produite par la combustion de différens corps, par un procédé fort simple. On fait traverser un cylindre contenant une certaine quantité d'eau par un tuyau destiné à laisser passer la chaleur et les produits de la combustion. Selon qu'il faudra plus ou moins de combustibles pour élever la même masse d'eau à la même température, on conclura que tel corps en combustion dégage plus ou moins de chaleur que tel autre. (ROSTAN.)

CALORIQUE, s. m. On a donné le nom de calorique à la *cause inconnue de la chaleur*. Nous disons cause inconnue ; car on est loin de s'accorder sur sa nature. Des physiciens pensent que c'est un corps *impondérable* extrêmement subtil, qui pénètre tous les corps de la nature ; d'autres croient que ce n'est qu'une manière d'être des corps : Deluc pense que le calorique est formé de lumière et d'une base particulière ; Scheele et Bergman le regardaient comme composé de phlogistique et d'oxygène. L'opinion la plus généralement admise aujourd'hui est que le calorique est un fluide dont les caractères principaux sont, 1° de se mouvoir sous la forme de rayons, lorsqu'il est libre ; 2° de dilater les corps, et même quelquefois de les décomposer en les pénétrant ; 3° d'agir en sens inverse de la gravitation ; 4° de produire la *chaleur* par sa présence, et par sa soustraction d'occasioner le *froid* ou des phénomènes inverses aux précédens. On a distingué plusieurs états dans le calorique : le calorique libre ou rayonnant, le calorique combiné, le calorique latent, le calorique interposé, le calorique spécifique. Nous allons jeter un coup d'œil sur ces différens objets.

1° *Du calorique rayonnant.* — Le calorique échappé d'un foyer de chaleur, sous la forme de rayons, a la propriété de se réfléchir à la surface des corps polis, en faisant l'angle de réflexion égal à l'angle d'incidence. Si l'on place au-devant d'un miroir plan, dans une direction oblique, un foyer ardent, et que l'on mette un thermomètre sur la direction supposée du rayon réfléchi, le thermomètre s'élèvera sensiblement; il restera stationnaire en deçà et au delà de ce rayon; l'expérience des miroirs concaves est encore plus concluante.

On place deux réflecteurs à six pieds de distance environ. A l'un des foyers on place des charbons incandescens, et à l'autre foyer un morceau d'amadou; quoique celui-ci soit à quatre pieds environ du foyer en ignition, il s'allume presque aussitôt; ce qu'on ne peut expliquer qu'en admettant que les rayons de calorique partis du foyer du premier miroir sont reçus par ce premier miroir, renvoyés parallèlement vers le deuxième miroir, et par celui-ci réfléchi sur le deuxième foyer. Il est impossible que la chaleur ait été transmise de proche en proche, car on la sent à peine à six pouces du premier foyer où l'on a placé le feu. Les rayons solaires, l'eau en ébullition, produisent les mêmes résultats. Si l'on met de la glace au lieu de ces corps, le thermomètre baisse sensiblement; on en a conclu qu'il existait un *fluide frigorifique*. Mais ce phénomène se conçoit très-bien en remarquant que le thermomètre étant le corps le plus élevé en température, cède de sa chaleur à la glace, jusqu'à ce que l'équilibre se rétablisse.

Le calorique rayonnant est donc réfléchi par les corps blancs, opaques et polis, et ne les pénètre pas, ou les pénètre difficilement; si les surfaces sont ternes, noires et raboteuses, il est absorbé, il échauffe le corps. Si les miroirs de l'expérience précédente sont enduits de noir de fumée, quoiqu'on ait mis un corps en ignition au premier foyer, un thermomètre, placé au second, ne s'élève pas sensiblement, et le premier miroir s'échauffera avec rapidité.

La couleur des corps fait varier leur vertu absorbante ou émissive du calorique. Si on étend sur la surface de la neige des morceaux d'étoffe blanche, et des morceaux du même tissu noir, la neige ne fondra pas sous la première, qui renverra les rayons de calorique, et fondra sous le second, qui les absorbera. Cette expérience appartient à Franklin.

Le calorique traverse l'air rapidement, presque sans l'échauffer; les courans d'air ne gênent point sa marche; il passe à travers les corps diaphanes; il est susceptible d'être réfracté, d'après les expériences de Herschell. L'expérience journalière nous apprend que les rayons calorifiques du soleil sont transmis à travers le verre aussi bien que les rayons lumineux. Lorsque le calorique rayonnant arrive sur une substance diaphane dans une direction oblique, il traverse ce corps et s'y réfracte plus ou moins, selon sa densité. Le rayon calorifique fait l'angle de réfraction plus petit que l'angle d'incidence. Cette réfraction se manifeste dans l'expérience par laquelle on décompose la lumière blanche en rayons colorés. Le faisceau de molécules calorifiques qui accompagne la lumière présente un phénomène analogue à la réfraction des rayons lumineux. Il est dilaté au sortir du prisme, et l'intensité de la chaleur dans les diverses bandes colorées diminue successivement depuis la bande rouge, où elle est au *maximum*, jusqu'au violet, où elle est au *minimum*. On voit donc que les rayons de calorique sont soumis aux mêmes lois que ceux de la *lumière*. (*Voyez* ce mot.) Cette analogie est plus frappante encore dans la polarisation, soit par réflexion, soit par réfraction.

2° *Dilatation et contraction des corps par les changemens de température.* — Lorsque le calorique pénètre les corps, il les dilate. Si l'on prend un anneau dans lequel entre avec précision un bouchon de métal, lorsqu'il est froid, on verra qu'après avoir fait chauffer ce bouchon, il ne pourra plus entrer dans l'anneau. Si on prend un tube de verre terminé par une boule, qu'on y introduise un liquide quelconque, on verra, en le présentant au feu, la colonne de liquide augmenter de longueur. Le *thermomètre* est basé sur cette observation. (*Voyez* THERMOMÈTRE.) Si l'on chauffe avec précaution une vessie qui contient de l'air, celui-ci se dilate, la vessie se gonfle et peut finir par crever. Le calorique réduit les corps solides en liquides, et ceux-ci en gaz. La loi de dilatation diffère pour les corps solides, pour les liquides et pour les fluides élastiques.

Les corps, en se refroidissant, diminuent de volume, et lorsqu'ils sont revenus à la température qu'ils avaient avant l'expérience, ils ont de nouveau le même volume. Ce volume diminue indéfiniment par la soustraction de calorique.

Les solides se dilatent difficilement, et leur dilatation, qu'on avait cru uniforme, n'est pas la même entre chaque degré de chaleur. Elle augmente en raison directe du nombre de degrés de chaleur, suivant MM. Dulong et Petit. Chaque corps se dilate aussi d'une manière spéciale. La même chose a lieu pour les liquides. Des liquides différens contenus dans des tubes de verre de même diamètre s'élèvent à des hauteurs inégales par le même degré de température. Les fluides aériformes se dilatent tous également, et leur dilatation est égale pour chaque degré du thermomètre; ce qui paraît tenir à ce que, dans ces corps, la force de cohésion étant zéro, rien ne peut balancer en aucun temps la force du calorique. Il résulte des expériences de Gay-Lussac et Dalton que les gaz permanens ou les vapeurs, chauffés dans le rapport de 0° à 100°, se dilatent dans le rapport de 100 à 137,5.

Puisque le volume des corps change avec leur température, il s'ensuit que leur densité est variable : pour les corps solides, elle est en raison du degré de froid; pour les liquides qui ne peuvent passer à l'état solide, il en est de même; pour ceux qui se solidifient, c'est à quelques degrés du point de congélation : pour l'eau, c'est à 4° 50; plus bas elle augmente de volume : c'est parce que la glace est moins dense que l'eau, qu'elle flotte à sa surface. On a imaginé divers instrumens pour mesurer les degrés de température; nous en parlerons aux articles THERMOMÈTRE, CALORIMÈTRE, PYROMÈTRE.

3° L'attraction étant une force qui tend à rapprocher, à condenser les corps, agit donc en sens inverse du calorique, qui tend à les dilater. C'est du rapport qui existe entre ces deux agens que dépendent les états *solide, liquide, gazeux.*

4° La chaleur est l'effet du calorique. On donne le nom de *température* au degré apprécié de chaleur. La soustraction du calorique produit des effets inverses à ceux que nous venons d'examiner.

5° *Équilibre de calorique entre les corps en contact. Propagation de la chaleur par l'intermède des corps.* — Lorsque deux corps sont en contact, le plus chaud cède de son calorique au plus froid, jusqu'à ce que le degré de température soit le même dans les deux corps. Cette transmission peut avoir lieu par rayon ou de proche en proche. Le calorique se propage à travers les corps en formant une progression géométrique décroissante à partir du foyer. Des corps de diverse nature ne s'échauffent pas avec la même promptitude ; on dit alors qu'ils sont plus ou moins bons conducteurs du calorique. Ils s'échauffent d'autant plus vite qu'ils sont meilleurs conducteurs, qu'ils ont moins de capacité pour le calorique, et *vice versâ*. Les corps solides sont meilleurs conducteurs que les fluides, et ceux-ci meilleurs que les gaz. Si l'on expose au feu deux baguettes de même diamètre et de même longueur, dont l'une soit de fer et l'autre de bois, on pourra à peine toucher la première par l'une de ses extrémités lorsque l'autre sera rouge, tandis qu'on tiendra impunément celle de bois, quoiqu'elle brûle à l'autre bout. Donc des corps de nature différente ne s'échauffent pas également.

6° *De l'absorption du calorique pendant la dilatation des corps ; dégagement de ce fluide pendant la condensation.* — Lorsqu'on enferme une certaine quantité d'air dans un tube garni d'un piston, si l'on retire le piston, l'air contenu se dilate, et la température baisse. Ce phénomène s'explique facilement : l'air contenait une certaine quantité de calorique pour un volume donné ; ce volume étant augmenté par la dilatation, la quantité de calorique est restée la même pour un plus grand volume ; il s'est dilaté, donc il a diminué. Pour que l'équilibre se rétablisse, il faut que les corps ambians cèdent de leur calorique. Par la compression on produit un effet inverse, c'est-à-dire le dégagement du calorique. Si l'on comprime l'air dans un tube à piston, le calorique s'échappe et élève la température ; ce dégagement est si considérable, qu'un morceau d'amadou placé au fond de l'appareil s'allume à l'instant. Le choc et le frottement produisent de la chaleur dans les différens corps ; ces effets sont très-difficiles à expliquer en adoptant la *matérialité* du calorique. Rumford en rendait compte par l'hypothèse des vibrations.

Lorsqu'on mêle ensemble différentes substances, la température augmente ou diminue, suivant le mélange. Lorsqu'on mêle de l'eau et de l'acide sulfurique, la température augmente. Si l'on mêle quatre parties d'acide sulfurique et une de glace à o°, le mélange monte à 100°. Une partie d'acide et quatre de glace font descendre le mélange à 20°—o. L'explication de ces effets est fort peu satisfaisante.

7° *Du calorique combiné.* — On a donné ce nom au calorique qui ne peut être séparé des corps sans changer leur état, à celui qui constitue leur manière d'être. On pourrait concevoir la fusion et la gazéification des corps par l'interposition mécanique du calorique entre leurs molécules : cependant beaucoup de physiciens considèrent ces phénomènes comme résultant de la combinaison du calorique. Les corps solides, en passant à l'état liquide, et les liquides, en passant à celui de fluides élastiques, absorbent une grande quantité de calorique, qui n'a plus aucune influence pour élever la température. Si l'on mêle un kilog. de glace à o, et un kilog. d'eau à 75° + o, on obtient un liquide de 2 kil. à o°. Les 75° de chaleur ont donc été employés pour fondre la glace, et n'ont eu aucune influence sur la température; c'est ce calorique auquel on a donné le nom de *calorique combiné*, et que d'autres appellent *calorique latent*, parce qu'ils le considèrent simplement comme caché dans les molécules du mélange. Les premiers donnent le nom de *calorique libre* à celui qui se trouve dans un état opposé au calorique combiné; les seconds l'ont appelé *calorique sensible*, par opposition à l'expression de calorique latent. Quelques savans ne regardent pas le calorique combiné et le calorique latent comme identiques; suivant eux, le premier est celui qui constitue l'état ordinaire des corps, et le second, celui qui est employé à les faire passer d'un état à un autre; ni dans l'un ni dans l'autre cas, le calorique n'a d'effet sur la température. Quoi qu'il en soit de ces distinctions, à mesure que le calorique s'accumule dans un corps solide, il en écarte les particules, et en diminue la cohésion. Lorsque le corps est échauffé à un certain degré, il acquiert alors une tendance à se combiner avec le calorique, dont il absorbe une quantité plus ou moins grande, selon sa nature, et il entre en fusion, il devient liquide. Le degré de fusibilité diffère pour chaque corps; il en est qui se fondent avec la plus grande facilité, à une température assez basse; d'autres, au contraire, exigent une température fort élevée; d'autres enfin sont absolument infusibles.

Lorsqu'un solide entre en fusion, il absorbe le calorique ambiant, et produit le refroidissement des corps voisins. Lorsqu'on fait fondre de l'hydrochlorate d'ammoniaque dans l'eau, celle-ci refroidit. En mêlant ensemble du sel marin et de la neige, il se produit un froid considérable. C'est par ce procédé que l'on confectionne *les glaces*. On enferme un sirop quelconque dans un vase d'étain bien bouché, qu'on nomme sabot; on l'environne de toute part du mélange, qu'on renouvelle à mesure qu'il se fond; on remue le sirop pour lui donner la consistance pâteuse. Par ces mélanges on peut faire descendre la température jusqu'à plus de 80°—0. Lorsque les corps rendus liquides repassent à l'état solide, ils perdent le calorique qu'ils avaient absorbés, et la température des corps environnans s'élève. L'eau qui passe à l'état de glace laisse échapper une assez grande quantité de ce fluide. Dans certains mélanges, tels que celui de l'eau avec la chaux vive, il y a dégagement de calorique. L'eau passant rapidement à l'état solide, en se combinant avec ce corps, laisse échapper le calorique auquel elle devait sa fluidité.

En passant de l'état liquide à l'état solide, les corps augmentent ou diminuent de volume. Ceux qui se cristallisent en aiguilles, en lamelles, etc., augmentent d'étendue, parce que les espaces qui séparent ces corps sont en cet état plus considérables que ceux qui séparaient leurs molécules à l'état fluide. Si la masse, en se solidifiant, devient tout-à-fait compacte comme dans certains métaux, le volume diminue.

Si les corps solides devenus liquides par la combinaison du calorique continuent à se pénétrer de ce fluide, la dilatation augmente, et quelques-unes de ses molécules passent à l'état aériforme. Ce phénomène est connu sous le nom d'*évaporation*. Les corps ordinairement liquides s'évaporent à toutes les températures; l'eau même s'évapore à l'état de glace. Le degré de volatilité varie selon la nature des corps. Un corps habituellement liquide s'évapore promptement dans le vide, ce qui est dû à l'absence de la pression atmosphérique. La quantité de vapeurs produites est relative à la quantité d'air, à l'espace qu'elles occupent; lorsque cet espace est saturé, l'évaporation cesse. Si l'on diminue subitement un espace saturé de vapeurs, une partie de celles-ci passe à l'état liquide. La quantité de vapeurs est aussi relative à la température: elle est d'autant plus grande que la température est plus élevée; il en est de même pour l'élasticité des vapeurs, qui augmente en raison de leur chaleur. L'ébullition des liquides est encore un effet de la combinaison du calorique. Ils entrent en ébullition lorsque la vapeur qui se forme est arrivée au point d'élasticité des fluides ambians. La faculté d'entrer en ébullition varie selon la nature des liquides. Lorsqu'un liquide commence à bouillir, sa température cesse de s'élever, le calorique étant absorbé par la vapeur. Toutes les fois qu'un fluide passe à l'état aériforme, il absorbe donc du calorique, et refroidit les corps environnans. C'est sur ce principe qu'est fondée la théorie du refroidissement de l'eau contenue dans un vase poreux ou dans un vase dont la surface est environnée d'une couche de fluide facilement évaporable. En se volatilisant ce liquide enlève le calorique contenu dans le vase.

Lorsque les fluides aériformes retournent à l'état liquide ou solide, il y a au contraire production de chaleur. Tous les corps gazeux ne sont que des combinaisons d'un corps solide avec le calorique. Ainsi lorsqu'on fait dissoudre un gaz dans un liquide, son calorique est mis en liberté. Lorsque la vapeur contenue dans l'air vient à se refroidir, elle abandonne son calorique, et devient visible à l'œil. (*Voyez* BROUILLARD.) Lorsqu'on place un corps froid dans un lieu chaud contenant de la vapeur, celle-ci se condense sur les parois du vase. En général l'humidité de l'air est due au refroidissement de l'atmosphère. On a inventé divers instrumens pour apprécier au juste cette humidité. *Voyez* HYGROMÈTRE.

8° *Du calorique interposé.* — On a appelé ainsi le calorique qui, étant retenu dans les molécules des corps sans se combiner avec elles, sert à élever leur température, est sensible au thermomètre, et fait équilibre à la chaleur extérieure.

9° *Du calorique spécifique.* — Lorsqu'on mêle ensemble des corps de même nature dans le même état, le calorique se distribue d'une manière uniforme. Il n'en est pas ainsi lorsqu'on mêle des corps de nature différente. Si l'on met en contact un kilog. d'eau à 34° avec un kilogr. de mercure à o, l'eau cédera du calorique jusqu'à ce que l'équilibre soit établi. En ce moment un thermomètre placé dans ces liquides marque 33°, ce qui prouve que l'eau n'a perdu qu'un 34e, et qu'en conséquence le mercure n'a besoin, pour s'élever à 33°, que de la quantité de calorique nécessaire pour élever l'eau de 1°. L'eau a donc trente-trois fois plus de capacité pour le calorique que le mercure. Les mêmes corps, à différens états, ont une capacité différente pour le calorique; cette capacité augmente, d'après MM. Dulong et Petit, en raison des dilatations produites par le calorique. On mesure par divers procédés la quantité de calorique spécifique que contiennent les corps. *Voyez* CALORIMÈTRE.

Le calorique est un des agens les plus puissans de la nature. Il agit en effet sur presque tous les corps, en opère la composition ou la décomposition. Il se dégage dans la combinaison de l'oxygène sur la plupart des corps simples; à divers degrés il fait au contraire dégager l'oxygène combiné avec les métaux, et les rend à leur pureté première. Il décompose les sels, les fait effleurir, décrépiter ou fondre. C'est un des agens que la chimie met le plus souvent en usage. Non-seulement il exerce son immense influence sur les corps inorganiques, mais il est aussi l'une des premières causes de l'organisation. Il concourt avec la lumière au développement et à la conservation de tous les êtres vivans; et c'est à juste titre que, sous le nom de feu, il était considéré par les anciens comme un des élémens de tout ce qui existe. Nous venons de voir que sans lui les corps changeaient d'état et de nature. Nous aurions de la peine à concevoir les phénomènes qui pourraient survenir par son absence totale; nous ne pouvons imaginer que la destruction ou la mort. Par sa présence au contraire tout vit, tout respire; la nature engourdie se réveille; les végétaux se parent de fleurs et de verdure, et enrichissent l'air de l'oxygène qu'ils exhalent; les·animaux sont en proie à l'amour, et le grand acte de la reproduction s'opère. C'est par la puissance de la chaleur que l'incubation a lieu, que les fruits mûrissent, que tout croît et se développe. L'homme, le premier des êtres organisés, ressent, ainsi que les autres, les effets bienfaisans de ce principe éminemment organisateur.

Nous avons exposé aux articles AIR et BAINS les effets de la plupart des degrés de chaleur sur l'économie humaine, et donné les résultats des expériences que les divers observateurs ont tentées sur cet important objet; nous y renvoyons le lecteur. Mais le calorique est employé dans une foule d'usages domestiques. On l'emploie pour élever la température de l'air dans les saisons rigoureuses; on l'emploie pour la préparation des alimens, des assaisonnemens, des boissons, des bains, des médicamens, etc. Le calorique est sans contredit le principe le plus utile à l'homme.

Lorsqu'on veut élever la température de l'air, on détermine la combustion dans des foyers disposés de différentes manières. Les plus employés sont les poëles et·les cheminées; ils ont depuis long-temps fixé l'attention des physiciens. On se propose pour problème de dégager le plus de calorique possible avec le moins de combustibles possible. Empêcher la fumée est encore un point fort important. Les poëles ont l'avantage de fumer peu et de donner beaucoup de chaleur; ils la conservent d'autant mieux qu'ils sont plus mauvais conducteurs du calorique; ils la communiquent et la perdent avec d'autant plus de facilité qu'ils sont meilleurs conducteurs. Les poëles de brique jouissent de la première de ces deux propriétés, ceux de métal de la seconde. On dirige quelquefois autour des appartemens, dans l'épaisseur des murailles, sous les parquets, une multitude de tuyaux de chaleur qui s'ouvrent sur divers points des appartemens, qu'ils échauffent d'une manière uniforme. Ce procédé a l'inconvénient de dessécher l'air et de servir peu à son renouvellement. Les Anglais se servent de la vapeur pour obvier au premier de ces inconvéniens; le feu des cheminées exempte du second; mais il établit des courans d'air trop forts; on éprouve le sentiment du froid par-derrière, tandis que l'on a trop chaud par-devant; il n'élève pas la température d'une manière égale et uniforme; il exige une grande quantité de combustibles. La forme et la matière des cheminées les rendent plus ou moins avantageuses; celles à la Désarnod ont l'avantage d'échauffer l'air du dehors, et de le verser dans l'appartement par des tuyaux de chaleur. Les cheminées semi-elliptiques à la Rumford renvoient une grande quantité de calorique, surtout si les parois en sont blanches et resplendissantes.

Nous ne saurions entrer dans aucun détail sur l'usage du calorique à l'égard de la confection des matières alimentaires; ce n'est pas notre but; il nous suffit de l'indiquer ici : mais nous devons remarquer que le calorique, combiné avec la plupart de nos alimens, peut être une des sources de la chaleur animale. *Voyez* CHALEUR ANIMALE, CALORICITÉ.

Combiné avec nos médicamens, il leur communique des qualités précieuses; il est souvent lui seul un moyen thérapeutique puissant. *Voyez* CAUTÈRE, FEU, TOPIQUE, FRICTIONS, RUBÉFIANS, etc. (ROSTAN.)

CALOTTE, s. f., *pileolus*. On donne ce nom à des enveloppes qui s'adaptent exactement au sommet de la tête, et qui sont formées de différentes substances, suivant l'effet qu'on désire produire. Les unes sont composées de taffetas gommé, de sparadrap, d'emplâtre, d'onguent, et sont appliquées dans l'intention de déterminer des effets thérapeutiques; les autres sont destinées seulement à garantir de l'impression des corps extérieurs, et sont faites de soie, de laine, de cuir bouilli ou de métal; celles-ci rentrent dans la division hygiénique des *applicata*.

Au moyen des calottes imperméables de taffetas gommé, l'évaporation insensible de la transpiration qui a lieu par le cuir chevelu est condensée au sommet de la tête, et forme un bain de vapeurs chaudes et humides qui relâche le tissu de la peau. Cet effet relâchant local est souvent utile dans les névralgies et les rhumatismes du péricrâne; il pourrait être quelquefois nuisible quand il y a une trop grande congestion cérébrale ou une céphalée dépendante d'une phlegmasie de l'encéphale ou de ses membranes, en favorisant l'affluence des liquides vers la tête. Les calottes de sparadrap, d'emplâtre, d'onguent se rapprochent toutes par un premier effet, qui est de s'opposer d'abord, par leur application immédiate, à l'évaporation insensible. Si l'emplâtre est épais et mou, les émanations qui s'échappent du cuir chevelu font effort dans les points qui offrent le moins de résistance, et les vapeurs se rassemblent alors, sous forme de gouttelettes, dans des alvéoles rondes creusées au milieu de l'emplâtre; mais s'il est sec et très-adhérent de toute part, il ne laisse échapper aucun fluide. Le premier effet de ces emplâtres est donc, en s'opposant à la transpiration, de retenir dans le tissu cellulaire du cuir chevelu les humeurs qui doivent s'en échapper, à moins que les calottes ne soient formées d'emplâtres épispastiques ou de pommades, qui, comme celle d'Autenrieth et de Gondret, déterminent ou une éruption de pustules ou un effet promptement vésicant. Dans ces cas l'exhalation cutanée est supprimée ou modifiée; mais elle est remplacée par une exudation purulente qui est le résultat de la phlegmasie artificielle du cuir chevelu. Lorsque au contraire l'emplâtre ne produit par lui-même aucune inflammation ni exudation, et qu'il adhère exactement de toute part, le cuir chevelu est engorgé par les humeurs qui y sont retenues, et l'arrachement de l'emplâtre produit avec l'évulsion des cheveux une effusion de sang et de sérosité plus ou moins abondante. C'est à ces deux effets réunis, qui modifient l'état morbide du cuir chevelu, que sont dus les avantages de l'emplâtre de poix dans le traitement de la teigne par la calotte; mais on a maintenant renoncé avec raison à ce moyen, qui est extrêmement douloureux, et qui n'est ni plus prompt ni plus efficace que les autres. *Voyez* TEIGNE.

Les calottes de soie et de laine sónt mises en usage pour prévenir l'impression du froid et la répercussion de la transpiration du cuir chevelu chez les personnes disposées aux fluxions, aux ophthalmies, ou qui sont chauves; mais ces applications chaudes, en entretenant une transpiration abondante sur le cuir chevelu, disposent au feutrage des cheveux, lorsque les individus qui en font usage n'ont pas soin de leur chevelure. C'est ce qui arrive surtout aux Polonais de la classe inférieure; et c'est sans doute à cause de ces inconvéniens que les peuples de l'Orient, qui font généralement usage de calottes chaudes ou de turbans, se font ordinairement raser la tête.

On emploie les calottes de cuir bouilli, de plomb, d'argent, de fer-blanc ou de tout de tout autre métal, pour garantir seulement de l'impression des corps extérieurs, et protéger le cerveau lorsque plusieurs portions d'os ont été enlevées ou détruites à la suite des plaies de tête ou de carie. (GUERSENT.)

CALOTTE, s. f. En anatomie, on donne quelquefois le nom de calotte du crâne à la partie supérieure de cette cavité, et celui de calotte aponévrotique, *galea aponevrotica*, à l'aponévrose des muscles occipito-frontaux. (A. B.)

CALUS, s. m., *callus*. On appelle ainsi une production inorganique formée par des couches d'épiderme superposées, et résultant d'un frottement ou d'une pression continuels. Cet épaississement de l'épiderme constitue à peine une incommodité. Cependant il diminue ou abolit indirectement la faculté tactile des régions de la peau sur lesquelles il a lieu. On l'observe communément aux mains chez les ouvriers qui sont habituellement occupés à manier des corps durs, au bout des doigts chez les personnes qui jouent des instrumens à corde, aux genoux chez les individus qui par leur profession ou leurs habitudes s'appuient souvent sur ces parties ou les frottent contre des corps résistans; enfin on rencontre cette altération plus communément aux pieds, surtout à certaines parties de la plante et au-dessus du talon, à cause de la pression de la chaussure. Le calus ne doit pas être confondu avec le cor. Il en diffère en ce que ce dernier est formé par un petit corps dur et arrondi né au milieu de la substance cornée de la peau, et recouvert de lames d'épiderme. Le seul moyen de faire cesser la sécrétion exubérante d'épiderme qui produit le calus, serait de se soustraire à l'irritation continuelle qui la détermine. Mais le plus souvent on ne peut qu'en diminuer l'incommodité, en l'enlevant à mesure qu'il se développe, à l'aide de l'instrument tranchant, ou en l'usant avec la pierre ponce.

On a encore donné le nom de calus à la cicatrice qui réunit les fragmens d'un os fracturé, à celle qui se forme dans les plaies, entre les deux portions d'un tendon divisé. *Voyez* CAL et CICATRICE. (RAIGE DELORME.)

CALVITIE, s. f., *calvities*. Absence des cheveux. *Voyez* ALO-PÉCIE.

CAMELÉE, s. f., *chamælea* (*cneorum tricoccum*, L.). La ca-melée est un petit arbuste, haut de deux à trois pieds, qui porte des feuilles alternes, lancéolées, entières, persistantes ; ses fleurs sont axillaires, jaunes et solitaires ; ses fruits sont, comme ceux des euphorbes, composés de trois coques, dont la surface est chagrinée. Ce petit arbuste, qui est rangé dans la famille des Té-rébinthacées, et dans la triandrie monogynie, croît dans les pro-vinces méridionales de la France. J'ai eu occasion de l'observer abondamment aux environs de Toulon et de Nice, où il se plaît dans les terrains secs et rocailleux.

Toutes les parties de ce végétal sont remarquables par leur âcreté. Lorsqu'on mâche pendant quelques instans une petite por-tion d'une de ses feuilles, elle détermine dans la bouche un sen-timent d'ardeur et de picotement fort pénible. Ces feuilles, écra-sées et appliquées sur la peau, l'enflamment et y font naître une rougeur très-intense.

Les anciens employaient autrefois l'extrait préparé avec le suc exprimé de la camélée. C'est un purgatif extrêmement violent. Il possède, dit Fourcroy, les mêmes propriétés que la gomme gutte, l'euphorbe, la bryone et toutes les autres substances vé-gétales drastiques. Aussi son usage peut-il être avantageux dans certaines hydropisies et dans l'apoplexie, surtout à cause de la dérivation puissante à laquelle il donne lieu. Mais ce médicament, que le docteur Gilibert prétend aussi avoir employé avec succès contre quelques syphilis rebelles, est aujourd'hui presque totale-ment tombé en oubli.   (A. RICHARD.)

CAMELINE, s. f., *chamælina* (*myagrum sativum*, L.). C'est une petite plante annuelle, de la famille naturelle des Crucifères, de la tétradynamie siliculeuse, qui croît naturellement dans nos moissons, et que l'on cultive en grand dans plusieurs de nos dé-partemens du nord de la France, à l'instar du colsa. En effet, de même que cette dernière plante, les graines de la cameline ren-ferment une très-grande quantité d'une huile grasse, employée à différens usages économiques, et qui est, comme toutes les autres espèces d'huile de la même nature, émolliente et relâchante. On peut l'appliquer sur les brûlures, les gerçures et les aspérités de l'épiderme. Du reste cette plante ne nous intéresse point comme médicament.   (A. RICHARD.)

CAMISOLE ou GILET DE FORCE; sorte de vêtement destiné à contenir les aliénés furieux, les mélancoliques qui pensent et cherchent continuellement à se détruire, les délirans très-agités, et les hystériques qui ne peuvent être maintenues par plusieurs personnes dans leurs attaques. La camisole se fait ordinairement en coutil très-fort. Le corsage s'étend de la partie inférieure du col jusqu'au-dessous des dernières côtes; il est fermé par-devant, et ouvert par-derrière, où des liens placés de chaque côté peuvent être noués lorsque le malade en est revêtu. Les manches sont tantôt réunies, et tantôt isolées par leurs extrémités. Lorsqu'elles sont isolées, elles doivent être plus longues que les bras du malade, fermées, ou bien ouvertes, mais garnies dans ce cas d'une coulisse dans laquelle est passé un cordon pour les fermer à volonté. Un cordon très-fort doit toujours les terminer, pour arrêter au besoin les bras croisés autour du malade, et quelquefois en même temps pour aider à le fixer sur un siége ou dans son lit. On pratique dans le dos, aux épaules, aux coudes, des anses dans lesquelles on peut passer des liens propres à attacher le malade dans son lit ou dans un endroit quelconque. L'on emploie encore, pour maintenir les furieux, surtout ceux qui veulent abuser de leurs membres abdominaux, une espèce de chemise en toile très-forte, garnie de manches disposées comme celles de la camisole, et d'une coulisse par le bas, pour gêner les mouvemens de ces membres. Ce moyen m'a paru offrir aussi l'avantage de servir à la propreté de ceux pour qui on en fait usage. Si l'aliéné cherchait à déchirer et à ouvrir avec ses dents les manches de sa camisole, on devrait fixer celles-ci au bas du corsage, ou bien tenir les bras du malade croisés autour du corps.

La camisole a généralement remplacé les chaînes dont on se servait pour contenir les aliénés. L'usage des chaînes n'est cependant pas entièrement abandonné, surtout en Espagne et en Italie. Des médecins anglais ont reproché à la camisole de gêner la respiration, d'empêcher le malade de pouvoir se servir de ses mains pour se nourrir, se moucher, se gratter, etc., et lui préfèrent des menottes et une ceinture en fer ou en cuir. Malgré ces inconvéniens, M. Esquirol n'hésite point à considérer la camisole comme le meilleur moyen de contention des aliénés; ce médecin pense d'ailleurs qu'il ne serait pas impossible d'obvier à ces inconvéniens. (GEORGET.)

CAMOMILLE, s. f., *chamæmelum*. On donne ce nom à deux

plantes de deux genres différens, mais très-rapprochés, qui jouissent absolument des mêmes propriétés médicales. L'une est la camomille romaine, l'autre la camomille vulgaire.

1º *Camomille romaine* ou noble (*anthemis nobilis*, L.). C'est une plante vivace répandue avec profusion dans presque toutes les contrées sablonneuses de la France. Elle préfère les pelouses un peu humides, et les allées des bois. Ses tiges sont grêles et couchées, ses feuilles découpées en lobes linéaires et velus, surtout à leur face inférieure ; ses capitules, situés au sommet de chaque ramification de la tige, offrent à leur circonférence des demi-fleurons blancs et étalés, et à leur centre des fleurons jaunes très-courts et très-serrés. Le genre *anthemis*, qui fait partie de la famille naturelle des Corymbifères, et de la syngénésie polygamie superflue, est très-rapproché, par ses caractères botaniques, du genre matricaire, dont il ne diffère que par les petites écailles qui se trouvent sur le réceptacle, à la base de chaque fleur. *Voyez* MATRICAIRE.

Presque toute la camomille romaine employée en médecine provient d'individus cultivés. Par ce moyen on obtient des capitules ou têtes plus grosses et plus pleines ; c'est-à-dire que les fleurons du centre se changent tous en demi-fleurons ; aussi ces têtes de camomille cultivée sont-elles tout-à-fait blanches. Après les avoir cueillies, on les fait sécher en les exposant aux rayons du soleil sur des cadres de toile. Les fleurs de camomille doivent être d'une belle couleur blanche, bien sèches, d'une odeur aromatique forte, mais agréable. Leur saveur est chaude, un peu âcre et très-amère. L'analyse chimique démontre dans ces fleurs la présence d'une huile volatile d'une belle couleur bleue, du camphre, un principe gommo-résineux, et une petite quantité de tannin.

Propriétés médicales et usages. — La camomille romaine est un médicament indigène, à la fois tonique et stimulant. Son usage est tellement répandu, qu'il est en quelque sorte devenu populaire. L'infusion aqueuse des fleurs de camomille romaine est quelquefois administrée avec avantage pour augmenter les forces digestives de l'estomac, lorsque cet organe exerce péniblement ses fonctions, et qu'il a besoin d'être stimulé. La même boisson est également employée dans certains cas d'aménorrhée, surtout lorsque l'irrégularité ou la cessation de l'écoulement menstruel sont accompagnées d'une débilité générale.

Un grand nombre de médecins ont reconnu à la camomille

une vertu fébrifuge très-marquée dans les fièvres intermittentes vernales qui se prolongent trop long-temps, principalement chez les individus faibles et débiles. On doit faire usage dans cette circonstance de l'infusion des fleurs. Lorsque l'on veut rendre cette action plus intense, on se sert avec avantage de leur macération dans le vin, ou même on les administre en nature. Quelques auteurs regardent la poudre de camomille romaine comme un des meilleurs succédanées indigènes du quinquina, et l'administrent aux mêmes doses et dans les mêmes circonstances que cette écorce.

Plusieurs praticiens emploient assez souvent la camomille romaine comme antispasmodique. C'est à l'huile volatile et au camphre qui y sont contenus qu'elle doit sa propriété stimulante. On a remarqué que son infusion bien chaude, prise pour boisson ou administrée sous forme de lavemens, produisait un effet avantageux dans certaines coliques nerveuses, surtout lorsqu'elles sont accompagnées du dégagement de beaucoup de gaz dans le canal intestinal. On pratique quelquefois, pour produire le même effet, des embrocations sur l'abdomen, faites avec un liniment dans lequel entre l'huile essentielle de camomille.

L'infusion de camomille romaine donne souvent lieu à un sentiment de pesanteur à l'épigastre, à la suite duquel il n'est pas rare de voir survenir des vomissemens plus ou moins abondans. Chez certains individus cette boisson suffit seule pour produire constamment cet effet. Aussi l'emploie-t-on quelquefois soit seule, soit après l'administration de l'émétique ou de l'ipécacuanha, pour provoquer ou favoriser le vomissement. Enfin la camomille romaine doit être inscrite parmi le grand nombre des végétaux de la même famille qui sont employés pour combattre les vers qui se développent dans les organes de la digestion.

Modes d'administration et doses. — C'est le plus souvent en infusion théiforme que l'on fait usage des fleurs de camomille. Leur dose est d'une douzaine de têtes pour une pinte d'eau bouillante. Cette infusion doit être préparée à vaisseau clos. Mais assez fréquemment on fait digérer ces fleurs dans du vin, ou on les réduit en poudre. Le vin de camomille, dont la dose est d'une à trois onces, est une préparation assez énergique. Quant à la poudre, elle doit être administrée à la dose de deux à quatre gros, avant l'accès d'une fièvre que l'on veut supprimer. On doit en continuer l'usage, mais à plus faible dose, quelque temps après la cessation de la fièvre, afin d'en prévenir le retour. On prépare une eau distillée de camomille que l'on peut faire entrer, à la dose de deux à trois onces, dans une potion excitante. Nous avons fait remarquer que la camomille exerce assez souvent une action légèrement irritante sur la surface gastro-intestinale, qu'ainsi elle donne quelquefois lieu à des vomissemens, ou qu'elle augmente les déjections alvines. C'est pour neutraliser cette action, qu'à l'exemple de Cullen, plusieurs praticiens ajoutent à ce médicament quelque substance narcotique, telles que les préparations d'opium.

Plusieurs autres espèces du genre *anthemis* jouissent aussi de propriétés médicales plus ou moins actives, et méritent d'être mentionnées ici : telle est la maroute ou camomille puante (*anth. cotula*, L.), qui croit dans les lieux humides; son odeur est forte et désagréable. Plusieurs auteurs la regardent comme essentiellement stimulante et antispasmodique, et l'emploient dans le traitement de l'hystérie et de plusieurs autres maladies. On peut en dire autant de l'*anthemis tinctoria*, L. ; mais l'une et l'autre sont rarement employées.

2° *Camomille ordinaire* (*matricaria camomilla*, L.) Cette espèce est moins employée que la précédente. Elle en diffère par ses fleurs plus jaunes, parce qu'elles doublent difficilement, par son odeur moins agréable, et sous le rapport botanique, par l'absence des écailles du réceptacle. En outre la camomille vulgaire est annuelle, et croit dans les champs cultivés. Elle jouit absolument des mêmes propriétés, et s'emploie dans les mêmes circonstances. Le plus souvent elles sont mélangées et confondues. Aussi renvoyons-nous à l'article précédent pour connaitre le mode d'action et d'administration des fleurs de la camomille vulgaire.

(A. RICHARD.)

CAMPANULACÉES. On donne ce nom à une famille de plantes dicotylédones, monopétales, à étamines insérées à la corolle, qui est épigyne, et dont le genre campanule (*campanula*) nous offre le type. Les botanistes modernes en ont retiré le genre *lobelia*, différent des autres par des caractères assez notables pour en former un ordre distinct sous le nom de *Lobéliacées*. La famille des Campanulacées, telle qu'elle est circonscrite aujourd'hui, renferme des plantes herbacées, à feuilles simples et alternes. Leur suc est légèrement amer; mais il n'est ni âcre ni vénéneux, en sorte que, par le moyen de la culture, ces plantes peuvent devenir alimentaires, comme on l'observe surtout pour la raiponse (*campanula rapunculus*, L.), dont la racine et les feuilles servent en effet d'aliment. (A. RICHARD.)

CAMPÊCHE (bois de), *lignum Campechianum*. Il est fourni par un grand et bel arbre épineux originaire de la baie de Campêche, au Mexique, d'où il a été transporté dans les Antilles, et que les botanistes appellent *hematoxylon Campechianum*. Il appartient à la famille des Légumineuses, à la décandrie monogynie. Ce bois nous est apporté d'Amérique en bûches volumineuses, d'un brun noirâtre en dehors, d'un rouge foncé à l'intérieur; son odeur est assez agréable. Sa pesanteur spécifique est plus considérable que celle de l'eau. Par le moyen de l'ébullition il fournit une couleur rouge très-chargée qui s'avive par les acides, et passe au bleu violet par les alcalis. Il contient une certaine quantité d'acide gallique, dont on peut démontrer la présence par le moyen du sulfate de fer. M. Chevreul est parvenu à isoler entièrement le principe colorant du bois de Campêche, et lui a donné le nom d'*hématine*. *Voyez* ce mot.

Le bois de Campêche est beaucoup plus intéressant sous le rapport de son emploi dans les arts que par ses propriétés médicinales. Tout le monde sait qu'il est employé par les teinturiers pour donner aux étoffes une couleur rouge, dont la teinte varie suivant les mordans dont on fait usage. Quelques praticiens ont recommandé l'usage de la décoction, ou de l'extrait préparé avec ce bois, dans les diarrhées chroniques. Mais l'emploi de ce médicament, de même que celui de toutes les autres substances astringentes, demande de grandes précautions, et l'on ne doit y recourir qu'après que tous les signes d'irritation ont entièrement disparu.

La décoction se prépare en faisant bouillir une demi-once du bois, concassé grossièrement, dans deux livres d'eau que l'on fait réduire d'un tiers. L'extrait s'administre à la dose d'un à deux gros dissous dans un véhicule convenable. (A. RICHARD.)

CAMPHORIQUE (acide), *acidum camphoricum*. Acide particulier, composé d'oxygène, d'hydrogène et de carbone, découvert en 1785 par Kosegarten. Il est le produit de l'art : on l'obtient en chauffant dans une cornue une partie de camphre et douze d'acide nitrique à 25° de l'aréomètre de Baumé; on cohobe la moitié du liquide distillé, on distille de nouveau, on recohobe, et on continue à distiller jusqu'à ce qu'il ne reste plus dans la cornue

que le quart de l'acide nitrique employé ; on laisse refroidir, et
l'acide camphorique cristallise; on le lave. Dans cette expérience
l'oxygène de l'acide nitrique agit en s'emparant d'une partie de
l'hydrogène et du carbone du camphre.

Propriétés. — L'acide camphorique cristallise en parallélipi-
pèdes blancs et opaques, d'une saveur légèrement amère, d'une
odeur analogue à celle du safran; il est inaltérable à l'air; il se
dissout dans cent parties d'eau froide, dans onze parties d'eau
bouillante, dans cent six parties d'alcohol à la température, tandis
que ce même agent le dissout en toutes proportions lorsqu'il est
bouillant. Il se dissout également dans les acides minéraux, les
huiles fixes et volatiles. Chauffé dans une cornue, il se décompose
et donne de l'eau, de l'acide acétique, une huile brune, très-peu
de charbon, et une *matière blanche*, opaque, non cristallisée, légèrement acide, qui se condense dans le col de la cornue. Uni à
la potasse, la soude, la chaux, etc., il constitue des sels qui
portent le nom de camphorates. L'acide camphorique n'a point
d'usages.

(ORFILA.)

CAMPHRE, s. m., *camphora*. Le camphre est un principe immédiat des végétaux, qui a beaucoup d'analogie avec les huiles
volatiles et les résines, dont il diffère cependant par plusieurs
propriétés. Il existe tout formé dans plusieurs plantes de la famille des Labiées, tels que la lavande, le thym, la marjolaine,
ainsi que les expériences de M. Proust l'ont démontré. A Sumatra, à Bornéo on en recueille sur un arbre encore peu connu, désigné par les naturels sous le nom de *kapour-barros*, et que
M. Corréa de Serra a d'abord rapporté au *shorea robusta* de
Roxbourgh, et plus tard au *pterigium teres*, arbre qui appartient
également à la famille des Laurinées. Cette espèce est la plus pure et
la plus précieuse; elle existe en quantité considérable entre le bois et
l'écorce; mais elle n'est point transportée en Europe. Tout le camphre que le commerce nous apporte nous vient de la Chine et du
Japon. On l'y extrait d'une espèce de laurier que les botanistes ont
appelée *laurus camphora*. Pour obtenir cette substance, on réduit
en éclats le tronc et les branches de l'arbre; on les place, en
ajoutant une certaine quantité d'eau, dans de grandes cucurbites
de fer, surmontées de chapiteaux de terre, dont l'intérieur est
garni de cordes faites avec de la paille de riz. On chauffe modéré-
ment, et le camphre, entraîné par les vapeurs de l'eau, va se condenser sur les cordes, où on le recueille quand l'opération est

terminée. C'est dans cet état qu'on le transporte en Europe. Il est impur, d'une couleur grise, en petits grains ou en poussière qui contient beaucoup de corps étrangers. Il doit être raffiné avant d'être employé.

Pendant long-temps les Hollandais ont connu seuls l'art de purifier le camphre, et toutes les autres nations de l'Europe étaient tributaires de la Hollande pour se procurer cette substance. Mais peu à peu les Anglais, les Prussiens et les Français ont eu connaissance des procédés mis en usage en Hollande, et aujourd'hui ils purifient eux-mêmes la plus grande partie du camphre qu'ils emploient. Le procédé le plus convenable est de mélanger un 30e ou un 50e de chaux vive avec le camphre brut, et de soumettre ce mélange à une nouvelle sublimation. Ainsi purifié, le camphre est solide, blanc, presque transparent, cassant, gras au toucher; son odeur est très-forte, très-pénétrante; sa saveur est âcre, chaude et très-aromatique; sa pesanteur spécifique est d'environ 0,98. Lorsqu'on en projette quelques parcelles sur l'eau, elles s'agitent et tournent en tous sens. Le camphre est extrêmement volatil. La température ordinaire de l'atmosphère suffit pour le volatiliser. Il s'enflamme aussitôt qu'on le met en contact avec un corps en ignition, et brûle sans laisser après lui aucun résidu. Il est presque insoluble dans l'eau froide, à laquelle il communique cependant une odeur très-prononcée. L'alcohol, les éthers, les huiles grasses et volatiles, le jaune d'œuf le dissolvent très-facilement. L'alcohol peut en dissoudre le 0,75 de son poids. Cette dissolution est limpide, très-âcre, et décomposable par l'eau, qui précipite le camphre sous la forme de flocons blanchâtres.

Les acides affaiblis le dissolvent sans le décomposer. L'acide sulfurique concentré le décompose et le charbonne; l'acide nitrique le dissout et se combine avec lui. Lorsque l'on aide cette combinaison par le moyen de la chaleur, ces deux substances se décomposent, et il se forme de l'*acide camphorique*.

M. de Saussure vient de faire connaître la composition du camphre : il est composé, d'après ce savant distingué, de 74,38 de carbone, 10,67 d'hydrogène, de 14,61 d'oxygène, et 0,34 d'azote.

Il est à remarquer que le camphre que l'on extrait des huiles essentielles des plantes de la famille des Labiées, diffère sous plusieurs rapports de celui que fournit le laurier camphrier. C'est ainsi que M. John Brown a observé qu'il ne se dissout pas dans l'acide nitrique, et que par conséquent on ne peut pas former avec lui d'acide camphorique. Nous laissons aux chimistes à décider si cette substance est réellement identique au camphre. (A. RICHARD.)

Propriétés médicales du camphre. Tout ce que nous dirons des propriétés de ce médicament appartient exclusivement au camphre du Japon, fourni par le *laurus camphora*. Celui de Sumatra et de Bornéo ne se rencontre point dans le commerce en Europe. Quant au camphre artificiel, que les chimistes obtiennent en faisant passer un courant d'acide hydrochlorique dans l'huile de térébenthine, et à celui qu'on retire des huiles essentielles des plantes labiées, et qui paraît encore différer des autres, ils n'ont pas jusqu'à ce jour été employés en médecine.

Des effets immédiats du camphre. — Les praticiens sont depuis long-temps divisés d'opinion sur les propriétés immédiates du camphre, comme sur celles de l'opium et de plusieurs autres médicamens. Hoffmann et Collin le regardent comme rafraîchissant; d'autres au contraire, comme Quarin, Bergius, Desbois de Rochefort et Schwilgué, lui attribuent des propriétés stimulantes. Cullen le considère comme sédatif, et le place dans la section des narcotiques. M. Alibert paraît avoir adopté les opinions de Cullen. Enfin M. Barbier, dans la deuxième édition de sa *Pharmacologie*, relègue le camphre dans les *incertæ sedis*. Lorsqu'on observe sans prévention les effets immédiats de ce médicament, et qu'on les rapproche de ceux des tempérans, des stimulans et des narcotiques, on voit qu'il jouit de quelques-unes des propiétés assignées à chaque classe de ces médicamens, mais qu'il n'appartient réellement à aucune par l'ensemble de ses effets. C'est un médicament qui, comme plusieurs autres, semble se refuser à la symétrie de nos classifications, et qui n'est comparable qu'à lui-même.

Le camphre, trituré à l'aide d'une très-petite quantité d'alcohol, et divisé ainsi en poudre grossière, ou dissous dans l'huile, ne produit aucun effet sur la peau qui est saine; mais lorsqu'elle est chaude et enflammée comme dans l'érysipèle et la brûlure au premier degré, il cause localement un sentiment de fraîcheur agréable, qui dépend du refroidissement produit par son évaporation. Il agit alors comme un simple corps réfrigérant. Le camphre, introduit sous la peau, et mis en contact avec le tissu cellulaire, comme l'a fait M. Orfila, ne détermine aucune inflammation locale autre que celle qui est produite par l'incision pratiquée à la peau. Si la peau est ulcérée, et qu'on saupoudre de camphre les bourgeons charnus et vermeils, on excite d'abord une très-petite cuisson, à laquelle succède une chaleur passagère; les bourgeons charnus paraissent ensuite un peu plus rouges. Si les chairs sont blafardes ou gangrenées, le camphre pur ne produit aucune sensation, ni aucun effet remarquable. J'ai rempli avec du camphre en poudre des ulcères atoniques ou gangrenés, ou des cautères qui avaient un mauvais aspect, je n'ai jamais observé qu'il excitât aucune sensation vive, même chez les enfans, et qu'il déterminât une réaction prononcée; mais il masque les émanations fétides qui s'échappent de ces parties, au moyen de l'odeur qui lui est propre, et qui persiste autant qu'il reste la plus petite parcelle de camphre dans l'ulcère. On peut ainsi neutraliser les émanations fétides des ulcères gangrenés, en les saupoudrant tous les jours avec du camphre. Appliqué sur la langue, le camphre cause une sensation d'abord vive, piquante, fraîche et amère, qui devient âcre vers le pharynx, quand on avale ce qui a été trituré avec les dents, et en partie dissous dans la salive. La salive afflue ensuite avec un peu plus d'abondance, et contracte une saveur douce, qui devient même sucrée, si l'on introduit un peu d'eau fraîche dans la bouche. Cette action du camphre sur les glandes salivaires a lieu même dans l'état de maladie. J'ai constamment observé que l'usage intérieur de cette substance humecte la langue. Manghini, Carminati, Orfila ont remarqué que tous les animaux empoisonnés avec le camphre mouraient avec l'écume à la bouche. Les individus qui ont éprouvé des accidens à la suite de l'usage de cette substance médicamenteuse, avaient aussi la bouche pleine d'une salive écumeuse.

Le camphre introduit dans l'estomac ne détermine d'abord, chez le plus grand nombre des individus, aucun effet immédiat, si cet organe est sain, et que le camphre ne soit pas employé brusquement à une dose très-forte. J'ai fait prendre à un assez grand nombre d'enfans de l'âge de 8 à 14 ans, affectés seulement de chorée, de spasmes ou d'épilepsie, deux gros de camphre dans les vingt-quatre heures, en commençant d'abord par douze grains, et augmentant successivement par degrés. Je le leur ai donné tantôt en pilules, tantôt en potions. Aucun d'eux ne s'est plaint ni de chaleur, ni de douleur à l'estomac. Ils ont conservé leur appétit, leur gaîté; la langue est restée très-humide et dans l'état naturel. Ils n'ont éprouvé ni diarrhée, ni constipation. Quelques-uns seulement se sont plaints d'avoir soif.

Mais lorsque le camphre a été porté à la dose de deux gros et demi à trois gros, il provoquait des vomissemens qui cessaient dès qu'on en suspendait l'usage. Leur santé et leurs fonctions digestives n'étaient d'ailleurs aucunement altérées. Quelques individus cependant sont beaucoup plus susceptibles de l'impression de ce médicament. La plus petite dose excite chez eux une sensation désagréable à l'épigastre, une chaleur incommode, une gastrodynie suivie quelquefois de nausées, de vomissemens et de syncopes. Chez quelques-uns même, qui ont une répugnance invincible pour l'odeur et la saveur du camphre, de simples gargarismes camphrés suffisent pour provoquer plusieurs de ces accidens. Ils ont lieu aussi chez la plupart des individus même les moins irritables, si le camphre est administré imprudemment dans une gastro-entérite. Lorsque le camphre est donné à forte dose, il peut déterminer une véritable phlegmasie de l'estomac; Carminati, Orfila ont empoisonné des chiens avec trois ou quatre gros de camphre, et après la mort, ils ont trouvé l'estomac enflammé par bandes longitudinales et circulaires; et lorsque l'animal ne mourait qu'après plusieurs jours à dater de celui de l'empoisonnement, ou qu'on s'opposait au vomissement du camphre en liant l'œsophage, ils ont observé de petites ulcérations oblongues ou arrondies sur la membrane muqueuse de l'estomac. Le camphre appliqué sur la surface du gros intestin, à l'aide des lavemens, détermine presque toujours plus ou moins de chaleur locale, suivant l'état dans lequel se trouve cet organe. Il en résulte chez le plus grand nombre des individus une constipation momentanée. Les autres phénomènes qui dépendent de l'absorption du camphre et de sa manière d'agir sur les systèmes nerveux et circulatoire, sont ensuite souvent beaucoup plus prompts et beaucoup plus marqués que lorsqu'on l'introduit par la bouche.

La propriété excitante du camphre sur toutes les membranes muqueuses avec lesquelles on le met en contact, se remarque surtout sur celles qui sont douées d'une grande sensibilité. J'ai plusieurs fois appliqué de petits morceaux de camphre sur les caroncules lacrymales et sur les conjonctives oculaire et palpébrale; j'en ai introduit dans l'orifice de l'urètre, et il a excité sur tous ces organes une sensation d'abord fraîche, piquante, puis un peu de cuisson, et ensuite une légère rougeur passagère.

L'action du camphre sur les organes dé la circulation et de la respiration présente des résultats assez variables, qui dépendent sans doute du tempérament des différens individus., et des circonstances dans lesquelles ils se trouvent au moment de l'emploi de ce médicament : circonstances qui peuvent influer plus ou moins sur la promptitude de l'absorption. Ces variations ont été la cause principale des controverses médicales sur les propriétés immédiates du camphre. Malgré les anomalies qu'on observe à cet égard, on voit qu'elles peuvent toutes se rapporter à trois cas seulement. Chez le plus grand nombre des individus le camphre ne produit d'abord aucun effet excitant sur la circulation générale, et ne change point le rhythme du pouls. Chez quelques-uns cependant il le ralentit notablement ; mais alors cet effet s'accompagne ordinairement de symptômes nerveux plus ou moins marqués. C'est chez ces individus surtout qu'il survient ensuite une réaction contre ce principe délétère : réaction qui, comme l'a fort bien observé Cullen, imprime plus ou moins d'activité à la circulation ; de sorte que le pouls, après être tombé d'abord au-dessous de l'état naturel, s'accélère et s'élève. C'est chez ces individus d'un tempérament éminemment nerveux, que le camphre, quoique produisant des effets sédatifs très-marqués, agit cependant, comme l'a remarqué Murrai, d'une manière opposée à celle de l'opium, puisque celui-ci excite d'abord la circulation générale, tandis que le contraire a lieu par le camphre. Chez un très-petit nombre d'individus d'un tempérament irritable et pléthorique, ou dans lesquels les organes gastro-intestinaux sont dans un état d'inflammation ou d'irritation, le camphre produit une excitation plus ou moins prononcée de la circulation générale, dès le moment même où on l'emploie ; alors cette excitation primitive n'est suivie d'aucun effet sédatif. Le camphre, administré à dose suffisante pour empoisonner, jette un très-grand trouble dans les organes de la circulation et de la respiration, mais qui n'est que l'effet secondaire de l'impression produite sur le système nerveux. Le camphre introduit dans l'estomac ne passe pas dans le sang, d'après les expériences de Tiedmann et Gmélin. A l'ouverture des cadavres des animaux morts empoisonnés par le camphre, M. Orfila a trouvé les poumons injectés et gorgés de sang, à cause de l'obstacle que les convulsions générales opposaient à la circulation pulmonaire. Lorsque le camphre est injecté dans les veines, au lieu d'être introduit par la bouche, il tue promptement les chiens, comme l'a prouvé le professeur Orfila par ses expériences.

C'est principalement sur le système nerveux que le camphre exerce son action; mais, comme tous les médicàmens qui agissent plus particulièrement sur cet appareil, ses effets sont très-variables, suivant le degré d'excitation dans lequel se trouvent ces organes au moment où on l'administre. Si le système nerveux est très-mobile, très-irritable, et que le camphre soit surtout donné de suite à forte dose, il excite quelquefois des spasmes, des lipothymies, des vomissemens, des convulsions, des sueurs froides accompagnées de la pâleur de la face et de la petitesse et de la concentration du pouls. Il est pour certains individus un véritable poison, même à petite dose, comme le prouve l'exemple si connu de l'expérimentateur Alexandre, qui, après avoir avalé un scrupule seulement de camphre, fut pris d'ardeur à l'estomac, de ralentissement du pouls, de vertiges, d'ivresse, de frissons, de pâleur du visage. Huffeland rapporte l'exemple d'une jeune fille de cinq ans, chez laquelle dix grains de camphre produisirent à peu près les mêmes effets que chez l'expérimentateur anglais. Collin et plusieurs autres praticiens ont observé que le camphre donné par la bouche ou en layement provoquait quelquefois des syncopes, des vertiges, des spasmes et du délire chez des malades qui ne paraissaient point disposés à ces accidens par la nature de leur maladie. Enfin les animaux empoisonnés par le camphre succombent dans de violentes convulsions. Mais, quoique le camphre porté à haute dose provoque évidemment, dans certains cas, des mouvemens nerveux très-marqués, et souvent même des convulsions, il n'en est pas moins constant que, dans beaucoup d'autres, il calme les convulsions hystériques, et diminue, dans certaines fièvres ataxiques, les soubresauts des tendons et le délire. Le camphre en friction ou en fumigation a un effet sédatif encore plus prononcé dans certains rhumatismes chroniques ou aigus, et même dans quelques névralgies.

Quant aux effets du camphre sur les organes des sécrétions, ils sont beaucoup moins bien constatés que ceux qu'on observe sur le système nerveux. On a beaucoup parlé de l'action diaphorétique de ce médicament; je n'ai jamais eu occasion de l'observer ni dans l'état de santé, ni dans l'état de maladie; il m'a paru seulement qu'en calmant les spasmes et les mouvemens nerveux ataxiques qui coïncident souvent avec la sécheresse de la peau, l'usage du camphre était quelquefois suivi d'une moiteur à la peau, qui ne peut être, comme la propriété laxative que quelques auteurs lui ont attribuée, que le résultat secondaire d'un changement favorable et d'une amélioration dans l'état du malade. On a prétendu que le camphre s'échappait par la transpiration; je n'ai pu constater cette observation; mais l'odeur que répandent les malades qui font usage du camphre dépend souvent, à ce qu'il m'a paru, des émanations qui s'échappent par la bouche, et qui se conservent d'autant plus long-temps, que le camphre a été introduit en substance dans l'estomac.

Le camphre n'agit point directement sur les reins; il n'apporte aucun changement dans la sécrétion de l'urine, et ne lui communique point son odeur; mais néanmoins il calme les ardeurs d'urine qui dépendent de certaines irritations portées sur le col de la vessie.

En résumant les propriétés immédiates du camphre, on voit qu'il ne se rapproche des tempérans que par des effets purement locaux, une action réfrigérante sur la peau non ulcérée et sur toutes les membranes muqueuses qui sont en communication directe avec l'air, et une impression sur les organes salivaires, qui rend la salive plus douce et plus abondante. Pour toutes les surfaces muqueuses, qui ne sont point frappées par l'air, c'est un excitant léger, et dont l'action purement locale n'a aucune influence sur la circulation générale, à moins qu'il ne soit donné à très-forte dose, ou que les organes sur lesquels on l'applique directement ne soient déjà phlogosés ou irrités. Dans ces deux cas, il enflamme, il ulcère l'estomac. Dans toute autre circonstance, il agit d'abord comme sédatif sur le système nerveux; il calme la douleur, porte au sommeil, et ce n'est qu'à haute dose qu'il devient irritant, à cause de la réaction que détermine son principe délétère. Il est donc ou calmant ou irritant, suivant la manière dont on l'emploie, et l'état des organes sur lesquels on l'applique. La médication qu'on produit avec le camphre est une espèce de médication mixte, narcotico-stimulante, composée de deux séries successives d'effets qui semblent opposés. On conçoit maintenant pourquoi le camphre peut être utile ou nuisible, suivant les circonstances et la manière dont on l'administre, pourquoi ce médicament, dont on a beaucoup trop abusé, paraît souvent infidèle et tromper l'attente du médecin, et pourquoi enfin il est nécessairement très-variable dans ses effets, comme toutes les substances vénéneuses qui ont une action directe sur le système nerveux. Il ne doit donc être mis en usage qu'avec beaucoup d'attention et de réserve.

Voyez, pour les propriétés délétères du camphre, l'article POISON.

De l'emploi du camphre dans les maladies.—On a beaucoup préconisé les avantages du camphre dans une foule de maladies différentes, mais particulièrement dans les phlegmasies et les névroses. Il est quelquefois utile dans les inflammations de la peau. On fait usage de ses propriétés refrigérantes et sédatives, en l'appliquant, soit en poudre pure, ou mélangé avec l'amidon ou la fleur de sureau, soit sous forme de liniment dans les érysipèles, la variole confluente, la brûlure au premier degré. Le camphre, dans ces différentes inflammations, diminue la chaleur locale, la douleur, et facilite la résolution. On l'emploie avec succès dans les inflammations gangreneuses de la peau, et dans les ulcères de mauvais caractère. Il a l'avantage de neutraliser les émanations fétides presqu'aussi bien que le charbon et le chlore, et il jouit en outre d'une propriété excitante, très-faible, à la vérité, par lui-même, mais qui devient beaucoup plus énergique, lorsqu'il est dissous dans l'alcohol ou dans quelques teintures toniques ou excitantes. On se sert quelquefois de la solution nitrique de camphre, improprement désignée dans certains ouvrages sous le nom d'huile de camphre, et qu'il faut bien se garder de confondre avec la solution de camphre dans l'huile. L'acide nitrique, concentré dans cette préparation, agit seul, et sert à cautériser les ulcères calleux ou de mauvais caractère; le camphre n'est, dans cette solution, qu'une substance accessoire et inutile. On emploie les gargarismes camphrés dans la stomacace et dans les inflammations couenneuses et gangreneuses du pharynx ; ils remédient à la fétidité de l'haleine qui accompagne ces maladies, et contribuent à rendre la bouche fraîche et plus humide.

Les professeurs Marjolin, Recamier et Roux ont constaté par plusieurs observations les bons effets du camphre dans les engorgemens inflammatoires des mamelles, connus sous le nom de poil. Ils ont observé que des onctions faites sur les parties malades avec un jaune d'œuf fortement camphré, calmaient la douleur, et favorisaient la résolution de l'inflammation. Le camphre, administré à l'intérieur en lavemens ou de tout autre manière, produit les mêmes effets, en s'opposant à la sécrétion du lait dont l'afflux continuel est une des causes qui retarde le plus la résolution de ces espèces d'engorgemens. On avait déjà depuis long-temps recommandé l'usage intérieur du camphre avec le nitre ou l'acétate d'ammoniaque dans la galorrhée. Il semble en effet que cette substance médicamenteuse tarisse le lait, en émoussant et paralysant l'orgasme mammaire, à la manière dont elle agit sur les spasmes. Le camphre et les plantes qui en contiennent une certaine quantité pourraient donc être considérés comme de véritables antilaiteux ; cependant nous n'en avons pas parlé à cet article, parce que cette propriété ne nous a pas encore paru constatée par un assez grand nombre d'expériences.

Le camphre est nuisible dans la plupart des phlegmasies des organes intérieurs, et surtout dans les phlegmasies gastro-intestinales. Sa propriété excitante, quoique plus faible que ne le pensaient quelques praticiens, se manifeste alors d'une manière très-évidente. Aussi doit-il être presque toujours proscrit, au moins à l'intérieur, dans le plus grand nombre des fièvres ataxoadynamiques graves, qui sont pour la plupart accompagnées d'inflammation d'une partie du canal intestinal. Plusieurs faits rapportés par M. Leverdays, dans une *thèse inaugurale*, prouvent en effet que le camphre, dans ces maladies, a souvent augmenté l'agitation fébrile et le délire. Il est vrai que, dans d'autres cas où l'inflammation gastro-intestinale était très-légère, l'emploi de ce médicament donné à petite dose a paru calmer et améliorer l'état du malade, comme l'a observé Callisen dans une épidémie de fièvres bilieuses. Mais il est toutefois certain que les avantages douteux qu'on a pu quelquefois obtenir de l'usage intérieur du camphre dans plusieurs cas de fièvre ataxique, n'est pas à mettre en balance avec les mauvais effets qu'il a souvent produits. La propriété qu'il a d'humecter la langue, lorsqu'elle est sèche et crevassée, en a quelquefois imposé et fait croire à une action réfrigérante sur tout l'appareil gastro-intestinal, tandis que cet effet est purement local. Aussi ai-je entièrement renoncé à le donner intérieurement dans la plupart des fièvres de mauvais caractère. Je me contente de l'employer en frictions seulement le long du rachis, lorsque les symptômes ataxiques prédominent. Je l'associe même quelquefois dans ce cas avec l'opium et l'éther.

J'ai cru reconnaître que, par cette méthode, j'obtenais l'effet sédatif du camphre, sans aucun mélange d'irritation sur les organes gastro-intestinaux. M. Leverdays préfère aux linimens camphrés les frictions sèches faites avec un sachet de toile forte, rempli de camphre. Quoique le camphre réussisse rarement dans les phlegmasies pulmonaires, on l'a néanmoins recommandé dans les péripneumonies et les catarrhes pulmonaires ataxiques. Il paraît utile alors pour combattre les symptômes nerveux.

On a beaucoup vanté les propriétés excitantes et diaphorétiques du camphre dans les varioles et les rougeoles, lorsqu'elles s'accompagnent de symptômes ataxiques, de sécheresse à la peau, et que l'éruption se développe d'une manière lente et incomplète ; mais si la difficulté de l'éruption est due à la dérivation produite par une phlegmasie latente, une péripneumonie ou une entérite (ce qui est le cas le plus ordinaire), le camphre ne peut être alors que nuisible. Si au contraire les symptômes d'adynamie et d'ataxie qui se manifestent sont le résultat d'une débilité réelle, et ne dépendent point d'une phlegmasie latente, le camphre seul est alors un moyen trop faible, et sur lequel on ne doit point compter. Je l'ai toujours employé dans ce cas concurremment avec des vésicatoires et du quinquina, auxquels j'ai plus volontiers accordé les honneurs du succès. Je ne puis donc rien affirmer de positif sur les effets du camphre dans les varioles ataxo-adynamiques. Ce que je puis seulement assurer, c'est que le camphre ne convient pas plus dans toutes les adynamies franches que dans celles qui sont accompagnées de phlegmasie. La propriété sédative du camphre est en général d'autant plus prononcée, que l'individu est plus faible ; il augmente alors la prostration ; son action narcotique n'est évidemment utile dans les fièvres que pour combattre les symptômes ataxiques, et encore lorsque le délire est tranquille, et s'accomgagne seulement de soubresauts dans les tendons, ou de convulsions partielles ; il est nuisible lorsque le délire est furieux et le pouls très-fort et plein.

Les avantages des linimens camphrés, et surtout des fumigations de camphre dans les rhumatismes musculaires, fibreux et aponévrotiques, et même dans les sciatiques, ont été depuis long-temps reconnus par les praticiens ; le camphre produit alors en général un effet sédatif très-marqué. Ces succès ont été de nouveau constatés par les faits que M. Amable Chèze a rassemblés dans sa *thèse*. Cullen cite un cas qui prouve que l'huile camphrée calme aussi les douleurs dans la goutte régulière; mais ce moyen a l'inconvénient de provoquer la rétrocession de cette affection articulaire.

Le camphre a été regardé comme une espèce de spécifique dans l'ischurie et la strangurie, qui reconnaissent pour cause l'irritation des cantharides; néanmoins plusieurs praticiens, particuliérement ceux d'Édimbourg, à la tête desquels se trouve Cullen, semblent lui contester cette propriété. Cette dissidence d'opinion dépend de ce qu'on a employé dans ce cas une méthode défectueuse pour l'administration du camphre. On a cru pouvoir prévenir l'irritation produite par les cantharides, en appliquant le camphre en même temps que les épispastiques. D'après la méthode écossaise, on humecte les vésicatoires avec l'huile de camphre; mais cette huile est plutôt absorbée par l'emplâtre que par la peau. En Allemagne, en France et dans une partie de l'Europe, on saupoudre les vésicatoires avec du camphre. Dans cette méthode, le camphre s'agglomère par petites masses entre l'emplâtre et la peau, et s'oppose d'une part à l'action des cantharides dans les points où il est en grande quantité, et de l'autre n'est pas même absorbé, non-seulement parce qu'il est à l'état solide, mais aussi parce que l'excitation produite par les cantharides s'oppose à l'absorption de la peau. Aussi a-t-on vu plusieurs fois l'ischurie survenir à la suite de l'application des vésicatoires saupoudrés de camphre ou humectés avec l'huile camphrée. Mais si, lorsque l'irritation vésico-urétral produite par les cantharides s'est manifestée, on emploie le camphre en frictions ou en linimens sur les cuisses et sur le ventre, comme le recommande le docteur Chrestien, ou en lavemens, ou en pilules, ou sous forme d'émulsions ou de potions avec ou sans nitre; alors son action n'est plus douteuse : il calme évidemment la strangurie, comme le constatent un grand nombre de faits. Convaincus de cette vérité, plusieurs praticiens ont pu même donner sans inconvénient les cantharides à l'intérieur, en les associant avec le camphre. Werlof les administrait ainsi dans l'hydrophobie, mais d'ailleurs sans aucun succès.

L'action sédative du camphre sur l'appareil vésico-urétral n'est point particulière à l'irritation produite par les cantharides. On remarque qu'il produit les mêmes effets, lorsqu'une affection rhumatismale dartreuse ou gonorrhoïque irrite ces parties, pourvu qu'elles ne soient pas dans un état d'inflammation considérable.

L'expérience atteste en effet que le camphre, administré de différentes manières et à assez forte dose, diminue la tendance aux érections dans les différentes espèces de gonorrhée, quelle qu'en soit la cause. C'est sans doute en calmant ainsi les irritations différentes portées sur l'organe vésico-urétral, qu'il émousse quelquefois les désirs vénériens sollicités fréquemment par la réaction de ces causes irritantes sur les organes génitaux. Que le camphre agisse alors comme sédatif des organes excréteurs de l'urine seulement, ou qu'il se porte aussi sur ceux de la génération, il n'en est pas moins certain qu'il a paru quelquefois calmer des priapismes, et même la fureur utérine. M. Alibert en cite un exemple assez remarquable.

C'est dans les spasmes et les névroses qu'on a principalement employé le camphre. Le professeur Hallé a remarqué que cette substance, unie au nitre et donnée à doses réfractées entre deux accès de fièvre intermittente, prévient les horripilations et les frissons du paroxysme. Il agit alors comme anti-périodique, à la manière de l'éther et de l'opium. Le camphre est surtout recommandable dans les spasmes du pharynx et de l'œsophage. Hoffman, Collin et beaucoup d'autres praticiens l'ont employé dans ce cas avec beaucoup de succès. M. Orfila rapporte, d'après M. Edwards, l'exemple d'une constriction très-douloureuse du sphincter de l'anus, qui céda à des lavemens de camphre, après avoir déterminé des symptômes d'empoisonnement.

Plusieurs praticiens, Tissot et Werlof ont conseillé le camphre dans l'épilepsie. Je l'ai employé sur sept enfans jusqu'à la dose de deux gros et demi, en pilules, en potions, suspendu dans la gomme ou dissous dans l'acide acétique. Je n'ai pas même remarqué qu'il retardât quelquefois les accès, comme l'avait observé Cullen; il ne m'a pas paru mieux réussir dans la chorée. Quelques exemples sembleraient prouver qu'il peut être utile dans l'hystérie; mais cependant il arrive souvent que l'odeur seule du camphre, comme celle de l'éther, provoque chez quelques individus des convulsions hystériques: dans ce cas, les autres antispasmodiques comme l'assa-fœtida sont préférables.

On a beaucoup plus particulièrement recommandé le camphre dans la manie. Le docteur Kinneir rapporte quatre exemples de guérison par le moyen de ce médicament. William Prefect en cite un; on en compte aussi plusieurs en Allemagne. Notre confrère le docteur Esquirol a de son côté constaté les grands avantages de ce médicament. Voici le résultat de ses observations, qu'il a bien voulu me communiquer. Un élève en médecine maniaque depuis plusieurs mois avec accès de fureur n'avait éprouvé aucun soulagement des moyens employés. M. Esquirol lui prescrivit un gros de camphre et un demi-gros de sel de nitre divisés en douze doses et administrés de deux heures en deux heures dans les vingt-quatre heures. Dès le lendemain le pouls, qui, avant l'emploi du camphre, donnait cent pulsations était tombé à quatre-vingts; le quatrième jour il était lent et faible, le malade délirait beaucoup moins; huit jours après il s'est développé une éruption cutanée anomale qui a signalé la convalescence. Le malade, rendu à sa famille, est devenu depuis un médecin distingué. La dissolution du camphre dans l'acide acétique a surtout réussi à M. Esquirol dans la manie hystérique. Il a donné à plusieurs femmes aliénées de la Salpêtrière un gros de camphre dissous dans deux onces de vinaigre radical et administré par cuillerées à bouche dans le cours de la journée. Trois jeunes filles atteintes de manie hystérique avec fureur devinrent calmes après cinq jours de l'emploi de ce moyen, mais le délire persistait encore; deux furent guéries après trois semaines, et une après un mois. Une dame sujette depuis dix ans à des accès de manie intermittente hystérique avec fureur avait des accès qui persistaient neuf à dix mois, et qui ne laissaient que deux à trois mois de rémission. Le camphre, à la dose d'un gros dans deux onces d'acide acétique, et étendu dans une infusion aromatique, fut donné un mois après l'invasion du onzième accès. Dès le lendemain la malade fut calme; le troisième jour on cessa la solution, parce qu'elle était tombée dans l'affaissement; trois jours après l'accès était terminé. Après huit mois d'intermission un douzième accès éclata; huit jours après une parente de la malade donna, sans l'avis de M. Esquirol, un gros de camphre dans deux onces d'acide acétique en une seule dose et sans l'étendre dans aucun véhicule : il en résulta un véritable empoisonnement; le délire cessa. La malade eut une gastrite chronique qui ne se dissipa qu'après plusieurs mois. Elle n'eut point d'accès de manie les deux années suivantes; mais elle en a eu depuis qui ont été irréguliers dans leur retour, et qui n'ont duré qu'un mois à un mois et demi.

Le camphre est un des médicamens dont on fait le plus d'usage tant à l'extérieur qu'à l'intérieur. On l'emploie sous forme solide, en poudre ou en pilules, et plus souvent sous forme liquide, et

alors on le suspend dans les huiles, le jaune d'œuf, les mucilages ;
on le dissout dans l'alcohol, les éthers, les acides nitrique et acétique ; on l'administre ensuite sous la forme de potion, de garga-
risme, de collyre, de liniment, de lotions, de frictions, de lavemens. On le donne à l'intérieur depuis la dose de douze grains
jusqu'à celle d'un ou deux gros dans les vingt-quatre heures ; Collin
a même été jusqu'à une demi-once. On peut l'employer dans des
proportions beaucoup plus considérables à l'extérieur, soit sous
forme liquide, soit en vapeurs.

On associe souvent ce médicament avec d'autres, lorsqu'on veut
produire des médications mixtes. On mélange le camphre et le
quinquina en poudre, ou on dissout ces deux substances dans des
menstrues spiritueuses, lorsqu'on veut obtenir une médication tonique, ou excitante, ou antipériodique ; on le combine avec l'éther
ou l'assa-fœtida ou d'autres antispasmodiques, lorsqu'on veut seulement ajouter à sa propriété sédative. Lorsqu'on l'associe avec
l'acétate d'ammoniaque, il détermine une médication diffusible
et diaphorétique ; il ajoute à la propriété calmante de l'opium :
c'est à la combinaison du camphre et de l'opium que sont dus
les effets du baume tranquille. Il est combiné avec des excitans
alcalins et aromatiques dans le savon camphré connu sous le nom
de baume opodeldoch. On avait attribué au mélange du camphre
et d'onguent mercuriel la propriété de prévenir la salivation. Les
observations de M. Despaturaux à cet égard n'ont pas été confir-
mées par celles de M. Cullerier.   (GUERSENT.)

CAMPHRÉE, s. f., *camphorata*. La camphrée de Montpellier
(*camphorosma monspeliaca*, L.) est une petite plante soufrutes-
cente très-commune dans les lieux secs et stériles de toutes les
provinces méridionales de la France. Les botanistes l'ont placée
dans la famille des Chénopodées et dans la tétrandrie monogynie.
Toute la plante est velue et de couleur blanc cendré ; sa tige
s'élève à environ un pied ; elle est couverte de petites feuilles
subulées, étroites, longues seulement de trois à quatre lignes, et
à son sommet se trouve un épi de petites fleurs axillaires. La camphrée, ainsi que l'indique son nom, a une odeur forte et aromatique analogue à celle du camphre ; sa saveur est âcre, chaude et
légèrement amère. Elle détermine dans l'économie les effets des
médicamens stimulans : aussi l'employait-on autrefois comme sudorifique dans le rhumatisme et les éruptions cutanées chroniques ;
comme excitante dans la dernière période des catharres pulmo-

naires peu intenses. Plusieurs médecins en ont également fait usage pour activer l'écoulement des règles ou l'action sécrétoire des reins. Cependant aujourd'hui la camphrée est rarement employée en médecine. Lorsque l'on veut s'en servir, on verse une pinte d'eau bouillante sur deux gros de sommités de camphrée, ou bien on les fait digérer dans une égale quantité de vin blanc.

(A. RICHARD.)

CANAL, s. m., *canalis*, *ductus*. Conduit ou tuyau que traversent soit le sang, soit d'autres liquides, et, par extension, cavité allongée et plus ou moins régulièrement arrondie, creusée dans un os ou formée par la rencontre de plusieurs, ou même par des parties molles continues ou simplement contiguës, et remplie par des vaisseaux, des nerfs, du tissu cellulaire, etc. : *canal artériel*, *veineux*, *thoracique*, *canaux excréteurs*, *canal dentaire*, *carotidien*, *sous-orbitaire*, *nasal*, *vertébral*, *médullaire*, *inguinal*, *crural*, etc. *Voyez* ces mots.   (A. BÉCLARD.)

CANARD, s. m., *anas*. On appelle canard un oiseau de l'ordre des palmipèdes, et de la famille des serrirostres, lequel, de même que tous les animaux domestiques, offre une foule de variétés de forme et de couleurs dans les basses-cours, où nous l'élevons pour l'usage de nos tables. Les ornithologistes, qui le reconnaissent à ses pieds aurores, à son bec jaune, au beau vert changeant des plumes de la tête et du croupion des individus mâles, le nomment, avec Linnæus, *anas boschas*. La chair des canards est un aliment recherché en général ; mais elle jouit de propriétés assez différentes, suivant que ces animaux sont morts paisiblement sous le couteau du cuisinier qui les retenait captifs, ou sous les coups du chasseur qui les poursuit dans les marais où ils vivent à l'état sauvage. Ces derniers ont une saveur forte, et une odeur prononcée de venaison que l'on ne retrouve pas dans les premiers au même degré. Ceux-ci, au reste, sont moins savoureux, moins excitans, et ne conviennent qu'aux personnes qui ont un estomac robuste. Quant aux œufs des canes, on les mange comme ceux des poules ; ils ont les mêmes qualités, et peuvent être employés dans les préparations pharmaceutiques où l'usage de ceux-ci est indiqué. Ce n'est point là d'ailleurs le seul cas où l'on ait prétendu tirer parti du canard pour la thérapeutique ou la pharmacie. Sa graisse entrait dans l'onguent pectoral et dans l'onguent fortifiant de la pharmacopée de Lémery. Son sang, qu'on a regardé comme un puissant alexipharmaque, a été conseillé autrefois contre la morsure de la vipère, à la dose d'un gros ou deux dans un verre de vin chaud.   (HIP. CLOQUET.)

CANCER, s. m., *cancer.* Il est extrêmement difficile de donner une définition du cancer qui puisse faire connaître la nature intime ou l'essence de cette maladie. Néanmoins dans l'état actuel de la science, et d'après de nombreux faits observés sous les rapports cliniques et anatomiques, nous croyons pouvoir considérer le squirrhe comme une induration produite par l'exhalation et le séjour d'une matière concrescible dans les alvéoles de nos tissus, par suite d'une irritation; les ulcères carcinomateux, la matière cérébriforme, le fongus hématode, le sarcome médullaire, etc., comme la dégénérescence produite par une inflammation secondaire qui détermine la fonte des tissus qui existaient déjà dans une condition morbide.

L'exposition des opinions qui ont été émises sur la nature du cancer paraît d'abord plus curieuse qu'utile, et convenir mieux dans une histoire de la science que dans un ouvrage où l'on ne doit chercher et ne trouver que des vérités pratiques ou des idées sages et en harmonie avec le perfectionnement des sciences physiques, chimiques et physiologiques. Mais dans les opinions qui paraissent être les plus paradoxales et les plus éloignées des théories régnantes, on découvre toujours des idées qui expriment un état ou un effet de la maladie, et que l'observation seule a pu faire concevoir. L'histoire de la science, considérée sous le rapport des analogies des opinions les plus dissemblables de prime abord, démontrerait peut-être que l'esprit humain roule dans un cercle étroit, et que dans les opinions dissidentes, il y a peut-être plus d'apparence que de réalité dans les oppositions.

Hippocrate ayant observé que les femmes tristes et mélancoliques, dont les règles fluaient difficilement, étaient fréquemment affectées de cancer, crut devoir placer la cause de cette maladie dans l'atrabile ou levain corrupteur qui fermente dans les humeurs. Galien, Celse, Arétée, et la plupart des anciens, adoptèrent les idées du père de la médecine, et ne firent que les développer. Suivant Lieutaud, une humeur mélancolique détermine souvent chez les femmes de 45 à 50 ans la formation du cancer.

Ambroise Paré attribuait cette maladie à une humeur maligne et rongeante; il comparait son action à celle qu'exercerait sur les tissus organiques un crabe de mer. La nature de la douleur avait pu contribuer à faire donner à la maladie le nom qu'elle porte; cependant, suivant certains auteurs, c'est plutôt parce que dans cette affection les ulcères sont phagédéniques, et parce qu'on voit les tissus être détruits et comme dévorés successivement, que le nom de cancer lui a été imposé. D'après d'autres auteurs, c'est parce que les veines variqueuses qui sont sur la tumeur la font ressembler à un crabe ou écrevisse de mer, dont le nom latin est *cancer*, et le nom grec καρκῖνος, que la maladie est, dans beaucoup d'ouvrages, nommée tantôt *cancer*, et tantôt *carcinome*.

Lapeyronie, Petit, Quesnay, etc. ont prétendu que dans le cancer la lymphe s'épaississait et se convertissait en une sanie rongeante. M. Pelletan pense aussi que le cancer résulte de l'altération, de l'épaississement et de la concrétion de la lymphe dans la partie affectée.

Depuis la découverte des vaisseaux lymphatiques, on a rapporté aux altérations de la lymphe la plupart des maladies. De nos jours encore nous entendons beaucoup de médecins appeler maladies lymphatiques des affections très-peu connues, et dont le siége n'est nullement déterminé. Qu'entendent-ils par lymphe? veulent-ils désigner l'humeur contenue dans les vaisseaux absorbans? Elle n'a pas été assez étudiée sous les rapports chimique, physiologique et anatomique, et les vaisseaux absorbans eux-mêmes, leur mode d'origine dans les tissus, sont trop peu connus pour pouvoir baser une théorie sur des connaissances aussi imparfaites. Mais si nous exigions moins de rigueur et de précision chez nos devanciers, peut-être pourrions-nous reconnaître qu'ils avaient plutôt le sentiment que la démonstration de la vérité, et qu'ils ont attribué au système lymphatique ce qui appartient au système capillaire exhalant.

Sœmmerring a cherché à reconnaître les affections dépendantes des tissus des vaisseaux lymphatiques et de la lymphe elle-même; regrettons qu'un observateur si rigoureux et si profond se soit borné à exposer les recherches et les observations des autres, sans employer ses propres moyens d'investigation, qui, appliqués à l'étude du cancer, en auraient probablement fait découvrir le siége et la nature.

Ledran rapporte aussi au vice de la lymphe la production du cancer; il croit que cette humeur peut engendrer la maladie, indépendamment des causes locales, telles que les coups, les chutes,

ou indépendamment des causes générales, telles que la suppression ou la cessation des règles. Suivant Vigaroux, la lymphe est la
cause matérielle des tumeurs squirrheuses; mais il doit exister des
causes antécédentes ou des dérangemens particuliers qui retardent
ou arrêtent le mouvement progressif de cette humeur dans ses
vaisseaux. Le squirrhe et le cancer sont la même maladie; mais
le dernier est toujours précédé du squirrhe.

Le squirrhe des mamelles est, d'après Chopart et Desault, la
conséquence de la stase de la lymphe dans ses vaisseaux, par
l'éréthisme ou l'atonie des solides, à la suite de coups, de chutes,
de compression, etc.

Crawfort admet dans la production du cancer l'existence d'un
gaz analogue au gaz hydrogène sulfuré; il croit qu'il s'unit à
de l'ammoniaque, et il compare la production du cancer à celle
des altérations dépendantes de la putréfaction. Peyrilhe ne veut
point de diathèse primitive, mais il fait dépendre la maladie d'un
mouvement spontané, par lequel toutes les humeurs extravasées,
dans les engorgemens glanduleux, sont transformées en un ichor
putride, âcre et corrosif. Benj. Bell repousse l'idée de la présence
d'un fluide âcre, et il considère les accidens externes comme pouvant produire la maladie, car dans ces circonstances il se forme
une matière aussi âcre que celle du cancer. Il apporte pour preuve
l'exemple des ulcères qui prennent accidentellement un mauvais
caractère, et qui sécrètent une liqueur corrosive dont on ne peut
pas admettre l'existence primitive dans le sang. Une lésion, dès
l'origine de la maladie, dans la continuité des tissus affectés, est,
d'après Ponteau, la cause première. Il dit qu'un coup reçu dans
une partie aussi délicate que le sein occasionne, outre une vive
douleur, la rupture d'un nombre plus ou moins grand de petits
vaisseaux, et que par ces déchirures s'échappent le sang et les autres
liqueurs qu'ils contiennent, d'où naissent les taches d'un rouge-
violet qui accompagnent les contusions. Le sang épanché hors de
ses vaisseaux se dissout, devient âcre, irrite les filets nerveux autour desquels il se répand, et fait naître une tumeur d'abord fort
petite, mais qui, par une succession de temps, acquiert beaucoup
de dureté et de volume.

Une dernière opinion sur laquelle nous nous arrêterons quelques instans pour la discuter, est celle d'un auteur anglais qui
fait dépendre le cancer de l'existence de vers hydatides dans la
tumeur morbide. Adams a cherché à renouveler, dans ces der-

niers temps, une idée déjà conçue et publiée par son compatriote
Hunter. Ils croient l'un et l'autre que le cancer dépend d'un ver
globuleux, qu'ils nomment hydatide cancéreuse (*hydatis carci-
nomata*). Elle est composée du kyste et du fluide qu'il contient ; les fongosités cancéreuses ne sont que des appendices de
l'animal. Les fongosités, pour la formation desquelles l'hydatide
excite les parties adjacentes, sont produites, suivant Adams, pour
protéger le ver vivant contre l'influence maligne qu'exercerait
sur elle la suppuration des parties voisines enflammées, ou produite par la destruction des hydatides qui viennent à mourir.
C'est pour cette raison que dans un sein atteint de cancer depuis peu de temps, on ne découvre point de fongosités ; elles se
forment plus tard, recouvrent l'hydatide, et produisent des saillies sous la peau. Lorsqu'une couche d'hydatide périt, la couche
de fongosité qui leur correspond commence à suppurer, et après
que cette suppuration en a produit la fonte, les hydatides sous-
jacentes meurent. La suppuration est toujours lente, et si tous
les débris des hydatides sont détruits, la surface se déterge et
se dispose à la guérison. S'il existe de petites hydatides dans le
voisinage, des fongosités croissent de nouveau pour les recouvrir.
Ces animaux paraissent se renouveler d'une manière très-rapide,
et leur vie est toujours très-bornée. De là résulte la différence
qu'on observe dans les tumeurs cancéreuses qu'on met à découvert. Ces vers vésiculaires restent dans un état de torpeur jusqu'au moment où ils commencent à se multiplier.

Adams admet trois espèces d'hydatides dans les parties cancéreuses : 1° L'hydatide ordinaire, remplie d'un fluide aqueux ou
sanguinolent ; ses parois, ainsi que les fongosités, sont très-
fermes, et parfois leur dureté égale celle de certains cartilages.
2° L'hydatide gélatineuse, dont le sac contient un liquide gélatineux. Celle-ci est, suivant notre auteur, la véritable hydatide du
cancer, et une couche fongueuse l'enveloppe. 3° L'hydatide sanguine ; elle renferme un fluide sanguin ; sa couche fongueuse est
molle et pénétrée de beaucoup plus de sang.

Il ne manque à cette théorie que de reposer sur la vérité ; l'examen des tumeurs squirrheuses, cancéreuses, carcinomateuses, n'a
jamais laissé apercevoir aux observateurs rien qui ressemblât à des
animaux. On rencontre souvent dans les seins cancéreux, et beaucoup de chirurgiens en ont fait la remarque, des cellules ou de
petits kystes contenant des fluides variés, mais qu'il ne faut pas

confondre avec des vers vésiculaires. Une circonstance qui suffit
pour établir la différence, c'est que ces petits kystes ne sont
jamais circonscrits ou isolés de toutes parts, et l'on voit des vaisseaux qui s'y rendent pour établir la communication avec les
tissus adjacens. Burns déclare qu'il n'a jamais rien vu qui pût être
regardé avec fondement comme une hydatide. Himly affirme que
dans toutes les recherches qu'il a faites sur le cancer du sein, de
l'utérus, des lèvres, de l'œil, etc., il n'a point reconnu d'organisation animale indépendante, ou rien qu'on pût comparer à des
vers. Nous avons insisté sur cette particularité, parce qu'il est
une apparence qui a pu en imposer à Adams, et fournir trop facilement carrière à son imagination. En effet, il n'est pas rare de
découvrir dans la circonférence des tumeurs squirrheuses ou cancéreuses du sein, des kystes séreux contenant des fluides variés,
et le plus souvent une matière visqueuse, albumineuse, séreuse,
ou une matière ressemblant à de la gélatine demi-coagulée.

Suivant nous, et notre opinion s'est formée d'après l'examen
et la dissection d'un grand nombre de cancers dans tous les tissus,
la structure, les fonctions, la position des organes, peuvent
bien influer sur la fréquence relative de l'affection cancéreuse
parmi eux ; mais nous pouvons assurer qu'aucun tissu n'est
exempt de ce genre d'altération de même qu'aucun tissu n'est
exempt de l'inflammation. Chaque tissu peut offrir le cancer, soit
primitivement, soit consécutivement ; et la distinction, établie
par quelques pathologistes, en altérations organiques primitives
dans certains systèmes anatomiques, et consécutives dans d'autres,
est tout-à-fait fausse à l'égard du cancer.

Nous considérons le cancer comme succédant toujours à une
irritation ou à une inflammation, et ne pouvant pas se développer sans que l'un de ces deux états ait précédé. Qu'une cause
irritante quelconque agisse à un degré modéré sur une surface
plus ou moins étendue d'un tissu organique, qu'arrivera-t-il ?
Il y aura augmentation de l'activité vitale dans cette partie ; le sang
arrivera en plus grande quantité dans les vaisseaux, les réseaux
capillaires seront distendus, et les vaisseaux exhalans laisseront
échapper dans les mailles du tissu une humeur concrescible. Si
l'engorgement est peu considérable, si la méthode curative est
appropriée, l'afflux humoral cessera bientôt, la congestion locale disparaîtra, et la matière coagulable sera reprise par les
vaisseaux absorbans. Dans le cas contraire, l'engorgement aug-

mentera, il se fera un accroissement de nutrition dans les parties voisines, et une exhalation de fluide albumineux semblable à celui des fausses membranes, dans le point où l'irritation aura été la plus vive. Ce premier degré, accompagné d'un état subinflammatoire, peut se dissiper entièrement, ou ne disparaître qu'incomplétement; et alors un noyau d'engorgement persister. C'est ce noyau qu'on observe dans les glandes, et particulièrement au sein, après que ces organes ont éprouvé une violence telle qu'une légère contusion, une compression, etc. La maladie est essentiellement locale, et il n'existe encore aucun effet sympathique. Si l'on a détruit la cause irritante, le produit de l'exhalation reste encore, et de sa résorption ou de sa non-absorption dépendra la fin de la maladie, ou la persistance d'un germe qui plus tard produira de graves accidens. La difficulté de la résorption de cette matière tient à sa plasticité, à la tendance qu'elle a d'unir les tissus les uns aux autres, d'oblitérer l'orifice des vaisseaux, et à sa tendance à s'organiser. Ces diverses circonstances n'ont pas suffisamment appelé et fixé l'attention des pathologistes. L'engorgement peut rester stationnaire pendant un temps très-long, et persister ainsi jusqu'à l'époque où l'organe devient le siége d'un travail particulier, dans lequel la vie doit changer de caractère, et son activité être modifiée ; ou bien la tumeur sera elle-même une cause d'irritation qui favorisera peu à peu l'augmentation de l'engorgement.

Si, par un accroissement de vie et de nutrition dans cet organe, ou si, par une cause accidentelle interne ou externe, et le plus souvent c'est la dernière, une inflammation s'empare de la partie, elle la trouve dans des conditions défavorables, soit à une résolution, soit à une suppuration de bonne nature, et bientôt les parties se désorganisent. Lorsque le tissu affecté est superficiel, l'ulcération arrive promptement, et détruit successivement toute l'étendue de l'induration ; mais quand l'engorgement est profond, le passage de l'état organique à l'état inorganique s'opère de telle sorte, que le détritus est déposé dans un foyer, et constitue ce qu'on nomme *matière cérébriforme*, ou *fungus hæmatodes*, lorsque du sang s'épanche et se mêle à ce détritus, et lorsque les fongosités s'élèvent de quelques-uns des points où la liqueur albumineuse exhalée s'est organisée imparfaitement, et a produit de petits vaisseaux, ainsi qu'on en voit se former dans les fausses membranes et sur les ulcères fongueux. Dans ces états successifs, nous voyons tout ce qui appartient à l'induration, au squirrhe, au cancer, ainsi qu'à toutes ses variétés, telles que le carcinome, le fongus hématode, les tumeurs encéphaloïdes; car ces altérations et ces dégénérescences proviennent toutes d'une inflammation antérieure.

Lorsque la partie affectée présente une nutrition trop forte, la tumeur s'accroît, soit par la continuation de l'exhalation d'une *lymphe coagulable* ou *lymphe plastique* des auteurs anglais, soit par la production d'une masse adipeuse, tantôt jaune et dense, tantôt blanche, presque diffluente, et qui, parfois presque liquide, distend les poches du tissu adipeux, et produit des espèces de kystes séreux, que des chirurgiens ont pris pour de véritables hydatides.

Par un effet de cet excès de nutrition, quelques parties de la tumeur se transforment en cartilages ou en os; dans d'autres points, des vaisseaux capillaires se développent, et produisent un fongus.

Une analyse anatomique soignée et exacte nous convainc pleinement, en nous démontrant la composition dont nous venons de parler. La dureté des parties est en rapport avec la quantité de la *lymphe coagulable* épanchée. Il y a cependant des différences; mais elles dépendent de la structure naturelle de l'organe affecté, de la rapidité du développement de la maladie, du temps écoulé depuis son commencement.

Le premier degré de la maladie est la période d'induration ou de squirrhe. Nous ne remarquons point de sensibilité plus forte, et une pression légère n'y développe pas ou que très-peu de douleur; on pourrait même dire qu'à cette époque le sentiment dans la partie affectée est obtus ; mais il faut bien distinguer la sensibilité quelquefois plus vive de la peau dans le point correspondant à l'engorgement avec celle de l'engorgement lui-même. Cette sensibilité augmentée de la peau est l'effet de la pression qu'elle a supportée entre la tumeur et les vêtemens. Ce n'est qu'après avoir exercé quelque temps une compression, ou même lorsqu'on a cessé de comprimer, qu'une douleur sourde et profonde se fait sentir dans l'induration. Cependant la sensibilité est augmentée dans la partie squirrheuse, ou elle est réveillée par la pression, lorsque l'engorgement a son siége sur le trajet de cordons ou de plexus nerveux.

L'expérience apprend que de véritables squirrhes, lorsqu'il

ne survient pas un travail inflammatoire et lorsque la maladie ne réside pas dans un organe essentiel à la vie, peuvent rester pendant long-temps, et même pendant toute la vie, sans causer de trouble dans l'économie animale. Dans les glandes mammaires ces engorgemens squirrheux peuvent demeurer stationnaires, jusqu'à l'époque de la cessation des menstrues. Alors les changemens s'opèrent dans la vitalité des mamelles et de l'utérus, organes liés ensemble par d'étroites sympathies, et appartenans à la même fonction.

Le squirrhe est pour nous d'une nature identique à l'induration ou aux callosités qui compliquent quelquefois les plaies et les fistules. Il dépend, ainsi que nous l'avons dit, du dépôt d'une *lymphe coagulable*, ou liqueur albumineuse très-concrescible dans les mailles des tissus, et il se développe dans tous. Ses caractères anatomiques sont d'offrir une tumeur dure, résistante sous l'instrument qui la divise, blanchâtre et composé de deux parties distinctes : l'une, fibreuse, dense, criant sous le bistouri, et visiblement organisée, composée de feuillets irrégulièrement disposés, le plus souvent parallèlement les uns aux autres, mais cependant traversés par d'autres lames, et formant ainsi des cellules dans lesquelles est contenue une substance plus ou moins transparente et d'apparence inorganique, dont la teinte varie, tantôt blanche, bleuâtre ou verdâtre, tantôt rougeâtre ou d'un brun très-clair, elle paraît évidemment être le produit d'une sécrétion; et adhère plus ou moins aux feuillets organisés; son aspect est luisant.

Le cancer est la seconde période des altérations organiques dont nous faisons l'histoire; il succède au squirrhe, et n'en diffère que parce que l'inflammation s'empare de la tumeur, et en produit la dégénérescence. La substance de la tumeur se ramollit, la matière inorganique devient diffluente, lactescente, ou semblable à la substance cérébrale étendue d'eau. Le ramollissement s'opère de dedans en dehors ou de dehors en dedans, l'inflammation gagne de proche en proche jusqu'à la peau qui se distend, s'amincit et s'ulcère; un fluide jaunâtre ou sanguinolent s'écoule, les bords de l'ulcère deviennent durs et se renversent. Si des fongosités s'élèvent de l'ulcération, quelques personnes nomment cette maladie un *carcinome*. Dans le squirrhe la douleur était nulle ou légère et profonde, tandis que dans le cancer elle précède l'ulcération, annonce le travail qui se fait; elle est lancinante, et lorsque l'ulcère est formé, le malade la compare à la morsure produite par un animal.

Le carcinome de quelques pathologistes, le *fungus hœmatodes* de Wardrop, le *sarcome médullaire* d'Abernethy, la matière cérébriforme ou les tumeurs encéphaloïdes de M. Laënnec, forment la même espèce de dégénérescence. Les nuances existantes entre ces maladies ne pourraient au plus servir que pour établir des variétes. Nous considérons cette dégénérescence comme le ramollissement du squirrhe. Lorsque l'inflammation s'empare de la partie affectée de squirrhe, si elle est vive, le cancer en est le résultat, l'ulcération se manifeste, et l'on observe tous les caractères de la dégénérescence cancéreuse. Mais si les parties se désorganisent peu à peu, elles se fluidifient, et la matière qui est le produit de cette fonte constitue le fongus hématode ou la tumeur encéphaloïde.

La tumeur est à l'extérieur molle, élastique ; comprimée, elle donne sous le doigt la sensation de la fluctuation, et on peut la prendre pour un abcès ou une collection de liquide. Circonscrite le plus souvent, elle est parfois divisée en lobes, et des lames de tissu cellulaire forment des cloisons ou des enveloppes. La matière contenue ressemble à celle du cerveau d'un jeune enfant ; elle paraît blanche ou rosée ; quelquefois des veines de sang existent dans quelques points, et souvent on trouve une matière gélatiniforme ; des fongosités s'élèvent du fond ou de quelque point de la circonférence du foyer.

Pathologie. — Les conditions générales sous lesquelles le cancer se développe, s'étend, exerce ses ravages, sont moins difficiles à saisir que les lois de sa formation. Cependant l'observation la plus scrupuleuse, les faits les plus nombreux ne peuvent suffire encore à établir d'une manière précise la marche et surtout les causes de cette cruelle maladie.

L'un de nous (M. Ferrus) a recueilli ou fait recueillir sous ses yeux, à l'hospice de la Salpêtrière, cinquante observations complètes de cancer. Vingt autres ont été recueillies et communiquées par MM. Chomel, Rostan, Pinel fils. Comparant ensuite tout ce qu'elles pouvaient avoir de semblable ou de différent, il en a dressé des tableaux, dans l'espoir que les résultats de ce travail présenteraient des proportions moyennes, et rendraient une description générale du cancer, et plus complète et plus facile ; mais l'obscurité doit régner long-temps encore sur cette matière, puisque nous ne sommes pas fixés sur la nature des affections qu'on peut appeler cancéreuses, et que, dans l'état actuel de la science, l'on est obligé de ranger sous cette dénomination une foule de maladies qui, en offrant quelques phénomènes semblables, présentent aussi d'énormes différences. C'est en vain que l'anatomie pathologique vient ici nous éclairer sur les élémens des corps nouveaux qui constituent essentiellement le cancer; nous ne pouvons sur le vivant reconnaître leur présence, et les opinions émises sur le mode de travail que la nature suit dans leur développement, ou sur la manière dont s'opère la transformation des maladies qui prennent le caractère cancéreux, ne sont, jusqu'à présent, que des hypothèses plus ou moins plausibles.

La difficulté de classer rigoureusement les diverses affections cancéreuses n'est pas la seule qui se présente. Les dispositions individuelles qui leur donnent naissance sont tout-à-fait inconnues. En effet nous pouvons quelquefois apprécier l'influence des conditions qui ont provoqué leur développement; mais pourquoi tous les individus placés dans les mêmes circonstances n'en éprouvent-ils pas les mêmes inconvéniens? pourquoi, par exemple, une femme reçoit-elle un coup au sein, sans en éprouver d'autre accident qu'un engorgement passager de la glande mammaire, tandis que chez telle autre une contusion moins forte déterminera des accidens inévitablement mortels? Comment le cancer se développe-t-il dans les organes qui ne sont pas soumis aux influences extérieures? Comment se reproduit-il après l'extirpation?

L'impossibilité de répondre d'une manière précise à ces questions a fait admettre l'existence d'une *diathèse* cancéreuse, au moyen de laquelle on explique, en se payant d'un mot, les phénomènes les plus obscurs. Mais cette facilité à admettre une chimère, un être idéal, sans chercher à s'éclairer sur la nature des maladies, a retardé beaucoup les progrès de la science.

Commençons l'étude du cancer par l'examen de ses causes, et dans celles même qui paraissent vagues et incertaines, peut-être trouverons-nous quelques rayons de lumière.

Sexes.—Contre l'opinion de quelques auteurs, et sans ignorer que le cancer des lèvres soit plus commun chez les hommes que chez les femmes, nous pensons néanmoins que celles-ci sont plus souvent victimes des affections cancéreuses. Cette proposition ne paraîtra pas hasardée, si l'on réfléchit que les femmes sont presque exclusivement exposées au cancer des mamelles, et qu'en le joignant à celui de la matrice, ils se montrent dans des proportions numériques bien supérieures au cancer des autres parties.

Age. — Le cancer est fort rare avant la vingtième année, et les maladies de l'enfance ou de la puberté, qui présentent quelques rapports avec lui, sont loin d'exercer des ravages aussi effrayans, aussi funestes. Après la vingtième année, les dispositions à cette maladie paraissent augmenter progressivement. C'est de 36 à 50 ans, et surtout chez les femmes, à l'époque de la cessation des menstrues que la plus grande partie des malades en est atteinte. Ce temps de la vie écoulé, le nombre des cancers diminue, et devient chez les vieillards à peu près égal à celui de la jeunesse, quoique au dernier période de la vie certains organes en soient plus particulièrement affectés.

Causes prédisposantes. — Aucune profession n'exerce une influence spéciale sur la *production* du cancer en général; mais toutes celles qui exposent à une humidité constante, ou qui obligent à mener une vie sédentaire, peuvent y prédisposer. Une habitation malsaine, le passage d'un climat sec et chaud à un climat froid et humide; les alimens de mauvaise qualité, ou pris dans une proportion qui n'est pas en rapport avec les besoins de l'individu et les pertes qu'ils doivent réparer, les travaux excessifs enfin, sont des causes qui agissent toutes de la même manière, en détériorant à la longue la constitution. Mais nous ne pouvons pas achever cette énumération des causes prédisposantes du cancer, sans fixer l'attention sur des faits importans : 1° cette maladie est aussi rare chez les cultivateurs et les gens de la campagne qu'elle est commune chez les gens du peuple dans les grandes cités; 2° les malades attribuent presque toujours le début de leurs maux à l'influence de peines morales vives ou prolongées. Nous verrons ailleurs que, relativement au cancer de plusieurs organes, tel ou tel genre de vie peut avoir une influence spéciale.

Tempéramens. — Sur quarante-quatre observations dans lesquelles le tempérament originaire a pu être suffisamment caractérisé, le lymphatique s'est montré vingt fois, le sanguin douze, le bilieux huit, le nerveux deux; et chez presque tous les malades soumis à l'observation, ce qu'on appelle le tempérament lymphatique avait acquis, pendant les progrès de la maladie, une

prédominance marquée. Ce rapport entre la prédominance congéniale et déjà maladive du système lymphatique, et l'activité ou
la perversion de ses fonctions chez les individus affectés de cancer, a plus d'une fois fixé notre attention. Plus tard peut-être
on pourra en tirer quelques notions utiles sur la nature de la dégénérescence cancéreuse, et dès à présent il semble expliquer pourquoi ces dégénérescences sont plus fréquentes dans le sexe dont
la constitution est généralement molle et lymphatique. Le tempérament sanguin, considéré comme cause prédisposante, vient
immédiatement après le lymphatique; la marche du cancer, ainsi
que l'exposé de ses causes prochaines, motivera également l'influence de cette prédisposition.

Contagion. — La contagion du cancer n'est plus maintenant
un objet d'effroi, depuis que MM. Alibert et Biett ont prouvé
par des expériences aussi concluantes que courageuses combien les craintes vulgaires à cet égard étaient exagérées ou
plutôt mal fondées. Les médecins que je viens de citer ont
impunément tenté sur eux-mêmes l'inoculation du prétendu
virus cancéreux. D'autres expériences ont été faites, et des animaux nourris avec des tumeurs cancéreuses n'ont jamais donné
aucun signe d'infection. Une foule d'observations nous prouve
que des femmes atteintes de cancer de l'utérus ont, long-temps
après le début de leur maladie, continué à se livrer à l'acte vénérien, sans aucune suite fâcheuse pour les hommes avec qui
elles cohabitaient. Nous voyons tous les jours des élèves en médecine recevoir pendant plusieurs heures les émanations de nombreux cancers en suppuration, et panser quelquefois pendant plus
d'une année ces affreuses plaies, sans que leur santé en éprouve la
moindre atteinte. L'exemple des gens de service est plus frappant
encore. Dans l'hospice de la Salpêtrière, les infirmières destinées
à soigner les malades de la division dite des *Incurables*, presque
entièrement composée de femmes atteintes de cancer, sont prises
parmi elles. Toutes ont été affligées, sinon de cancer, au moins
de maladies qui ont avec lui de grandes affinités, telles que le
lupus ou la dartre rongeante; chez la plupart une vie régulière
et mêlée de travail, des alimens sains, un air pur, ont amené la
cicatrisation des ulcères. Elles jouissent généralement d'une
bonne santé, et la récidive de leur maladie n'est jamais déterminée par les soins qu'elles donnent aux malades le plus hideu-
sement dévorées, ni par un séjour constant dans les mêmes

salles. Avec des observations aussi nombreuses sur l'innocuité de l'ichor cancéreux, on peut, je crois, conclure qu'il n'agit qu'à la manière des irritans généraux; et si l'érosion de la peau se propage autour des ulcères cancéreux sous l'influence de la suppuration qui en découle, l'état particulier du sujet affecté en fournit, suivant nous, une raison suffisante.

Hérédité.—Dans aucune des nombreuses observations que nous avons sous les yeux, l'hérédité de la maladie n'est énoncée, même comme probable; toujours le cancer y paraît avoir été évidemment acquis. Cependant plusieurs auteurs dignes de confiance pensent qu'il est héréditaire, et rapportent des faits qui doivent tenir en garde contre un jugement précipité ; mais, de ce que plusieurs individus dans une famille ont succombé à une affection cancéreuse, il nous semble qu'on ne peut pas rigoureusement en conclure qu'il existe un germe, un virus cancereux héréditaire, puisque chacun des individus atteints peut avoir été soumis à l'influence des causes nécessaires au développement de la maladie. Tout ce dont on pourrait hériter, serait une organisation dans laquelle la prédominance de tel ou tel système, certaines dispositions des organes qu'il a été jusqu'à présent impossible d'apprécier, rendraient la production du cancer plus ou moins facile.

L'un de nous (M. Breschet) a déjà tracé dans cet article les caractères anatomiques du cancer; ses symptômes varient suivant les tissus qu'il affecte, suivant les organes sur lesquels il porte ses ravages. Ce serait s'exposer à des redites que de les vouloir tracer ici; il est plus convenable, je crois, de n'en faire mention, comme des causes locales, que dans la description du cancer de chaque organe en particulier.

D'après les traits généralement admis comme caractéristiques dans les affections cancéreuses, c'est-à-dire la présence du squirrhe ou de la matière cérébriforme dans les tumeurs, « la marche progressive et constante (des ulcères), leur corrosion indéfinie, leur tendance manifeste à détruire la partie qu'ils attaquent, et de proche en proche toutes les parties environnantes (Bayle et Cayol) », il nous paraît impossible de tracer une ligne de démarcation entre leurs différentes espèces, d'établir une classification tant soit peu motivée de ces maladies. En effet, telle tumeur qui, par son siége, par le caractère des douleurs qu'elle fait éprouver, par son influence commençante sur la constitution générale du sujet, donne de justes craintes sur sa nature cancéreuse, peut-elle être considérée comme un squirrhe, puisque rien n'éclaire sur les élémens de sa composition? Pourra-t-elle être considérée comme un cancer, puisqu'on ne sait pas quelle sera sa marche? L'épithète de cancer occulte qu'on lui a donnée dans ce cas prouve-t-elle autre chose que notre ignorance sur la nature et les principaux phénomènes de cette maladie?

Dans la pluralité des circonstances, on ne parvient à un diagnostic plus positif que par voie d'exclusion, c'est-à-dire en comparant entre elles toutes les maladies qui peuvent être prises pour des affections cancéreuses. Pour suivre cette marche, il faudrait passer en revue presque toute la pathologie dans le cours de cet article, et les étroites limites qu'il doit recevoir nous imposent la nécessité de procéder autrement. Néanmoins, en perdant un moyen d'éclaircir les questions difficiles, nous tâcherons de ne rien omettre dans les faits importans, et peut-être que nos descriptions plus rapides, plus concises s'en présenteront avec plus de clarté. Il sera d'ailleurs facile au lecteur, en consultant les mots auxquels nous renverrons, d'établir lui-même le diagnostic différentiel; mais cette comparaison est loin encore de lever tous les doutes, puisqu'il n'y a pas de signes vraiment caractéristiques du cancer de nos organes. On ne peut donc, à cet égard, que recueillir des probabilités, et ce n'est qu'une logique sévère, aidée d'une longue expérience, qui puisse donner à ces probabilités force de certitude.

La cachexie cancéreuse est encore un des points généraux les plus importans à considérer dans le groupe de maladies qui nous occupe. Pendant long-temps ses premiers signes ou son intensité ont dicté le parti à prendre dans le traitement des cancers; quelques considérations nous paraissent prouver qu'on y a attaché trop d'importance. 1º La cachexie n'est pas toujours en rapport avec les progrès de la maladie et avec l'état cancéreux proprement dit. Nous avons sous les yeux des malades, dont presque tout un côté de la partie antérieure de la poitrine est ulcéré, ou dont le vagin et le col de la matrice sont détruits par de vastes cancers, et chez lesquelles la cachexie cancéreuse est moins prononcée que chez telle autre, dont un cancer bien moins étendu, un engorgement squirrheux à peine ulcéré et bien moins ancien, ont altéré l'organisation au point de menacer la vie. 2º Combien de fois la récidive du cancer n'a-

t-elle pas trompé les espérances d'un chirurgien, que l'état général des forces et de la santé avait déterminé à extirper une
tumeur cancéreuse ? 3° Enfin ne pourrait-on pas citer un bon
nombre d'exemples de malades arrachés à une mort qui paraissait certaine, par un traitement méthodique appliqué à des maladies que l'on croyait de la nature du cancer, et qui avaient
déjà exercé sur tout l'individu une influence pareille à la cachexie
dite cancéreuse? Mais ces maladies étaient - elles de véritables
cancers ? Voilà un autre point de doute et de controverse; il faudrait, pour répondre précisément à cette question, avoir d'abord
résolu celle-ci : Peut-on guérir le cancer ? Jusqu'à présent l'incurabilité a été donnée comme son caractère essentiel; mais il
semble plus philosophique, et plus en rapport avec les progrès de
la science, de ne pas déclarer qu'il est toujours incurable, puisque
nous ne sommes pas irrévocablement fixés sur le point où i
commence, puisque d'heureuses tentatives prouvent que l'on
peut guérir, sinon ce mal, du moins ceux qui ont avec lui les
rapports les plus frappans, et avec lesquels on peut le confondre.

Les obstacles que l'on rencontre à chaque pas, dès qu'on veut
rapprocher quelques-uns des phénomènes d'une maladie peu connue, ne doivent pas décourager, et font au contraire sentir la nécessité de l'étudier avec méthode. La meilleure marche à suivre dans
l'étude du cancer serait incontestablement d'examiner son mode
de formation dans tous les tissus, dans tous les systèmes, et de
noter ensuite quelles modifications il éprouve, à quels symptômes particuliers il donne lieu, lorsqu'il affecte un organe.
Nous manquerons malheureusement de temps et surtout d'espace pour suivre ce plan dans tous ses détails; et ce travail, tel
que nous le concevons, serait plutôt un traité *ex professo* qu'un
article de dictionnaire.

Les ulcères cancéreux de la peau qui se développent spontanément, sans être le résultat de l'ulcération d'une tumeur squirrheuse, n'ont de commun avec le cancer ulcéré que l'analogie
de leur marche. On a voulu fixer leur principal caractère, en les
désignant sous le nom de *noli me tangere :* mais ce nom leur
convient-il exclusivement? Combien d'ulcères évidemment syphilitiques n'ont-ils pas une marche rapide et continue, et dans
combien de cas ne voit-on pas le traitement le mieux indiqué,
et le plus sagement administré, accélérer aussi leur développement?

Les ulcères cancéreux sont distingués en primitifs et en consécutifs, suivant qu'ils débutent par des symptômes qu'on leur croit propres, ou bien suivant qu'ils paraissent succéder à des ulcères syphilitiques, scrophuleux, dartreux ou autres.

Mais où finissent ces maladies? où commence l'affection cancéreuse? comment s'opère cette transformation? Les caractères qui ont fait juger d'abord la maladie syphilitique ou scrophuleuse ne pourraient-ils pas être aussi ceux d'un ulcère cancéreux primitif? Nous pensons que cet objet est important à discuter, et qu'il serait convenable de tracer simultanément l'histoire du cancer de la peau et des maladies du système cutané, qui ont avec lui des analogies si frappantes. Une considération nous paraît seule déterminante pour admettre des ulcères de la peau primitivement cancéreux; c'est que dans quelques cas on voit des ulcères des lèvres, du nez, ou de quelque autre partie, se développer sous l'influence directe, non récusable, de causes irritantes extérieures, telles que des plaies mal soignées, sans qu'on ait pu apercevoir la moindre trace de syphilis, de scrophule ou de ce qu'on appelle un vice dartreux; ou bien on voit ces ulcères succéder à des verrues, à des boutons croûteux, sans que l'ablation de ces diverses excroissances montre rien de cancéreux. Dans ces cas cependant, lorsqu'ils ont détruit non-seulement la peau, mais le tissu cellulaire et les parties sous-jacentes, et que les malades succombent à leurs vastes ravages et à l'influence générale qu'ils exercent, on trouve, dans leurs bords durs et renversés et dans le fond de l'ulcération, le tissu squirrheux tout aussi développé que dans les tumeurs où il se montre d'abord. Il paraît ici consécutif à l'ulcération, tandis que, dans le cancer des organes membraneux et des glandes, il est considéré comme le noyau, comme la base de la maladie. Nous ignorons la cause de cette différence; mais il est constant que la peau est rarement squirrheuse avant d'avoir été ulcérée. Nous n'avons jamais eu occasion de l'observer, et les auteurs ne parlent que vaguement de tubercules de la peau, qu'ils rangent dans les affections cancéreuses, d'indurations squirrheuses, *dont les progrès sont fort lents, qui n'acquièrent presque jamais un grand volume, s'ulcèrent fort rarement, et se compliquent presque toujours avec quelque maladie cancéreuse interne ou externe, qui se termine par la mort.* A quoi cela peut-il tenir? Serait-ce que le tissu dense et serré du chorion se prête plus difficilement à cette transformation, tandis que la grande perméabilité du tissu cellulaire est favorable à son développement? Quelques observations porteraient à le croire. Bayle a remarqué avec raison que, tant que l'ulcère cancéreux est borné à la peau, ses ravages sont modérés, qu'il s'étend en surface beaucoup plus qu'en profondeur; mais que, dès qu'il est arrivé à l'union de la peau avec quelque membrane muqueuse, il augmente d'activité, corrode, détruit indistinctement tous les tissus, tous les organes, même les os.

Les altérations qui précèdent un ulcère cancéreux primitif de la peau, qui l'annoncent à des yeux exercés, sont fort variables par leur forme, par leur marche et par leur siége. Une simple gerçure, un bouton vésiculeux et rempli de sang, peuvent être le rudiment d'un vaste ulcère; plus ordinairement c'est un petit bouton dur et indolent; quelquefois proéminent, il ressemble à une verrue; d'autres fois il est presque plat, recouvert d'une croûte grisâtre et fendillée. Dans nombre de cas, il reste indolent pendant plusieurs années, et n'occasionne pas le moindre trouble dans l'économie; dans quelques autres, une vive démangeaison oblige le malade à l'écorcher : la tumeur irritée grossit, devient livide, s'accompagne de douleurs lancinantes et aiguës, s'étend aux parties voisines, forme enfin un ulcère dont les progrès sont d'autant plus rapides et affligeans, qu'il est, comme nous l'avons dit, situé plus près d'une membrane muqueuse.

Les ulcères cancéreux se manifestent plus particuliérement à la face, au pourtour de l'anus, à celui du méat urinaire et aux parties génitales, quoiqu'ils puissent se montrer sur toute l'étendue de la peau. Presque toujours la négligence des malades, les pratiques vulgaires, et surtout les cautérisations superficielles et souvent répétées, sont autant de causes stimulantes qui hâtent leurs progrès. Il est de la plus grande importance, dès qu'un engorgement, un bouton, un ulcère, une plaie présentent quelques caractères cancéreux, de mettre tout en usage pour modérer l'irritation et la douleur. Les saignées locales, mais point immédiates, c'est-à-dire l'application des sangsues autour des engorgemens ou des parties ulcérées; les bains, les applications émollientes, narcotiques ou sédatives, le régime tempérant, les laxatifs légers, enfin une médication calmante et antiphlogistique doit être employée dans toute sa rigueur, et a procuré souvent les plus heureux effets.

Si ces moyens sont insuffisans, qu'aucune complication ne détermine à un traitement particulier, il faut penser à détruire le mal, à l'enlever en totalité. C'est avec le bistouri que l'on remplit le plus facilement, le plus sûrement cette dernière indication, l'opérateur pouvant diriger à volonté l'action de l'instrument. Dans quelques cas cependant des chirurgiens habiles préfèrent l'emploi des caustiques, tels que la poudre arsénicale. (M. le professeur Dubois.) Le cautère actuel et la cautérisation au moyen des rayons solaires réunis par une lentille ont eu aussi des succès et des prôneurs. Ce que l'expérience générale apprend ici de plus positif se réduit aux règles suivantes : 1° sans perdre trop de temps, on ne doit recourir à l'ablation ou à la destruction de la partie qu'en désespoir de cause ; 2° l'instrument tranchant paraît exclusivement applicable dans les cas de tumeurs sans ulcération superficielle ; 3° les dispositions individuelles, les craintes que l'opération inspire, et surtout l'étendue de la maladie, peuvent faire donner la préférence aux caustiques, lorsque c'est un bouton carcinomateux ou un ulcère que l'on a à combattre ; 4° la poudre arsénicale paraît le caustique le plus efficace, et ne produit jamais d'accidens consécutifs, lorsqu'elle est convenablement appliquée.

Ce que nous venons de dire des affections cancéreuses qui se manifestent à la surface du corps reçoit, relativement à la structure et à la conformation des parties qu'elles affectent, des modifications que nous allons exposer. L'ulcère cancéreux des lèvres, et surtout de la lèvre inférieure, est le plus commun de ceux dont la peau est le siége. Les hommes y paraissent beaucoup plus exposés que les femmes. C'est celui dont les progrès sont ordinairement les plus rapides, celui dont les causes paraissent les plus manifestes ; néanmoins elles sont souvent difficiles à démêler. Presque toujours on soupçonne une affection syphilitique, et le contact fréquent auquel ces parties sont exposées motive le soupçon. On voit aussi les plaies des lèvres prendre le caractère cancéreux plus souvent que celles des autres parties. Il existe chez une malade de l'hospice de la Salpêtrière un cancer qui, fixé d'abord sur la lèvre inférieure, a maintenant détruit presque toutes les parties molles du menton. Sur une autre malade, le cancer de la lèvre supérieure a été suivi de la perte

du nez et d'une grande partie de la face. Tous les deux sont survenus après des plaies contuses. Dans une troisième observation
recueillie dans les salles de chirurgie de l'hôpital de la Charité, une
tumeur cancéreuse ulcérée paraît avoir été déterminée par l'abus
de la pipe, ou au moins la maladie est survenue dans un endroit de la lèvre inférieure sur lequel reposait presque constamment une pipe dont le tube court et brûlé laissait suinter
un liquide âcre des plus irritans, produit par la combustion du
tabac et de son mélange avec la salive. L'usage de cette espèce de
pipe, celui des chalumeaux pour les émailleurs et autres ouvriers,
et la nécessité où sont quelques individus de nourrir des animaux, les pigeons, par exemple, en les *gavant*, sont des causes
auxquelles on peut, avec de grandes probabilités, attribuer la
fréquence des affections cancéreuses des lèvres.

Quoi qu'il en soit, dans aucun cas l'ignorance de la nature du
mal ne produit de plus funestes effets : ainsi l'innocuité de la plupart des boutons qui surviennent aux lèvres inspire aux gens du
peuple une sécurité bien dangereuse ici, tandis qu'une extrême
propreté et surtout la crainte de blesser les regards livrent les
gens du monde à mille sortes de médications intempestives plus
pernicieuses encore. L'extrême sensibilité des lèvres, la laxité
de leur tissu semblent indiquer d'abord, pour le traitement de
leurs maladies, l'emploi des applications calmantes. Leur défaut d'adhérence aux parties voisines, en rendant plus faciles
les opérations de chirurgie qui leur sont applicables, fait
aussi que, pour l'extirpation de ce cancer, presque tous les
praticiens préfèrent l'instrument tranchant à l'effet peu mesuré
et souvent incertain de divers caustiques

Cancer de l'œil et des paupières. — Les affections cancéreuses
dans les cavités orbitaires sont moins propres à l'âge adulte qu'à
l'enfance. Tantôt l'œil est le point de départ de la maladie, et
tantôt il est pris secondairement, le mal commençant dans les
parties molles du fond de l'orbite, ou dans les voies lacrymales.
Le nerf optique et le cerveau lui-même participent quelquefois
à ce cancer. Les ophthalmies scrophuleuses, l'iritis des enfans, sont
les circonstances les plus communes qui produisent cette dégénérescence. La rétine et les autres membranes de l'œil sont
tellement altérées qu'on n'aperçoit plus aucune trace de leur
organisation naturelle. Une tumeur se forme dans la chambre
postérieure, se porte en avant, déplace ou détruit les humeurs de

l'œil, et vient se montrer derrière la cornée transparente, ou faire saillie en dehors, et paraître sous la forme d'un staphylôme. La choroïde peut être déplacée ou conserver sa position; elle est toujours plus rouge que dans son état ordinaire, et quelquefois son épaisseur est quintuple. Il est rare de remarquer à cette époque des altérations de structure à la sclérotique. Les humeurs de l'œil disparaissent à mesure que la tumeur intérieure augmente de volume; mais lorsqu'elle a franchi la cornée transparente ou la sclérotique, ces humeurs sont détruites.

Des excroissances fongueuses remplacent les membranes, et au centre de ces fongus on découvre une matière analogue à la substance cérébrale. Elle est opaque, blanchâtre et homogène, devient diffluente par son exposition à l'air, se mêle facilement à l'eau froide, durcit par l'ébullition ou par son mélange avec de l'alcohol ou des acides. Le lavage ou la pression dans un linge sépare la matière cérébriforme du détritus organique, qui n'est qu'un tissu cellulaire fibreux. La consistance de ces tumeurs dégénérées est ou celle de la bouillie ou celle du cerveau d'un adulte. L'on rencontre dans quelques-unes de ces tumeurs des matières osseuses, offrant généralement la forme de petits grains de sable. La couleur est le plus souvent celle du cerveau; mais quelquefois une de ses parties est plus rouge, et ressemble à de la chair ou à un caillot de sang. La couleur noire peut aussi appartenir à ces tumeurs. J'ai vu, et plusieurs chirurgiens anglais ont fait de semblables observations, des masses noires au milieu de la substance de ces tumeurs; elles salissaient les doigts et le papier, comme le font l'encre, le bistre ou la matière noire de la choroïde. Cette couleur pouvait être transmise à l'eau par la macération. Dans une observation rapportée dans le premier volume des *Communications médicales de Londres,* on dit que les humeurs de l'œil étaient converties en une substance noire, gélatineuse. L'altération morbifique, si elle s'étend jusqu'au nerf optique, le rend plus gros, plus ferme; il prend une teinte brune, et perd son apparence tubuleuse. Sur quelques sujets on a vu ce nerf divisé en plusieurs portions, et la tumeur cancéreuse occuper les intervalles des cordons nerveux. Le nerf ainsi divisé, chacune de ses parties se ramollit, devient pulpeuse, et prend une teinte jaune foncée. M. Wardrop assure que dans quelques cas le nerf prend une teinte rosée, et que dans un grand nombre de circonstances il n'a pas pu distinguer le névrilême de la partie médullaire.

Une disposition anatomique importante, que le cancer de l'œil a rendue évidente, est celle des nerfs optiques. Lorsque l'affection dont nous traitons s'étend jusqu'au cerveau, on voit l'altération suivre le trajet du nerf, et ne point passer de l'œil droit, par exemple, à l'hémisphère cérébral gauche, mais parvenir jusqu'à l'hémisphère du même côté; d'où l'on doit penser que les nerfs s'adossent sans se croiser. Le plus souvent l'altération ne dépasse pas l'adossement des nerfs oculaires; mais dans quelques cas elle s'étend plus loin, et la couche des nerfs optiques est convertie en une masse molle, irrégulière, pulpeuse, mêlée de sang.

D'après les observations de Desault et de M. Wardrop, le plus grand nombre des malades affectés de cancer de l'œil étaient des enfans au-dessous de douze ans. Cependant ces chirurgiens reconnaissent que cette maladie peut se développer à tous les âges, et appartenir à l'un et à l'autre sexe. Bichat n'a établi dans les ouvrages de Desault aucune différence sur la fréquence de cette affection chez les enfans et les adultes. M. Wardrop croit pouvoir inférer de cette plus grande fréquence du fongus hématode chez les enfans, que cette maladie diffère du cancer qui appartient spécialement, suivant lui, à l'âge adulte et à la vieillesse. Nous ne partageons point l'opinion du chirurgien anglais. Lorsque nous voyons les mêmes caractères anatomiques, les mêmes symptômes, la même terminaison, nous devons naturellement conclure qu'il y a identité de maladie.

Lorsque le carcinome affecte les yeux des enfans, la vue est perdue dans l'organe malade avant que les parens aient aperçu la maladie. Un coup, une contusion sur l'œil provoqué d'abord l'inflammation, et au bout de quelques jours les personnes attentives peuvent distinguer au fond de l'œil une rougeur. Lorsqu'une violence extérieure n'a pas eu lieu, on voit cependant un léger engorgement des vaisseaux de la sclérotique, surtout à la circonférence de la cornée transparente. L'iris est couvert de vaisseaux rouges, la pupille est dilatée et immobile, l'enfant ne se plaint point d'une vive douleur, mais il est languissant, fébricitant; sa vue est confuse, une légère céphalalgie commence; bientôt elle devient très-vive et même intolérable, surtout pendant la nuit, et ne cède que lorsque les enveloppes de l'œil se déchirent, et que ses humeurs sont évacuées. Dans la plupart des cas, la maladie n'affecte qu'un seul œil.

Les premiers symptômes se manifestent ordinairement dans la chambre postérieure; la pupille se dilate, devient immobile; la couleur noire qui lui est propre est remplacée par une couleur d'ambre ou de jaune foncé, et dans quelques cas c'est une couleur verdâtre qui fait ressembler l'œil à celui du mouton ou du chat. Par les progrès de la maladie, cette couleur devient plus intense; l'on découvre bientôt qu'elle est produite par une substance solide qui se forme au fond de l'œil, et qui s'avance graduellement vers la cornée. Cette production dans l'intérieur de l'œil offre une surface inégale: M. Wardrop pense qu'elle dépend d'un épanchement d'un liquide lymphatique. Quelquefois on observe des vaisseaux rouges courant à travers le corps opaque. Sont-ils de nouvelle formation, et destinés à nourrir le corps morbide, ou bien ces vaisseaux ne sont-ils que des ramifications de l'artère centrale de la rétine? La maladie continuant à croître, la substance morbide remplit graduellement toute la chambre postérieure, s'avance jusqu'à la surface de l'iris, et présente une masse de couleur jaune foncé ou brunâtre. Dans cette période on a vu des chirurgiens prendre cette altération pour une cataracte, et essayer d'enlever la tumeur. Plus tard le globe de l'œil change de forme, devient irrégulier; des éminences s'élèvent de plusieurs points de sa surface; la sclérotique perd sa teinte blanche perlée, en prend une bleue foncée ou livide. Enfin, par l'augmentation de volume de la tumeur, elle occupe bientôt toute la chambre antérieure, et quelquefois du pus s'amasse derrière la cornée transparente, qui finit par s'altérer et par laisser sortir de son érosion une fongosité. Dans quelques circonstances la tumeur intérieure distend la sclérotique, la porte en dehors, et en opère aussi l'usure. Alors se montrent des productions fongueuses qui ressemblent d'abord aux polypes mous des membranes muqueuses, dont la couleur passe plus tard au rouge foncé ou rouge pourpre, et leur surface irrégulière se couvre de sang coagulé. Cette substance morbide se déchire facilement; lorsqu'on en sépare une partie, ou lorsqu'on l'excorie légèrement, il s'en écoule beaucoup de sang. Dans d'autres cas, la tumeur est d'une texture plus ferme, et si, comme il arrive quelquefois, au lieu de passer à travers la cornée transparente, elle s'avance sur la sclérotique, elle pousse devant elle la conjonctive, et paraît ainsi couverte par une membrane muqueuse. Devient-elle très-volumineuse, les portions les plus saillantes commencent à perdre de leur vitalité, se séparent par lambeaux qui laissent couler une sanie âcre et répandent une odeur très-fétide. Dans ces périodes avancées de la maladie, le tissu graisseux de l'orbite, la glande lacrymale, les paupières elles-mêmes s'enflamment, suppurent, et lorsque l'œil s'ulcère, le caractère cancéreux s'étend sur toutes les parties, et les condamne au même genre de destruction.

Nous considérons donc les affections cancéreuses de l'œil et de ses dépendances comme naissant le plus ordinairement dans le globe oculaire lui-même, et n'atteignant les autres parties que secondairement.

La difficulté de reconnaître la maladie dès son origine, la rapidité de sa marche, son mode de terminaison, etc., en font un des cancers les plus graves et les moins susceptibles de guérison.

La méthode antiphlogistique, les évacuans, les dérivatifs doivent être employés dans les premiers temps; mais s'ils ne dissipent pas l'inflammation, si l'on voit la pupille se dilater et prendre une teinte jaune, il faut, sans hésiter, procéder à l'extirpation du globe oculaire. Alors les graisses de l'orbite, le nerf optique et le cerveau sont sains, et l'on enlève la maladie jusque dans sa racine, tandis que plus tard on ne fait qu'une opération inutile. Nous regardons l'extirpation comme le seul moyen à mettre en usage; mais nous pensons qu'il convient d'y recourir dès le début du mal, pour qu'elle ait quelque efficacité. *Voyez* EXTIRPATION.

Parmi les affections cancéreuses de la peau, nous placerons le *cancer des ramoneurs*, sur lequel Pott a depuis long-temps appelé l'attention des praticiens. Cette maladie est connue en Angleterre sous le nom de *poireau de la suie* (the Soot-Wart, *chimney weeper's cancer.*) Le scrotum, le coude-pied, le genou, sont les points de la surface du corps où il se manifeste le plus communément. Le sort des petits ramoneurs, quoique bien rigoureux en France, paraît cependant l'être beaucoup moins qu'en Angleterre, et l'état de misère et de malpropreté où vivent ces enfans n'est pas la cause la moins puissante de cette maladie. «Dès leur plus tendre enfance on les traite avec la plus grande rigueur ou la plus grande brutalité; ils périssent presque de faim et de froid; on les fait monter de force dans des cheminées étroites et quelquefois chaudes, où ils sont meurtris, brûlés et presque suffoqués; et lorsqu'ils ont atteint l'âge de puberté, ils sont particulièrement attaqués d'une maladie cruelle, douloureuse et mortelle. » Le froid, la malpropreté, des contusions, etc., peuvent facilement produire des inflammations, des excoriations, des crevasses, sur lesquelles la suie entretient une constante irritation qui finit par leur faire prendre un mauvais caractère. Voilà le mode de production de cette variété de cancer, qui n'est encore qu'une phlegmasie ulcérée et dégénérée.

Quoique, ainsi que nous venons de le rapporter, Perceval Pott dise que ce n'est qu'après la puberté que les ramoneurs sont affligés de cette maladie, dans son troisième volume on lit des observations sur des ulcères cancéreux du scrotum chez de très-jeunes enfans. On ne conçoit pas en effet, d'après les causes que nous venons d'admettre, pourquoi ces ulcères n'arriveraient pas chez les personnes de cette profession avant comme bien après la puberté. En 1814 on reçut à l'Hôtel-Dieu un homme âgé de 40 ans, ramoneur depuis son enfance, et portant au scrotum un ulcère cancéreux. M. Dupuytren fit l'excision de toute la peau malade, en respectant le testicule, et la guérison suivit de près l'opération. Suivant Pott, la maladie commence toujours à la partie inférieure du scrotum, où elle produit un ulcère superficiel, douloureux, à bords irréguliers, durs et élevés, et d'un aspect particulier (*ill. Looking sore*). Des personnes inattentives ont confondu cet ulcère avec des chancres vénériens, et la méprise est grossière. Dans ce cas, si la maladie est traitée par les mercuriaux et par les irritans locaux, elle fait des progrès rapides; la peau est détruite dans toute son épaisseur; les tissus sous-jacens sont bientôt intéressés dans le mal, et le testicule lui-même peut être compromis. On a vu de ces ulcères s'étendre au loin, gagner le pubis, la région inguinale, et la maladie arriver jusque sur l'abdomen, ou parvenir dans sa cavité en suivant le cordon testiculaire.

Des soins de propreté, des lotions, des bains, des cataplasmes émolliens, et des pansemens simples, arrêtent rapidement les progrès du mal s'il est récent; mais si la peau est profondément affectée, il faut, sans différer, en venir à son excision, et y comprendre toutes les parties malades.

Le cancer du pénis est rarement primitif; il succède presque toujours à des ulcères vénériens traités d'une manière peu convenable. Lorsque des chancres se manifestent sur le prépuce ou sur le gland, si des caustiques sont portés à diverses reprises sur ces ulcères, ils prennent bientôt le caractère cancéreux, et la

maladie s'étend de proche en proche, ronge, détruit tous les
tissus, et conduit le malade au tombeau, si la chirurgie ne vient
promptement à son secours. Le gonflement inflammatoire du
prépuce, son induration et sa destruction successive par la maladie cancéreuse, ont quelquefois fait croire que le gland était
compris dans la masse morbide, lorsque le prépuce seul se trouvait frappé de la dégénérescence cancéreuse. La même observation est applicable au scrotum et au testicule. M. le professeur
Roux (Mémoire sur le cancer, et Observation sur l'amputation
d'une tumeur très-volumineuse des bourses, *Mélanges de chirurgie*) a fait connaître que, dans quelques cas, on croyait que
le pénis ou le testicule étaient le siége de la maladie, lorsque le
prépuce ou le scrotum étaient seuls atteints.

Nous n'entrons dans aucun détail sur les caractères, la marche
et la terminaison de ces affections cancéreuses, consécutives à
des symptômes vénériens, ou venant à les compliquer, parce
qu'il en sera traité dans les articles relatifs à la syphilis. Nous
dirons seulement que la méthode antiphlogistique, les émolliens,
les doux narcotiques doivent être employés, et qu'il faut insister
sur leur usage. Cependant si les ulcères ne changeaient pas
d'aspect, et s'ils continuaient leurs ravages, il conviendrait de
faire l'ablation des parties, et de porter l'instrument jusqu'au
delà du mal.

Si tous les tissus, tous les organes peuvent être affectés de
cancer, nuls cependant, nous le répétons encore, ne sont plus
propres à son développement que le tissu cellulaire, et les glandes, dans la composition desquelles il entre d'ailleurs en si grande
abondance. Parmi celles de la superficie du corps, les glandes
mammaires, les testicules, les parotides, les sous-maxillaires, les
ganglions lymphatiques du pli de l'aine, du jarret, de l'aisselle,
sont plus particulièrement le siége de cette maladie. Le corps
thyroïde, que sa structure rapproche des glandes, en est aussi
quelquefois atteint.

Cancer des glandes mammaires. — Ce cancer est celui qu'on
a le mieux étudié, qui a excité l'intérêt le plus spécial, soit parce
qu'il est plus facile à observer, soit parce qu'il est un des plus
communs, et sans doute encore parce qu'il est un des plus accessibles aux moyens chirurgicaux. On concevra sans peine que les
femmes en soient plus fréquemment atteintes que les hommes, si
l'on réfléchit que chez elles les glandes mammaires jouent un

rôle bien plus important, sont plus excitées, et enfin sont plus exposées au contact et à l'influence des causes extérieures.

Cette maladie paraît les affecter de préférence dans l'état de mariage, après l'allaitement, à l'âge de trente à quarante ans, et lorsque les seins sont remarquablement développés. Elle débute ici, comme partout, d'une manière obscure et insidieuse. Un engorgement laiteux, l'impression d'un air froid, un coup très-léger et dont la malade conserve à peine le souvenir, une pression longtemps continuée, laissent après eux, dans le principe, une tumeur indolente, peu volumineuse, égale, arrondie et libre de toute adhérence. Après un temps dont la durée est extrêmement variable, cette tumeur augmente de volume; elle devient inégale et bosselée; la peau qui la recouvre est luisante, tendue; les veines sous-cutanées paraissent gorgées de sang; elles se dessinent à l'extérieur en lignes bleues et saillantes. Des douleurs sourdes se font d'abord sentir, puis elles deviennent lancinantes, jettent un trouble général dans l'économie, enlèvent à la malade le repos, surmontent sa répugnance à demander des conseils, et souvent même la portent à en réclamer un trop grand nombre. Chaque consultation nécessite un nouvel examen, de nouvelles pressions, et augmente son inquiétude. Trop heureuse encore si, parmi les conseils qu'elle reçoit, il ne s'en trouve aucun capable de faire dégénérer un engorgement glandulaire, facile à dissiper par un traitement simple et doux, en une maladie au-dessus des ressources de l'art. Avec les douleurs lancinantes commencent aussi les soupçons sur la nature cancéreuse de la tumeur; et, quoique ce signe soit équivoque, et que, suivant la remarque de Desault, les engorgemens qui dépendent immédiatement d'une contusion un peu forte du sein « occasionnent *toujours* des douleurs *lanci-* « *nantes* ou aiguës, continuelles ou par intervalles, » ces soupçons ne sont ordinairement que trop fondés.

On exprime alors les doutes alarmans que cause la marche de la maladie, en lui donnant le nom de *cancer occulte*, épithète vicieuse, par laquelle on préjuge ce que la dissection seule peut prouver, et par laquelle on condamne, dans les idées généralement admises, la malade à une mort affreuse, ou à une opération dont les chances sont plus qu'incertaines, si elle prouve la nature cancéreuse de la tumeur. Nous ne changerons pas cette dénomination pour introduire un mot nouveau dans le langage médical; mais nous l'éviterons, croyant qu'elle ne signifie, à proprement parler, que *cancer présumé*, tandis que, dans l'acception que lui donnent presque tous les praticiens, elle peut induire à erreur, et dicter une conduite peu rationnelle. M. le professeur Boyer applique à ce mot une valeur différente. Il désigne sous le nom de cancers occultes ceux auxquels on ne peut reconnaître une cause externe, ceux dont *l'origine est occulte.* Il est à désirer que dans ce sens cette expression soit consacrée.

L'époque du ramollisement de cette tumeur, de sa désorganisation, de sa fonte, varie suivant les sujets, et surtout, comme l'anatomie pathologique le démontre, suivant les élémens de sa composition. Dans les cas où elle est composée de matière encéphaloïde ou cérébriforme, sa marche est plus rapide, et la récidive plus à craindre après l'opération (Laennec); mais, quelle que soit la lenteur ou la rapidité de sa marche, on est convenu de ne donner à la maladie le nom de cancer proprement dit, que lorsque la surface de la tumeur est ulcérée, qu'il en découle une sanie rousse ou noirâtre, dont la fétidité varie, et dont l'âcreté irrite, enflamme, ulcère les parties voisines. Pour l'ordinaire la maladie n'est plus alors simplement locale, et les symptômes, dont l'ensemble constitue ce qu'on nomme la cachexie cancéreuse, se montrent ici avec plus ou moins d'intensité. Ainsi la peau se décolore, ou plutôt elle prend une teinte jaune-paille; son tissu paraît transparent et comme soulevé par de la sérosité; tout le corps prend l'aspect de la cire. Les malades éprouvent une anxiété, un malaise extrême; ils sont agités par des mouvemens fébriles, tourmentés par des alternatives de constipation et de dévoiement. A ces signes communs à presque tous les cancers, se joignent, dans celui des mamelles, une douleur sous-sternale, et assez ordinairement une toux sèche et fréquente; mais cet état *cachectique* (puisqu'il faut employer ce mot) n'est nullement particulier au cancer; il se montre dans plusieurs phlegmasies chroniques; et si au simple aspect l'on peut reconnaître des individus atteints d'affections cancéreuses, on peut aussi les confondre avec ceux dont les souffrances prolongées ont altéré la constitution, excepté cependant avec les phthisiques.

A mesure que la constitution se détériore, on dirait que la maladie locale acquiert une nouvelle fureur. Bientôt toute la mamelle est envahie, les muscles pectoraux sont détruits, les côtes dénudées ne résistent pas toujours aux progrès de l'ulcère, et quelquefois son fond est formé par la plèvre costale mise à nu, et devenue épaisse et fongueuse. L'engorgement consécutif des ganglions lymphatiques voisins semble propager la maladie. Les glandes de l'aisselle se tuméfient, tout le membre correspondant au côté affecté devient œdémateux, inhabile aux mouvemens, et souvent fort douloureux. Les bords de l'ulcération, durs et renversés, sont quelquefois comme soulevés; il se forme sous les tégumens des excavations profondes; la surface anfractueuse de la plaie, couverte d'un putrilage grisâtre et infect, a toutes les apparences d'une plaie gangreneuse, et offre le plus horrible aspect. Quelquefois on peut suivre dans ce ravage des vaisseaux sanguins qui ne sont que dénudés; mais le plus ordinairement des hémorrhagies fréquentes, produites par la destruction des vaisseaux, ou par une simple exhalation sanguine, augmentent, chaque fois qu'elles se renouvellent, et la faiblesse et le danger. On a signalé, comme devant inspirer les plus vives craintes sur la récidive du cancer, l'apparition de bourgeons, tantôt rouge-brun, tantôt gris-ardoise, à la surface des plaies simples résultant de l'extirpation d'une mamelle cancéreuse.

L'adynamie générale, qui le plus ordinairement est en raison directe de l'état cachectique, peut aller jusqu'à ce point qu'elle entraîne la mort des malades affectés de cancer au sein. Tout concourt à cette destruction lente de la vie : une énorme suppuration, la fréquence des douleurs les plus vives, les sueurs excessives amèneraient seules cette terminaison funeste ; mais elle est encore hâtée par l'impossibilité où sont la plupart de ces malheureuses femmes de prendre quelque nourriture ; elles ont perdu l'appétit, et chez quelques-unes même le plus léger aliment est une cause de nausées et de vomissemens.

Dans d'autres circonstances, la mort suit le travail destructeur de la gangrène, qui s'est emparée de l'ulcère (cancéreux); Chaque année les chaleurs de l'été nous font craindre cet accident dans les salles consacrées à ces maladies ; dans des cas extrêmement rares à la vérité, on a vu les parties cancéreuses sphacelées et détruites dans leur totalité, laisser après leur chute une plaie fort étendue, mais dans les conditions les plus favorables à la cicatrisation, de sorte que bientôt les malades ont recouvré la santé, et cela au moment même où elles en perdaient jusqu'à l'espérance.

Dans le traitement du cancer des mamelles, l'expérience s'accorde avec le raisonnement et la prudence qui a conseillé à

quelques observateurs de ne pas porter un jugement précipité
sur l'incurabilité des tumeurs inégales, bosselées et douloureuses
du sein, d'essayer avec persévérance les moyens dont on a reconnu souvent l'efficacité dans l'engorgement phlegmoneux de
ces organes ; cette prudence, dis-je, nous indiquera quel est
le parti le plus rationnel. Mais rarement les malades peuvent se
soumettre au repos et aux soins convenables ; rarement aussi les
praticiens exigent assez de suite dans l'emploi de la diète ou d'un
régime simple et très-léger, des boissons délayantes, des applications émollientes, narcotiques, des bains et des saignées locales
plus ou moins répétées suivant les forces générales du sujet et la
vivacité des douleurs qu'il éprouve.

Si l'on obtient quelque diminution dans le volume de la tumeur, mais que l'état des fonctions digestives réclame des soins
particuliers, il faut s'en occuper. Quelques signes d'embarras
gastriques feront suspendre les boissons délayantes, et employer
de légers laxatifs. Cette excitation passagère du tube digestif sera
même d'une grande utilité dans ce cas pour aider à la résolution,
et des amers de peu d'énergie, donnés alternativement avec
les laxatifs, concourront avec avantage à ce dernier effet.
Mais le point capital est, comme nous l'avons dit, d'insister
suffisamment, et de ne renoncer à une conduite qui ne peut entraîner aucun inconvénient à sa suite, que lorsqu'on sera pleinement convaincu de son inefficacité. Au delà de ce traitement,
tout devient doute et incertitude, et ce ne sont plus que des indications vagues qui motivent les déterminations. *Voyez* TRAI-
TEMENT CHIRURGICAL.

Ce que nous avons dit des ulcères cancéreux des lèvres a pu
s'appliquer à tous les ulcères cancéreux, dont la peau est susceptible de devenir le siége ; de même ce que nous venons de
rapporter de la formation, du développement, des effets généraux et du traitement des tumeurs cancéreuses des mamelles est
applicable, à quelques différences près, aux tumeurs de cette
nature, qui se développent dans les divers points du tissu cellulaire sous-cutané, ou même inter-musculaire, et surtout à
celles qui affectent les glandes lymphatiques ou sécrétoires de la
surface du corps. A leur début, elles peuvent la plupart du temps
être confondues avec un engorgement vénérien, scrophuleux, ou
bien encore avec une phlegmasie chronique. Pendant leur progrès, les accidens consécutifs, tels que la nature lancinante des

douleurs, éclairent assez ordinairement le diagnostic ; mais c'est le plus souvent l'insuffisance des traitemens employés qui devient la pierre de touche pour les reconnaître avant leur entière dégénérescence.

Les bornes de cet article et les rapports intimes qui existent entre les dégénérescences cancéreuses de toute la portion sous-cutanée du système glandulaire, nous dispensent de consacrer un chapitre à la description de chacune d'elles en particulier. Partout la maladie suit la même marche : ses effets sur l'économie sont pareils, et toujours le traitement doit être basé sur les mêmes considérations.

Le *cancer de la glande*, ou plutôt *du corps thyroïde* a été confondu avec ses divers engorgemens connus sous le nom de *goître* ; mais leur mode de développement est différent, et l'on fera ressortir ces différences aux articles THYROÏDE et GOÎTRE. Les principales sont que la tumeur de nature squirrheuse présente une consistance plus dure et plus égale dans tous ses points, et que sa forme est plus irrégulière. Dès que les douleurs se font sentir, toute incertitude disparaît : les stéatômes et les engorgemens scrophuleux conservant leur indolence, quelque volume qu'ils puissent acquérir.

Le cancer du testicule a reçu le nom particulier de *sarcocèle*, et son histoire sera tracée à ce mot ; mais envisagé sous le point de vue commun, il offre quelques particularités à noter. Ordinairement il succède à des engorgemens inflammatoires et presque toujours syphilitiques ; sa marche est en général fort lente ; il est pendant long-temps exempt de douleurs ; ses progrès ont le plus communément lieu en suivant le trajet des cordons spermatiques ; enfin l'ulcération de la tumeur et sa communication avec l'extérieur sont des plus rares.

Cancer des membranes muqueuses. — Les ulcères cancéreux se montrent sur les membranes muqueuses comme sur la peau, et offrent les mêmes phénomènes, à cela près que leur marche est ici plus rapide, leurs progrès plus promptement funestes. Dans un grand nombre de cas, on peut aussi élever des doutes sur leur nature primitive, et croire que l'on a guéri des ulcérations cancéreuses, comme les auteurs en rapportent plus d'un exemple, Stork, etc., ou bien (ainsi que nous l'avons observé tout récemment sur une femme d'environ 45 ans, qui assurait n'avoir jamais été atteinte du mal vénérien), voir succomber des malades aux ravages de vastes ulcères à bords épais et renversés, situés au voile du palais et à l'intérieur de la gorge, accompagnés de gerçures profondes et de fongosités de la langue, sans qu'aucun traitement ait pu ralentir leur progrès, et sans que la dissection attentive des parties affectées ait montré la moindre trace de squirrhe ou de matière cérébriforme.

Le *noli me tangere* des fosses nasales, de l'arrière-bouche et de toutes les surfaces muqueuses sur lesquelles il peut être aperçu, réclame le même traitement : partout il faut déterger la surface ulcérée, au moyen de lotions ou d'injections faites avec des substances calmantes ou narcotiques; partout il faut calmer la douleur, modérer l'irritation et l'engorgement des parties voisines. Lorsque le mal est plus profondément situé, dans le pharynx par exemple, les fumigations aqueuses procurent du soulagement, et doivent être fréquemment employées.

Le bouton cancéreux, ou le cancer de la langue, est facile à discerner, et son traitement se réduit, quand l'extirpation est possible, à la rendre exacte et prompte. La plaie simple qui en résulte se réunit facilement au moyen de quelques points de suture, et par l'inaction de l'organe malade.

Cancer du pharynx. — Une espèce de fourmillement qui se fait sentir dans le fond du gosier, une gêne toujours croissante de la déglutition, annoncent le début de cette maladie. Un gonflement extérieur plus ou moins saillant et peu douloureux au toucher, une ulcération intérieure, quelques élancemens vifs et passagers, l'altération de la voix, l'excrétion d'une matière trèsfétide formée par le mélange de la salive et du liquide purulent de l'ulcère, et enfin tous les accidens qui peuvent résulter de la difficulté ou de l'impossibilité absolue de la déglutition, sont, au dire de tous les auteurs, les signes caractéristiques de cette affection confirmée. La plupart cependant sont communs à d'autres maladies. Ainsi les ulcères qui reconnaissent pour cause la syphilis ou un traitement mercuriel peu convenablement administré, les ulcères scrophuleux, scorbutiques recouverts de fongosités, et quelquefois compliqués de la carie des os et de l'engorgement des glandes voisines, présentent des phénomènes qui, pour des observateurs même très-attentifs, les rendent difficiles à distinguer de l'ulcère cancéreux du pharynx. Mais les signes propres à la syphilis, aux scrophules, au scorbut, puis la marche de la maladie et les circonstances antérieures, viennent par la suite éclairer le diagnostic et le traitement. Les indications sont les mêmes ici que partout ailleurs, mais la nécessité d'arrêter les progrès du mal n'est nulle part plus urgente. L'impossibilité de la déglutition peut bientôt entraîner la mort du malade ; et dans la dégénérescence cancéreuse du pharynx, comme dans celle des organes les plus importans de l'économie, toujours profondément situés, les secours chirurgicaux ne sont plus applicables. Le seul qu'il nous reste alors est l'introduction par la bouche, ou mieux encore par les fosses nasales, d'une sonde de gomme élastique qui sert à conduire quelques alimens liquides dans l'estomac. Peu de temps se passe avant que ce dernier moyen devienne lui-même infructueux : le plus constant effet du squirrhe développé dans les organes creux étant de resserrer leurs cavités au point de les effacer presque entièrement, sans que les ressources de l'art, ailleurs les plus efficaces, puissent ici retarder un si funeste accident.

À l'ouverture des cadavres, on trouve les parois du pharynx dégénérées en matière squirrheuse ; très-rarement elles offrent quelques portions de matière cérébriforme. Les parties environnantes sont réunies dans la masse du cancer : cependant « les membranes muqueuse et musculaire sont presque toujours distinctes, quoique entièrement dégénérées, pourvu que le squirrhe ne soit pas trop ramolli. Quelquefois on reconnaît que la maladie a commencé par une masse squirrheuse qui, développée primitivement dans le tissu cellulaire des environs du pharynx, a contracté des adhérences avec cet organe, et l'a, pour ainsi dire, entraîné dans sa dégénération. » (Bayle et Cayol.)

Cancer de l'œsophage. — En suivant les affections cancéreuses dans les organes intérieurs, leur diagnostic devient plus douteux encore, et les différences qu'elles présentent entre elles plus difficiles à saisir. Cette obscurité rendra dorénavant les dénominations plus vagues ; suivant l'usage, les mots squirrhe et cancer pourront non-seulement être employés l'un pour l'autre, mais souvent même nous ne réussirons pas à établir une distinction exacte entre l'ulcère cancéreux et le cancer ulcéré.

Le squirrhe ou le cancer de l'œsophage est moins commun que celui des autres organes qui composent les voies digestives. Peut-on en trouver les causes dans sa contexture plus dense, plus serrée ? dans sa position, qui l'abrite davantage contre les influences extérieures ? dans ses fonctions, qui ne le mettent en rapport que fort peu de temps avec les substances, trop communément excitantes, destinées à l'alimentation, lesquelles séjournent au contraire assez longuement dans l'estomac et le tube intestinal ?

Un sentiment de chaleur et d'érosion qui augmente d'intensité avec les progrès de la maladie, au point de devenir quelquefois comparable à celui de la brûlure, et dont le malade indique le siége en suivant le trajet de l'œsophage, est un des premiers signes du cancer de ce canal. Mais, pour être constant, ce symptôme n'est pas certain : les lésions organiques de l'estomac, et de simples phlegmasies de sa membrane muqueuse, le présentent également. Les douleurs que quelques malades accusent entre les deux épaules, dans le dos, le long des bras, peuvent être attribuées à la compression qu'exerce la tumeur, ou aux adhérences qu'elle contracte avec les parties voisines; mais d'autres fois aussi elles seront dues à plusieurs autres causes. La promptitude du vomissement n'est pas dans tous les cas un signe pathognomonique, attendu que dans ceux où l'engorgement squirrheux est placé près de l'estomac, les parois de l'œsophage peuvent être distendues par les alimens au-dessus de l'obstacle, et former là une espèce de poche capable de les recéler assez long-temps. Quoique la dégénérescence cancéreuse de l'œsophage offre des signes douteux, et quelle puisse même, lorsqu'elle est située à la partie supérieure, être confondue avec celle du pharynx, ou avec celle de l'estomac quand elle avoisine cet organe, disons cependant qu'on la distingue dans le premier cas, en ce que les alimèns sont promptement rejetés après avoir franchi sans peine l'isthme du gosier; et dans l'autre, en ce que les glaires mélangées avec les matières vomies n'offrent jamais la couleur brune ou noirâtre, caractère propre à celles qui viennent de l'estomac.

La dysphagie et les autres symptômes précédemment énumérés peuvent être produits par la phlegmasie chronique de l'œsophage, aussi bien qu'ils le sont par son cancer; ils peuvent encore dépendre d'une compression exercée par un anévrysme de l'aorte, ou par des tubercules ou autres tumeurs de diverse nature, développées dans le médiastin. L'étude de ces maladies et des signes qui leur sont propres peut seule éclairer le diagnostic. (*V.* ANÉVRISMES INTERNES, TUBERCULES, etc.)

Le pronostic, toujours fâcheux, le devient plus éminemment encore, si l'ulcération de la tumeur établit une communication entre elle et la trachée-artère ou le poumon ; tous les accidens consécutifs que le passage des alimens dans les voies aériennes peut amener, sont le résultat et l'indice de cet effet : une toux vive avec menace de suffocation avertit du danger. Il faut suspendre l'usage de quelque sorte d'aliment que ce soit ; la moindre infraction à cette règle peut causer la rupture complète et subite des parois ulcérées, donner lieu à un épanchement dans les cavités de la poitrine, et terminer subitement la vie de l'individu. L'emploi de la sonde devient alors également impossible. La constitution se détériore ; les lavemens avec les substances les plus nourrissantes ne peuvent arrêter les progrès du marasme : le simple engorgement squirrheux de l'œsophage l'entraîne nécessairement à sa suite, mais il se prononce davantage dans les cas d'ulcération ; ces progrès néanmoins sont ordinairement assez lents, et le malade est livré à une agonie longue, et d'autant plus affreuse qu'il éprouve toutes les angoisses de la faim, répète sans cesse qu'il doit succomber au défaut de nourriture, et conserve jusqu'au dernier soupir la conscience d'une inévitable destruction.

L'ouverture des cadavres montre, aux différences près de position et de rapports, des altérations analogues à celles décrites pour le cancer du pharynx.

Cancer de l'estomac.—L'aréole de sensibilité qui entoure l'estomac, la multiplicité des causes qui peuvent modifier les propriétés vitales de cet organe, soit en agissant directement sur lui, soit en portant leur action primitive sur le cerveau, expliquent la fréquence de ses maladies, et en particulier celle de sa dégénération cancéreuse : ses actives et nombreuses relations expliquent de même l'influence qu'exercent ses moindres troubles sur toute l'économie. Mais plus la sensibilité d'un organe est développée, plus ses rapports sont étendus, plus aussi les phénomènes que présentent ses affections sont nombreux et difficiles à apprécier. Ici les symptômes se confondent, et le siége primitif de l'altération est caché dans le désordre général. Ici encore, l'intensité de ces mêmes symptômes est bien plus en rapport avec la nature de la cause première et l'irritabilité de l'individu qu'avec l'altération ou la désorganisation de tissus de l'organe affecté.

De là sans doute l'extrême difficulté de reconnaître toujours, dans leur début, les affections cancéreuses de l'estomac ; de là aussi, dans quelques cas, leur marche insidieuse, l'absence des symptômes pendant leurs progrès, et même la possibilité que, chez les vieillards, leur existence reste cachée jusqu'à la mort.

Dans leur première période, ces affections ne fournissent aucun signe qui ne leur soit commun avec une foule d'autres maladies. Ainsi la lenteur des digestions, les renvois, les nausées, les vomissemens peuvent être produits par un simple embarras gastrique, ou par l'inflammation la plus légère de la membrane muqueuse de l'estomac. (*Voyez* GASTRITE.) Quelquefois même, sous l'influence de peines morales prolongées, de chagrins vifs, ou de quelque lésion du cerveau, ces accidens durent des mois, des années, sans qu'on puisse autrement soupçonner l'existence d'une cause locale, et sans laisser à leur suite la moindre trace d'une altération organique.

Prédispositions innées ou acquises. — Mais si l'observateur le plus habile ne peut distinguer d'abord les signes qui appartiennent en propre au squirrhe de l'estomac, on conçoit difficilement jusqu'où l'impéritie commune peut aller à cet égard. Il est rare qu'on attribue à autre chose qu'à la faiblesse des voies digestives le premier trouble des digestions, et c'est probablement ici que commence l'effet de causes plus efficaces pour déterminer la formation du cancer. Presque toujours les changemens que les malades croient devoir apporter à leur manière de vivre sont au profit de la maladie; leur régime devient chaque jour plus excitant, et par-là plus funeste; souvent aussi, dans les conseils qu'ils réclament, une sotte complaisance ou l'aveugle routine viennent avec des vomitifs, des purgatifs salins, âcres ou amers, joindre aux poisons de l'intempérance les poisons de la pharmacie.

Le squirrhe de l'estomac se montre plus souvent chez les hommes que chez les femmes. (F. Chardel.) Persuadés de la grande influence des affections morales sur le développement de cette maladie, nous croyons que cette assertion est motivée par la remarquable ténacité des passions tristes chez les premiers. On connaît seulement deux ou trois exemples dans lesquels le cancer de l'estomac a paru s'être développé peu de temps après la puberté; il est aussi rare avant la vingt-cinquième année que commun dans les vingt-cinq années qui suivent; on le rencontre souvent encore dans la vieillesse, et, pour le dire en passant, c'est à peu près la seule affection de cette nature qui se montre à cet âge. Les constitutions individuelles qu'il semble préférer sont celles où dominent les organes de l'innervation; celles encore où ces derniers partagent la prééminence avec le système sanguin ou bien avec le système lymphatique. Ainsi les tempéramens notés le plus fréquemment dans nos tableaux sont le nerveux, le sanguin, le lymphatique, ou plutôt la constitution mixte qui résulte de l'union du premier avec l'un des deux autres.

Parmi les prédispositions générales du cancer de l'estomac, nous dirons aussi qu'il semble choisir ses victimes dans les cités populeuses, et qu'il frappe particulièrement les gens du peuple ou les classes élevées de la société; ce qui pourrait paraître contradictoire dans cette assertion disparaîtra bientôt, si l'on fait attention que ces deux points extrêmes de la chaîne sociale sont les plus exposés aux causes du plus grand nombre de nos maladies : les passions et l'abus de ce qui peut les satisfaire. Néanmoins une vie calme, la régularité du régime et la sobriété ne mettent pas toujours à l'abri de la désorganisation cancéreuse de l'estomac, et l'on a vu l'abstinence prolongée l'amener souvent à sa suite.

Les diverses professions ne paraissent pas influer beaucoup sur le développement de la maladie qui nous occupe. Certains auteurs ont pensé que celles où le corps est habituellement penché, et d'autres où la région épigastrique est le point d'appui de quelque instrument, pouvaient être rangées parmi les causes prédisposantes. Selon cette idée, les tailleurs, les cordonniers, les tanneurs, etc., etc., seraient plus particulièrement affectés du cancer de l'estomac ; ce que l'expérience sévère n'a point du tout démontré jusqu'à ce jour. Notez encore que le cardia et le pylore, plus fréquemment atteints, sont par leur position, de tout l'organe, les parties les moins exposées aux efforts extérieurs. (F. Chardel.)

Les causes qui agissent immédiatement sur les tissus de l'estomac n'ont pas non plus un grand degré de certitude; cependant nous indiquerons avec tous les pathologistes l'abus des liqueurs alcoholiques, et, d'une manière plus précise, leur usage journalier, et lorsque l'estomac n'a point encore reçu d'alimens. Mais c'est surtout par leur falsification que ces boissons deviennent nuisibles; la cupidité de ceux qui les débitent leur fait y joindre des substances âcres on ne peut plus irritantes. Néanmoins cette cause du cancer de l'estomac a été exagérée : toujours les individus qui s'y trouvent soumis en ont contracté l'habitude depuis long temps, et celle-ci en amende singulièrement les effets;

si cette cause nous semble de quelque valeur, c'est qu'elle se joint ici à vingt autres : mauvaise nourriture, chagrins profonds, digestion troublée par un travail pénible, etc., etc. En irritant immédiatement aussi les tissus de l'estomac, les purgatifs drastiques et quelques autres médicamens énergiques, tels que le sublimé corrosif, etc., peuvent devenir cause du cancer de l'estomac. Il faut en dire autant, de l'ingestion de substances vénéneuses, alors employées dans un but criminel. Les poisons minéraux, surtout ceux qui agissent plus *localement*, peuvent, s'ils sont pris à doses trop faibles pour causer la mort, déterminer une maladie de l'estomac, qui, dans la suite, soit compliquée ou terminée par la dégénérescence cancéreuse. Enfin, dirai-je avec les auteurs que le cancer de l'estomac peut être le résultat d'une hémorrhagie supprimée, de la rétropulsion de la goutte, d'un vice dartreux, psorique, etc., etc.

Première période. — Quoi qu'il en soit, au reste, de la nature de la cause, si le malade n'est promptement soustrait à son influence, la maladie fait de rapides progrès. Les digestions, d'abord lentes et pénibles, bientôt se pervertissent; les alimens, qui étaient les plus faciles à digérer, cessent de l'être, tandis que tels autres, habituellement fort indigestes, ne produissent plus la moindre incommodité. Dans quelques cas, la vacuité de l'estomac s'accompagne d'une sorte de chatouillement à l'épigastre, d'un bien-être indicible; l'appétit semble plus vif. Lorsque cet organe a reçu des substances alimentaires, il choisit, pour ainsi dire, parmi elles certains corps, tels que la graisse ou la matière butyreuse, les ramène vers l'œsophage, d'où ils sont rejetés facilement, sans qu'ils paraissent altérés. Plus tard cependant les malades sont tourmentés par une soif vive, un sentiment de chaleur dans la région de l'estomac ; ils se plaignent d'y éprouver une pesanteur, et quelquefois déjà des douleurs passagères. C'est une barre qui les presse, disent quelques-uns ; souvent ces douleurs se continuent jusqu'à la partie postérieure du tronc. Des renvois inodores, mais plus ordinairement fétides ou d'une acidité âcre, accompagnent les moindres digestions; ces aigreurs sont provoquées presque instantanément par l'usage du vin, et surtout si l'estomac est vide. Ce symptôme, quoique fréquent dans d'autres maladies, est à noter comme toujours existant dans celle que nous étudions. Dans cette première période du cancer de l'estomac, les vomissemens sont assez rares; l'on ne peut considérer comme tels les émissions de

quelques gorgées de matières glaireuses et filantes que rendent
certains malades après une aigreur. C'est ordinairement le matin
que cela arrive, et lorsqu'ils n'ont point encore pris de nourriture.

Deuxième période.—Tant que les phénomènes de la maladie
ne sont pas plus intenses, le diagnostic est fort incertain,
et, ce qui peut encore l'embarrasser davantage, c'est une suspension, une sorte d'intermittence, qui peut arriver dans le
cours des symptômes. Le malade semble avoir recouvré la
santé; toutes ses fonctions s'exécutent au mieux, et il peut même
reprendre de l'embonpoint, car cet état dure assez long-temps,
quelquefois cinq à six mois, et, dans d'autres cas, une année
entière. Cependant, sans cause connue, les symptômes repa-
raissent assez souvent avec plus d'énergie même qu'ils n'en mon-
trèrent avant leur cessation. Les douleurs se réveillent; elles
sont à la fois et plus aiguës et plus longues; elles laissent peu
de repos, et s'étendent plus ou moins le long du rachis. Les vomissemens paraissent, et bientôt sont très-fréquens; ils surviennent après l'ingestion des substances alimentaires, et en contiennent une partie. D'abord celles-ci sont peu altérées; mais
quelques mois après elles deviennent brunâtres, comme mêlées
de suie ou de marc de café. Dans d'autres cas enfin, elles ne paraissent que délayées dans un liquide brun plus ou moins épais.
Nous avons déjà noté l'espèce de choix que fait l'estomac dans
les matières qu'il rejette. Une autre anomalie bien singulière,
c'est le vomissement de nourritures ingérées la veille, sans que,
parmi les matières évacuées, il soit amené aucune portion de
celles qui viennent d'être prises. Dans quelques circonstances,
on a vu, surtout chez les femmes, à l'époque de la menstruation,
les vomissemens composés de sang noir en caillots ou liquide.

Arrivé à ce terme, le cancer de l'estomac peut se manifester
par un symptôme local; c'est le développement morbide de l'organe, manifesté par une tumeur plus ou moins saillante dans la
région épigastrique. Pour l'ordinaire, ce n'est même qu'un soulè-
vement de la paroi abdominale dont le palper ne peut circonscrire la base; on conçoit combien ce phénomène doit être peu
appréciable pour nous, quand la maladie a son siége sur des
points profonds du ventricule. Le vomissement, auquel on attache plus d'importance, est peut-être moins constant encore;
ni l'un ni l'autre de ces symptômes ne méritent donc l'épithète
de pathognomonique.

Des gaz, des borborygmes, résultant de la lenteur des digestions, une constipation souvent opiniâtre, des hoquets fréquens, des des coliques, le ballonnement du ventre, viennent augmenter les souffrances et l'inquiétude du malade; il maigrit, sa peau prend la teinte qu'elle acquiert généralement dans les affections cancéreuses, et bientôt la prostration adynamique fait tout craindre des progrès ultérieurs de la maladie.

Le cancer peut attaquer des points différens du ventricule, et il offre toujours des signes particuliers relatifs à son siége. S'il occupe les environs du cardia, ou un point limité sur ce qu'on appelle le cul-de-sac de l'estomac, ou sur la face inférieure de cet organe, la tumeur ne se peut reconnaître que très-difficilement par le toucher, lors même qu'elle a déjà pris un très-grand volume. Ce n'est donc que dans les engorgemens de l'extrémité pylorique et des parties les plus voisines, ou quelquefois de la face supérieure de l'estomac, qu'on peut profiter de ce signe; mais combien encore peut-il devenir une source d'erreurs ! Un état variqueux des vaisseaux de l'estomac, une dilatation partielle du canal intestinal causée par des gaz, le squirrhe d'un organe voisin, ou enfin des tumeurs non squirrheuses, dans quelques cas, simulent parfaitement le cancer du pylore, ou d'un point rapproché de cette extrémité de l'estomac. On sait d'ailleurs qu'une très-légère cause de douleur dans les parois de l'abdomen fait contracter, sous la moindre pression, les muscles qui se trouvent dans leur épaisseur, et, par cet effet, le palper devient impossible, ou au moins extrêmement incertain. On conçoit encore que le météorisme du ventre ou une obésité prononcée puissent apporter les mêmes obstacles. Des tumeurs squirrheuses, développées dans le lobe gauche du foie, dans le pancréas ou quelques autres parties voisines, peuvent simuler d'autant mieux le cancer de l'estomac, que non-seulement elles troubleront les fonctions de cet organe par leur volume, mais encore parce qu'elles donneront aussi naissance aux accidens généraux des maladies cancéreuses. Les tumeurs qui sont réellement formées par la dégénérescence du ventricule, et qui se montrent à l'extérieur, présentent entre elles quelques différences relatives à leur forme et à leur siége. Placées sur le trajet de l'aorte, elles sont soulevées par ses battemens, et peuvent être confondue avec un anévrysme de cette artère. Lorsqu'elles s'étendent vers l'hypocondre droit, elles sont en partie masquées par le grand lobe du foie; et, portées à gauche, elles deviennent difficiles à distinguer des tumeurs formées par la rate. Relativement à leur forme, ces tumeurs peuvent être unies ou inégales, et même éprouver divers changemens, sous ce rapport, pendant les progrès de la maladie. Elles sont tantôt mobiles, tantôt adhérentes, et, dans ces deux cas, leur position, également sujette à varier, peut tromper sur leur étendue et même sur leur existence.

Nous avons avancé que le vomissement n'était point un symptôme pathognomonique des affections cancéreuses de l'estomac, par cela qu'il n'existait pas toujours. Les médecins physiologistes cherchent encore la raison de cette instabilité : les uns s'appuyant sur des expériences qui paraissent concluantes, soutiennent que l'estomac, peu ou point actif dans le vomissement, peut être squirrheux dans la majeure partie de son étendue, sans que cette condition ait une influence marquée sur l'action de vomir. L'état particulier des ouvertures cardiaque et pylorique peut seul, d'après eux, mettre obstacle ou donner lieu à la production de ce phénomène. D'autres observateurs, cependant, disent avoir vu l'estomac se contracter pour l'expulsion des substances contenues dans sa cavité, et citent des observations de squirrhe du pylore et du corps de l'estomac, où, l'orifice cardiaque étant libre, les vomissemens n'avaient pas lieu, quoique le malade éprouvât de vives nausées, et que les muscles abdominaux se contractassent avec force. De là ils ont conclu que le ventricule ne pouvait concourir à l'action de vomir qu'autant que sa membrane musculeuse avait conservé son état d'intégrité. Les résultats que nous fournissent de nombreuses histoires de cancers attaquant des points divers de l'estomac, ne résolvent pas encore la question. Nous avons vu la dégénérescence complète des parois stomacales, les deux orifices étant libres, être ou ne pas être acompagnées de vomissemens. Fort souvent encore nous avons trouvé des altérations partielles du corps de l'estomac, qui s'étaient compliquées de vomissemens opiniâtres, quoique le pylore fût resté parfaitement sain. Enfin nous possédons une observation communiquée par M. Rostan, et dans laquelle une ulcération cancéreuse du corps et de l'orifice cardiaque de l'estomac s'accompagnaient des mêmes phénomènes, le pylore étant également dans son état naturel. Dans quelques cas plus rares, l'autopsie a montré l'ouverture pylorique évidemment rétrécie, ulcérée dans quelque point, sans que des nausées, sans que des vo-

missemens annonçassent pendant la vie une difficulté au passage
des substances alimentaires. Mais ici les différens degrés d'altération de la valvule gastro-duodénale sont surtout à considérer.
En effet, on conçoit que son simple engorgement·, qu'une ulcération légère puissent causer des vomissemens opiniâtres, et
qu'au contraire sa destruction complète doive rendre le trajet
des alimens plus facile que dans l'état sain. En général cependant
on peut regarder comme certain que le pylore est libre, si les
vomissemens n'ont pas lieu; de même qu'on soupçonnera justement un squirrhe de l'orifice cardiaque, s'il y a de fortes
nausées sans évacuation par la bouche, si ce n'est de quelques
matières glaireuses. Cette dernière variété d'ailleurs s'annonce
encore par plusieurs des signes décrits pour le cancer de l'extrémité inférieure de l'œsophage.

Nous croyons que, relativement à l'inconstance qu'offre le
vomissement dans les maladies squirrheuses de l'estomac, on
n'a pas pris en assez grande considération l'état de la membrane muqueuse, surtout sous le rapport de sa sensibilité.
En effet, cette propriété vitale peut être ici augmentée, diminuée ou pervertie. Son exaltation, toutes choses égales
d'ailleurs pour le siége du cancer, accompagne presque constamment les premières périodes de la maladie, et nous explique l'opiniâtreté des vomissemens, si fréquens alors chez
la plupart des malades, tandis que, par la suite, ils cessent
d'eux-mêmes dans nombre de cas. Dans d'autres circonstances,
l'irritabilité de la membrane interne de l'estomac n'est que très-
peu accrue, et selon nous c'est le cas des nausées sans vomissemens. Enfin c'est peut-être à la diminution ou plutôt à une sorte
de perversion de la sensibilité organique que sont dus deux phénomènes anomaux remarquables, déjà cités, savoir, 1° l'espèce
de choix que fait l'estomac des alimens, dans ceux qu'il rejette;
2° la faculté de digérer des substances absolument indigestes avant
l'état de maladie, tandis que celle dont l'usage était journalier
devient quelquefois tout-à-fait impossible.

Diagnostic. — Chacun des symptômes indiqués pour le cancer
de l'estomac peut toutefois être produit par plusieurs maladies
qui ne sont pas de nature cancéreuse, et leur ensemble même,
quelque effrayant qu'il soit, ne suffit pas pour lever tous les
doutes. En effet, les vomissemens spasmodiques long-temps prolongés; les hernies dites de l'estomac, qui se font par l'écarte-

ment de la partie supérieure de la ligne blanche; des concrétions formées dans les canaux biliaires; la perforation même de l'estomac, suite d'une inflammation chronique, et n'ayant pas entraîné une mort prompte (cas d'adhérences des bords de l'ouverture aux parties voisines : Chaussier et Chardel), peuvent occasioner une série d'accidens, sinon en tout, du moins en grande partie semblables à ceux que nous venons de rapporter. La gastrite chronique, qui pourrait être regardée comme un premier degré de l'altération cancéreuse, tant ses symptômes et ses effets sur l'économie sont analogues à ceux qu'elle produit, s'en différencie encore moins facilement; un seul signe certain reste propre au squirrhe de l'estomac, c'est le développement pathologique des tissus altérés. Mais nous avons déjà fait observer que grand nombre d'individus pouvaient succomber à une vaste désorganisation cancéreuse de l'estomac, sans qu'aucune tumeur ne se fût offerte pendant la vie aux recherches scrupuleuses du médecin. Enfin la cachexie dite cancéreuse, si souvent mise en avant pour établir le diagnostic du cancer en général, ne mérite pas, suivant nous, plus de confiance ici que dans les autres lieux où nous l'avons déjà réfutée. La plupart des maladies chroniques abdominales ne la présentent-elles pas on ne peut mieux caractérisée? Cependant, dans une affection si sérieuse que le squirrhe de l'estomac, on ne saurait trop être sur ses gardes; l'apparition d'un seul signe doit inspirer des craintes, et attacher profondément toute notre attention.

Terminaisons. — Diverses conditions modifient la durée du cancer de l'estomac. Sa marche est ordinairement progressive, et les cas d'intermittence que nous avons cités sont infiniment rares; le mal, une fois déclaré, parcourt irrévocablement ses périodes. Le défaut de nutrition, surtout si les vomissemens ont persisté, jette les malades dans une faiblesse excessive; tous les jours ils s'épuisent davantage, et, le marasme arrivé à son dernier point, ils expirent après un court évanouissement. Le terme de la vie peut être hâté par quelques circonstances accessoires à la maladie : ainsi, dans certains cas, l'individu succombe à l'excès des douleurs; d'autres fois, et c'est particulièrement dans le cancer du pylore avec destruction de la valvule pylorique, un dévoiement qu'on ne peut arrêter ruine plus promptement les forces que ne le comporte l'étendue des désordres locaux; enfin la mort la plus affreuse est celle qui suit le squirrhe du cardia : cette ou-

verture oblitérée ne permet plus le passage des alimens; ils sont
rejetés aussitôt leur ingestion, et les angoisses de la faim, autant
que la certitude de ne pouvoir la satisfaire, abattent en peu de
temps toutes les facultés du malade. Ce cas est, je puis dire, le
moins fréquemment observé. En général le cancer de l'estomac
suit une marche assez lente; nous pensons qu'elle peut embrasser
plusieurs années, cinq à six, quoique dans les exemples les plus
communs, elle paraisse se prolonger beaucoup moins, ses premiers progrès restant souvent inconnus. A cette occasion, il est à
remarquer que la maladie suit en général la même progression
dans ses deux périodes : c'est-à-dire que les accidens de sa terminaison sont d'autant moins prompts, que les phénomènes d'invasion se sont développés dans un laps de temps plus long; ou
autrement, que si les premiers symptômes se sont tous montrés
en quelques mois, de même ceux de la terminaison suivront une
marche rapide.

Autopsie. — Le volume de l'estomac n'est pas toujours resté
le même dans la dégénérescence cancéreuse de ses tissus; quelquefois sa capacité contiendrait à peine un demi-litre d'eau; ses
parois sont épaisses et revenues sur elles-mêmes; cette disposition se remarque particulièrement quand la maladie, attaquant le
corps de l'organe, s'est encore portée sur l'ouverture cardiaque.
D'autres fois, au contraire, l'estomac a pris une si grande ampliation, que son étendue est doublée; alors il refoule tous les organes voisins : dans ce cas ses parois paraissent saines et de même
épaisseur que dans l'état naturel; tout le désordre se trouve sur
l'orifice duodénal, et c'est son occlusion qui, en s'opposant au
cours des substances alimentaires, a dû ainsi devenir cause des
dispositions pathologiques indiquées. Il est commun de voir des
adhérences nombreuses contractées entre la surface externe de
l'estomac et les organes qui lui sont contigus : les plus fréquentes
de toutes existent avec le lobe moyen du foie, et dans certain cas
même on a trouvé celui-ci simulant une sorte de couvercle sur
une perforation des diverses membranes gastriques, et mettant
ainsi obstacle à l'épanchement des matières introduites dans l'estomac.

La dégénération cancéreuse de l'estomac peut l'envelopper
tout entier, ou n'attaquer qu'un point plus ou moins étendu de
ses tissus; le mal est borné à l'ouverture cardiaque, au pylore ou
enfin au centre du ventricule, peu importe, pour les caractères

physiques; il est partout le même. L'organe malade, divisé par l'instrument tranchant, présente une coupe homogène quand la dégénérescence est complète; il n'est plus possible de distinguer et la membrane séreuse et la muqueuse, non plus que les fibres musculaires qui leur sont interposées; toutes réunies ne forment plus qu'un tissu lardacé, blanchâtre, quelquefois cartilagineux, dont l'épaisseur varie depuis deux ou trois lignes jusqu'à plus d'un demi pouce. Dans des cas bien plus rares, où le mal a fait peu de progrès, on parvient quelquefois à distinguer les diverses portions qui composent les parois stomacales; toujours ici la tunique péritonéale est saine, à cela près de quelques adhérences avec l'épiploon gastro-colique; souvent encore le feuillet muqueux a conservé toute son intégrité, tandis que les fibres musculaires et le tissu lamineux sont profondément altérés, de sorte qu'on serait tenté de croire qu'ils sont ordinairement le siége primitif de la dégénérescence cancéreuse. Il est au contraire certain que l'ulcération commence d'abord sur la membrane muqueuse; elle offre ici les traits propres aux autres ulcères cancéreux : une surface grisâtre, des bords élevés, etc., etc. Il est à remarquer que ces bords sont ordinairement taillés en biseau aux dépens de la membrane interne. Quand la maladie est portée sur l'extrémité pylorique, il semble que le développement squirrheux prenne plus de volume : par suite même il s'étend aux glandes épiploïques voisines, aux graisses, aux points correspondans du duodénum, du foie et du pancréas, et il les agglomère, de manière que ces organes ne font plus qu'une seule masse squirrheuse. Quand l'ulcère se forme ici, il occupe d'abord la valvule pylorique; celle-ci est souvent détruite entièrement sans autres désorganisations. Quelquefois la surface interne de l'estomac offre plusieurs végétations d'une densité variable, rougeâtres, lisses à leur sommet, et séparées les unes des autres par des dépressions, des replis muqueux, où l'on découvre souvent des ulcérations. Ces tumeurs squirrho-polypeuses peuvent se présenter sur tous les points de l'estomac : on lit dans une observation rapportée par M. Piedagnel (*Mémoire sur le vomissement*, 1821) qu'une semblable végétation, placée près du cardia, s'y introduisait dans le moindre effort de vomissement, et s'opposait ainsi à toute espèce de rejet par l'œsophage.

Sur la plupart des cadavres, on trouve toute la surface muqueuse du ventricule baignée par les mucosités brunâtres, comme mêlées de suie, dont nous avons parlé précédemment. On ne sait pas encore quelle est la source de ce produit morbide ; il n'est point très-adhérent aux ulcères, et rien n'annonce qu'il en soit une sécrétion, quoique cependant on ne le trouve que dans les dégénérescences cancéreuses. Peut-être n'est-ce que du sang altéré par son mélange avec l'ichor cancéreux.

Traitement du cancer de l'estomac. — Il est des maladies sans doute où les moyens tirés de l'hygiène peuvent avoir un véritable succès, et dans plusieurs circonstances le médecin pourra justement se féliciter de les avoir appliqués au traitement des affections cancéreuses de l'estomac. Un malade se plaint de digestions pénibles, de pesanteur à l'épigastre, etc., etc., les secours alors mis en usage décident de la gravité de la maladie. En rangeant parmi les causes ces traitemens empyriques dans lesquels, pour tel trouble que ce soit des fonctions digestives, on gorge l'estomac de tous les excitans les plus actifs, nous avons en quelque sorte tracé le traitement à suivre dans le début du cancer de cet organe. Le meilleur remède est de ne point en prendre. C'est sur le régime qu'il faut insister.. L'usage des alimens épicés, salés, etc., sera d'abord proscrit. La douleur qui suit l'emploi du vin indique assez aux malades que cette boisson doit être, sinon entièrement, du moins en partie supprimée. Les autres liqueurs alcoholiques, plus concentrées, seront tout-à-fait défendues. Désormais la nourriture sera exclusivement tirée des viandes blanches, fraîches, cuites à l'eau ou rôties. Les repas seront peu copieux, mais fréquens et pris à des heures réglées. On se tromperait fort si l'on croyait arrêter les progrès de la maladie par une diète rigoureuse ; celle-ci, en exaltant les propriétés vitales de l'organe souffrant, ne ferait au contraire que les favoriser. Peut-être d'ailleurs le passage journalier d'une pâte alimentaire non irritante pourrait-il, si le squirrhe occupe les orifices de l'estomac, retarder leur rétrécissement ? L'eau serait certainement la boisson la plus convenable : si cependant les malades ne peuvent la supporter pure, on peut, sans danger, lui donner une saveur agréable par l'addition de quelques gouttes d'une eau distillée, de fleurs d'oranger, par exemple. Nous pensons aussi que ces malades doivent fuir l'usage des tisanes préparées par l'ébullition, lors même qu'elles ne contiendraient que des principes insignifians, l'expérience ayant prouvé qu'ainsi privée d'air, l'eau était d'une digestion plus difficile. On doit se borner, si le besoin ou l'habitude font réclamer quelques médicamens de cette sorte, à prescrire la simple dissolution d'une substance mucilagineuse ou gommeuse dans l'eau commune. On ne doit point négliger l'état de la peau dans ces soins généraux ; ce serait méconnaître les rapports multipliés du système cutané avec la membrane muqueuse des voies digestives. Les bains tièdes prolongés, les frictions sèches, particulièrement sur les bras et le tronc, doivent ici trouver leur place. Il faut tout employer pour relever l'activité organique générale, et donner de l'énergie aux forces morales si souvent altérées dans la maladie que nous étudions.

Dans une époque plus avancée, où l'on peut déjà soupçonner l'engorgement squirrheux, d'autres moyens seront joints à ceux-ci ; c'est le moment d'employer les dérivatifs conseillés par quelques auteurs dans un terme plus avancé. Des exutoires placés sur les membres, quelques sangsues appliquées sur l'épigastre ou à l'anus seront souvent d'un avantage marqué. Pendant cette période encore on a préconisé les eaux minérales alcalines et gazeuses ; plus d'une fois elles ont eu quelque succès ; cependant nous devons prévenir de ne point insister sur leur usage s'il n'est pas suivi d'un prompt soulagement ; elles peuvent, pour quelques individus, être trop irritantes : presque toujours nous les étendons avec l'eau commune ou le petit-lait ; elles peuvent ainsi s'employer plus long-temps. Le lait est une ressource précieuse dans le traitement du cancer de l'estomac, et à laquelle on doit recourir, du moment que le diagnostic est fixé ; c'est à la fois un excellent remède et une nourriture facile pour les malades dont le squirrhe occupe l'ouverture pylorique : nous avons vu nombre d'individus alimentés pendant plusieurs mois, plusieurs années, par son seul emploi. Malheureusement quelques malades ne peuvent le supporter, et l'usage en est accompagné quelquefois de dévoiement, et même de mouvemens fébriles.

Mais nous arrivons à un degré de la maladie où il ne faut plus que remédier aux symptômes qui menacent de hâter le dernier moment. Les douleurs, et l'insomnie qui en est dépendante, réclament l'usage de calmans et de préparations opiacées ; ordinairement on donne ces médicamens en pilules ou sous forme de potion ; c'est tantôt l'extrait gommeux d'opium, ou l'acétate de morphine ; tantôt le laudanum liquide de Sydenham ; dans quelques

circonstances on peut leur associer les extraits de jusquiame, de ciguë, etc. Ces moyens ont aussi quelquefois calmé les vomissemens. Si l'on pouvait présumer qu'ils ne dépendent pas de l'état
physique du pylore, et que le malade en fût fort incommodé, on
pourrait essayer de l'usage de quelques poudres absorbantes végétales, quelquefois préférables à la magnésie.

Il est des cas où rien ne peut arrêter un dévoiement excessif;
d'autres fois on obtient, pour calmer cet accident, quelque
succès de lavemens émolliens, rendus, suivant les indications, narcotiques, astringens, etc. La constipation, bien plus fréquente,
est rarement accompagnée de douleur; en général moins rebelle,
elle cède à de simples lavemens émolliens.

Enfin les derniers momens de la vie s'aggravent encore, chez
quelques malades, par l'apparition de l'œdème des extrémités inférieures, ou par l'hydropisie du péritoine; mais je n'ai pas besoin
de dire que nous n'avons pas de remède pour attaquer ces nouveaux accidens : leur cause nous est connue, mais dépend-il de
nous de l'atteindre?

Cancer des intestins. — La difficulté du diagnostic particulier
au cancer de chacune des portions du tube intestinal, et l'identité des indications thérapeutiques qui leur sont applicables, nous
forcent de les confondre tous dans ce seul article. Les causes sont
ici les mêmes que celles des dégénérescences cancéreuses en général, et, plus spécialement, celles attribuées au cancer de l'estomac. Ainsi nous notons d'abord l'usage d'alimens d'une digestion difficile, ou d'une nature très-irritante; l'abus de boissons
alcoholiques, ou l'ingestion de quelques substances vénéneuses;
les affections morales tristes long-temps prolongées; enfin le
cancer des intestins peut être la suite de leur inflammation chronique, déterminée par une cause quelconque, telles
que les purgations drastiques souvent répétées, un choc violent, etc., etc.

L'invasion de la maladie a toujours lieu à l'insu du médecin, et souvent même de l'individu qui en est atteint. Il se
plaint de coliques passagères, variant de siége, et par-là
simulant celles qui dépendent d'une mauvaise digestion, ou de
la présence des gaz intestinaux. L'appétit ne souffre pas de
ce malaise, et la constipation est le seul symptôme qui puisse
inquiéter. Des années s'écoulent sans autres progrès; mais alors
l'abdomen devient volumineux; il est ballonné, et quelquefois

déjà sensible au toucher sur un point de son étendue. La nourriture la moins abondante ne peut plus être digérée sans que le malade souffre de coliques vives et profondes; il est incommodé de borborygmes et de rapports acides ; plus tard ces derniers prennent une odeur désagréable. Plus le point altéré se rapproche de l'extrémité inférieure du tube digestif, moins l'émission des produits gazeux est facile; de sorte que la capacité de ce dernier est quelquefois doublée, et sa distension telle, qu'on peut, même à la surface du ventre, en suivre les diverses circonvolutions. Enfin, à une époque plus avancée, les symptômes qu'on attribue communément à la cachexie cancéreuse se développent; une portion de l'abdomen est constamment douloureuse, avec quelques exacerbations par élancemens ; après le moindre repas, quelquefois les malades sont pris de vomissemens, et rejettent avec les substances alimentaires des matières glaireuses ou bilieuses. Maintenant aussi la constipation a fait place à un dévoiement excessif; les évacuations muqueuses sont mêlées de sang et de putrilage; leur abondance a bientôt ruiné le peu de forces qui restait au malade, et tous les signes d'une adynamie profonde annoncent la mort comme terminaison inévitable. »

L'autopsie montre ici les mêmes désordres que ceux trouvés dans le cancer en général, et leurs dispositions ressemblent d'ailleurs à celles qu'offre la même maladie attaquant l'œsophage ou le rectum. Les parois de l'intestin ont quelquefois un pouce d'épaisseur ; leur surface interne offre des ulcérations plus ou moins marquées, et, dans d'autres points, des végétations squirrheuses rougeâtres. Il est commun dans les dégénérescences cancéreuses de l'estomac, du foie, etc., de rencontrer une portion intestinale adhérente et frappée de la même maladie. Ceci se remarque surtout pour le duodénum, le colon transverse et le cæcum.

Le *traitement* ne peut être établi que sur des données très-incertaines, et il n'est pas plus fructueux ici que dans les autres lésions du même genre; il se réduit à pallier les plus fâcheux accidens. On évitera avec un soin sévère l'usage des alimens susceptibles de dégager beaucoup de gaz, en permettant cependant une nourriture un peu substancielle, car pour l'ordinaire la marche de la maladie étant assez lente, en soutenant les forces, on prolonge l'existence. Si l'on a pu connaître que son siége est voisin du rectum, on conseillera avantageusement l'emploi de lavemens chargés de principes médicamenteux, narcotiques ou autres, suivant les indications; enfin il n'est pas besoin d'ajoûter qu'il serait peu rationnel de vouloir combattre la présence des gaz intestinaux par les moyens vulgairement employés; tous très-excitans, ils ne feraient qu'augmenter le mal : c'est bien plutôt, je le répète, à fuir les subtances qui les peuvent dégager qu'il faut surtout s'appliquer.

Cancer du rectum. — Il est difficile d'exposer les symptômes d'invasion propres au cancer de l'extrémité externe du rectum, car souvent cette première période se confond avec plusieurs autres maladies qu'on peut regarder, sinon comme le produisant, au moins comme lui étant fréquemment préexistantes.

De sorte que nous pouvons ranger sous deux ordres les causes de cette maladie : les unes, qui semblent plus particulières au développement squirrheux primitif, sont, 1° une constipation habituelle, les hémorrhoïdes anciennes; 2° une violence extérieure, l'introduction dans l'anus de corps étrangers volumineux. Pour l'autre classe, les causes se lient plus intimement à la maladie, ou plutôt ce n'est qu'une maladie qui change de nature : ainsi l'ulcère cancéreux succède à une ulcération vénérienne, à une érosion phagédénique, ou même à une simple dartre humide. Nous devons avouer aussi que, dans plusieurs cas, la cause est tout-à-fait inconnue. Il ne paraît pas qu'un sexe soit plus exposé que l'autre à l'affection cancéreuse du rectum; M. Cullerier assure cependant qu'elle a plus de fréquence chez les hommes, et l'explique par les excès honteux de la pédérastie. En général c'est une maladie assez commune, et bien plus particulière à l'âge mûr.

Les malades se plaignent d'abord d'une pesanteur, d'une sorte de gêne dans les parties voisines de l'anus, d'épreintes, d'envies fréquentes et illusoires d'évacuer les fèces excrémentitielles; quand celles-ci remplissent en effet l'intestin, leur expulsion s'accompagne de douleurs plus ou moins vives : elle est suivie de cuissons insupportables, et d'un suintement de mucosités sanguinolentes. On voit que ces symptômes peuvent se rencontrer aussi dans quelques ulcérations vénériennes attaquant à la fois la membrane muqueuse et la peau, ou, comme nous l'avons observé sur plusieurs individus, dans une simple dartre squammeuse humide des mêmes parties, ou bien encore dans un rétrécissement de l'ouverture du rectum, avec engorgement hémorrhoïdal de ses parois; mais la connaissance des unes et des autres maladies fixera, pour les esprits attentifs, la diagnostic de celle qui nous occupe, seulement incertaine d'ailleurs dans ces premiers temps.

La seconde période est marquée par des signes plus faciles à discerner : l'engorgement squirrheux a maintenant fait des progrès tels, que l'excrétion des matières fécales est presque impossible. Le pourtour de l'anus offre quelquefois un ou deux tubercules durs et rougeâtres, qui peuvent simuler des hémorrhoïdes; mais leur nature, bientôt reconnue, ne laisse plus de doute sur celle du mal plus profond; d'ailleurs si le doigt peut être introduit, on sent alors de semblables tumeurs tuberculeuses, dans quelques cas, assez bien séparées les unes des autres, quoique, dans le plus grand nombre, elles se réunissent pour former une sorte de bourrelet circulaire extrêmement dur et serré. A ce point, si on n'a pu les découvrir par le toucher, il est cependant probable que des ulcères se sont déjà formés sur la muqueuse dégénérée de l'intestin, et ils contribuent à rendre les douleurs plus cruelles; les malades ne peuvent aller à la garde-robe sans jeter des cris; il semble, disent-ils, que leur corps ou plutôt leur fondement va se déchirer, et quelques-uns même invoquent cet accident comme devant être un terme à leurs souffrances. Quelquefois cette oblitération du rectum est si complète, que les selles sont entièrement supprimées, ou bien les matières fécales passent comme par une filière après que leur consistance est amollie, qu'elles ont été divisées par les mucosités intestinales et le pus fourni par les ulcérations; mais ce secours de la nature se fait long-temps attendre, et n'arrive qu'après un séjour prolongé, qui souvent a déterminé une ampliation considérable de la portion d'intestin supérieure à l'obstacle. Morand rapporte l'observation d'une pareille maladie, où les parois intestinales dilatées se rompirent tout à coup; l'ouverture du cadavre fit connaître la cause de la mort.

Les progrès de l'ulcération amènent d'abord quelque soulagement, car ils s'accompagnent à l'ordinaire de diarrhée, et, sans elle, le seul écoulement de la sanie purulente, devenant plus copieux, suffit même à délayer les amas stercoraux; mais ce mieux, dont se flatte le malade, ne trompe pas le médecin : désormais les accidens vont marcher plus vite encore; les douleurs lancinantes doublent d'intensité; un liquide sanieux, mêlé de sang et de putrilage, inonde le lit; son odeur infecte porte à la nausée; maintenant aussi la constitution entière participe à la maladie :

l'anorexie, des digestions imparfaites, troublées de borborygmes et de coliques profondes; un mouvement de fièvre quelquefois léger et continu, d'autres fois rémittent, mais bien plus vif, sont les conséquences de ce nouvel état; les urines deviennent rares; l'adynamie, à son dernier point, s'accompagne de l'infiltration des membres inférieurs, et celle-ci est le signe précurseur d'une mort prochaine.

Dans quelques cas plus rares, les ravages de l'ulcération s'opèrent avec plus de lenteur, et les malades, tourmentés d'un dévoiement peu considérable, s'éteignent à la fin d'un long marasme; le peu d'importance qu'a dans le travail digestif la dernière extrémité du conduit intestinal, donne raison de cette lenteur du dépérissement. Je ne crois pas que l'on connaisse un seul exemple de cancer du rectum bien confirmé, ayant eu une terminaison heureuse. Les modifications dans la marche de la maladie sont le plus souvent dépendantes de circonstances absolument individuelles; on a remarqué que la présence de veines hémorrhoïdales dans le voisinage de la tumeur rendait les progrès funestes plus hâtifs. Ici, comme dans les dégénérescences cancéreuses de tous nos organes, la maladie semble stationnaire pendant qu'elle n'est encore qu'à l'état de squirrhe, et elle devient d'une activité effrayante quand l'ulcération a commencé.

C'est ici l'occasion de remarquer que le cancer du rectum ne se développe pas toujours de la manière que je viens de décrire; l'ulcère peut préexister à l'engorgement squirrheux, et, dans ce cas peu fréquent, la marche est encore plus rapide, le mal étant sans cesse aggravé par le contact irritant des matières stercorales.

L'autopsie montre après la mort toute l'étendue des désordres qu'on a pu soupçonner dans les derniers momens de la vie. L'extrémité inférieure du rectum, et quelquefois une plus grande portion est entièrement squirrheuse; d'autres fois le cancer, disposé en une sorte d'anneau, embrasse l'intestin, et l'oblitère; c'est ce bourrelet dont nous avons parlé en énumérant les symptômes; divisé par le scalpel, sa consistance semble cartilagineuse. Dans certains cas, on trouve une poche à parois dures et inégales, ulcérée et offrant des végétations, quelquefois bornée en haut et en bas par un rétrécissement annulaire qui semble la fermer. (Observation communiquée par M. Chomel.) La dégénérescence ne se borne pas toujours à l'intestin; le tissu cellulaire peut, non-seulement en être frappé, mais encore les parties correspondantes de la matrice, ou de la vessie, et des perforations recto-vésicales en être la suite. La matière cérébriforme se trouve rarement ici. Quand l'affection cancéreuse est ancienne, d'autres masses dégénérées peuvent occuper divers organes de la cavité abdominale.

Traitement.—Ici les secours thérapeutiques ne peuvent encore être que palliatifs. Cependant, dans quelques circonstances plus heureuses où la maladie est située absolument à l'orifice du rectum, qu'elle a peu d'étendue, bornée à un seul tubercule squirrheux, ou à un petit ulcère primitif, les moyens chirurgicaux deviennent souvent efficaces. Dans le premier cas, la petite masse squirrheuse doit être enlevée par le bistouri, ayant soin surtout de ne rien laisser du mal. Pour l'autre cas, c'est-à-dire si l'on a seulement affaire à une ulcération de la marge de l'anus, ou située sur l'union de la peau avec la membrane muqueuse de l'intestin, elle sera traitée comme les autres ulcères cancéreux du tissu cutané. On pourra essayer encore, dans les premiers momens de la maladie, l'usage des douches ascendantes froides, proposées par quelques-uns. Plus tard il ne faut plus recourir qu'aux moyens de soulagement: des mèches de charpies, enduites de cérat opiacé, seront placées pour favoriser l'issue des matières fécales; les lotions et les injections composées de substances narcotiques auront ici le double avantage de calmer les douleurs, et de tenir plus propres les parties malades. Sous ces rapports, les bains de siége ou généraux doivent être aussi souvent conseillés.

Nous croyons qu'il faut absolument s'abstenir de l'emploi de plusieurs instrumens dilatatoires proposés par les auteurs, et même des simples canules placées à demeure, l'utilité de ces moyens ne compensant pas les douleurs atroces que leur présence sur les parties squirrheuses fait éprouver indispensablement. Opposez, en effet, et les accidens que je viens de citer, et l'augmentation constante de la maladie sous cet usage, au petit secours qu'il procure de donner plus facilement issue aux matières stercorales. Les médications internes importent peu; on pourra cependant prescrire celles que l'on regarde comme plus appropriées aux affections cancéreuses en général. Enfin les malades conservant assez long temps le désir des alimens, on leur permettra ceux d'un travail digestif et d'une assimilation facile. Quelques praticiens, et entre autres Morgagni, disent avoir guéri des squirrhes du rectum par un traitement mercuriel. Pour nous, il est certain qu'ils n'avoient affaire qu'à de simples squirrhosités vénériennes qui, à la vérité, ont de grandes analogies avec celles de nature essentiellement cancéreuse.

Cancer dans les divers replis du péritoine. — Jamais peut-être le péritoine n'est devenu primitivement le siége d'un cancer, et nous en dirons autant pour toutes les membranes séreuses ; rarement encore trouve-t-on quelques points de ces membranes en désorganisation, tandis que l'organe qu'elles recouvrent en est totalement frappé. Quand elles sont atteintes, ce n'est que par une sorte de contiguïté, et alors que le désordre morbide a déjà le plus souvent porté au loin ses fâcheux effets.

Il est cependant peu rare de voir, dans l'écartement des replis mésentériques, quelques noyaux squirrheux séparés d'une maladie cancéreuse de l'organe voisin : alors le tissu lamineux interposé en est le premier point de développement ; mais dans la pluralité des cas, nous devons le dire, ces masses cancéreuses sont dépendantes d'une dégénération ou de l'estomac, ou du foie, ou enfin d'une portion quelconque du tube intestinal. Quoi qu'il en soit, dans l'une et l'autre circonstance le diagnostic des tumeurs cancéreuses abdominales est des plus obscurs, davantage encore si elles sont profondément situées : nous n'avons ici aucun renseignement sur les causes, aucun renseignement sur l'invasion de la maladie ; de sorte qu'on ne parvient pour l'ordinaire à la reconnaître que quand ses ravages sont extrêmes, ou même qu'après la mort. Dans le cas où le squirrhe du mésentère se confond avec celui de la portion intestinale voisine, les symptômes n'en sont pas tranchés ; mais il importe peu, car la terminaison funeste appartient toujours ici à la lésion de l'intestin. D'autres fois la maladie est isolée et d'abord fixée sur quelques glandes lymphatiques des replis péritonéaux ; celles-ci, plongées dans un tissu cellulaire lâche et abondant, peuvent alors prendre un très-grand volume sans quitter l'état squirrheux, et ne se ramollir qu'après plusieurs années. C'est pendant ce long espace qu'on pourra ou tenter de rendre plus lents encore les progrès de la maladie, ou au moins empêcher que le malade ne se livre aveuglément à la foule des guérisseurs.

Quand l'épiploon gastro-colique est chargé de masses squirrheuses, elles peuvent, par leur développement, donner à l'abdomen un volume prodigieux, et se dessiner à travers ses parois par des bosselures irrégulières et fort dures ; c'est la circonstance où la maladie est le mieux connue, sans cependant qu'on en tire un grand avantage pour la curation. Si les douleurs sont très-vives, on peut essayer de les rendre moindres par quelques applications locales émollientes et narcotiques, par l'emploi de sangsues à l'anus, ou enfin par l'usage continu de bains tièdes.

Presque toujours multiples, sur les cadavres, on trouve ces tumeurs dans des degrés différens de désorganisation et d'accroissement : les unes égalent à peine une noisette, tandis que d'autres surpassent le volume des poings réunis; elles sont indifféremment formées par la dégénérescence squirrheuse, ou celle dite cérébriforme, dans quelques cas par l'une et l'autre confondues. Quand le mal consiste en deux ou trois noyaux squirrheux de peu de volume, et développés dans la profondeur du ventre, l'autopsie en donne, la plupart du temps, la première connaissance.

Cancer du foie. — La glande qui sécrète la bile est, après l'estomac, la partie de l'appareil digestif le plus souvent affectée de la dégénérescence cancéreuse. Cependant les signes qui nous la peuvent déceler sont ici des plus obscurs. Confondue par les médecins du dernier siècle avec une foule de lésions disparates qu'ils désignaient sous le nom assez vague d'*obstructions*, elle semble avoir été tout-à-fait ignorée des uns, et vue trop exclusivement par les autres, qui néanmoins ne firent rien gagner à la science pour la certitude de son diagnostic. Cette obscurité tient sans doute à l'inertie naturelle du foie; ses maladies les plus aigües ont, pour ainsi dire, un air de chronicité qui les rend elles-mêmes presque inappréciables. Tous les jours on trouve sur le cadavre des désordres affreux dans cet organe, sans qu'aucun signe les eût fait soupçonner pendant la vie. Rien n'est donc plus incertain que les symptômes d'invasion du cancer hépatique. Quelques malades éprouvent alors des troubles légers, de la lenteur dans les digestions; d'autres fois, avec les apparences d'une santé parfaite, ils se plaignent de douleurs insolites, de lassitudes générales. Ils sont en proie à l'ennui, à la tristesse, et cherchent à fuir les tourmens d'une vie active. Bientôt, et en partie sous l'influence de ces causes, l'embonpoint disparaît, et laisse voir l'abdomen plus volumineux. Cet état ne tient pas encore au développement maladif du foie : il n'est jusqu'à présent que le produit de gaz intestinaux dégagés des substances alimentaires, dont l'assimilation devient plus difficile. La marche

est, dans la majorité des cas, on ne peut plus lente; des mois,
des années entières s'écoulent, sans autres phénomènes morbides
que quelques douleurs fugaces dans l'hypocondre droit et la région épigastrique; quelquefois s'y joignent de légères coliques,
suivies et calmées par l'émission de gaz intestinaux. A un terme
plus ou moins éloigné, le malade s'aperçoit cependant que le
côté droit de son ventre est soulevé, et qu'il est douloureux au
toucher. Bientôt une main plus exercée peut reconnaître que le
foie a pris un volume contre nature; souvent même elle sentira
que la face convexe est surmontée de bosselures plus ou moins
régulières, qui deviennent caractéristiques de la maladie, disent
quelques auteurs, lorsque leur centre est marqué d'une dépression
en *godet*, et surtout lorsqu'à cette époque les malades se plaignent
de douleurs lancinantes plus vives; alors aussi les organes de la
poitrine et ceux de l'abdomen sont refoulés et gênés dans leurs
fonctions; les mouvemens respiratoires sont plus fréquens, la voix
est altérée; par intervalle le malade soulève, en quelque sorte, le
poids qui l'opprime, en faisant une profonde inspiration. Souvent
il se plaint de douleurs atroces dans les membres, et notamment
dans les grandes articulations. On signale surtout celles de l'é-
paule droite, sans que nous en puissions fixer une raison valable,
et sans qu'elle nous ait paru plus commune. Le mal parvenu à
ce point en amène un autre, qui peut devenir cause de mort :
C'est l'hydropisie consécutive du péritoine, qui, presque toujours
ici, est devancée par celles des membres abdominaux. Dans les
autres cas, le marasme ou une espèce de phthisie hépatique font
succomber les malades après de longues souffrances. Il n'est pas
rare que, jusqu'à un degré très-avancé, on n'ait aperçu aucun
dérangement dans la sécrétion de la bile. L'ictère n'est donc point
une conséquence nécessaire de la dégénération squirrheuse du
foie; quand il survient, il ne modifie, par ses symptômes connus,
la maladie principale que d'une manière peu intéressante, et
n'annonce nulle autre chose qu'un obstacle dans les *canaux biliaires*. Quoiqu'il soit fréquent de trouver le foie malade dans
la *cachexie* cancéreuse générale, il paraît qu'il est constamment
un des derniers attaqués, et que dans d'autres cas, des individus
ont porté pendant dix ans un squirrhe de cet organe, sans que
l'économie ait encore participé à la maladie.

Relativement à ses causes, nous croyons pouvoir avancer, sans
nier l'influence des causes morales, que les plus communes sont

des violences extérieures, telles que les blessures, un coup, une chute, une commotion, etc.

A la dissection, le foie squirrheux offre une réunion de noyaux variables en nombre, en volume, et toujours faciles à distinguer des tubercules scrophuleux par l'aspect qui leur est propre. Dans quelques-uns, la dégénérescence plus avancée laisse voir des portions de matière cérébriforme, ou même de foyers purulens, tandis qu'une portion voisine du parenchyme hépatique est parfaitement saine. Dans quelques cas, le lobe gauche est adhérent à la paroi correspondante de l'estomac, et les deux organes sont confondus dans la maladie ; voulant alors les en séparer, il n'est pas rare de reconnaitre une perforation de l'estomac, exactement fermée par la propre susbtance du foie. Ici le mal s'est étendu par une véritable contiguité de tissus ; mais toujours il a commencé sur l'organe principal de la digestion.

Traitement. — Si nos moyens thérapeutiques sont encore incertains dans les désordres cancéreux qu'ils peuvent atteindre directement, que devons-nous espérer dans celui qui nous occupe? Toujours d'ailleurs la maladie est très-avancée quand elle nous est découverte ; et, si le parenchyme de l'organe est depuis long-temps en désorganisation, que feront les fondans et tous les désobstruans? Il est néanmoins des médications palliatives : une des premières sera de combattre la constipation toujours si fréquente. Parmi les minoratifs employés à cet effet, on cite quelques sels minéraux, et surtout les préparations aloétiques ; pour nous, l'expérience nous fait préférer l'usage de simples émolliens ou délayans, tant en boisson que donnés en lavemens. Les bains se joignent avec avantage à cette méthode. L'expérience encore nous a montré que l'application des sangsues à l'anus, si utile dans les maladies abdominales, avait ici son moment opportun ; c'est celui d'une congestion, pour ainsi dire, menstruelle sur l'organe affecté. Constamment ce phénomène nous a frappé dans le cancer hépatique, autant que le succès de la saignée locale que nous lui avons opposée. Cette dernière, cependant, agira d'autant plus heureusement que la maladie sera parvenue à un terme moins avancé. Enfin, à l'inutilité des secours thérapeutiques, tous ceux de l'hygiène, diététiques et moraux seront employés pour rendre moins douloureuse une existence dont le malade, dans sa mélancolie profonde, est toujours porté à rapprocher le terme. Ce sera encore apporter du soulagement, que faire soutenir les parois de l'abdomen par quelque bandage qui les comprime légèrement de bas en haut : les seuls vêtemens pourront remplir cette indication. On entretiendra les forces par une alimentation de substances végétales ou animales, toujours fraîches et peu substantielles.

Cancers de la rate et du pancréas. — Ces deux organes, malgré leurs rapports nombreux avec l'estomac, participent peu à ses affections : rarement nous les avons vus malades dans des dégénérescences qui attaquaient celui-ci tout entier, et grande portion du foie. Souvent même, dans des diathèses générales, où les os étaient altérés, nous les avons trouvés sains l'un et l'autre. Il n'est cependant par rare de rencontrer le pancréas endurci et quelquefois doublé de volume ; mais ici son organisation est constamment restée la même, et n'a aucun trait du squirrhe ; c'est une espèce d'infiltration séreuse du tissu cellulaire, où sont plongés les grains glanduleux : état qui se remarque surtout dans l'hydropisie et quelques phlegmasies abdominales chroniques. Dans la dégénérescence cancéreuse du pancréas, on trouve, indépendamment des symptômes généraux du cancer, quelques symptômes locaux, mais qui pourront, dans bien des cas, le faire confondre avec celui de l'estomac.

Les engorgemens de la *rate*, observés dans quelques cas de fièvre intermittente, n'offrent aucun des caractères particuliers au squirrhe, et cependant il est probable qu'ils ont été plus d'une fois pris pour lui. Par le fait il est extrêmement rare ; et, malgré les théories diverses des auteurs sur les rapports multipliés de cet organe avec le foie, il est certain que leurs maladies sont des mieux tranchées. Jamais, au moins à notre connaissance, on ne les a vus ensemble désorganisés par le cancer. Ce n'est guère aussi que dans les cas d'affection générale qu'on a trouvé la rate atteinte de dégénérescence. Quoi qu'il en soit, cette maladie n'ayant aucun signe particulier, et ne se reconnaissant que par son siége, l'état sain des organes qui l'avoisinent, et l'ensemble des dispositions de l'individu, nous ne pourrons fixer d'une manière précise son diagnostic.

Cancer du rein. — La sensibilité, qui sert plus particulièrement à déceler les maladies de nos organes intérieurs, est assez développée dans les reins, et cependant leur dégénérescence squirrheuse ou cancéreuse est difficile à reconnaître. Peu commune, cette maladie n'est que rarement distinguée des calculs reinaux et de la néphrite, qui se rencontrent, au contraire, avec fréquence ; peut-être n'est-elle souvent aussi qu'une terminaison de cette dernière, car toute autre cause *efficiente* n'est guère concevable, vu les rapports généraux de ces glandes. Dans ces deux circonstances, les symptômes sont en effet presque les mêmes : ainsi, douleurs néphrétiques plus ou moins vives, qui semblent ordinairement se propager jusque dans les dernières voies urinaires ; liquide excrété teint de sang, peu copieux, et d'autres fois en partie supprimé ; par la suite, l'accroissement de volume du rein et le genre des douleurs établiront le diagnostic, mais toujours néanmoins d'une manière bien imparfaite. Si la mort a été déterminée par cette affection, l'organe est alors entièrement squirrheux, ou, comme le constatent plusieurs observations, un ulcère cancéreux intérieur l'aura détruit en partie ; dans quelques autres cas, on remarque que la substance corticale est plus particulièrement altérée. Les bains tièdes, que nous ne saurions trop conseiller dans les dégénérescences cancéreuses profondes des organes de l'abdomen, quelques évacuations sanguines locales, et surtout les boissons délayantes et mucilagineuses, sont les seuls secours thérapeutiques que nous permette un diagnostic incertain, secours qui d'ailleurs resteraient encore les mêmes dans le traitement de cette maladie caractérisée, de la manière la plus indubitable.

Cancer de la vessie, de la glande prostate, et des vésicules séminales. — Dans l'histoire de plusieurs des maladies cancéreuses précédemment étudiées, nous avons reconnu que souvent elles paraissaient être la suite ou la terminaison de quelques phlegmasies chroniques, mais c'est bien plus souvent encore que cela se peut dire dans le cancer de la vessie, et, jusqu'à ce jour, nous ne pouvons même lui assigner une autre cause. Débilités par l'âge, car cette lésion appartient à la vieillesse, les malades ont d'abord long-temps souffert de rétention d'urine, ou d'un catharre vésical, et quelquefois de l'une et l'autre affection : cette constante irritation des parois de la vessie a rendu presque naturel leur épaississement, et cet état semble disposer à celui de la dégénérescence cancéreuse ; il sera même difficile de les distinguer l'un de l'autre, tant les symptômes sont analogues. Pour tous deux on indique, en effet, une pesanteur douloureuse dans la région de la vessie, qui augmente dans l'excrétion des matières fécales et des urines; celles-ci sont rares, épaisses; plus tard, elles deviennent purulentes, soit que l'ulcère ait la nature cancéreuse, ou toute autre; le caractère même de la douleur ne donne ici que peu de certitude : nous pourrions dire enfin, pour établir toute analogie, que dans l'une et l'autre circonstance le mal est presque également incurable. Le cancer ulcéré de la vessie peut, comme dans les autres organes, étendre ses ravages aux parties environnantes; mais bien souvent aussi c'est de ces dernières qu'il part d'abord. Rien de plus commun que de trouver, dans les autopsies d'individus qui ont succombé à une dégénération cancéreuse de la matrice, du rectum, les parois de la vessie comprises dans le mal, et détruites par des ulcérations plus ou moins étendues, donner passage aux urines ou par l'intestin, ou par le conduit vaginal. La dégénérescence de la vessie est plus généralement squirrheuse; quelquefois néanmoins on trouve plusieurs points de matière cérébriforme. On présume déjà que le traitement qu'on peut opposer à cette maladie ne doit être que symptomatique : ainsi on aide la sortie de l'urine au moyen d'une très-grosse sonde; on conseille à l'intérieur les adoucissans, et le lait plus particulièrement. Quelques émolliens injectés par l'urètre, et surtout l'usage de bains simples, amènent toujours un amendement dans les symptômes. L'emploi de la sonde, que nous recommandions tout à l'heure, devient surtout indispensable, et malheureusement à la fois plus difficile, quand la maladie s'est emparée de la glande prostate. Cette complication est assez commune, et il est même à croire que ce corps est fréquemment le premier siége du mal, quoiqu'il puisse aussi l'être d'une manière isolée. Ce squirrhe glanduleux ne diffère pas essentiellement de ceux de la même espèce qui nous sont connus; il peut prendre jusqu'au volume du poing sans faire participer à son altération le tissu de la vessie; la dégénérescence cérébriforme ne s'y voit aussi que fort rarement.

Dans une dégénération cancéreuse qui enveloppe dans son étendue la vessie et le rectum, on peut trouver les vésicules séminales malades aussi; mais nous ignorons si jamais elles ont été vues isolément atteintes de cancer ou de squirrhe.

Cancer de l'ovaire. — Profondément situés et tout-à-fait hors des atteintes extérieures, les ovaires n'en sont pas moins susceptibles d'être frappés de cancer; cette maladie est même plus commune ici, que ne pourrait le faire soupçonner l'obscurité de ses causes ; il est, en effet, peu d'anatomistes qui ne l'aient rencontrée plusieurs fois dans les dissections, et c'est, il le faut avouer, bien plutôt de cette manière, que par ses phénomènes particuliers qu'elle nous est connue ; car sur le vivant plusieurs engorgemens d'autre nature augmentent, par leur fréquence et l'analogie de leurs symptômes, la difficulté d'en tracer une histoire exacte. Les ovaires, dans les inflammations de leurs annexes péritonéales, peuvent être entrepris, et par suite devenir squirrheux. On note aussi parmi les causes de cette maladie l'avortement, le coït immodéré, et, suivant quelques-uns (Marret, thèse 1808), une conception avortée dans ces organes. La fatigue qui résulte de la station verticale, une pesanteur dans la région hypogastrique sont des symptômes bien incertains ; ils paraissent d'abord. Plus tard, le diagnostic est facilité par le caractère des souffrances et le volume de la tumeur ; ce volume peut, dans quelques cas, être tel, qu'il devienne obstacle à l'évacuation des excrémens ; Morgagni l'a vu, chez un individu, déterminer la chute de la matrice. Une seule fois j'ai trouvé l'ovaire dégénéré en matière cérébriforme ; bien plus souvent on le voit entièrement squirrheux. Lors même que l'on peut reconnaître la maladie, le traitement ne sera toujours que palliatif. Les bains tièdes fréquens et de longue durée sont presque les seuls secours à mettre en usage. Malgré que le raisonnement n'en découvre guère l'utilité, quelques-uns conseillent encore les douches sur le ventre ; on peut y joindre les lavemens rendus émolliens et narcotiques, dans l'intention d'alléger au moins les douleurs ; mais un moyen souvent utile est l'application des sangsues à la vulve, indiquées d'ailleurs par l'aménorrhée, fort commune dans le cours de cette maladie. On sent que ce sera mieux agir encore dans les vues de la nature, que les employer aux époques périodiques de l'évacuation supprimée.

Cancer de l'utérus et du vagin. — Dans le tableau des causes et des symptômes qui appartiennent à cette maladie, il convient bien plutôt de faire un juste choix, que de s'appliquer à recueillir tout ce qui a été dit par la prodigieuse multitude des auteurs qui l'ont particulièrement étudiée. Qu'il en soit en pathologie comme dans quelques autres sciences naturelles où le phénomène le plus connu est exprimé par des caractères moins nombreux, mais toujours invariables. Cependant si le cancer utérin se rapproche de cette perfection sous un rapport, celui

de ses symptômes, il en est loin encore relativement à ses causes.
Toutes, en effet, se réduisent à de simples prédispositions, et ce
n'est que dans une longue pratique, par une sévère observation, qu'on a pu signaler la fréquence, je dirai presque indispensable, de certaines d'entre elles que je dois surtout faire
connaître. Plus loin j'y joindrai quelques incidens occasionels,
qui seront aussi réduits à une exacte valeur. Constamment cette
maladie épargne les deux périodes extrêmes de l'âge; il est même
rare de la rencontrer avant vingt-cinq ans, et après soixante ;
mais son époque d'élection, si je puis le dire, est de la trente-
sixième à la cinquantième année. Remarquons que c'est précisément aussi celle de la cessation des menstrues, au moins chez les
femmes de nos contrées. Les exemples qui sortent de ces limites
sont assez rares; parmi nos observations, une seule relate que la
malade n'avait pas encore vingt-deux ans lors de l'invasion du
cancer de l'utérus. La constitution lymphatique et nerveuse,
d'ailleurs si commune chez les femmes, a été mise au nombre
des causes prédisposantes. Cette disposition individuelle, déjà
justement appréciée en parlant des dégénérescences cancéreuses
en général, ne peut qu'être encore confirmée ici, quoique cependant il ne soit pas rare de noter les autres tempéramens, et
surtout celui où prédomine le système vasculaire sanguin. Le
genre de vie semble porter une influence plus marquée sur la
production de cette maladie : ainsi les femmes des grandes villes,
et surtout celles des classes inférieures de la société, y sont plus
exposées que les femmes habitantes des campagnes, sans qu'on
puisse donner une autre raison plausible de cette préférence, que
la plus grande dissolution des mœurs chez les premières. Quelques pathologistes, entre autres Dionis, Van-Swieten, et de nos
jours M. le professeur Richerand, pensent que le célibat est une
condition favorable au développement du cancer de l'utérus; ils
citent plusieurs exemples de cette maladie, qui furent recueillis
dans les maisons religieuses. Pous nous, rien ne motive cette
opinion : loin de là, nos relevés d'observations sur plus de
soixante malades de la Salpêtrière, donnent à peine deux ou trois
individus qui affirmèrent de leur chasteté, encore fort douteuse
à plus d'un égard ; le raisonnement non plus ne peut nous faire
admettre cette cause. Une autre cause, directement opposée
à cette dernière, quoique plus vraisemblable, n'est pas plus
certaine, je veux parler de l'abus des plaisirs vénériens. Il

nous est démontré que le cancer utérin n'est pas plus commun chez les filles publiques que chez les autres femmes; et si l'excès du coït paraît de quelque valeur dans sa production, c'est qu'il se joint souvent aux résultats plus efficaces de pratiques mises en usage, même par des femmes moins éhontées, pour cacher les suites de leurs faiblesses.

Dans le nombre des causes qui nous paraissent plus directes et plus probables, nous citerons encore une sensibilité native de l'utérus, des violences extérieures qui sont allées jusqu'à lui, son inflammation aiguë ou chronique, des chocs dans le coït résultant d'une disproportion des organes sexuels, les jouissances vénériennes trop précoces, des accouchemens laborieux, la présence d'un pessaire, et enfin bien plus particulièrement les manœuvres coupables employées pour déterminer l'avortement. Disons aussi que toutes les femmes que nous avons vues frappées de cancer utérin, avaient été menstruées de très-bonne heure, plusieurs entre neuf et douze ans, et la majeure partie avant la seizième année révolue.

Première période, invasion. — Vers l'époque ordinaire de la cessation des règles, à l'*âge critique*, et quelquefois plus tôt, les femmes menacées du cancer de la matrice se plaignent d'une irrégularité remarquable de cette hémorrhagie périodique : elle est beaucoup plus abondante, ou bien elle vient deux fois le mois ; à peine alors laisse-t-elle quelques jours de libres ; c'est une perte continuelle et peu copieuse ; d'autres fois c'est une ménorrhagie effrayante, et pendant l'intervalle qui la sépare d'une nouvelle, la malade est tourmentée d'un flux leucorrhoïque, fétide, de peu de consistance, souvent opaque et albumineux; plus souvent encore ce n'est qu'une eau sanguinolente ou roussâtre, mais alors en plus grande quantité; une pesanteur dans l'hypogastre, dans les aines et surtout dans les lombes, annonce l'hémorrhagie, et disparaît avec elle ; la santé générale ne paraît point encore altérée. Quatre, cinq, six mois se passent dans cet état : mais actuellement quelques femmes éprouvent un sentiment d'ardeur incommode au museau de tanche, d'autres un fourmillement qui semble descendre de la région lombaire; l'union des sexes devient douloureuse; dans certains cas elle est suivie de l'émission de quelques gouttes de sang; s'il continue, ce suintement se mêle aux fleurs blanches; le doigt porté alors sur le col de la matrice, le trouve comme dilaté; quelquefois son volume est augmenté en même temps que son tissu est devenu plus solide, et pour peu qu'on le presse, l'écoulement sanguin s'accroît : effet que M. le professeur Boyer regarde justement, comme bien plus caractéristique du cancer utérin, que les douleurs lancinantes elles-mêmes. Cependant celles-ci suivent de près ; elles se propagent dans les aînes, et jusque dans les fesses et les cuisses, augmentent pendant l'excrétion des urines ou des matières fécales, ou par une pression exercèe sur la région hypogastrique. Si la femme est jeune et pléthorique, les ménorrhagies sont plus fréquentes et plus copieuses, et paraissent jusque dans les derniers temps de la maladie ; dans d'autres cas où la malade est d'un âge plus avancé, et a cessé depuis un ou deux ans d'être soumise à l'évacuation menstruelle, les pertes, moins abondantes, quelquefois se régularisent, et simulent en quelque sorte le flux naturel ; mais bientôt d'autres accidens indiquent la cause de ce singulier effet.

La deuxième période du cancer utérin est celle de la suppuration caractérisée, et de tous les désordres qu'elle entraine après elle. Jusqu'ici les fonctions assimilatrices étaient restées saines, et les facultés sensitives et morales parfaitement intactes ; voyons maintenant quels nouveaux tableaux s'offrent à nous : toute l'économie a reçu l'impression de l'organe malade ; l'embonpoint a disparu ; l'attitude prend l'expression de la faiblesse ; la peau est d'un jaune sale, sans élasticité, et comme détachée des chairs ; celles-ci, molles et blafardes, semblent n'être plus soumises aux lois de la vie ; une légère bouffissure de la face, sa pâleur, la couleur terne des cheveux, et la tristesse du regard, composent un *facies* que l'observateur ne peut jamais oublier. La malade prend du dégoût pour la nourriture ; quelquefois encore elle est tourmentée de vomissemens, souvent de diarrhée colliquative ; d'autres fois il y a constipation. La peau est ordinairement sèche tout le jour, tandis que la nuit elle est inondée d'une sueur, qui rend plus cruelle encore l'insomnie qu'entraîne la violence des douleurs. Le pouls est petit ; à des époques indéterminées un mouvement fébrile vient l'élever un peu, mais sans en changer la nature misérable. Enfin les membres se refusent au moindre mouvement, et le lit désormais ne sera plus quitté. Probablement à ce point l'ulcération a déjà une grande étendue, et nous pouvons en partie la reconnaître en appliquant le doigt sur l'organe malade. Si le col a été le premier atteint, il est à présent détruit en totalité, et le mal aura déjà même entrepris le corps de la matrice ; les parois voisines du vagin sont squirrheuses et ulcérées; le pus qui en découle est fétide, ichoreux et souvent mêlé de sang noir ou de débris désorganisés : en baignant les parties environnantes, il va déterminer l'érosion de la peau, et souvent de profondes escarres en sont le résultat. Trop fréquemment à ces ravages s'en joignent d'autres plus repoussans encore : les parois du vagin et de la matrice se sont confondues avec celles de la vessie dans la masse squirrheuse, et dans cet état, l'ulcère les dévore et ne s'arrête que lorsque l'épaisseur de leurs tissus réunis est entièrement détruite; la perforation qui en résulte donne aux urines une nouvelle issue; c'est par le vagin qu'elles s'échappent maintenant avec d'horribles souffrances. Dans quelques cas enfin, le rectum, enveloppé dans la dégénérescence squirrheuse, est aussi détruit par les progrès de la fonte putride, et communique par-là dans le calnal vulvo-utérin. Mais à tant de dégoûts, à tant de douleurs, la mort ne peut tarder à venir mettre un terme, et souvent même la malade a succombé, avant ces grandes destructions, aux progrès de l'adynamie, ou presque subitement aux suites d'une hémorrhagie excessive.

Marche et durée de la maladie. — On voit que dans ce tableau rapide des symptômes, j'ai supposé la maladie attaquant l'orifice utérin, et suivant la marche la plus commune : mais celle-ci doit varier de lenteur ou d'activité sous diverses conditions. La première sera sans doute l'état propre de la maladie; car, sans adopter avec Sabatier les qualifications d'aigu et de chronique pour le cancer, on peut au moins lui accorder ici une sorte d'individualité propre, dépendante de l'organisation du sujet, et susceptible d'influer différemment sa manière d'être. En second lieu, il est d'observation générale, et les résultats de nos relevés s'accordent avec elle, que la marche de la dégénérescence cancéreuse de l'utérus n'est pas la même dans des âges différens: aiguë, rapide chez les jeunes femmes, elle est au contraire chronique ou lente chez celles qui touchent à la vieillesse; enfin, et c'est une chose remarquable, cette marche tient le milieu d'énergie quand l'individu est au terme moyen des années.

D'après ce qui précède, on peut dire d'une manière collective que la durée du cancer de la matrice varie à l'infini : tantôt il restera long-temps indolent et squirrheux, tandis que d'autres fois son ulcération produira les effets les plus graves, et la mort même dans l'espace de quelques mois.

Lorsque la dégénérescence a commencé sur le corps de l'utérus, il peut être entièrement squirrheux sans que le col paraisse y participer; ce cas, plus rare, est aussi d'un diagnostic plus difficile. On ne peut être averti que par les grands progrès de la maladie, et la présence des douleurs lancinantes : encore ces dernières ne sont-elles que peu sûres, comme nous l'avons déjà fait observer dans d'autres circonstances. L'utérus peut ici acquérir un volume considérable; Ambroise Paré le vit égaler celui de la tête, et il est facile alors de le sentir au-dessus du détroit supérieur du bassin. Mais on peut le reconnaître avant qu'il ait acquis un aussi grand développement, et même en apprécier la pesanteur par le toucher, en plaçant un doigt dans le vagin, et la paume de l'autre main sur l'hypogastre; cependant rien n'indique encore la nature du mal, pas même l'apparition de l'écoulement, car ses qualités physiques sont toujours très-peu certaines pour caractériser les maladies cancéreuses.

Dans cette variété de la dégénérescence de l'utérus, il est évident que le développement squirrheux a précédé l'ulcération, et que celle-ci a commencé dans l'intérieur de l'organe. Dans l'autre circonstance, au contraire, dans celle où le col est d'abord frappé, il paraît que l'ulcère s'établit très-fréquemment le premier. Cet ulcère portant le caractère du *noli me tangere*, comme lui s'étend plus en largeur qu'en profondeur, et ne se complique de la dégénération squirrheuse des parties sous-jacentes, qu'après un certain temps, quelquefois plusieurs mois, et même des années ; mais quoi qu'il en soit, cette dernière variété est toujours d'une marche plus rapide, ce qui paraît tenir a la présence plus fréquente ici de la matière encéphaloïde.

Diagnostic. — Tous les symptômes que nous avons rapportés jusqu'ici paraissent des conséquences nécessaires du cancer de l'utérus; cependant ils peuvent dans quelques cas, rares à la vérité, manquer tout-à-fait. Les exemples sont assez nombreux de femmes chez lesquelles ce mal, déjà très-avancé, n'a été reconnu qu'après la mort, celle-ci étant déterminée par toute autre cause. Les malades ne sont alors incommodées que d'un léger écoulement; pas de douleurs, pas la moindre hémorrhagie utérine, et jusqu'à un certain point elles ont conservé leur fraîcheur et leur santé. On ne peut expliquer cette singulière instabilité des caractères morbides dans une altération organique si profonde, et, peu en garde contre elle, on a plus d'une fois méconnu la nature de la maladie. Le cancer de la matrice a reçu alors les soins applicables à une simple leucorrhée. Dans d'autres cas, l'absence des douleurs lancinantes pourra bien aussi faire caractériser vénérien ou autre, un ulcère essentiellement cancéreux; cependant ici l'effet du traitement devra dissiper bientôt l'incertitude du diagnostic.

Le développement de tissus fibreux dans la cavité de la matrice simule le squirrhe, n'affectant que le corps de cet organe : les douleurs sont les mêmes; dans les deux cas il peut y avoir hémorrhagies, et toujours leur terminaison doit être également funeste. *Voyez* CORPS FIBREUX.

Ce qui précède sur l'analogie des corps fibreux de l'utérus avec son squirrhe, doit s'appliquer encore aux polypes de cet organe; ils produisent les mêmes phénomènes : pour l'ordinaire cependant ces derniers font saillie dans le vagin, et par-là dévoilent leur nature. *Voyez* POLYPES UTÉRINS.

Nous avons déjà justifié, au commencement de cet article, le silence que nous gardons sur le diagnostic différentiel; ajoutons encore ici que quelques signes ne suffisent pas pour l'établir dans les cas douteux, et qu'il ne faut pas moins alors qu'une connaissance parfaite des maladies qui se rapprochent de celle dont on s'occupe. Le lecteur devra donc revoir, aux descriptions particulières, les diverses affections de l'utérus que nous n'avons fait qu'énumérer.

Chez quelques femmes d'un âge avancé, le col de la matrice semble se développer plus que dans l'état naturel; il est aussi plus mou : c'est une disposition fréquemment observée à l'hospice de la Salpêtrière, et que M. le professeur Lallement signala le premier; on conçoit que dans certains cas, elle pourrait en imposer pour un engorgement de nature squirrheuse.

Autopsie. — Parmi les femmes qui succombent au cancer de la matrice, les unes ont conservé quelque embonpoint; ce sont celles dont la maladie a marché plus lentement, qui n'ont éprouvé que des douleurs peu vives, et encore soulagées de temps à autre par une ménorrhagie peu copieuse. Chez les autres, au contraire, l'habitude du corps est réduite à la dernière maigreur; elles ont été, qu'on me pardonne l'expression, desséchées par les souffrances. On dirait que c'est le trouble, l'épuisement du principe sensitif qui a déterminé la mort, plutôt que l'abondance des hémorrhagies, plutôt que les ravages du mal, car les uns et les autres n'ont point eu chez ces femmes une très-grande intensité.

Quelquefois à peine le sang perdu a-t-il égalé celui de la menstruation ordinaire; et l'autopsie nous a convaincu nombre de fois que, dans ce cas aussi, la désorganisation n'était pas des plus étendues. En divisant les parties molles de la symphyse du pubis, et luxant ensuite les os coxaux, on découvre d'une manière facile tout le siége de la maladie. Le plus ordinairement les masses de tissu cellulaire qui avoisinent le vagin et la vessie paraissent endurcies, et quelquefois même passées à l'état squirrheux. Le conduit vulvo-utérin, qui se présente le premier à l'investigation, porte toujours quelques traces du mal. Ses parois, et notamment celle qui répond à la vessie, sont engorgées, épaissies, et dans quelques cas, offrent une consistance vraiment cartilagineuse. D'autres fois, sans être visiblement altérées dans tous leurs tissus, leur face interne est parsemée d'ulcérations, qui se joignent par quelques points à celles de la matrice; mais constamment les plus profondes sont à la partie supérieure. L'endurcissement squirrheux, dans certain cas, est disposé en forme de zones de peu de largeur, qui embrassent une plus ou moins grande partie de la circonférence de ce canal membraneux, et quelquefois même elles le rétrécissent à tel point, qu'il est difficile d'y introduire le doigt. C'est ici le lieu de dire que les autopsies nombreuses, faites à la Salpêtrière, nous ont montré le vagin bien plus fréquemment atteint de la dégénération cancéreuse qu'on ne le professe communément; et nous sommes portés à croire que, dans nombre de cas, c'est sur lui qu'elle s'est développée d'abord. Ainsi plusieurs fois nous avons trouvé l'utérus n'offrant qu'un ulcère peu étendu, peu profond, tandis que toutes les parois vaginales étaient en suppuration, et désorganisées par le cancer.

Quand le vagin est moins malade, il semble que la matrice le soit davantage. Néanmoins ces degrés de l'affection cancéreuse sont très-variables : quelquefois le col seul est détruit; d'autres fois les ravages sont extrêmes; en général, quand le mal a peu d'étendue, on le trouve sur la lèvre antérieure du museau de tanche; et, si le corps de la matrice y participe, c'est aussi par le même côté. Mais il n'est pas possible de distinguer le premier siége, quand la désorganisation cancéreuse s'étend au loin; à peine peut-on seulement reconnaître les élémens morbides. La matière encéphaloïde, que l'étendue et la rapidité des ravages ont dû faire supposer très-fréquente dans ce cancer, est répandue çà et là dans le tissu squirrheux, ou plutôt ils se réunissent pour former une masse qui d'abord paraît tout-à-fait homogène. L'utérus entier peut être détruit par le travail de la suppuration, et dans quelques cas même l'ulcère a rongé toute l'épaisseur des parois de la vessie, et de-là les fistules vésicales dont nous avons parlé dans l'énumération des symptômes. D'autres autopsies montrent encore le rectum confondu dans les tissus désorganisés, toutes les graisses du petit bassin squirrheuses ou suppurées, et quelquefois enfin des fusées de pus soulevant le péritoine, ou même pénétrant dans la cavité de l'abdomen. Un putrilage épaissi, grisâtre, marbré de quelques stries sanguinolentes, recouvre les surfaces ulcérées; son odeur nauséabonde, plus insupportable encore que celle attribuée aux maladies cancéreuses en général, laisse une si forte impression, ou bien est si pénétrante, que tout le jour elle poursuit, elle incommode celui qui le matin s'est livré à ces sortes de recherches pathologiques.

Traitement. — Le cancer de la matrice, quoique le moins profond de ceux qui attaquent nos organes intérieurs, est cependant peu accessible à nos moyens thérapeutiques, et c'est une des conditions désavantageuses qui s'opposent à sa guérison. Néanmoins M. le professeur Récamier a déjà rendu un véritable service à la science, en faisant connaître un instrument (*speculum uteri*), dont l'utilité ne consiste pas seulement à découvrir le mal, mais encore à porter sur lui des médications, qui deviendront sans doute un jour plus efficaces, alors qu'elles seront facilement soumises à l'expérience.

Jusqu'à présent c'est de l'espèce de traitement appelé *prophylactique*, qu'on peut tirer le plus d'avantage. Si l'on est consulté sur une irrégularité de la menstruation pour une femme de moyen âge, et chez laquelle des renseignemens pourraient faire soupçonner la moindre disposition aux maladies cancéreuses, on devra d'abord s'assurer par le toucher de l'état de l'utérus. S'il est encore parfaitement sain, mais que le sang paraisse se porter trop abondamment dans le système vasculaire de l'appareil de la génération, il conviendra de conseiller les moyens susceptibles de diminuer cette congestion; le meilleur de tous, dans ce cas, est la saignée, pour peu que la constitution du sujet le permette. Ce sera, de préférence, la saignée générale et du bras, suivant l'avis de tous les praticiens. Quand le sujet est faible, ou d'une santé détériorée par les maladies antérieures, on se bor-

nera aux évacuations sanguines, locales, dérivatives. Ce serait alors
les sangsues qu'il faudrait appliquer, particulièrement sur les lombes, ou les parties voisines des seins. Hippocrate choisissait ce dernier lieu pour l'application des ventouses contre la ménorrhagie.
Dans le même but d'établir une dérivation, quelques-uns conseillent
les vésicatoires, les cautères, et vont même jusqu'à les appliquer;
la maladie étant confirmée; nous ne savons quel succès on peut
alors en attendre. Si le toucher a fait connaître un engorgement au
col de l'utérus, on devra insister davantage encore sur les moyens
précités, et leur en adjoindre quelques autres. Les bains de siége
et les injections, soit à l'eau simple, soit à l'eau chargée de principes médicamenteux, tiennent ici le premier rang. M. le professeur Alibert assure avoir guéri une femme de trente ans, d'un
squirrhe du col de l'utérus, par le seul usage des douches ascendantes d'eau froide, continuées pendant six mois. C'est surtout
dans le principe de la maladie qu'on doit recourir aux moyens
qui peuvent modérer ou rendre stationnaires les progrès de la
désorganisation. Dans ce but, on a tour à tour préconisé une
foule de remèdes différens; mais ceux qui paraissent plus favo-
vorables se trouvent parmi les narcotiques. Ainsi, on note d'a-
bord les diverses préparations du pavot officinal, celles de jusquiame, de belladone, de morelle, de ciguë, etc. Cette dernière mérite dans plusieurs cas notre confiance, quoique dé-
chue de la haute réputation que lui accordaient les médecins
allemands du dernier siècle. Son efficacité dépend, pour l'ordinaire, du choix de la plante et de la manière de la préparer; obtenu par l'évaporation, l'extrait aqueux est de ses préparations
celle dont on retire le plus d'avantage. Seul ou joint à
l'opium, on le prescrit à l'intérieur à des doses d'abord très-peu
élevées, un à deux grains en pilules, ou bien, sous forme de potion, la même quantité dans quatre once d'un excipient mucilagineux. Quelquefois, dans ce cas, on préfère l'eau distillée de
cette plante. Pour les injections dans le vagin, on l'emploie fraîche en décoction avec la morelle ou les têtes de pavot. D'autres
fois c'est encore l'extrait, qu'on étend dans un liquide chargé de
mucilage végétal, telle qu'une décoction de guimauve, etc. Le
lait peut aussi lui servir de véhicule.

Ce que nous venons de dire de la ciguë peut s'appliquer à
l'usage de l'opium. Donné par doses graduées, on l'élève quelquefois à une quantité qui deviendrait dangereuse dans d'autres

circonstances, et cepeudant il n'atteint pas toujours le but que l'on se propose alors, celui de calmer les douleurs. M. le professeur Alibert (*Élémens de thérapeutique*) parle de l'acide phosphorique comme d'un calmant avantageux dans le cancer de la matrice : cinq à six gouttes étendues dans l'eau commune pour injection. Ce moyen est négligé, à cause du peu de constance de ses effets. Il faut en dire autant de l'oxyde d'or proposé par M. Chrestien, qui assure en avoir obtenu des succès merveilleux; nous l'avons employé plusieurs fois avec les précautions convenables, et jamais nous n'en avons obtenu le moindre avantage. Mais si les secours médicamenteux sont ici d'une utilité peu certaine, nulle part les moyens tirés de l'hygiène, ne sont d'une aussi indispensable nécessité. Un régime léger, composé de viandes blanches, de végétaux frais et de fruits de la saison ; les boissons aqueuses, le lait, si l'état des voies digestives en permet l'usage journalier; l'exercice le plus doux, mais l'exposition continuelle à un air pur, sec et d'une température modérée, secondent l'emploi des médicamens que nous venons de conseiller, ou plutôt peuvent seuls leur donner une efficacité suffisante.

Quand la suppuration s'est emparée du cancer, quand le mal est tout-à-fait incurable, aux indications de rendre sa marche moins active, et de diminuer l'intensité des douleurs, se joint celle de remédier aux ménorrhagies trop abondantes, et à l'adynamie qui en est la suite.

Pour combattre l'afflux du sang vers les organes reproducteurs, on a communément recours aux astringens pris par les voies digestives, ou appliqués extérieurement. Cette médication nous semble peu rationnelle, et souvent nous l'avons vue suivie d'accidens graves. Il convient mieux alors d'employer quelques saignées dérivatives; par exemple, des sangsues, des ventouses sur les flancs, ou vers les mamelles, comme nous l'avons déjà dit, et même une saignée du bras. Nous devons ajouter encore que, dans les cas où il n'y a pas d'hémorrhagies, où même la malade ne perd point du tout de sang, les saignées calmeront mieux les douleurs que toute espèce de médicamens. Alors les sangsues seront appliquées vers l'anus, les organes génitaux, ou la partie interne des cuisses. Ces saignées seront peu copieuses, pour qu'on puisse y revenir de temps à autre. Enfin les bains entiers, ou les bains de siége médicinaux, ne doivent point être négligés.

Quand la maladie est locale, de peu d'étendue, isolée sur le col utérin, des chirurgiens ont proposé de la détruire par les caustiques, à l'aide du *speculum uteri*, ou de l'enlever par l'instrument tranchant. Ces opérations hardies, qui comptent encore peu de succès, seront décrites par l'un de nous (M. Breschet), aux lieux plus spécialement destinés dans cet article à l'histoire des secours chirurgicaux, applicables aux maladies cancéreuses.

Cancer du cerveau. — Malgré l'assertion de quelques auteurs, le cancer du cerveau est une maladie peu commune; elle semble appartenir à l'âge mûr, et c'est la seule disposition que nous puissions relater dans son étiologie. Ses symptômes ne sont aussi que difficilement fixés, ceux de quelques autres lésions cérébrales plus connues pouvant les simuler d'une manière embarrassante pour des yeux même très-exercés. Les maladies surtout susceptibles d'être confondues avec le cancer du cerveau sont, 1° les tubercules qui se développent plus particulièrement dans la substance médullaire; mais on sait que ceux-ci sont bien plutôt une affection de l'enfance, et cette condition seule peut aider dans le diagnostic. (*Voyez* TUBERCULES.) 2° Le ramollissement du cerveau : cette lésion se lie plus intimement qu'aucune à celle que nous décrivons; plusieurs symptômes leur sont communs, et souvent elles existent ensemble. Dans un ouvrage nouveau, on trouve cependant leur diagnostic différentiel établi d'une manière qui nous semble précise; nous en citerons quelques passages qui se rattachent à la description du cancer du cerveau : « Dans le principe le malade éprouve des douleurs de tête lancinantes, revenant par accès, et correspondantes à la partie affectée. Il pousse des cris ou des gémissemens; sa tête lui semble sur le point de se fendre; ces accès, d'abord éloignés de plusieurs mois, se manifestent ensuite à des époques plus rapprochées, et finissent par devenir journaliers et presque continuels. La paralysie, les convulsions, l'épilepsie, la manie, l'idiotisme se déclarent à une certaine époque de la maladie. Les membres paralysés sont aussi le siége de douleurs très-vives, lancinantes, bien différentes de celles du ramollissement. La peau des malades est d'un jaune-paille qui caractérise les affections cancéreuses. La marche de la maladie est bien plus lente que celle du ramollissement. Celui-ci finit au reste par se joindre au cancer du cerveau; à l'ouverture, on trouve la partie qui entoure le cancer manifestement ramollie et pultacée. » (Sur le *ramollissement du cerveau*, Rostan.) Les épanchemens sanguins apoplectique, les tumeurs fongueuses de la dure-mère, et quelques kystes renfermant ou non des vers à vésicules, peuvent encore en imposer pour le cancer du cerveau. (*Voyez* l'histoire de ces maladies sous les noms qui les designent ici.)

A la dissection, la masse cancéreuse trouvée dans la substance cérébrale, se montre absolument semblable à celles qui se dévelóppent dans les autres tissus organiques : le centre est squirrheux, solide et lardacé, tandis que les parties voisines sont ramollies, grisâtres, et quelquefois comme mêlées de sang et de pus. S'il existe plusieurs noyaux, ils ont beaucoup moins de volume : mais ordinairement il n'y en a qu'un seul, variant en général entre la grosseur d'une noisette et celle d'une très-forte noix. Sur un individu dont l'observation, recueillie à la clinique de M. Lerminier, nous a été récemment communiquée par M. Andral fils, la trame moins serrée du tissu squirrheux laissait çà et là de petites cavités remplies d'un liquide qui, par sa couleur et sa consistance, ressemblait à de la gelée de pommes.

L'on ne peut ici porter le traitement que sur des symptômes consécutifs, et qui n'arrivent ordinairement qu'à un degré très-avancé de la maladie. Mais proposera-t-on des vésicatoires? agira-t-on sur les instrumens de la sensibilité quand le cerveau est déjà désorganisé? Dans les cas de céphalalgie d'une intensité insupportable, on pourra, après avoir préalablement rasé les cheveux, essayer l'usage des narcotiques appliqués sur la tête. Les mêmes médicamens pourront être pris à l'intérieur, à doses très-légères; mais malgré ces secours, les malades succombent bientôt à l'excès des douleurs et au mauvais état des derniers organes de la digestion. Il faut se borner, dans la paralysie du rectum et de la vessie, constante alors, à faciliter la sortie des urines par le moyen de la sonde, et l'évacuation des matières fécales par les suppositoires et quelques lavemens. Dans quelques autres cas, au contraire, où les orifices excréteurs sont exclusivement paralysés, la mort est amenée par l'énorme suppuration qui sépare les escarres gangrénées de la peau correspondante au sacrum ou aux tubérosités ischiatiques, suite inévitable d'un décubitus long-temps prolongé sur le dos, et du contact des matières excrémentitielles dont les malades sont continuellement salis.

Cancer de la membrane dure-mère. — Quelques auteurs ont avancé qu'il n'était pas rare de trouver, dans la dissection des fongus de la dure-mère, un ou plusieurs points de leur tissu attaqués de dégénérescence squirrheuse. Ils ont ajouté qu'il était très-difficile de distinguer les symptômes qui appartiennent à ces tumeurs, de ceux propres au squirrhe développé sur les mêmes parties. Sans décider jusqu'à quel point ces assertions sont exactes, nous avouerons que jamais nous n'avons vu sur la dure-mère, de maladies cancéreuses caractérisées par la présence de la matière encéphaloïde, ou seulement du tissu squirrheux, et que nous ne connaissons aucun traité de pathologie qui en parle d'une manière un peu précise. Parmi les dix-huit observations rapportées dans le mémoire de Louis sur les tumeurs fongueuses de la dure-mère, nulle ne relate que l'anatomie des parties altérées fît voir quelque chose d'analogue aux dégénérations cancéreuses, et cependant il est souvent question de douleurs lancinantes dans l'histoire des symptômes qu'éprouvèrent les malades.

Si nous acquérons quelques faits positifs à cet égard, ils seront présentés à l'article FONGUS DE LA DURE-MÈRE. *Voyez* ce mot.

Cancer des nerfs. — L'organisation des nerfs et celle du cerveau présentent encore une grande obscurité, et nos idées sur leurs altérations pathologiques ne pourront avoir quelque clarté et quelque vigueur qu'après que l'anatomie nous aura guidé dans nos recherches. Ces organes sont-ils atteints primitivement ou secondairement de l'affection cancéreuse ? Nous possédons trop peu de faits sur le cancer des nerfs et du cerveau pour répondre convenablement à cette question. Il est cependant reconnu que le plus souvent le cerveau est atteint consécutivement, et que, dans les dégénérescences cancéreuses d'un organe, les nerfs sont détruits comme tous les autres tissus. Marandel a présenté à la société anatomique le nerf saphène externe affecté de cancer. M. Dupuytren a plusieurs fois observé des cancers dans le tissu nerveux. Il enleva, avec M. Lé Breton, une petite tumeur cancéreuse à la jambe ; elle n'occupait que le nerf tibial postérieur, qui présentait des nodosités semblables à des grains de raisin, et séparés les unes des autres par de petits intervalles. Ces tumeurs avaient cette apparence lardacée qui caractérise les affections cancéreuses, et les douleurs lancinantes dont le malade s'était plaint avaient fait connaître la nature de la maladie. L'extirpation fut heureuse, et le mal ne reparut point. Dans une autre circonstance, le même praticien enleva sur la joue gauche d'un jeune homme de vingt ans, une tumeur de la grosseur d'une noix, et qui était située dans la fosse canine. On vit, en disséquant la tumeur morbide, que le nerf sous-orbitaire en était le siége. Le tissu nerveux ne pouvait être reconnu dans le centre de la tumeur, dont la substance était homogène et lardacée. La plaie fut réunie par première intention, et en peu de jours la cicatrisation s'opéra. M. le professeur Dubois, MM. Cayol, Martin, Lévêque - Lassource, etc., ont vu des tumeurs d'apparence cancéreuse, situées et développées dans l'épaisseur des nerfs du bras et de la jambe, dans le nerf trifacial, le ganglion sphéno-palatin, etc. M. Wardrop rapporte, parmi ses observations sur le *fongus hématode* de l'œil, plusieurs exemples du cancer du nerf optique. Dans une d'elles, il dit que le nerf optique était complétement renfermé dans la tumeur. Son névrilème avait une couleur blanche et adhérait fortement à la masse morbide. Sa substance interne, molle, poreuse, de couleur jaune et dans quelques points d'une teinte brune, ressemblait à d ela matière cérébrale altérée.

M. Dupuytren découvrit, en disséquant la tête d'un homme qui mourut à l'Hôtel-Dieu il y a quelques années, le nerf trifacial transformé en substance cérébriforme, et le plexus que ce nerf présente sur la face antérieure du rocher très-volumineux et dégénéré en carcinome. Le nerf facial présentait dans toutes ses parties la même espèce d'altération.

Le cancer des nerfs affecte-t-il primitivement le névrilème ou la substance médullaire, il est à croire que la partie fibreuse est le plus souvent le siége de la maladie; mais, lorsque nous connaîtrons mieux le siége de l'inflammation des nerfs, peut-être pourrons-nous dire que dans quelques cas la partie médullaire en flammée passe à l'état cancéreux.

Les caractères anatomiques de cette dégénérescence sont les mêmes que dans les autres tissus. Quant aux caractères physiologiques, ils doivent changer, suivant l'espèce de nerf qui est affecté, suivant ses relations et son mode de distribution. Cependant les signes communs à tous les cancers doivent exister : douleurs lancinantes dans la partie malade, engourdissement, diminution ou perte de sensibilité des parties situées au-dessous de la tumeur morbide, etc.

La méthode antiphlogistique dans la première période, l'extirpation, si l'emploi de ces premiers moyens ne réussit pas, enfin les narcotiques, si l'opération n'est plus praticable, ou si le nerf ne peut être atteint par l'instrument tranchant ou par le fer incandescent : telles sont les ressources que l'art peut mettre en usage.

Cancer du poumon. — La dégénérescence cancéreuse du poumon est une maladie fort rare, et qui, le plus ordinairement, n'est qu'une complication de la phthisie tuberculeuse. Bayle l'en distingue cependant, et la désigne sous le nom spécial de phthisie cancéreuse. Suivant cet auteur, la mélanose du poumon serait une altération infiniment plus commune que les encéphaloïdes pulmonaires : de nombreuses observations lui présentent ces deux maladies dans les rapports de quatre à cent. A la vérité, et cette remarque appartient à M. Laennec, il est à craindre que Bayle n'ait quelquefois confondu les tissus mélanés avec la matière noire pulmonaire, et cette erreur paraît on ne peut plus probable, quand on se rappelle quelle parfaite analogie existe entre ces deux substances.

Le dignostic particulier des dégénérescences cancéreuses du poumon est de la plus grande difficulté, tant leurs symptômes se confondent avec ceux des autres phthisies pulmonaires. On remarque ici cependant que, 1° les mouvemens inspiratoires sont incomplets, et de là plus fréquens; 2° la toux n'est point un symptôme constant; 3° dans un terme avancé de la maladie, la peau se colore de la teinte jaune-paille attribuée aux maladies cancéreuses; 4° ces phthisiques sont toujours âgés de plus de trente ans (Bayle).

Le cancer du poumon présente presque toujours pour élément la matière encéphaloïde. Nous n'y avons jamais vu la dégénération squirrheuse; Bayle et M. Laennec ne l'ont aussi que très-peu rencontrée.

Le traitement se confond entièrement avec celui des autres espèces de phthisies pulmonaires. *Voyez* PHTHISIE.

Cancer du cœur. — Le système musculaire de la vie organique peut devenir le siége de la dégénérescence cancéreuse. En étudiant cette maladie sur les organes en particulier, nous avons eu en effet l'occasion de remarquer plusieurs fois que la trame musculaire n'en était point épargnée; dans certains cas même, nous avons pu présumer qu'elle en était la première atteinte. Cependant le plus charnu de nos organes intérieurs, le cœur, semble ne devenir que rarement cancéreux, et le peu que l'on trouve relativement à ce sujet, dans les auteurs qui ont écrit sur l'anatomie pathologique, pourrait faire douter de l'existence de cette lésion. Morgagni rapporte l'observation d'un individu, sur le cœur duquel on trouva derrière le ventricule gauche un tubercule du volume d'une cerise; mais il ne précise point la nature de cette tumeur, et indique seulement qu'elle contenait à son intérieur quelques gouttes de sérosité, ce qui la lui fit considérer comme une hydatide. En 1777, on inséra, dans les mémoires de la Société royale de médecine, la description d'un cœur attaqué d'un ulcère carcinomateux; cependant si on lit attentivement cette observation, il restera du doute sur la nature cancéreuse de la maladie. L'auteur dit seulement, sous le rapport de l'autopsie, que ce cœur ulcéré avait acquis une consistance cartilagineuse.

Dans les mélanges des Curieux de la nature, on rapporte que l'autopsie d'un sujet fit découvrir une tumeur de la grosseur d'un œuf de pigeon, placée sur la base du cœur; elle était entourée de plusieurs autres tubercules lisses et unis à leur surface. Ces tubercules contenaient, ainsi que la tumeur principale, un liquide semblable à de la lie de vin. Ce fait se trouve cité dans le traité des maladies du cœur, sans que l'auteur de cet ouvrage (M. Corvisart) en tire aucune conséquence. Ce qui pourrait lui en donner à nos yeux, c'est que nous avons rencontré sur le cœur d'une femme morte à l'hospice de la Salpêtrière (d'une dégénérescence cancéreuse de l'utérus et du vagin), des dispositions pathologiques à peu près analogues. Toute la surface interne du péricarde était couverte de petites éminences mamillaires, résultats probables d'une péricardite ancienne; le pourtour du cœur était rugueux, hérissé de petites productions membraniformes. Sur divers points du ventricule gauche, on sentait des espèces de noyaux durs; le plus superficiel de ces tubercules s'étendait à toute l'épaisseur du ventricule. Lors de sa section, il parut lardacé, et contenait à son intérieur du pus couleur de lie de vin. Les deux autres tubercules, logés dans l'épaisseur même du tissu musculaire du cœur, présentaient le même aspect et le même état de suppuration.

Malgré ces données, nous hésitions encore à admettre le cancer du cœur, lorsqu'une observation de cette maladie bien caractérisée nous fut offerte. Elle a été recueillie à la maison de Charenton par M. le docteur Trélat, et sous les yeux de M. de Guise.

Nous en extrairons quelques passages. Molinari était depuis huit ans plongé dans un idiotisme complet, lorsqu'en 1821, il se développa, sans cause connue, une tumeur dans les parties molles de sa joue gauche. La nature cancéreuse de la maladie fut bientôt évidente; mais ses progrès furent si rapides, qu'il fallut renoncer à tout espoir de l'enlever. Le malade mourut avant le troisième mois. L'autopsie fit connaître une dégénération des tissus du cœur, que rien n'avait annoncée. La veille de la mort, pour la première fois, le pouls avait été intermittent. Le cœur a près du double de son volume ordinaire; sa surface présente dans divers endroits des granulations de la grosseur de têtes d'épingles; dans plusieurs autres, des renflemens d'une dureté considérable au toucher, et çà et là de véritables érosions inégales, rouges, ayant l'aspect d'une surface vivante sur le point de saigner. La cavité de l'oreillette droite est très-dilatée; ses parois sont épaisses d'une ligne et demie, très-consistantes, d'une couleur grisâtre, d'une structure *lardacée*. L'orifice interne des veines-caves est rétréci; toute la masse charnue, placée entre le ventricule et l'oreillette, n'offre aucune trace de sa structure primitive; elle est entièrement transformée en matière squirrheuse d'un pouce et demi environ d'épaisseur. La même dégénérescence se remarque sur l'oreillette gauche. Les ventricules sont restés à peu près sains, leur cloison seule est cancéreuse. L'artère aorte est rétrécie de presque la moitié de son calibre. Il est à noter que tous les tissus glanduleux de ce cadavre paraissaient dans un état cancéreux. M. Trélat a eu la complaisance de nous confier pendant plusieurs jours la pièce anatomique de ce cœur squirrheux, pour nous laisser juger de la vérité des détails pathologiques que nous venons de rapporter. Nous n'ajouterons rien aux faits exposés dans cette observation; ils en attendent de nouveaux. On conçoit que nous ne puissions encore tracer la dégénérescence cancéreuse du tissu musculaire du cœur.

Cancers des vaisseaux sanguins et des vaisseaux lymphatiques. — Il paraît que les vaisseaux sanguins ne sont détruits que très-tard dans les tumeurs cancéreuses. Déjà la dégénérescence a frappé les autres tissus, que les vaisseaux existent encore. C'est à cette résistance qu'est due la formation des fongosités, les hémorrhagies si fréquentes et si redoutables des cancers, et enfin ces dépôts de sang qu'on trouve si communément dans les fon-

gus hématodes. Les gros troncs vasculaires sanguins sont-ils affec -
tés primitivement du cancer ? Nous n'en connaissons pas d'exemple bien avéré.

Les vaisseaux absorbans sont fréquemment frappés de dégénérescence cancéreuse; mais cette affection ne nous paraît arriver
à ces vaisseaux qu'après s'être développée dans quelque organe
voisin. C'est par les vaisseaux que la maladie se propage, que les
tumeurs s'étendent et se ramifient. Ne savons-nous pas que, dans
les derniers degrés du cancer, les vaisseaux lymphatiques se dessinent sous la peau par des traînées d'engorgemens, et qu'ils établissent des communications entre les tumeurs cancéreuses? Ces
faits sont trop communs et trop connus pour qu'il soit utile d'insister sur ce point.

Le canal lombo-thoracique n'est pas exempt de cancer; nous l'a-
vons plusieurs fois rencontré oblitéré ou en grande partie détruit
par des masses cancéreuses dans l'abdomen et le thorax. M. Astley
Cooper a publié quelques observations de ce genre : dans l'une
d'elles, on voit que ce chirurgien trouva sur le corps d'un
jeune homme âgé de 22 ans, mort d'un sarcocèle, des masses
cancéreuses le long du canal thoracique. Les vaisseaux lymphatiques du cordon testiculaire étaient considérablement augmenté
de volume, leurs membranes épaissies, et à des distances irrégulières on voyait de petites tumeurs morbides. Ces vaisseaux étaient
engorgés par une matière qui adhérait à leurs parois, et qui ressemblait à celle qui formait la dégénérescence du testicule. Les
petits ganglions lymphatiques de la partie postérieure de l'abdomen qui reçoivent les vaisseaux absorbans du cordon et du testicule étaient dilatés, et se perdaient dans des tumeurs très-volumineuses situées sur les vertèbres lombaires. En ouvrant ces
tumeurs, elles présentaient la même apparence que la maladie du
testicule, et l'on ne pouvait pas douter de leur identité de nature
Le canal lombo thoracique était oblitéré, cylindrique, à parois
très-épaisses et opaques. Il ressemblait plutôt à un gros tronc
nerveux qu'au tronc principal du système absorbant. Le réservoir
du chyle était rempli par une matière semblable à celle de la
tumeur des lombes et du testicule. Vers la courbure de l'aorte,
le canal thoracique se perdait dans une tumeur de la grosseur
d'une noix, et pareille aux masses morbides de l'abdomen; mais
au-dessus de cette tumeur on voyait sortir le canal qui paraissait
être sain, et qui se terminait dans la veine sous-clavière. La tu-

meur du testicule présentait tous les caractères des affections cancéreuses, ainsi que celle de l'abdomen et de tout le trajet du
tronc vasculaire des absorbans, qui offrait les mêmes apparences.
On doit donc regarder ces tumeurs comme étant de la même
nature.

On s'est efforcé de rattacher constamment, comme effet de
la prétendue cachexie cancéreuse, diverses lésions de nos organes ou de leurs fonctions observées dans quelques cas seulement. Ainsi l'on n'a pas craint d'avancer que, dans le cancer,
les sens recevaient une altération spéciale. Les uns ont signalé
certaines névroses de la vue, la dyplopie, par exemple ; d'autres
ont cru que l'olfaction était ici tantôt diminuée, tantôt augmentée, etc. Le vague de ces assertions montre assez que ces
pathologistes ont voulu généraliser deux ou trois faits qui s'é-
taient présentés à eux particulièrement. Dans une profonde
dégénération cancéreuse, l'organisme doit être modifié comme
dans toute autre maladie grave, mais toujours d'autant plus,
que le système nerveux recevra une plus grande excitation,
c'est-à-dire que les douleurs seront plus vives. La seule régularité qu'on puisse remarquer dans les affections cancéreuses,
c'est que le dépérissement est plus en raison des douleurs que
des désordres locaux.

La friabilité des os, long-temps donnée comme une suite
constante des affections cancéreuses générales, a été révoquée en doute par quelques auteurs. De nombreux examens
de cadavres confirment leur opinion ; nous ne l'avons jamais
rencontrée d'une manière remarquable. Les douleurs ostéo-
copes sont bien moins rares; on les rencontre chez la plupart
des malades où le cancer s'accompagne depuis long-temps de
vives souffrances; il semble que l'action nerveuse est partout
doublée ou pervertie jusque dans le tissu des os.

L'hydropisie consécutive qui s'étend dans quelques circonstances à plusieurs des sacs séreux, n'a rien ici qui ne se puisse
observer dans les maladies chroniques graves : peut-être n'est-
elle que le résultat d'un *collapsus* des propriétés de la vie, suite
inévitable de la sur-excitation qui la précède.

Traitement général des affections cancéreuses. Si les
tentatives entreprises pour rétablir l'intégrité de nos organes
avaient toujours été faites d'après des notions positives sur
la nature de leurs altérations, l'exposé des moyens mis en

usage pour la guérison du cancer présenterait un assemblage moins incohérent et moins bizarre ; mais la découverte du mercure comme remède à peu près spécifique à la maladie vénérienne, a fait chercher un médicament qui pût agir avec autant de succès dans le traitement des affections cancéreuses : et dès lors ces maladies ont été livrées à tous les hasards de l'empirisme. Les chimistes ont conçu le fol espoir de saisir, de neutraliser un virus dont rien ne prouve l'existence ; nous citerons seulement, parmi leurs théories erronées, celle que vient d'émettre un pharmacien de Montpellier. Il prétend que le virus cancéreux est un fluide ammoniacal surchargé d'oxyde d'azote, d'où il conclut que l'eau oxygénée et la potasse doivent être employées comme moyens neutralisans.

Les médecins n'ont, jusqu'à ces derniers temps, guère mieux fait pour la science ; quelques-uns ont préconisé, outre mesure, certains médicamens d'une efficacité merveilleuse entre leurs seules mains ; d'autres, tout en établissant que l'incurabilité est le principal caractère, le caractère essentiel du cancer, ont cependant rapporté et discuté avec complaisance tous les rêves de thérapeutique, auxquels le mal qui nous occupe a donné lieu.

Cette question de la curabilité du cancer, déjà si souvent proposée, et point encore décidément résolue, mériterait sans doute une discussion particulière. Certainement le cancer n'est pas guérissable par l'emploi d'un moyen exclusif ; et les non-succès de nos devanciers doivent nous faire renoncer aux tentatives de ce genre ; mais, soit qu'avec certains auteurs on considère le squirrhe comme un corps organisé et soumis aux lois générales de la vie, ou bien qu'on ne voie là qu'une exhalation d'une lymphe concrescible dans les alvéoles de nos tissus, toujours est-il certain que ce corps éprouve les mouvemens de composition et de décomposition, inséparables attributs de la matière vivante : alors donc n'est-il pas possible, 1° de modifier les aberrations de la sensibilité organique qui lui donnent naissance ; 2° de provoquer ou de diriger le travail qui s'établit dans les tumeurs dont il est la base lors de leur ramollissement, lors de leur fonte putride ?

L'art a déjà cherché à remplir ces deux indications ; mais, en examinant ce qui a été publié sur ce point, on voit bientôt que, faute d'avoir suffisamment étudié le mode de formation du cancer, et distingué ses différentes périodes, les praticiens n'ont pas encore suivi dans son traitement un plan arrêté, une marche constante. A la vérité, il est difficile de saisir toujours, dans le développement de cette maladie, des progrès distincts ; souvent ils se confondent, et c'est plutôt alors les dispositions générales de l'individu que l'ancienneté ou l'étendue de la dégénérescence, qui peuvent nous diriger. En général aussi le cancer est consécutif, et son existence ne devient encore que probable, lorsque déjà le malade, épuisé par l'état morbide qui a précédé, ne peut plus être soumis à un nouveau traitement. Ces cas, malheureusement les plus nombreux, sont ceux où l'incurabilité du cancer doit être mise hors de doute. Mais il est des circonstances moins fâcheuses; et en faisant l'histoire du cancer des organes en particulier, nous avons noté plus d'une fois qu'il était un moment opportun à saisir pour tenter la guérison de cette maladie.

Si l'on a été long-temps entraîné à nier la curabilité des affections cancéreuses, et si quelques médecins partagent encore cette opinion, c'est qu'on a obstinément réservé le nom de cancer à la dernière période, à la période, si je puis dire, incurable, d'une maladie qui, dans son principe, était très-susceptible de guérison. C'est un cancer, disait-on, quand, par des moyens intempestifs ou mal appropriés, on avait troublé ou ruiné tous les efforts salutaires de la nature. Loin de prévenir alors la dégénérescence de nos tissus, on l'a peut-être favorisée, et à ce point, sans doute, tout espoir est perdu. Que si l'on présente même aujourd'hui quelques faits plus heureux et dans lesquels certainement aussi les médications ont été plus rationnelles, on les repousse, en disant que le mal qui a cédé n'était point de nature cancéreuse. Mais il importe moins de guérir le cancer, si l'on est persuadé de pouvoir arrêter toujours les maladies qui le précèdent, et c'est le but qu'il faut d'abord se proposer dans le traitement. Sans répéter ici ce que nous avons eu occasion de dire en plusieurs lieux sur ce sujet, nous rappellerons seulement qu'en général, lorsque la maladie est encore locale, on doit employer avec persévérance tous les moyens capables de diminuer la congestion, qui tend sans cesse à s'établir sur l'organe affecté.

S'il est démontré que le cancer est une maladie locale dans son origine et pendant les premières périodes de son développement, on peut naturellement penser que les topiques et les autres agens chirurgicaux doivent être les moyens dont l'effet est le plus sûr et le plus avantageux. Mais il est une période où la maladie n'est plus bornée à la partie primitivement occupée, et l'on sait qu'alors la soustraction dés tissus malades est insuffisante. Quelle est donc l'époque où de locale la maladie devient générale?.... Cette question, de la plus haute importance, ne peut avoir de réponse, et les signes de la cachexie cancéreuse, quoique en général assez certains, sont bien souvent illusoires. Les progrès de la maladie varient dans leur marche comme les individus eux-mêmes varient dans leurs constitutions, et l'art ne possède aucun moyen pour distinguer le moment du changement du cancer de mal local en affection générale. De ces incertitudes dans le diagnostic, il faut conclure que si la tumeur ne cède pas, dans les premiers temps, à l'emploi des agens généraux et des topiques, toute temporisation est dangereuse, et qu'il convient d'en venir au plus tôt à l'ablation de l'organe affecté, lorsqu'il est encore accessible.

1° Lés sangsues appliquées dans le voisinage de l'engorgement, les émolliens, les résolutifs doux, les révulsifs, sont souvent d'un heureux emploi dans les premières périodes.

2° Les fondans locaux, les frictions avec l'onguent mercuriel, les fumigations aromatiques, sulfureuses, et celles de sulfure de mercure, ont dans quelques cas déterminé la résolution du squirrhe; mais dans d'autres circonstances ces moyens ont provoqué un travail inflammatoire, et hâté la dégénérescence de la tumeur.

L'ulcération des engorgemens squirrheux et des tumeurs cancéreuses n'est pas toujours un signe de cachexie; mais l'infection est bientôt générale, si le traitement n'est pas approprié, et s'il consiste dans l'usage des irritans. La méthode antiphlogistique est encore ici la plus convenable, et son résultat est bien plus prompt et plus sûr si l'on cherche en outre à produire une médication calmante et sédative. Les émolliens en cataplasmes, en bains, en fumigations, les narcotiques légers administrés en injections ou lotions, produisent des changemens avantageux, et ne nuisent jamais.

3° Nous n'en dirons pas autant de la *compression*, employée et préconisée par plusieurs modernes, et particulièrement par des chirurgiens anglais.

Un rapport fait par M. Charles Bell, au nom du comité médi-

cal de l'hôpital de Middlesex, démontre que les bandages compressifs, et tous les modes de compression sur les tumeurs cancéreuses ulcérées ou non ulcérées, ne produisent aucun effet
salutaire, quels que soient les soins et la méthode apportés dans
l'application de ces moyens, qu'on ne peut regarder comme curatifs du cancer. La compression accélère la dégénérescence et le
développement des symptômes les plus fâcheux du cancer du sein,
et ne peut pas provoquer la résorption de la tumeur. Les médecins et chirurgiens de l'hôpital de Middlesex ont vu la compression étendre rapidement la maladie de la glande mammaire
jusqu'aux muscles et aux côtes elles-mêmes, la plèvre être affectée, et des épanchemens séreux ou ichoreux se faire dans le
thorax.

Il est vrai que par la compression d'un sein squirrheux on voit
rapidement diminuer le volume de l'organe; mais cette diminution s'opère bien moins dans la tumeur que dans les graisses et les
tissus sur lesquels l'irritation morbide avait appelé un afflux humoral, et produit une véritable hypertrophie. Au milieu de cette
prétendue fonte ou résolution, le squirrhe reste stationnaire, ou
l'inflammation s'y développant, la dégénérescence ne s'en empare que plus vite.

L'idée d'appliquer la compression à la cure des affections cancéreuses a été sans doute amenée par le succès du même moyen
dans le traitement de beaucoup d'ulcères. M. Jean Bell avait anciennement eu la pensée d'obtenir l'atrophie des tumeurs morbifiques, telles que les *nœvi-materni*, certaines espèces d'anévrysmes, etc., en comprimant les vaisseaux qui s'y rendent pour
servir à leur nutrition. C'est dans le même esprit que des chirurgiens ont tout récemment proposé la compression ou la ligature
des vaisseaux du cordon spermatique, lors de certaines maladies
du testicule. L'application qu'on a faite de ces idées au traitement du cancer n'a pas été heureuse, et l'on doit aujourd'hui
renoncer à toute compression contre cette maladie.

4° *Caustiques.* — C'est dans des circonstances différentes les
unes des autres que les caustiques ont été proposés pour la guérison des tumeurs squirrheuses : ou l'on cherche à emporter la
tumeur en la circonscrivant par une traînée de pierre à cautère,
ou l'on veut détruire tout le tissu malade. Enfin dans quelques
cas on touche les ulcères avec des escarrotiques, ou l'on applique

la pâte arsénicale sur leur surface pour changer leur aspect
et leur caractère.

La chirurgie a totalement renoncé, et depuis long-temps, aux
caustiques pour obtenir l'ablation des tumeurs squirrheuses. Mais
dans plusieurs circonstances on pense avoir obtenu des succès en
portant, à l'aide du *speculum uteri*, de la potasse caustique sur
la partie de l'utérus proéminente dans le vagin, lorsqu'elle était
affectée d'ulcère de mauvaise nature. Enfin plusieurs praticiens,
et surtout M. le professeur Dubois, appliquent la pâte arsénicale ou caustique du frère Côme sur les ulcères chancreux de la
face, et sur ceux que l'instrument ne pourrait atteindre et cerner
dans toute leur profondeur. *Voyez* CAUSTIQUES, CAUTÈRES,
CAUTÉRISATION, PÂTE ARSÉNICALE.

5° L'ablation, l'extirpation ou l'excision des tumeurs cancéreuses sont trois opérations chirurgicales qui ont entre elles la
plus grande analogie. Dans la première on enlève tout l'organe
qui est affecté, comme le sein par exemple; dans la seconde, on
va chercher plus ou moins profondément les parties malades pour
les séparer des parties saines; enfin dans l'excision on enlève les
tissus affectés, superficiellement placés ou dépassant le niveau des
surfaces sur lesquelles la maladie a son siége. On extirpe le
globe de l'œil cancéreux; on excise le col de l'utérus, les tonsilles, etc.

Ces opérations sont le moyen le plus efficace qu'on puisse employer dans le traitement du cancer. Si la tumeur est récente,
isolée, non adhérente, si les ganglions lymphatiques voisins ne
sont point engorgés, alors tout porte à croire que le mal est local, et qu'on pourra l'enlever. Mais lorsque la maladie est ancienne, ramollie, que les douleurs lancinantes s'y font sentir, que
la teinte jaunâtre de la face et de tout le corps indiquent une
dégénérescence portée au dernier degré, alors les chances de
succès ne sont plus les mêmes, et il est à craindre de voir reparaître la maladie peu de temps après l'opération.

Ces opérations n'ont rien de dangereux lorsqu'elles sont pratiquées en temps opportun; trop différées, non-seulement elles
ne peuvent plus amener la guérison, mais encore elles accélèrent
la terminaison funeste de la maladie. Nous ne tracerons point
ici les règles générales qu'il faut suivre lorsqu'on veut porter
l'instrument tranchant sur les tumeurs cancéreuses: nous ren-

voyons le lecteur aux mots AMPUTATION, EXCISION et EXTIRPA-
TION. Cependant nous nous arrêterons un instant sur l'excision
de l'utérus.

Ce n'est que dans les premières années de ce siècle que les chirurgiens ont osé tenter l'excision de quelque partie de l'utérus
affecté de cancer. Plusieurs observations avaient été publiées sur
l'amputation de l'utérus en totalité dans des cas de prolapsus ou
de renversement de cet organe, mais des doutes restaient encore
sur ces opérations, et plus d'une personne penchait à croire que
l'on avait pris pour l'organe lui-même des tumeurs polypeuses
de la matrice ou du vagin. On savait pourtant que Lapeyronie,
consulté sur un sarcome attaché au bord de l'utérus, qui était
calleux dans cet endroit, avait pensé qu'on pouvait extirper la
tumeur avec la callosité d'où elle prenait naissance. Il fit en effet
cette opération, coupa dans la partie saine de la matrice, et la
malade guérit sans inconvénient ni difficulté. Le célèbre Baudelocque nous dit que la possibilité d'amputer avec succès une matrice renversée, est encore un problème pour bien des gens de
l'art, tandis que d'autres se persuadent que cette opération a été
faite un grand nombre de fois, sans qu'il en fût résulté le
moindre accident remarquable. Rousset, dans son livre intitulé de l'*Enfantement césarien*, en cite des exemples. Des
auteurs modernes en ont publié d'autres. « La matrice a été ex-
tirpée avec succès dans un petit nombre de cas, et avec la plus
grande certitude que c'était bien cet organe qu'on enlevait; mais
toutes les opérations annoncées ne méritent pas la même confiance, et sont loin de pouvoir servir de preuves à l'innocuité
d'une semblable opération ou du peu de danger qu'elle présente.
Plus d'une fois, en arrachant ou en amputant la matrice, on a cru
n'arracher ou n'extirper qu'un polype; et bien plus souvent on
n'a arraché qu'un polype en croyant enlever la matrice par cette
opération, ou bien on n'a que faiblement intéressé cet organe.
Les hommes instruits ne verront autre chose dans presque toutes
les observations rapportées ou citées par Rousset, dans celles de
Laumonier, de Bardol, de Desault et de Baudelocque. Loin de
fixer nos idées sur la possibilité d'amputer avec succès la matrice
renversée, les observations de Laumonier et de Bardol ne rassu-
rent pas même, suivant Baudelocque, contre les dangers de l'extirpation partielle de ce viscère, et l'opération pratiquée par Desault,
quoique plus propre à autoriser une pareille entreprise, laisse

encore des incertitudes peu encourageantes. Dans une seule circonstance on a fait l'opération avec connaissance de cause, et dans tous les cas on n'a amputé qu'une portion de la matrice avec le polype; on n'a obtenu un succès réel que sur une malade; les autres sont mortes après l'opération, soit des suites de cette opération elle-même, soit de la maladie, qui avait obligé de se servir de l'instrument tranchant. Mais aucune de ces observations ne peut être un argument en faveur de l'amputation de la totalité de la matrice.

Pouvons-nous assimiler ces excisions partielles de l'utérus, dans des cas de polypes, aux circonstances qui demanderaient une opération semblable pour des ulcères cancéreux de cet organe? Dans les opérations dont nous venons de parler, le polype naissait de la cavité de l'organe, le plus souvent de son fond; la tumeur produisait le renversement de l'utérus, et si l'instrument intéressait la substance de ce viscère, on parvenait jusque dans l'abdomen, puisqu'une portion du péritoine était trouvée sur les parties excisées. On conçoit quels accidens inflammatoires devaient suivre la lésion d'une membrane séreuse, peut-être même des intestins, et ceux que devait produire l'épanchement du pus dans l'abdomen par l'ouverture du fond de l'utérus. Dans l'excision du col de la matrice, les dangers ne paraissent pas moins imminens sous ce rapport; mais on opère sur un organe qui ne paraît être affecté que dans un point, et qui cependant peut l'être dans une étendue beaucoup plus considérable que celle sur laquelle l'instrument peut agir.

M. Osiander père, professeur à Gottingue, avait depuis long-temps pensé à l'excision du col de l'utérus chez les personnes affectées de cancer. Il appelait, en faveur de cette opération, les observations bien connues dans lesquelles on avait vu des officiers de santé ou des sages-femmes faire, sans connaître l'importance de l'opération, l'excision de l'utérus dans un état de renversement et de prolapsus, et les femmes survivre à cette épreuve. Dans les environs de Gottingue, un accoucheur coupa, ou plutôt scia avec un mauvais instrument, l'utérus affecté de renversement et de prolapsus. Vingt-six ans après cette amputation, la femme vivait encore, et à cette époque Wrisberg lut devant la société royale l'histoire de cette malade. M. Osiander proposait dans ses leçons plusieurs procédés pour pratiquer l'excision de l'utérus; il décrivait celui que le docteur Struve publia, comme étant de son invention, dans le journal d'Hufeland. Cependant en 1801 une occasion s'étant présentée pour faire cette opération, M. Osiander l'exécuta d'une manière différente de celle qu'il avait d'abord conçue. La malade se trouvait dans la situation la plus déplorable, le vagin étant distendu par un énorme fongus carcinomateux, qui partait de l'orifice de l'utérus, et égalait en grosseur la tête d'un enfant. La fétidité était extrême; une sérosité sanguinolente s'écoulait en grande quantité. Le fongus fut amené au dehors à l'aide du forceps de Smellie; mais en essayant de placer une ligature autour du col de la matrice, la tumeur se déchira, et du sang sortit en abondance. L'opérateur porta des aiguilles courbes dans le vagin, et traversa le col de l'utérus, de manière à placer quatre ligatures au moyen desquelles il amena cet organe jusqu'à la vulve. Alors il fit avec le bistouri de Pott l'excision du col de la matrice, dans un point que la maladie n'avait pas encore atteint. On tamponna le vagin avec des boulettes de charpie et de l'éponge, couvertes d'un mélange de poudre d'alun, de gomme arabique et de colophane.

Bientôt la suppuration s'établit; les forces furent soutenues par le quinquina, et la malade se rétablit rapidement. Depuis cette époque l'excision du col de l'utérus a été pratiquée en Allemagne trente fois environ, et en France M. le professeur Dupuytren a fait la même opération dans un grand nombre d'occasions. Nous ne parlons ici que de l'excision du col de la matrice, et nous regardons comme impraticable l'extirpation de l'utérus. Il est peut-être bien peu de cas dans lesquels la première opération puisse convenir, car lorsque la maladie est commençante, et que les désordres qu'elle produit sont bornés, les personnes affectées ignorent encore la nature de leur mal, ou si elles la connaissent, on les berce d'un vain espoir de les guérir par des remèdes internes ou par des injections. Bientôt l'ulcère étend ses ravages, l'engorgement gagne des parties que l'instrument ne saurait atteindre, et si l'opération est tentée, elle ne fait qu'accélérer la mort. Le nombre des cas où la médecine opératoire peut arrêter la maladie est extrêmement borné; il faut que le mal soit dans la première période, et encore il peut se faire que, sans qu'il y ait propagation de la maladie jusque dans le corps de l'organe, il existe cependant dans la totalité du viscère une disposition particulière à passer à l'état squirrheux ou cancéreux; et alors l'excision ne peut, dans aucun temps, produire de bons effets.

Nous avons vu qu'Osiander opérait en traversant le col de l'utérus avec des aiguilles pour y placer des ligatures, et fixer l'organe ou l'amener dans un point du vagin où l'instrument tranchant pourrait plus facilement agir, et où les sens de l'opérateur discerneraient les parties affectées. Si la maladie avait détruit les lèvres de l'orifice vaginal de l'utérus et le col de cet organe, alors l'opérateur, portant la main gauche dans le vagin, introduisant le doigt index dans la cavité de l'utérus, refoulant ce viscère jusque sur le rectum pour lui donner un point d'appui, le fixait dans cette position, et, avec des ciseaux forts, emportait à plusieurs reprises toutes les parties engorgées. M. le professeur Dupuytren emploie un procédé plus simple et plus ingénieux. Après avoir exploré l'organe, et l'avoir examiné à l'aide du spéculum utéri, il conduit sur le doigt indicateur d'une main la pince-érigne de Museux; il saisit le col de l'utérus, exerce de douces tractions pour amener l'organe près de la vulve. Alors, soit avec un bistouri courbe et boutonné, soit avec de forts ciseaux recourbés sur leur plat, il emporte toutes les parties affectées. Cette section se fait ordinairement sans beaucoup de douleur, et fréquemment avec une effusion de très-peu de sang.

Le cancer et les ulcères cancéreux étant, suivant nous, des affections locales dans leur principe, il est conséquent de croire qu'une opération pratiquée de bonne heure n'expose pas à une récidive, et que l'on aura toujours beaucoup de chances de succès lorsqu'on se hâtera d'extirper la maladie avec le bistouri. Cependant, dans certains cas, après avoir enlevé toutes les parties affectées, après avoir excisé tous les engorgemens et toutes les indurations, on a vu reparaître la maladie; ou la cicatrice complète ou incomplète prendre un mauvais caractère, s'ulcérer, et le cancer se reproduire avec une nouvelle intensité. Admettrons-nous ici une infection générale, ou croirons-nous qu'il existait dans les tissus voisins du siége primitif de la maladie une disposition spéciale ou un vice dans les fluides des vaisseaux qui les pénètrent ?.... Nous ne chercherons point à répondre à ces questions, bien convaincus de l'insuffisance des raisons que nous pourrions apporter.

Les considérations générales, qui dirigent le traitement chirurgical à opposer au cancer des organes extérieurs, doivent recevoir de notables modifications, si l'on veut les appliquer au traitement des affections cancéreuses plus profondément situées. L'importance des fonctions confiées à nos organes intérieurs rénd leur intégrité plus absolument nécessaire au maintien de la vie ; on ne peut jamais attendre une terminaison favorable de la destruction complète et subite de leurs tissus altérés, et presque toujours même la mort survient avant leur entière désorganisation. Dans les cas où, chargés de fonctions isolées, ils sont moins importans à la conservation de l'individu, et lorsque leur position permettrait de porter sur eux des moyens énergiques, il serait encore imprudent de le tenter; car, en agissant ainsi sur des tissus minces et déjà ulcérés, ne s'expose-t-on pas à déterminer leur rupture instantanément? On sait que cet accident est même, nombre de fois, la suite des progrès naturels de la maladie, et qu'il devient cause inévitable de mort, par les épanchemens de pus, ou de liquides étrangers, qui se font alors dans les grandes cavités séreuses. *Voy.* UTÉRUS, RECTUM, etc.

Dans la première période de dégénérescence cancéreuse, il faut, comme nous l'avons déjà conseillé, d'abord s'appliquer à modérer, à prévenir, s'il est possible, le mouvement fluxionnaire dont l'organe affecté devient le siége ; dans ce but, nous avons souvent signalé les évacuations sanguines locales ; recommandons toutefois de les éloigner soigneusement du point central de l'affection, et même de ne s'en servir que comme d'un moyen d'appeler ailleurs l'irritation. Les bains, les applications émollientes ne sont pas des secours moins utiles ici. La température individuelle du malade, sera entretenue à un terme moyen, mais toujours uniforme, de manière que la peau soit constamment dans un état de transpiration douce; on sait combien cette activité de la circulation capillaire favorise la résolution.

Le développement maladif de la sensibilité organique réclame l'emploi des calmans, tels que les préparations d'opium, de ciguë, de belladone, à de très-faibles doses; l'acide prussique, la morphine, etc., etc. Une diète sévère doit, en augmentant l'activité des vaisseaux absorbans, aider à la résolution; mais trop longtemps continuée, elle peut aussi, en débilitant la constitution avec excès, entraîner à sa suite de graves inconvéniens. Nous avons particulièrement insisté sur ce point, que l'alimentation, pour être légère, n'en devait pas moins être fort modifiée suivant les circonstances diverses de la maladie.

La seconde période des affections cancéreuses, caractérisée par le trouble consécutif qu'éprouve tout l'organisme, est aussi le moment où se présente le plus de difficultés dans le traitement. Il faudra tout employer pour *isoler* la maladie. Mais pourra-t-on tenter ici la méthode débilitante, et devra-t-on espérer quelque succès de son emploi? Une suite d'observations publiées récemment par M. Félix Maréchal porterait à le croire. Nous ne possédons sur ce point que des faits isolés, dont nous nous garderons de tirer trop tôt des conséquences. Cependant nous devons dire que, dans les cas où l'abondance des hémorrhagies, et l'impossibilité de les arrêter par des moyens locaux, nous ont fait recourir aux saignées générales, elles ont toujours été suivies, même dans les affections cancéreuses les plus avancées, d'un succès que nul accident n'est venu balancer. Mais il faut le répéter en conclusion, ce que l'expérience nous a appris sur la possibilité d'arrêter les progrès du cancer, ou d'en obtenir la guérison, est surtout relatif à sa première période. Passé ce temps, tout ce que la plus heureuse application des règles thérapeutiques, tout ce que le tact médical, juste appréciateur des ressources de la nature, peuvent faire espérer, se borne à quelques soulagemens momentanés, et à prolonger un peu les derniers instans de la vie.

Nous négligeons d'énumérer une foule de recettes, qui toutes sont tombées, ainsi que leurs inventeurs, dans un profond oubli : que penser, en effet, des succès merveilleux attribués à l'usage, comme médicament interne, des lézards gris avalés encore palpitans; de l'eau distillée prescrite pour toute nourriture, etc., etc. ?

Ce serait aussi renouveler les théories de Paracelse, que de préconiser, comme *spécifiques* des maladies cancéreuses, quelques produits chimiques les plus différens entre eux, tels que l'acétate de cuivre, le muriate de baryte, le carbonate, le tartrite de fer, l'*acide arsénieux*, etc., etc.

Cependant nous sommes loin de nier toutefois que ces substances, employées par des mains habiles, et dans la seule vue de modifier les propriétés vitales, ne puissent avoir quelque utilité. (BRESCHET et FERRUS.)

CANCROIDE, s. f. *Voyez* KÉLOÏDE.

CANEPIN, s. m. On nomme ainsi l'épiderme préparé des peaux d'agneau ou de chevreau : on s'en sert pour éprouver la pointe et le tranchant des lancettes.

CANICULE, s. f., *canicula*, de *canis*, chien; nom d'une étoile qui se lève avec le soleil, du 24 juillet au 23 août. La canicule est l'espace de temps pendant lequel cette étoile domine. C'est la

plus brillante des étoiles fixes ; elle fait partie de la constellation
du Grand-Chien, à la gueule duquel elle est placée. *Voy.* SAISONS.

(ROSTAN.)

CANIN, adj., *caninus*, qui tient du chien. Ce nom a été donné,
en anatomie, à diverses parties, quoiqu'elles ne tiennent pas plus
du chien que de tout autre animal.

CANIN (muscle). C'est le *petit sus-maxillo-labial*, ou l'élévateur de l'angle des lèvres. Il est situé dans la fosse canine, dont
il emprunte son nom, et au-dessus de la lèvre supérieure. Attaché en haut dans le milieu de cette fosse, au-dessous du trou
orbitaire inférieur, il descend de là un peu obliquement en dehors pour se continuer, dans la commissure des lèvres, avec le
muscle triangulaire ou abaisseur de cette commissure, en se con-
fondant en même temps avec les muscles buccinateur, grand zy-
gomatique et orbiculaire des lèvres. Ses usages sont d'élever et
de tirer un peu en dedans la lèvre supérieure, et surtout l'angle
des lèvres. Il concourt pour beaucoup au mouvement qui produit
le rire sardonique, qu'on a aussi appelé *canin*.

On donne encore le nom de *faim canine* à un appétit dé-
mesuré.   (A. BÉCLARD.)

CANINE (fosse). Enfoncement superficiel appartenant à l'os
maxillaire supérieur, et ainsi nommé parce qu'il avoisine la dent
canine.

CANINES (dents). Ce sont les dents angulaires ou linéaires,
situées derrière les incisives, au nombre de deux à chaque mâchoire. *Voyez* DENTS.

CANITIE, s. f. *canities* ; en grec πολιότης ou πολίωσις ; couleur
blanche ou grise des poils, et particulièrement des cheveux. On
peut distinguer trois espèces de canities : la canitie sénile, la congéniale ou originelle, et l'accidentelle. La première, la plus fréquente de toutes, est un des attributs de la vieillesse ; elle peut
affecter tous les poils du corps en même temps, ou se borner à
quelques régions seulement. Les cheveux en sont communément
les premiers atteints ; le menton, le pubis, les aisselles et tous
les autres endroits où la peau est pourvue de poils, ne passent
à cet état que successivement, et quelquefois après un laps de
temps fort considérable.

A la tête, la canitie commence presque toujours vers les
tempes. Le nombre de cheveux blancs, d'abord peu considérable,
se multiplie bientôt, et ils finissent par envahir tout le cuir

chevelu. Depuis long-temps on a remarqué que les individus à cheveux bruns éprouvaient plus promptement cette métamorphose que les blonds ou les roux.

Une foule d'autres circonstances qu'il ne nous est pas toujours donné de reconnaître, font varier l'époque à laquelle se manifeste la canitie sénile. L'âge de 35 à 40 ans est bien assez ordinairement celui où l'homme commence à grisonner ; mais il y a des exemples de canities, qui, sans causes appréciables, ont paru chez des jeunes gens de 18 à 20 ans ; tandis qu'on a vu d'autres individus conserver jusqu'à la décrépitude des cheveux qui n'avaient pas perdu leur couleur primitive. J'ai connu autrefois un jeune officier de 24 ans, dont la chevelure était devenue entièrement blanche, sans qu'aucune cause physique ou morale apparente pût servir à expliquer ce phénomène. Il paraissait robuste.

La barbe, qui ne paraît ordinairement qu'après l'époque de la puberté, subit aussi beaucoup plus tard que les cheveux les changemens dont il est ici question. On fait la même observation pour les poils des organes génitaux, des aisselles et de toutes les autres parties du corps.

Les femmes sont sujettes à la canitie ; mais elle ne les affecte pas à un âge moins avancé que les hommes, quoi qu'en aient dit plusieurs écrivains.

Il existe, dit-on, des faits de canitie survenue immédiatement après la mort, sur les cadavres de personnes plus ou moins âgées, qui avaient conservé leurs cheveux noirs pendant toute leur vie.

Si l'on observe de grandes variétés pour l'époque à laquelle se manifete la canitie sénile, il n'y en a pas de moins remarquables par rapport à son siége, ainsi qu'à la quantité et à la disposition des cheveux ou des poils qui en sont atteints. Par exemple, on voit quelquefois des individus qui n'ont qu'une seule touffe de cheveux absolument blancs, sans qu'il existe rien de semblable vers aucun des autres points de la tête. On a vu aussi les poils du pubis présenter cette couleur, quoique ceux des autres parties, et notamment les cheveux, se fussent conservés tout-à-fait noirs.

La canitie congéniale ou originelle a été observée par beaucoup de médecins. Thomas Bartholin a vu un enfant dont tous les cheveux de la moitié de la tête étaient d'une blancheur éclatante, ceux du côté opposé étant absolument noirs. Ridlinus et quelques autres en ont vu dont toute la chevelure était uniformément blanche, quoique moins que dans la canitié des vieillards, car elle tirait un tant soit peu sur le blond. Les sujets qui offrent cette particularité sont en général d'un tempérament lymphatique et fort délicat. Dans la même catégorie doivent se placer les *albinos*, dont les cheveux sont d'un aspect argenté, et souvent d'un jaune terne, comme s'ils avaient été roussis, les poils et le léger duvet du reste du corps étant d'ailleurs d'un blanc de neige. Schenck rapporte que, chez un jeune homme, la barbe a poussé très-blanche dès sa première apparition.

La troisième et dernière espèce de canitie, celle qui est désignée sous le nom d'accidentelle, peut être due à une infinité de causes tant physiques que morales. Ainsi, de longs chagrins ont assez souvent eu ce résultat. On cite, parmi beaucoup d'autres observations fort singulières, celles d'un gentilhomme languedocien et d'un Espagnol, qui furent si vivement frappés de terreur, l'un en apprenant qu'il était condamné à mort, et l'autre par la seule réflexion qu'il pouvait avoir encouru une punition grave, que leurs cheveux blanchirent en une seule nuit. Hermeman raconte un fait absolument semblable, observé sur un jeune homme. Chez le sujet de la première observation, dont l'histoire est rapportée par Borellus, les cheveux reprirent leur couleur ordinaire peu après qu'il eut été mis en liberté. Henri III de Navarre, apprenant qu'on avait rendu l'édit de Nemours, qui était favorable aux ligueurs, conçut un violent chagrin qui lui fit blanchir en peu d'heures une partie de sa moustache. On fait aussi mention de plusieurs canities survenues peu d'heures après de violens accès de colère.

Il serait difficile de donner une explication physiologique satisfaisante de tous ces faits ; et c'est probablement ce qui a porté Haller et plusieurs autres physiologistes à les regarder comme apocryphes. Ils paraissent cependant mériter quelque confiance.

Un grand nombre de maladies, et en général tout ce qui peut occasioner une faiblesse extrême, est susceptible de produire ou tout au moins de hâter la canitie. Il suffira d'indiquer les affections syphilitiques anciennes et dégénérées, la lèpre, la teigne, les dartres, des douleurs de tête vives et habituelles, quelques suites de couches, les hémorrhagies considérables, les excès dans les plaisirs de l'amour, les traitemens mercuriels trop souvent réitérés, des contensions d'esprit habituelles, les maladies très-aiguës et les affections chroniques excessivement prolongées, telles que la phthisie. Il paraîtrait même résulter d'un fait, isolé il est vrai, mais qui mérite pourtant quelque attention, que cet état peut être la suite d'une perturbation provoquée par un violent purgatif.

On voit souvent les cheveux et les poils blanchir sur les anciennes cicatrices; ce qui s'observe également chez divers animaux, et surtout chez le cheval, qui porte fréquemment sur le garrot ou au poitrail, suivant qu'il est employé au trait ou à la monture, des poils gris qui indiquent les différens endroits où il a été blessé. Le cautère actuel dont on se sert pour marquer les chevaux de troupes et ceux de haras laisse aussi quelquefois de semblables traces.

L'arrachement souvent répété des poils d'une même partie paraît avoir un effet analogue; et les maquignons obtiennent souvent par ce procédé l'apparition de taches blanches que l'on remarque au front de plusieurs de leurs chevaux, et qui en rehaussent le prix aux yeux des amateurs. La même observation a été faite pour les cheveux et la barbe de l'homme.

Quelle que soit, du reste, la cause de la canitie, il est de toute évidence que les poils ou les cheveux qui offrent cette décoloration ne sont pas pour cela frappés de mort, ainsi que plusieurs auteurs ont paru disposés à le croire. Ils jouissent, comme avant, de propriétés vitales très-manifestes, puisqu'ils croissent, et que l'on ne peut remarquer de différence dans l'énergie de cette propriété, que celle que l'âge des divers sujets et l'état de leur santé doivent nécessairement apporter dans leur nutrition en général. Cette pousse de cheveux gris ou blancs s'est même quelquefois continuée plusieurs jours après la mort, ainsi qu'il a été mis hors de doute par des observations authentiques.

J'ajouterai encore une remarque en preuve de cette vitalité, c'est qu'il est notoire que les cheveux qui paraissent après la guérison de la teigne croissent, quoique blancs, faibles et très-déliés, et qu'ils sont ordinairement remplacés par d'autres tout-à-fait noirs, si, en les rasant, on retient pendant quelque temps une plus grande quantité de molécules nutritives dans leurs bulbes. D'après ces considérations, il est aisé de voir qu'une chose seule paraît changée dans la composition des poils ainsi blanchis, c'est qu'ils manquent de cette huile animale, tantôt

noire-verdâtre, tantôt plus ou moins rouge, qui leur donne la
couleur dans leur état ordinaire, et dont le professeur Vauquelin
a reconnu l'existence dès le mois de mars 1806.

Presque toutes les espèces de canities étant la suite de quelque maladie ou d'événemens inattendus, on n'a pu se livrer à la
recherche des moyens capables de les prévenir ; mais, en revanche, l'attention des médecins a depuis bien des siècles été
appelée sur ceux qu'il convient d'employer pour empêcher ou
retarder la manifestation prématurée de la canitie sénile. Les anciens conseillaient avec beaucoup de confiance une foule de remèdes, tous à peu près inefficaces. Les uns ont préconisé l'usage
interne de la chair de vipère, de la thériaque, du gingembre, des
mirobolans ; d'autres, des lotions avec le lait de différens ani-
naux, ou quelques décoctions mucilagineuses ; mais aucun de ces
moyens n'a joui d'une réputation soutenue.

Quant aux médicamens proposés contre la canitie elle-même,
ils sont assez nombreux, et tous destinés à être appliqués extérieurement ; car je ne pense pas que personne soit tenté d'employer à l'intérieur le *calchaute* ou vitriol, à la dose d'un gros,
que Rhasès assure avoir changé en beau noir, dans l'espace d'un
seul jour, les cheveux blancs d'un de ses amis. Les topiques sont
toujours préférables, en ce que leur usage présente rarement
quelque danger. Ambroise Paré en recommande plusieurs : après
avoir fait laver la tête ou le menton avec une eau alumineuse,
comme lorsqu'on veut préparer les laines ou les poils des animaux à recevoir une teinture quelconque, il couvrait les cheveux ou la barbe avec la pâte dont la formule suit : Chaux deux
fois lavée et réduite en poudre, ℔j ℥xx ; litharge pulvérisée
(oxyde de plomb), ℔ß ; décoction de sauge, ℔j ℥xxij. On laisse
cette espèce de bouillie sur les cheveux pendant quatre ou cinq
heures, après quoi on les lave à l'eau de son. Un autre mélange
était composé de vitriol, de galles, de chaux vive, ãã ℥ij, et de sco-
ries de fer, ℥ß. On délayait le tout avec l'eau commune, ou quantité suffisante de décoction de galles et d'écorces de noix vertes.
Une troisième préparation, que certains distributeurs de poudre
pour teindre les cheveux paraissent, de nos jours, avoir prise pour
modèle, et qui ne diffère de la première formule que par les
proportions, se composait avec une partie de chaux éteinte sur
deux parties d'oxyde de plomb. Un peu d'eau servait à en faire
une pâte, qu'on enlevait en frottant les cheveux ou la barbe

avec des serviettes chaudes, après l'avoir laissée appliquée pendant toute une nuit. Forestus faisait entrer dans un liniment destiné au même usage le sel commun, l'encre des cordonniers, la noix de galles et l'oxyde de cuivre.

Ces diverses préparations et un grand nombre d'autres encore ont aussi été employées pour teindre en noir les cheveux roux. On les a d'ailleurs modifiées à l'infini, en y ajoutant du sulfate de fer, la pulpe de coloquinte, l'écorce de grenade, etc., et surtout en variant les proportions des substances ci-dessus indiquées. On a même été jusqu'à se servir de nitrate d'argent; et j'ai la certitude matérielle que plusieurs coiffeurs de Paris ne craignent pas d'employer en pareil cas une solution aqueuse de cette substance.

En général, tous ces remèdes, s'ils sont composés de manière à être très-actifs, ont l'inconvénient de racornir les cheveux, et d'occasioner, ainsi que j'en ai quelques exemples, des maux de tête et des irritations du cuir chevelu, qui ne sont pas exempts de danger. Parfois même la modification qu'ils impriment aux fonctions des tégumens du crâne donne naissance à des affections herpétiques de la face. Lorsqu'au contraire ces moyens sont trop faibles, on est exposé à ne pas réussir du tout à teindre les cheveux. Quoi qu'il en soit de ces inconvéniens, si l'on se détermine à mettre en usage de semblables applications, il faut s'astreindre à les renouveler deux ou trois fois chaque mois, parce que les cheveux repoussent constamment avec la même couleur blanche vers leurs racines, ce qu'il n'est guère possible de cacher plus de huit ou dix jours. Quelques personnes se contentent, pour noircir la barbe ou la chevelure, de se peigner long-temps et fort souvent avec des peignes de plomb. Ce moyen doit être bien insuffisant, s'il n'est pas tout-à-fait illusoire.

Enfin on a quelquefois essayé, au lieu de chercher à noircir les cheveux blancs, de leur donner une couleur blonde. On a employé dans cette intention les décoctions de fleurs de genêt, de stœchas, de cardamome, de lupin concassé, de sciure de buis, d'écorce de racine de gentiane et de berberis, avec laquelle on lavait les cheveux plusieurs jours de suite.

Tous les moyens qui viennent d'être énumérés ne sont, ainsi qu'on a pu le voir, que des palliatifs qui dissimulent souvent assez mal les changemens que les cheveux éprouvent presque inévitablement dans la vieillesse; mais il est plusieurs autres cas de canitie, dans lesquels on peut encore espérer de voir pousser une chevelure plus colorée. Telles sont, par exemple, certaines canities congéniales, lorsque l'individu est très-jeune, et celles qui succèdent à des dartres ou à la teigne. Dans les unes et dans les autres, mais surtout pour les dernières, on réussit quelquefois, en faisant raser la tête tous les quinze jours, pendant six mois ou un an. *Voyez* POIL, BARBE et CHEVEUX.   (LAGNEAU.)

CANNE AROMATIQUE. On désigne quelquefois sous ce nom le *calamus aromaticus. Voyez* ce mot.   (A. R.)

CANNE A SUCRE, s. f., *arundo saccharifera, L. ; saccharum officinarum, Willd.* La canne à sucre est la plus grande et la plus belle des Graminées. Ses tiges sont cylindriques, noueuses, hautes de huit à dix pieds et même davantage ; elles sont remplies intérieurement d'une substance spongieuse dans laquelle on trouve un fluide aqueux et sucré ; ses feuilles sont très-longues et très-aiguës, larges d'un à deux pouces ; ses fleurs forment une panicule terminale très-grande, ayant une forme presque pyramidale : leurs deux valves extérieures sont recouvertes de longs poils soyeux.

La canne à sucre est originaire de l'Inde, d'où elle a été transportée et naturalisée dans les différentes contrées de l'Amérique et des Antilles. C'est des tiges de cette belle Graminée que l'on retire le sucre de canne. *Voyez* ce mot.   (A. RICHARD.)

CANNE DE PROVENCE, *radix donacis.* On donne ce nom à la racine d'une grande et belle graminée qui croît en Provence, où elle fleurit aux mois d'octobre et de novembre, et que l'on désigne communément sous le nom de *roseau à quenouilles (arundo donax, L.).* On choisit les racines des jeunes pousses ; elles sont allongées, charnues, jaunes extérieurement. On les coupe par morceaux ou par tranches que l'on fait sécher avant de les mettre dans le commerce. Dans cet état elles sont dures et comme subéreuses, d'une couleur jaunâtre, d'une saveur fade et légèrement sucrée. M. Chevallier en a retiré une matière résiniforme d'une saveur aromatique très-agréable, rappelant celle de la vanille. Cette racine, presque insipide et tout-à-fait inodore, était très-fréquemment employée autrefois comme diaphorétique et diurétique ; aujourd'hui même on fait encore assez souvent usage de la décoction de deux à quatre gros de canne dans une pinte d'eau jusqu'à réduction d'un tiers, à la suite de l'accouchement, pour augmenter la transpiration cutanée, et obtenir une dérivation de l'action sécrétoire des mamelles chez les femmes qui ne veulent pas nourrir. Ce médicament jouit dans cette circonstance d'une réputation populaire; mais il n'est rien moins que spécifique.

(A. RICHARD.)

CANNELLE, s.f., *cortex cinnamomi*. C'est l'écorce, dépouillée de son épiderme, d'un arbre de la famille des Lauriers, de l'ennéandrie monogynie, désigné par Linné sous le nom de *laurus cinnamomum*. Le cannellier est originaire des contrées orientales de l'Asie. On le trouve à la Chine, à la Cochinchine, à Sumatra. Mais c'est particulièrement dans l'île de Ceylan que cet intéressant végétal est plus abondamment et plus soigneusement cultivé; en sorte que la meilleure espèce de cannelle est celle qui nous est apportée de cette île. On est parvenu à naturaliser le cannellier dans différentes parties du globe, entre autres à l'Ile-de-France, aux Antilles, et particulièrement à Cayenne, où il a parfaitement réussi.

Le laurier-cannellier est un arbre de moyenne grandeur, orné en tout temps de belles feuilles luisantes d'un vert clair; elles sont ovales aiguës, sans dentelures et portées sur des pétioles assez courts. Les fleurs, qui sont jaunâtres et dioïques, forment des espèces de corymbes axillaires à la partie supérieure des ramifications de la tige. Le fruit qui succède à ces fleurs est une drupe charnue ayant à peu près la forme et la grosseur d'un gland de nos chênes d'Europe; elle est d'une couleur violette assez foncée.

Lorsque l'on veut recueillir la cannelle, on coupe les jeunes branches, surtout celles de trois à quatre ans; on les racle légèrement pour enlever l'épiderme; puis, après avoir fait une incision longitudinale , on détache l'écorce, qui est peu adhérente au bois. Cette écorce ainsi détachée est ensuite coupée par morceaux d'environ un pied de longueur; on place les plus petits de ces morceaux dans les plus gros, après quoi on les fait sécher en les exposant aux rayons du soleil. Par la dessication la cannelle se roule, devient dure et cassante; c'est dans cet état qu'elle est transportée en Europe.

On distingue dans le commerce trois espèces principales de cannelle, désignées sous les noms des pays d'où on les tire: ce sont la cannelle de Ceylan, la cannelle de Cayenne et la cannelle de la Chine. 1° La *cannelle de Ceylan* est l'espèce la plus fine est la plus estimée, celle dont la saveur est la plus agréable; elle est extrêmement mince et légère; sa couleur est fauve claire; son odeur est suave; sa saveur est aromatique, agréable, piquante et légèrement sucrée. Par la distillation elle donne moins d'huile volatile que les suivantes, parce qu'elle a été recueillie sur des branches plus jeunes. Il est une variété de la cannelle de Ceylan beaucoup plus commune et moins employée; c'est celle que l'on désigne dans le commerce sous le nom de *cannelle matte*; elle est en morceaux plats, larges d'un pouce, épais de deux lignes et plus, d'une couleur jaune-rougeâtre; sa cassure est fibreuse. Son odeur est assez agréable, mais faible. Elle se recueille sur les grosses branches et le tronc du cannellier à Ceylan. 2° La *cannelle de Cayenne* est après celle de Ceylan l'espèce la plus recherchée. Elle ne s'en distingue que par une couleur plus pâle, et que parce qu'en général elle est plus épaisse que celle de Ceylan. Elle n'est pas très-abondamment répandue dans le commerce. 3° La *cannelle de Chine* est en morceaux courts et épais, d'une couleur rougeâtre; leur odeur est plus forte, leur saveur plus piquante, moins agréable et rappelant un peu celle de la punaise. Elle contient une plus grande quantité d'huile essentielle que les deux espèces précédentes; aussi est-elle employée de préférence, lorsqu'on veut extraire cette huile.

La cannelle de Ceylan et celle de Cayenne, analysées par M. Vauquelin, lui ont fourni presque absolument les mêmes principes et dans les mêmes proportions. Toutes deux en effet contiennent, 1° une huile volatile très-odorante, 2° du tannin, 3° du mucilage, 4° une matière colorante, 5° une très-petite quantité d'acide, 6° enfin du ligneux.

Propriétés médicales et usages. — La cannelle occupe un des premiers rangs parmi les médicamens qui jouissent de la propriété de stimuler vigoureusement nos organes. Dès lors on ne doit point s'étonner de voir cette substance prescrite dans un grand nombre de maladies. Cependant aujourd'hui les praticiens l'emploient rarement seule; presque toujours on l'associe à d'autres substances. Ainsi on fait un mélange de huit à dix grains de poudre de cannelle et d'une égale quantité de quinquina ou de rhubarbe que l'on fait prendre pour activer le travail de la digestion. L'administration de cette écorce et ses différentes préparations ont souvent ramené l'écoulement menstruel chez des femmes affaiblies par quelque cause débilitante. Plusieurs praticiens en font également usage pour combattre certaines diarrhées opiniâtres, dans lesquelles il n'y a aucun signe d'irritation locale. L'eau distillée et le sirop de cannelle sont fréquemment employés dans les catharres pulmonaires chroniques; ils favorisent l'expectoration. Quelques accoucheurs font prendre deux ou trois cuillerées d'eau distillée de cannelle, lorsque le travail de l'accouchement se fait lentement et que les contractions de l'utérus sont faibles et trop éloignées les unes des autres; mais ce moyen demande les plus grandes précautions. Plusieurs médecins allemands ont beaucoup préconisé indistinctement la teinture de cannelle dans les cas d'hémorrhagies utérines qui succèdent à l'accouchement.

Modes d'administration et doses. — La cannelle n'est pas seulement usitée comme médicament; on l'emploie encore fréquemment comme assaisonnement dans une foule de circonstances. Mélangée en petite quantité dans certains alimens, elle en facilite la digestion par la stimulation légère qu'elle exerce sur l'estomac. Cette substance entre dans un très-grand nombre de préparations officinales telles que la thériaque, le diascordium, la confection alkermès, etc. On peut l'administrer de beaucoup de manières différentes : 1° En poudre, sa dose est d'un scrupule à un gros, dont on peut préparer des bols ou un électuaire en l'incorporant dans quantité suffisante de sirop. On joint souvent la poudre de cannelle à celle de quinquina pour le traitement des fièvres intermittentes. 2° Quelquefois on fait infuser un à deux gros de cannelle concassée dans deux livres d'eau; cette boisson est diaphorétique et légèrement diurétique. 3° L'eau distillée et la teinture de cannelle entrent souvent dans la composition des potions excitantes, la première à la dose d'une à deux onces, la seconde à celle d'un gros. 4° Il en est de même du sirop de cannelle; on l'ajoute fort souvent aux juleps et aux potions stimulantes. 5° On fait rarement usage aujourd'hui de l'huile essentielle de cannelle. Ce médicament est d'une énergie et d'une âcreté très-fortes; aussi la dose en doit-elle être très-faible. Le plus souvent on en ajoute quelques gouttes dans une potion dont on veut augmenter l'énergie.

(A. RICHARD.)

CANNELLE BLANCHE, *canella alba.* Écorce du *winterania canella* de Linné, ou *canella alba* de Murray; grand arbre de la famille des Méliacées, de la dodécandrie monogynie, qui croît à la Jamaïque et dans d'autres parties des Antilles. Beaucoup d'auteurs, même parmi les plus modernes, confondent cet arbre avec le *wintera aromatica* de Murray ou *drymis winteri* de Forster, qui produit l'écorce de Winter, et qui est rangé dans la famille des Magnoliacées. (*Voyez* écorce de Winter.) La cannelle blanche est en plaques assez grandes, roulées, ayant de deux à trois lignes d'épaisseur sur une longueur de cinq à six pouces; elle est d'une couleur

de chair légèrement cendrée, à l'extérieur, blanchâtre intérieurement; sa saveur est piquante, aromatique et légèrement amère,
et son odeur, qui est très-agréable, a quelque analogie avec celle
du gérofle. Sa cassure est blanchâtre et parsemée de taches plus
foncées. Elle contient une grande quantité d'huile volatile. Cette
écorce est souvent mélangée et même substituée à l'écorce de Winter; mais cette substitution n'a aucun inconvénient, à cause de
l'extrême analogie qui existe entre ces deux médicamens.

La cannelle blanche jouit absolument des mêmes propriétés que
la cannelle ordinaire, quoiqu'à un degré plus faible. Dans beaucoup de pays on l'emploie comme aromate, en la mélangeant dans
les différens alimens. On s'en sert peu en médecine. On pourrait
l'employer dans les mêmes circonstances que la cannelle, mais en
ayant soin d'en augmenter un peu la dose.   (A. RICHARD.)

CANTHARIDE, s. f., *cantharis*. On appelle ainsi un insecte
coléoptère du sous-ordre des hétéromérés, et de la famille des
épispastiques. Cet animal, d'un usage très-ordinaire en thérapeutique, porte différens noms dans les répertoires entomologiques.
C'est ainsi que Geoffroy l'a appelé *cantharis vesicatoria*, que
Linnæus en a fait une espèce de son genre *meloe*, et que Fabri-
cius l'a désigné sous la dénomination de *lytta vesicatoria*. Il en
résulte que l'histoire naturelle des cantharides a dû être pendant
long-temps exposée à une grande confusion.

Quoi qu'il en soit, on reconnaît ces utiles coléoptères à leurs
antennes noires, filiformes; à leurs élytres molles, longues et
flexibles; à leur teinte d'un vert doré brillant; à leurs tarses
d'une couleur brune foncée.

On récolte peu de cantharides en France, quoiqu'elles y soient
très-communes, dans les mois de mai et de juin, sur les frênes,
les lilas et les troënes. La plupart de celles qu'on trouve dans le
commerce viennent d'Espagne et d'Italie.

Ces insectes sont constamment réunis en nombreuses familles
sur les arbres que nous venons de nommer, et répandent au loin
une odeur vive et désagréable qui décèle leur présence, et qui
peut déterminer des accidens plus ou moins graves chez ceux qui
s'exposent à la respirer. On a vu des individus se réveiller avec la
fièvre après s'être endormis sous des frênes occupés par une de
leurs légions. Aussi emploie-t-on avec raison beaucoup de précautions dans la récolte des cantharides. On les fait tomber sur des
draps étendus au-dessous des arbres qu'elles habitent, et dont on

secoue fortement les branches; on les jette sur un tamis de crin
placé au-dessus d'un vase rempli de fort vinaigre en ébullition; la
vapeur de ce liquide les fait périr promptement; on les expose
alors aux rayons du soleil, qui les dessèchent; après quoi on les
renferme dans des bocaux de cristal bouchés hermétiquement, et
dans lesquels on peut les conserver un grand nombre d'années.

Pendant cette préparation, le poids des cantharides diminue
tellement, qu'il en faut au moins cinquante individus pour représenter un gros, ce qui fait qu'il en entre à peu près six mille
quatre cents dans une livre.

L'analyse chimique des cantharides a été faite un grand nombre
de fois. Thouvenel, Fourcroy, Schwilgué, le docteur Beaupoil,
se sont exercés tour à tour à la faire. Mais c'est à MM. les professeurs Robiquet et Orfila que l'on doit les connaissances les
plus précises sur les divers principes constituans de ces insectes,
et sur les propriétés qui distinguent chacun d'eux. De ces deux
savans, le premier a signalé dans les cantharides une huile grasse,
verte, fluide, ne produisant pas d'effet vésicant; une matière
noire, insoluble dans l'eau, non vésicante aussi; une substance
jaune, soluble; une matière blanche, cristalline, âcre, corrosive
et essentiellement épispastique; de l'acide urique, de l'acide acétique, des phosphates de chaux et de magnésie, etc. Le second a
démontré que les qualités délétères ou utiles des insectes qui nous
occupent ne résident pas également dans toutes les parties qui
les constituent, ce qui sera démontré d'une manière spéciale aux
articles POISON et EMPOISONNEMENT, où l'on fera connaître l'action isolée, sur l'économie animale, des nombreux principes que
peuvent offrir ces animaux si redoutables, et pourtant employés
avec tant d'avantage.

Il ne faut point croire, avec la plupart des auteurs, que les
cantharides soient d'usage en médecine depuis un temps immémorial. D'après le témoignage de Pline et de Dioscoride, qui
disent que *les meilleures cantharides sont celles dont les élytres
sont marquées de bandes jaunes transversales*, il paraît en effet
que le mylabre de la chicorée était la véritable cantharide des
anciens. Cela est d'autant plus probable que cet insecte produit,
à très-peu de chose près, les mêmes phénomènes que cause la
lytta vesicatoria, et qu'à la Chine, encore aujourd'hui, il sert à
la confection des préparations épispastiques.

Si l'utilité de l'application extérieure des cantharides dans une foule de maladies différentes est incontestable, comme nous le dirons aux articles ÉPISPASTIQUES et VÉSICATOIRE, leur usage à l'intérieur n'est souvent pas moins efficace. Mais il faut que leur emploi soit dirigé alors bien judicieusement; l'administration inconsidérée de ces insectes peut donner lieu aux accidens les plus graves, et plus d'une fois des libertins usés, ou des vieillards impuissans, séduits par les propriétés aphrodisiaques qu'on leur reconnaît généralement, ont trouvé la mort au lieu des plaisirs qu'ils s'étaient promis. Quelquefois encore des courtisanes effrénées s'en sont servies dans l'intention d'exciter les désirs d'un amant épuisé, et l'ont véritablement empoisonné.

Néanmoins on peut, avec avantage, avoir recours à l'administration des cantharides dans plusieurs affections nerveuses, particulièrement dans celles où les forces de la vie semblent s'éteindre par l'effet de la paralysie. Les anaphrodisies les plus désespérantes ont, dans plus d'un cas, cédé à leur action énergique. De nos jours, quelques praticiens s'en servent contre la paralysie de la vessie, et Forsten raconte, d'après David Spielemberg, que les Hongrois en prennent des doses assez considérables sans en être incommodés. Arétée et Archigène en faisaient avaler aux épileptiques, et, fort sans doute de leur autorité, Zacutus Lusitanus, dans une épilepsie causée par une suppression d'urine, en administra, dans de l'huile d'amandes douces, la poudre avec un plein succès.

Parmi les névroses, la plus redoutable certainement est l'hydrophobie communiquée par morsure; et dans l'immense quantité des recettes vainement préconisées contre cette affreuse maladie, les cantharides tiennent un rang distingué, mais sans avoir eu plus d'efficacité que les autres. Malgré les autorités qu'il serait facile d'accumuler ici, malgré le témoignage des auteurs arabes, de Razès, de Jean de Damas, et d'autres médecins plus modernes qui ont vanté ces insectes comme un antilyssique éprouvé, je me range de l'avis du judicieux Gérard Van-Swieten, qui pense que ce remède est loin d'être rassurant dans une affection où l'irritation du système nerveux, où la phlogose de la gorge sont portées au plus haut degré. Quoique d'ailleurs Freind, Mead, Wichmann, Kramer et Werlhoff aient cherché, en pareille occurrence, à soutenir la réputation des cantharides dans des temps assez rapprochés de nous, le méloé proscarabée a usurpé la place de ces insectes dans le traitement de la rage, contre laquelle il échoue pourtant pareillement.

Il n'en est point de même des hydropisies. L'efficacité des cantharides dans ces maladies ne saurait être contestée. Leur action vive est fort utile, en ce qu'elle n'affaiblit ni le système général de l'économie, ni les parties sur lesquelles elle se fait sentir immédiatement. En conséquence, elles sont plus particulièrement indiquées dans les hydropisies des personnes âgées, chez lesquelles leur faculté stimulante est moins prononcée d'ailleurs que dans les jeunes gens.

Dans la blennorrhée ancienne, on a également conseillé les cantharides à l'intérieur, et on n'a pas craint de les proposer comme un lithontriptique énergique. Dans un temps aussi où la matière médicale était bien éloignée de la marche rigoureuse qu'on cherche à lui faire suivre aujourd'hui, on donnait ces insectes dans la goutte, *parce que leur sel volatil urineux précipitait l'acide arthritique qui s'échappait avec l'urine, etc.*

Lorsqu'on veut administrer les cantharides à l'intérieur, on les réduit en poudre impalpable, et on les incorpore dans un excipient approprié, de manière à n'en faire prendre qu'un demi-grain ou un grain à la fois.

La teinture alcoholique de cantharides est aussi une préparation très-usitée, et dont les avantages sont incontestables. On l'administre par gouttes, au nombre de six, huit ou douze, dans un véhicule convenable, et surtout dans une émulsion. Cette teinture se fait ordinairement en mettant digérer, pendant vingt-quatre heures, deux gros de poudre de cantharides dans une livre d'alcohol, et en filtrant ensuite.

Enfin les cantharides entraient dans la poudre antiépileptique composée de Mercurialis, et Baldinger les a administrées fréquemment dans plusieurs maladies chroniques avec les racines diurétiques et les semences de lin.   (HIPP. CLOQUET.)

CANTHARIDINE (principe vésicant des cantharides), s. f., nom donné à un principe immédiat découvert dans les cantharides par M. Robiquet. Il est blanc, sous forme de petites lames cristallines, insoluble dans l'eau, soluble dans l'éther, dans l'alcohol bouillant, qui le laisse déposer par le refroidissement, et dans les huiles. Il est fortement épispastique. (*Voyez* POISON et CANTHARIDES.) On l'obtient en traitant par l'alcohol bouillant l'extrait aqueux des cantharides. La liqueur alcoholique composée de cantharidine et de matière jaune, évaporée jusqu'en consistance molle, est agitée pendant plusieurs heures avec de l'éther qui dissout la cantharidine

et une petite quantité de matière jaune ; on fait évaporer l'éther,
et on débarrasse la cantharidine d'un peu de matière jaune au moyen
de l'alcohol froid qui dissout cette dernière sans agir sur la cantharidine. On n'a pas encore fait usage en médecine de ce nouveau principe immédiat.   (ORFILA.)

CANULE, s. f., *tubulus*, *cannula*, dérivé de *canna*, roseau, est
un tube plus ou moins long et plus ou moins volumineux, flexible
ou inflexible, droit ou courbe, perforé à ses deux extrémités,
cylindrique, conique ou applati On emploie des canules en or,
en platine, en argent, en plomb, en fer, en bois, en carton, en
gomme élastique.

La forme, la direction, le volume des canules diffèrent suivant
les usages auxquels elles sont destinées. Quelques-unes font partie
d'instrumens composés tels que le trois-quart, le pharyngotome,
le kystitome, etc. On se sert de canules simples dans beaucoup
d'opérations, telles que celle de la fistule lacrymale, la broncho-
tomie, l'œsophagotomie, la lithotomie, etc. On se sert aussi de
canules pour dilater des ouvertures naturelles rétrécies, pour insuffler de l'air dans les poumons, pour conduire profondément
des cautères protentiels ou actuels, pour pratiquer des injections, etc., etc. Nous indiquerons, à mesure que l'occasion s'en
présentera, les cas qui peuvent réclamer l'emploi des canules, et
les conditions qu'elles doivent présenter.   (MARJOLIN).

CANTHUS, s. m., de κάνθος, coin de l'œil ; mot grec latinisé
que l'on substitue quelquefois aux mots français *angle de l'œil*,
commissure des paupières, pour désigner soit le grand, soit le
petit angle. De là vient *encanthis*.   (AUB.)

CAOUTCHOUC, *cauchuc des Espagnols de Quito*, *gomme
élastique*, etc., suc laiteux épaissi, obtenu par incision de l'*hæ-
vea caoutchouc*, arbre qui croît au Brésil, de l'*euphorbia pu-
nicea*, de l'*urceola elastica*, du *sapium aucuparium*, de plusieurs espèces de figuiers et de jaoquiers. Plusieurs plantes des
familles des Urticées, des Euphorbiacées, des Papavéracées, etc.,
fournissent un suc dans lequel on trouve du caoutchouc, ou une
matière qui a beaucoup de rapport avec lui. C'est à tort que l'on
a dit qu'il existait dans l'opium ; la substance que l'on a retirée
de l'extrait de ce nom, et que l'on a considérée comme du caoutchouc, ne partageant pas toutes les propriétés de ce corps. On
obtient le caoutchouc, en pratiquant des incisions aux végétaux
qui en contiennent, et en appliquant le suc laiteux qui en dé-

coule sur un moule terreux pyriforme. On expose cette couche
à l'action de la fumée pour la dessécher, puis on applique une
seconde couche que l'on dessèche de la même manière. On continue ainsi jusqu'à ce que le nombre des couches soit assez considérable ; alors on brise le moule, dont on retire les fragmens
par une ouverture pratiquée d'avance à la partie supérieure : on
fait des dessins en creux sur les poires de caoutchouc obtenues
par ce moyen, lorsqu'elles sont encore peu consistantes.

Le caoutchouc desséché est solide, blanc, à moins qu'il n'ait été
bruni par l'action de la fumée; il est inodore, insipide, mou, flexible,
très-élastique et assez tenace. Sa pesanteur spécifique est de
0,9335. Chauffé dans des vaisseaux fermés, il fond, se décompose, et
donne, entre autres produits, du sous-carbonate d'ammoniaque ;
ce qui prouve qu'il contient de l'azote, à moins que celui-ci ne
soit fourni par quelque matière étrangère. Il s'enflamme lorsqu'on
l'approche d'un corps en ignition ; cette propriété a été mise à profit par les habitans des Indes-Occidentales et de l'Amérique-Méri-
dionale, qui en ont fait des bougies, qui éclairent bien, à la
vérité, mais qui répandent une odeur fétide en brûlant. Le
caoutchouc est inaltérable à l'air et insoluble dans l'eau ; laissé
pendant long temps dans ce liquide bouillant, il se gonfle et se
ramollit assez pour que les bords des diverses bandelettes puissent adhérer fortement ensemble, lorsqu'ils ont été rapprochés
et pressés l'un contre l'autre : d'où il suit que l'on peut souder
plusieurs morceaux de caoutchouc, en faire des tubes, des sondes, etc. L'éther pur, c'est-à-dire privé d'eau et d'alcohol, dissout
le caoutchouc; il en est de même des huiles essentielles et du
pétrole rectifié ; cette dissolution ne s'opère bien et facilement
qu'autant que le caoutchouc a été ramolli par l'eau bouillante,
et mieux encore par le vinaigre. L'éther tenant du caoutchouc
en dissolution précipite par l'alcohol. Les alkalis convertissent
le caoutchouc à l'aide de la chaleur en une matière molle, glutineuse, qu'ils dissolvent en partie. Les acides sulfurique et nitrique le décomposent. L'alcohol est sans action sur lui.

Le caoutchouc est employé pour préparer des canules, des
sondes, des pessaires.

On en fait usage pour effacer les traces de crayon ; sa dissolution huileuse sert à rendre les taffetas imperméables, et à faire
des vernis qui ne s'écaillent point. La plupart des chimistes regardent le caoutchouc comme un principe immédiat des végé-

taux; d'autres pensent au contraire qu'il est formé d'une matière solide et d'une substance huileuse.   (ORFILA.)

CAPELINE, s. f. *fascia capitalis*; espèce de bandage, ainsi nommé, soit parce qu'il a été imaginé pour être appliqué sur la tête, soit parce que, placé sur le moignon d'un membre, après une amputation, il représente en quelque sorte un bonnet.

La capeline de la tête a déjà été décrite sous le nom de *Bonnet* d'Hippocrate. *Voyez* ce mot.

La capeline des membres amputés se fait avec une bande roulée à un ou à deux globes inégaux. Avant de l'appliquer, on recouvre la plaie avec des plumasseaux et des compresses. On assujettit d'abord la bande par plusieurs tours circulaires au-dessus de la plaie, et on fait ensuite successivement plusieurs renversés qui ramèment la bande sur l'extrémité du moignon, de telle manière qu'ils s'y croisent. Chaque renversé doit être fixé au-dessus de la plaie par un tour circulaire. On reproche aux capelines de meurtrir l'extrémité du moignon, de refouler les chairs de bas en haut, de gêner la circulation, d'être difficiles à appliquer régulièrement. On a beaucoup exagéré tous ces inconvéniens; ils n'ont même pas lieu, quand le bandage est méthodiquement appliqué. Nous conviendrons cependant que ce bandage, toutes les fois que les malades sont tranquilles et n'ont pas besoin d'être transportés loin du lieu où ils ont été opérés, pourrait être remplacé par un appareil plus simple. *Voyez* AMPUTATION.

Capeline de la clavicule. Ce bandage, proposé pour les fractures de la clavicule, de l'acromion, de l'épine de l'omoplate, ne peut remplir les indications que présentent les déplacemens qui sont la suite de ces fractures. Comme il est entièrement abandonné, nous croyons inutile de le décrire. *Voyez* FRACTURE.   (MARJOLIN.)

CAPHOPICRITE, s. f.; nom donné par M. Desvaux au principe jaune de rhubarbe décrit par M. Henry dans son mémoire sur l'analyse des rhubarbes.

La caphopicrite est d'un jaune brunâtre, d'une saveur âpre et amère; elle est très-peu soluble dans l'eau froide; l'eau chaude en dissout davantage; elle est soluble dans l'alcohol et l'éther. Exposée à l'action de la chaleur, elle se volatilise en partie, et répand des fumées jaunes. Elle se dissout très-bien dans les solutions alcalines, qu'elle colore en rouge; lavée, elle en est précipitée par les acides. Elle s'unit à la gélatine, et la rend insoluble. Elle précipite la plupart des dissolutions métalliques.

L'acide nitrique attaque difficilemnt la caphopicrite ; il finit cependant par la convertir en *amer de Wetther*, sans production d'acide oxalique.

Pour obtenir la caphopicrite, on doit traiter par l'eau l'extrait alcoholique de rhubarbe, afin de séparer les sels et les autres matières solubles, reprendre la matière non dissoute dans l'eau, par l'éther sulfurique qui dissoudra la caphopicrite. Cette substance, obtenue par l'évaporation de l'éther, retient encore, selon M. Henry, une matière huileuse. Ce chimiste pense qu'on peut détruire cette huile, sans altérer le matière jaune, en employant l'action ménagée de l'acide nitrique. Ce moyen nous paraît cependant susceptible d'inconvéniens : l'acide nitrique ayant évidemment de l'action sur la caphopicrite, il est difficile d'établir l'instant où cette action commence, et d'observer qu'elle n'a lieu qu'au moment où toute la matière grasse est détruite. Du reste, l'existence d'un principe actif dans la rhubarbe nous paraît démontrée par les expériences de M. Henry ; mais nous dirons avec la même franchise qu'il ne nous semble pas avoir été obtenu à l'état de pureté. Cette substance mériterait donc d'être examinée d'une manière approfondie par l'auteur de la découverte ; elle devrait alors être soumise à des expériehces physiologiques, qui nous feraient connaître son action sur l'économie animale.

(ORFILA.)

CAPILLAIRE, adj., *capillaris*, de *capillus*, cheveu ; qui est fin comme un cheveu. Cette épithète est appliquée eh physique à des tuyaux dont le diamètre, qui ne dépasse pas un trentième de pouce, fait que les fluides dans lesquels on les plonge montent dans leur intérieur jusqu'à une certaine hauteur. On s'en sert en anatomie pour désigner des vaisseaux d'une extrême ténuité, formés par la terminaison des artères et le commencement des veines. Ces vaisseaux ne sont que les dernières extrémités dés artères, devenues presque imperceptibles par leurs divisions successives, et se recourbant sur elles-mêmes pour donner naissance aux veines. La difficulté qu'on éprouve à les apercevoir fait que leur disposition est peu connue, et est aussi la raison pour laquelle on les a séparés des artères et des veines, qui se continuent avec eux, mais s'en distinguent par un volume plus apparent. Tout ce qu'on sait de leur conformation, c'est qu'ils communiquent ensemble par des anastomoses extrêmement multipliées, de sorte que, chacun d'eux étant interrompu un grand nombre de fois, il en résulte un véritable réseau répandu dans tout le corps, puisque les artères existent partout, et présentant seulement des différences suivant les organes où on l'examine. C'est ce réseau, considéré dans son ensemble, qui constitue le *système capillaire*, lequel se partage en deux grandes divisions, dont l'une, placée à la terminaison des branches fournies par l'aorte, a reçu le nom de *système capillaire général*, et l'autre, que forment les branches de l'artère pulmonaire, est le *système capillaire pulmonaire*. L'existence de ce réseau est démontrée par les injections, qui le développent artificiellement dans presque tous les organes, par l'inflammation, dans laquelle il devient presque partout manifeste, et par l'aspect de certaines parties où il est naturellement très-apparent. Les parois des vaisseaux qui le composent ne sont, à la vérité, nullement distinctes de la substance propre des organes, et la couleur seule du sang ou de la matière dont on les remplit dessine leur trajet ; mais, comme celui-ci est constant, continu à celui des artères et des veines, et bien différent des cavités aréolaires des organes, il est évident que c'est dans des vaisseaux propres que le sang ou la matière de l'injection se répandent, et non dans les aréoles des tissus. Le diamètre des vaisseaux capillaires paraît diminuer à mesure qu'ils s'éloignent des artères ; du moins, dans un grand nombre de parties, ces vaisseaux, d'abord traversés par le sang, tel qu'il leur arrive des artères, ne laissent passer plus loin que la partie séreuse de ce fluide, et n'admettent point les globules colorés, ce qui suppose nécessairement que leur volume n'est plus en rapport avec celui de ces globules. C'est ce qui a fait distinguer des capillaires rouges et des capillaires blancs. Les uns et les autres ne sont point dans les mêmes proportions dans les divers organes : il en est même, comme les muscles, quelques glandes, dans lesquels le réseau capillaire reçoit dans toute son étendue la partie rouge du sang, tandis que dans d'autres, comme le tissu cellulaire, les membranes séreuses, il ne contient que des fluides blancs. Dans le même organe, la proportion de ces fluides varie suivant une foule de circonstances ; des parties qui ne contiennent point de sang habituellement en reçoivent souvent tout à coup une grande quantité dans l'excitation, même momentanée, à plus forte raison dans l'inflammation, les congestions, etc.

Cependant il est des tissus que le sang ne pénètre jamais : tels sont les cartilages qui paraissent pourtant contenir des fluides blancs en circulation : les parties cornées et épidermiques sont aussi dépourvues de capillaires rouges ; mais il y a cette différence entre elles et les cartilages, que les capillaires blancs y manquent également.

C'est dans le système capillaire que se fait la continuation des artères avec les veines. Les anciens, qui ne connaissaient que les gros vaisseaux, croyaient les artères et les veines séparées par une substance intermédiaire formée, suivant eux, par un liquide épanché provenant du sang, et qu'ils appelaient, à cause de cela, *parenchyme*. Hook paraît avoir vu le premier, dans les injections, la communication directe de ces deux ordres de vaisseaux. On a dû, en effet, rejeter l'existence du parenchyme, dès qu'on a vu la matière des injections passer des artères dans les veines, sans s'épancher dans leur intervalle. On en a acquis plus tard une preuve encore plus positive, en voyant le sang passer sur les animaux vivans des artères dans les veines. Cette expérience, faite pour la première fois par Malpighi, est très-facile à répéter ; elle consiste à examiner au microscope les nageoires, les branchies ou la queue des poissons, la queue ou les membres des têtards, le mésentère des grenouilles, etc. On préfère les animaux à sang froid, parce qu'ils résistent plus long-temps aux expériences auxquelles on les soumet, et que toutes ces parties sont transparentes chez eux. Cependant on peut aussi observer, dans les animaux à sang chaud, la continuation des artères avec les veines : pendant l'incubation de l'œuf, on la voit, au moyen d'un appareil particulier, dans la membrane vitellaire et l'allantoïde. L'artère et la veine s'abouchent de deux manières différentes : tantôt elles se réunissent en arcade à leur sommet, après avoir acquis une grande ténuité par les branches qu'elles fournissent latéralement, comme Haller et autres l'ont observé dans les nageoires des poissons ; tantôt elles marchent parallèlement l'une à l'autre, et s'envoient un grand nombre de petits rameaux transverses. La communication des artères avec les veines n'a pas seulement lieu par les capillaires rouges, ou par ceux qui ont un certain diamètre appréciable, puisqu'ils laissent passer les globules rouges du sang ; les extrémités très-déliées des capillaires blancs se continuent également avec les veines. Du reste, c'est là la seule différence de volume que présentent ces communications, et les observations de Martin et d'autres ont prouvé qu'elles sont toujours capillaires, que jamais, comme Léal-Léalis, entre autres, l'avait cru apercevoir, particulièrement dans les vaisseaux spermatiques, elles ne se font par de larges ouvertures.

Quoique les vaisseaux capillaires appartiennent à la fois à la terminaison des artères et à l'origine des veines, les radicules de ces dernières semblent plus isolées de ces vaisseaux que les artérioles qui terminent les premières. Les veines ne naissent point en effet insensiblement du système capillaire, comme le font les artères, mais présentent déjà, à l'endroit où elles s'en détachent, un volume marqué, qui tranche avec l'excessive ténuité de ces vaisseaux. C'est sans doute à cause de cela que Haller et les anatomistes qui l'ont précédé entendaient par *vaisseaux capillaires* seulement les dernières extrémités des artères. Au reste, cette différence tient peut-être uniquement à la difficulté que l'on éprouve à injecter les veines, par la résistance qu'opposent les valvules; ce qui les fait paraître comme étranglées ou interrompues à leur dernière extrémité.

Il n'y a point, au contraire, de ligne de démarcation tranchée entre le système capillaire et les artères. Bichat a évidemment exagéré, en considérant ce système comme absolument indépendant de l'artériel, et comme intermédiaire à celui-ci et aux veines. Que dire de l'opinion d'Autenrieth, qui, poussant plus loin cette idée, a supposé que les artères, parvenues à une grande ténuité, se réunissaient pour former de petits troncs qui se divisaient de nouveau, avant de communiquer avec les veines, de manière à représenter un système analogue à celui de la veine-porte ?

Le sang, en traversant le système capillaire, ne passe pas simplement des artères dans les veines : il éprouve en même temps des changemens importans, qui dépendent de ce qu'il perd une partie de ses matériaux, et en acquiert de nouveaux, comme on le voit dans les sécrétions, la nutrition, l'absorption, pour le système capillaire général, dans la respiration, pour le système capillaire pulmonaire. Il faut donc que ce système présente des ouvertures par lesquelles s'échappent ou parviennent ces matériaux. Boerhaave, à la vérité, a prétendu, d'après Ruysh, que tout n'était que vaisseaux, qu'au delà de la continuation apparente des artères avec les veines, il existait plusieurs ordres de vaisseaux décroissans, communiquant également avec les veines, et dont les derniers, qu'il appelait *nerveux*, formés par la fibre élémentaire, recevaient la matière nutritive, de manière que, d'après lui, la nutrition ne se ferait point hors des vaisseaux, mais dans leur cavité même. Mais cette théorie, qui a quelque chose de séduisant au premier abord, est en contradiction manifeste avec les faits. Tout n'est pas vasculaire dans l'économie; car, 1° Ruysh lui-même, dans ses belles injections, ne réussissait pas à remplir toutes les particules des organes; dans le cerveau, par exemple, c'était après des lotions répétées, qui avaient entraîné ce qui n'était pas vasculaire, qu'il ne trouvait plus que des vaisseaux; 2° une partie injectée paraît contenir beaucoup plus de vaisseaux quand elle est desséchée, ce qui prouve manifestement que les capillaires sont séparés par des parties non injectables que l'évaporation a resserrées de manière à diminuer leurs intervalles; 3° enfin les anatomistes les plus habiles dans l'art des injections, tels que Bart, Sœmmering, Prochaska, s'accordent à admettre, avec Albinus, qu'il y a des parties injectables et non injectables. Il est d'ailleurs évident que les vaisseaux doivent avoir des parois, et que ces parois ne peuvent être à leur tour des vaisseaux. Les mêmes objections s'appliquent à l'hypothèse de Mascagni, qui suppose la matière nutritive contenue dans des vaisseaux élémentaires du genre des absorbans, et soumise, dans ces vaisseaux, à une circulation lente. Ajoutez à toutes ces considérations que, la nutrition étant une fonction commune à tous les êtres organisés, ses instrumens essentiels doivent se retrouver dans tout le règne organique, et que, puisque dans les végétaux et plusieurs animaux dépourvus de vaisseaux elle s'opère simplement par imbibition, les vaisseaux ne peuvent être, dans les animaux qui en ont, qu'un instrument de plus qui concourt à cette fonction, dont ils ne sont pas plus que l'appareil digestif l'organe immédiat.

Au reste, on ignore complétement comment sont disposées les ouvertures des extrémités vasculaires dans le système capillaire. Faut-il considérer, avec Bichat, ce système comme un vaste réservoir d'où naissent, outre les veines, des vaisseaux d'un ordre particulier, ayant pour fonction de verser, par une extrémité libre, les matériaux de l'exhalation et de la nutrition, vaisseaux déjà imaginés par Boerhaave, et communément désignés sous le nom d'*exhalans?* Les dernières extrémités des artères sont-elles simplement percées de pores latéraux vers leur point de continuation avec les veines, comme le veut Mascagni? Ces questions sont tout-à-fait insolubles. On ne sait pas non plus si les vaisseaux lymphatiques communiquent avec le système capillaire, et emportent, comme quelques-uns l'ont pensé, des principes qu'ils puisent dans le sang contenu dans les dernières extrémités des artères.

Dans les glandes, le système capillaire a des connexions étroites et encore peu connues avec les radicules des conduits excréteurs. *Voyez* GLANDE.

Les vaisseaux capillaires paraissent jouir d'une contractilité tonique qui contribue au mouvement du sang dans leur intérieur, quoiqu'elle n'en soit pas l'unique cause, comme Bichat l'a prétendu. *Voyez* CIRCULATION. (A. BÉCLARD.)

CAPILLAIRE, s. m. Nom collectif par lequel on désigne dans les pharmacies le feuillage de diverses espèces de fougères. On distingue trois sortes de capillaires, qui sont : 1.º Le *capillaire du Canada*, ou feuilles de l'*adianthum pedatum*, L. Il nous est apporté de l'Amérique septentrionale, et particulièrement du Canada; ses pétioles sont longs d'environ un pied; d'une couleur brune foncée, portant à leur sommet huit ou dix rameaux divergens, sur lesquels sont des folioles trapézoïdales minces, ayant la fructification sur leur bord externe. Cette espèce est la plus estimée. 2.º Le *capillaire de Montpellier* (*adianthum capillus veneris*, L.) est très-commun dans les lieux humides, les puits, les fontaines des provinces méridionales de la France : ses pétioles sont plus courts, ramifiés latéralement; ses folioles sont presque cunéiformes, portant la fructification des deux côtés. Il est souvent mélangé et confondu dans le commerce avec le précédent, et forme avec lui le véritable capillaire des boutiques. 3.º Enfin on désigne sous le nom de *capillaire noir* les feuilles de l'*asplenium adianthum nigrum*, très-commun dans les provinces du centre et du nord de la France. Il ressemble assez au capillaire de Montpellier pour la forme de ses feuilles, mais en diffère par ses folioles beaucoup plus épaisses, et portant la fructification sur leur face inférieure, et non sur leur bord, comme dans les deux espèces précédentes. Il est à peine aromatique, et très-peu usité.

Le véritable capillaire, c'est-à-dire celui du Canada et de Montpellier, a une odeur aromatique faible, mais très-agréable; sa saveur est légèrement styptique et un peu amère. C'est un médicament fort employé, mais très-peu énergique. Beaucoup d'auteurs se sont plu exalter outre mesure ses propriétés médicales. Mais aujourd'hui les praticiens le considèrent seulement comme un léger excitant. On l'emploie particulièrement dans les catharres pulmonaires. L'infusion chaude de capillaire augmente l'action perspiratoire de la peau; aussi en a-t-on recommandé l'usage dans les affections cutanées et le rhumatisme chronique. On peut se servir de l'infusion de demi-once de capillaire dans une pinte d'eau, ou du sirop préparé avec cette substance, convenablement étendu dans l'eau. Ces deux boissons sont d'un goût fort agréable. (A. RICHARD.)

CAPISTRE, s. m., *capistrum*. Bandage plus généralement désigné sous le nom de *chevestre*, employé dans le traitement de quelques-unes des fractures de la mâchoire inférieure. *Voyez* CHEVESTRE, FRACTURES. (MARJOLIN.)

CAPITALE (poudre) ou POUDRE DE SAINT-ANGE. *V.* POUDRE.

CAPITULUVE, s. m., *capituluvium*. Cette expression peut s'appliquer aux lotions, aux affusions faites sur la tête, et aux immersions de cette partie du corps. Tout ce qui pourrait être placé dans cet article ne serait donc qu'un démembrement ou une répétition inutile de ce qui doit être dit aux mots AFFUSIONS, LOTIONS, IMMERSIONS. (GUERSENT.)

CAPRE, s. f. On désigne sous ce nom les boutons de fleurs du câprier. *Voyez* ce mot. (A. R.)

CAPRIER, s. m., *capparis spinosa*, L. Famille des Capparidées, polyandrie monogynie. Le câprier est un petit sous-arbrisseau qui croît naturellement dans les contrées méridionales de l'Europe, et que l'on trouve surtout dans les lieux pierreux et incultes, dans les fentes des rochers et des vieux murs. Il est abondamment cultivé en Provence. Ses rameaux sont grêles et allongés; ses feuilles sont alternes, pétiolées, ovales, obtuses; on trouve à la base de leur pétiole deux petites épines recourbées en crochet. Ses fleurs sont axillaires, longuement pédonculées, grandes et d'une couleur rose pâle; leur calice et leur corolle se composent de quatre segmens distincts; les étamines sont très-longues et très-nombreuses, et l'ovaire est supporté par un pédicule étroit et grêle, de la longueur des filets staminaux.

Ce sont les jeunes boutons du câprier, confits dans le vinaigre, qui portent le nom de *câpres*. On ne les emploie guère que comme assaisonnement, en les mélangeant à certains alimens. La grande quantité de vinaigre dont elles sont pénétrées ne permet point de leur attribuer d'autres propriétés que celles de ce liquide.

L'écorce de la racine de câprier, que l'on trouve dans le commerce en plaques roulées, d'une couleur grise, quelquefois violacées, ridées transversalement en dehors; d'une saveur âcre, amère et piquante, était autrefois très-employée. Dans les anciennes pharmacopées on la voit inscrite au nombre des *cinq racines apéritives mineures*. Elle paraît exercer une action stimulante sur les organes de la cavité abdominale, et, au rapport de Forestus, de Hermann, de Tronchin et de quelques autres praticiens, l'usage de cette racine a souvent été très-favorable aux personnes affectées de ce qu'on appelait alors *engorgemens chroniques* des viscères de l'abdomen. Plusieurs auteurs l'ont encore employée pour augmenter l'action sécrétoire des reins. Mais aujourd'hui il est fort rare que l'on ait recours à cette substance. On l'administrait ordinairement à la dose d'une demi-once à une once, bouillie dans deux livres d'eau, ou macérées dans la même quantité de vin blanc; ou bien on faisait prendre la poudre à la dose d'un à trois gros, délayée dans un véhicule convenable.

(A. RICHARD.)

CAPRISANT, adj., *caprisans*, de *capra*, chèvre. Tel est le nom que, par comparaison avec la marche bondissante des chèvres, on a quelquefois donné au pouls qui est irrégulier, inégal. *Voyez* POULS. (R. DEL.)

CAPSULAIRE, adj., *capsularis*, qui appartient aux capsules.

CAPSULAIRES (artères et veines). On désigne ainsi les vaisseaux des capsules ou glandes surrénales; ils sont mieux nommés *surrénaux. Voyez* SURRÉNAL.

CAPSULAIRES (ligamens). Ce sont des ligamens en forme de capsule. *Voyez* ce mot et LIGAMENT.

CAPSULE, *capsula*, diminutif de κάψα, coffre, tout ce qui renferme. On nomme ainsi, en anatomie, des membranes qui entourent certaines parties. Presque toutes appartiennent au système fibreux : quelques-unes seulement, comme la capsule du cristallin, sont d'une autre nature. Les glandes surrénales ont aussi reçu le nom de *capsules,* à cause du fluide qu'elles contiennent. (*Voyez* SURRÉNAL.) Les membranes synoviales sont également appelées *capsules* synoviales, quoique leur disposition ne soit pas la même que celle des capsules proprement dites. *Voyez* SY-NOVIAL.

Parmi les capsules fibreuses, les unes forment une enveloppe autour des viscères, les autres environnent les articulations. Les premières ont en général reçu des noms particuliers; la capsule de Glisson, qui est une portion de l'enveloppe fibreuse du foie, est la seule qui ait conservé le nom de *capsule*. Les capsules fibreuses des articulations sont encore appelées *ligamens capsulaires*. On ne les rencontre que dans l'articulation de l'épaule, dans celle de la hanche, et dans l'articulation du premier os du métacarpe avec la première phalange du pouce. Elles représentent des espèces de gaines qui entourent les os circulairement, en se fixant sur eux au dela des surfaces articulaires. Elles sont doublées à l'intérieur par la membrane synoviale, qui les abandonne et se réfléchit sur les os à l'endroit où elles s'attachent à ces derniers. Ces capsules offrent le double avantage de maintenir solidement les rapports des os, et de leur permettre d'exécuter des mouvemens dans tous les sens. *Voyez* LIGAMENT, DESMEUX. (A. BÉCLARD.)

CAPUCINE, s. f., *tropæolum majus*, L. Famille des Géraniacées, octandrie monogynie. Cette plante, qui est originaire du Pérou et du Mexique, où elle est vivace, meurt chaque année dans nos climats. Sa tige est volubile; ses feuilles, portées sur de longs pétioles qui s'enroulent autour des corps voisins, sont arrondies et peltées; ses fleurs sont grandes et axillaires, d'une belle couleur rouge-aurore très-éclatante. Leur calice, à cinq divisions très-profondes, se termine postérieurement en un éperon ou cornet creux; sa corolle se compose de cinq pétales un peu inégaux; le fruit est formé de trois coques réunies seulement par leur côté interne. Toutes les parties de la capucine, mais surtout ses fruits encore verts, ont une saveur âcre et piquante, assez agréable, et ayant la plus grande analogie avec celle du cresson de fontaine. Aussi pourrait-on les mettre en usage dans toutes les circonstances où l'on emploie cette dernière plante, c'est-à-dire dans les affections scorbutiques et scrophuleuses. On fait confire dans le vinaigre les jeunes fruits de la capucine comme les boutons du câprier. Ils servent d'assaisonnement, et sont plus excitans que les câpres. Tantôt on fait usage des feuilles et des jeunes fruits, que l'on peut manger en salade comme le cresson de fontaine; tantôt on en exprime le suc, que l'on clarifie et que l'on administre à la dose de deux à quatre onces.

M. Braconot, de Nancy, a trouvé dans la capucine une assez

grande quantité de phosphore et de phosphate de chaux et de potasse. Cette analyse peut servir à expliquer le singulier phénomène que présentent les fleurs de cette plante, phénomène qui a été observé pour la première fois par la fille de l'immortel Linnée. Vers le soir, dans les beaux jours du mois de juillet, il sort du centre de la fleur de la capucine une lumière vive et brillante, semblable à l'étincelle électrique, et que M. Braconot attribue à du phosphore qui brûle à mesure qu'il est formé.

(A. RICHARD.)

CARABÉ, ou karabé, synonyme de succin. *Voyez* ce mot.

CARBONATE, s. m., *carbonas*; sel résultant de la combinaison de l'acide carbonique avec une base. La plupart des sels qui portent ce nom sont à l'état de *sous-carbonate*, genre dans lequel l'acide renferme le double d'oxygène que la base; quelques-uns cependant sont de véritables *carbonates*, et alors l'acide contient quatre fois autant d'oxygène que la base.

Caractères communs aux carbonates et aux sous-carbonates. Lorsqu'après les avoir réduits en poudre, on les traite par les acides sulfurique, nitrique, hydro-chlorique ou acétique faibles, ils sont décomposés, et laissent dégager avec effervescence et sans vapeur du gaz acide carbonique incoloré et presque inodore, facilement reconnaissable aux propriétés dont nous ferons mention au mot CARBONIQUE.

Caractères des sous-carbonates. Si l'on excepte le sous-carbonate d'ammoniaque qui est volatil, et les sous-carbonates de potasse, de soude, de baryte, de strontiane et de lithine, tous les autres sont complétement décomposés à une température plus ou moins élevée, et donnent du gaz acide carbonique. Les sous-carbonates fixes, indécomposables par le feu, sont décomposés à une température élevée par le bore, le phosphore, le charbon, le fer et le zinc, qui agissent en s'emparant en totalité ou en partie de l'oxygène de l'acide carbonique. Excepté les sous-carbonates de potasse, de soude, d'ammoniaque et de lithine, tous les autres sont insolubles dans l'eau; toutefois il n'est aucun de ces derniers, qui, étant très-divisé, ne puisse être dissous dans l'eau contenant de l'acide carbonique libre. Les dissolutions aqueuses des sous-carbonates verdissent le sirop de violettes, précipitent abondamment en blanc les sels de magnésie, et ne perdent point d'acide carbonique lorsqu'on les chauffe; il n'y a que le sous-carbonate d'ammoniaque qui, étant plus volatil que l'eau, se dégage dans l'atmosphère. Si on les fait traverser par un courant d'acide carbonique gazeux, elles se changent en carbonates moins solubles que les sous-carbonates.

Caractères des carbonates. On ne connaît que ceux de potasse, de soude et d'ammoniaque. Chauffés à l'état solide, ils perdent la moitié de leur acide carbonique, et se trouvent ramenés à l'état de sous-carbonate, comme l'a prouvé Wollaston. Ils se dissolvent dans l'eau, mais moins que les précédens. Leurs dissolutions verdissent le sirop de violettes, ne précipitent point les sels de magnésie, et laissent dégager de l'acide carbonique, lorsqu'on les fait bouillir; le carbonate d'ammoniaque se transforme alors en acide carbonique, et en sous-carbonate, qui se volatilise.

Plusieurs sous-carbonates sont employés en médecine : nous les décrirons en parlant des métaux ou des bases qui les constituent.

(ORFILA.)

CARBONE, s. m., *carbo*; nom donné à un corps simple très-répandu dans la nature, jouissant de la propriété de s'unir au gaz oxygène, sans en changer le volume, et de former de l'acide carbonique. Le diamant et la substance noire qui provient de la décomposition d'une vapeur huileuse par le feu, ne sont que du carbone pur; le charbon de bois, le charbon animal, l'anthracite, la plombagine sont formés d'une quantité en général très considérable de carbone, associé à d'autres principes. Ce corps élémentaire existe encore dans toutes les substances végétales et animales, dans l'atmosphère, où il est combiné avec l'oxygène à l'état d'acide carbonique, ou avec l'hydrogène, ce qui constitue le gaz hydrogène carboné. Il fait également partie des divers carbonates : nous ne nous occuperons ici que du carbone, nous réservant plus tard de faire l'histoire du charbon.

Propriétés physiques du carbone. — S'il est à l'état de *diamant*, il est sous forme d'octaèdres, de dodécaèdres à plans rhombes, ou de polyèdres à 24 ou 48 facettes triangulaires, curvilignes, très-brillans, limpides, transparens, incolores, et quelquefois roses, orangés, jaunes, verts, bleus ou noirs, inodores, et d'une dureté telle qu'ils rayent tous les corps, et qu'ils ne peuvent être rayés que par leur propre poudre. Leur pesanteur spécifique varie de 3,5 à 3,55. Ils réfractent fortement la lumière; leur puissance réfractive est de 3,1961, celle de l'air étant de 1,0000. Ils ne subissent aucune altération de la part du feu le plus intense de nos fourneaux; toutefois ils deviennent lumineux. Ils ne conduisent point l'électricité, mais ils s'électrisent vitreusement par le frottement. Le *carbone* provenant de la décomposition de la vapeur huileuse par le feu, est noir, opaque, susceptible de rayer le verre, mauvais conducteur du calorique, conducteur de l'électricité. Sa pesanteur spécifique surpasse 2, celle de l'eau étant prise pour unité.

Propriétés chimiques du carbone. — L'oxygène et l'air atmosphérique n'agissent point sur lui à froid; si on élève assez la température, soit au moyen des rayons solaires, soit à l'aide de nos fourneaux, le carbone se combine avec l'oxygène, et produit un volume de gaz *acide carbonique* égal à celui de l'oxygène combiné; il n'y a point de résidu. Toutefois l'acide carbonique n'est pas le seul produit d'oxygène et de carbone; il en existe un autre, le gaz *oxyde de carbone*, que l'on obtient par des procédés particuliers, et que nous ferons bientôt connaître. L'*hydrogène* s'unit avec le carbone noir à une température élevée, et forme du gaz hydrogène carboné : on n'a pas encore déterminé si ce gaz peut dissoudre le diamant. (*Voyez* HYDROGÈNE CARBONÉ.) Le *chlore* et l'*iode* sont sans action sur le carbone. On ignore comment le *soufre* et le *phosphore* agissent sur le carbone pur; on sait néanmoins que le premier de ces corps peut s'unir en deux proportions avec le carbone contenu dans le charbon de bois, comme nous le dirons au mot CHARBON. L'*azote*, placé dans des circonstances particulières, peut s'unir au carbone, et donner naissance au cyanogène. Le *fer* et le *platine* se combinent avec le carbone; le premier composé constitue l'acier, que l'on peut obtenir, d'après Clouet, en substituant le diamant au charbon. A la température ordinaire, l'*eau* n'exerce aucune action sur le carbone; mais si l'on fait arriver de la vapeur aqueuse sur du carbone noir, chauffé dans un tube de porcelaine, l'eau est décomposée, et l'on obtient de l'acide carbonique, du gaz hydrogène carboné, et de l'oxyde de carbone, si le carbone est en excès. Les oxydes et les sels métalliques, susceptibles d'être décomposés par le charbon, le sont également par le carbone. Il en est de même d'un certain nombre d'acides que le charbon peut décomposer à une température élevée. Le diamant est un objet de luxe; on peut s'en servir pour rayer les autres corps, et surtout pour couper le verre. On ne l'emploie jamais en médecine, ni dans l'économie domestique, tandis qu'on fait souvent usage du charbon. *Voyez* ce mot.

CARBONE (gaz oxyde de); gaz composé de 100 parties de carbone et de 132,5 d'oxygène en poids. Il n'existe point dans la nature; il est incolore, insipide, sans action sur les couleurs végétales. Sa pesanteur spécifique est de 0,9678. La lumière, le calorique, le fluide électrique, l'hydrogène, le carbone, le charbon, le phosphore, le soufre et l'iode ne l'altèrent point. Si l'on fait passer un courant électrique à travers un mélange de 100 parties de ce gaz, et de 50 de gaz *oxygène*, il y a détonation, et on obtient 100 parties de gaz acide carbonique : donc il y a eu condensation. Si l'on plonge une bougie allumée dans une cloche remplie de ce gaz, la bougie s'éteint; mais le gaz, qui est en contact avec l'*air* atmosphérique, absorbe l'oxygène de celui-ci, brûle avec une flamme bleue, sans dégager autant de chaleur que l'hydrogène carboné, et se trouve transformé en gaz acide carbonique. Le gaz oxygène et l'air atmosphérique n'exercent aucune action sur le gaz oxyde de carbone à froid. Lorsqu'on expose pendant une demi-heure aux rayons du soleil un mélange de volumes égaux d'oxyde de carbone et de *chlore* gazeux, le volume diminue de moitié, et l'on obtient du gaz acide-chloro-oxy-carbonique (phosgène de Davy), dont nous nous bornerons à annoncer l'existence, parce qu'il n'est pas employé en médecine. Cent mesures d'eau à 18° absorbent 6,2 de gaz oxyde de carbone, tandis que la même quantité d'alcohol en absorbe 14,5. Le gaz oxyde de carbone n'a point d'usages. Il asphyxie les animaux qui le respirent. (*Voyez* ASPHYXIE.) C'est à tort que l'on dit qu'il se forme pendant la combustion du charbon à l'air libre. Obtenu d'abord par Priestley, qui le prit pour du gaz hydrogène carboné, le gaz oxyde de carbone n'a été connu que par les travaux de Cruiskhank et de MM. Clément et Desormes, faits à peu près en même temps. On le prépare en décomposant dans des vaisseaux fermés, à l'aide de la chaleur, de l'oxalate de plomb sec; l'acide oxalique est décomposé, et l'on obtient un mélange de gaz oxyde de carbone et d'acide carbonique; on sépare ce dernier, au moyen de la potasse; le gaz oxyde de carbone est alors pur : le résidu contenu dans la cornue est formé de sous-oxyde de plomb, mêlé de plomb métallique. On l'obtient encore, en traitant à une température éle-

vée du sous-carbonate de baryte sec, par de la limaille de fer
ou de zinc, qui s'empare d'une portion d'oxygène de l'acide carbonique, et le transforme en gaz oxyde de carbone. (ORFILA.)

CARBONIQUE (acide), s. m., *acidum carbonicum* (air fixe,
acide méphitique, acide crayeux, etc.); gaz acide formé de
100 parties de carbone et de 265,28 d'oxygène en poids, ou d'un
volume de gaz oxygène, et d'un volume de vapeur de carbone,
condensés en un seul. A l'état de gaz, on le trouve en petite
quantité dans l'atmosphère, et plus abondamment dans certaines
grottes des pays volcaniques, comme dans la grotte du Chien à
Pouzzole. Il est le produit de la fermentation spiritueuse et de
la respiration. L'air expiré en contient à peu près 0,03, tandis
qu'il n'y en a que 0,001 dans l'air inspiré. Il se dégage des fours
à chaux, lorsqu'on calcine le carbonate de cette base. On le
trouve dans l'estomac des cadavres. Il existe dans un très-grand
nombre d'eaux minérales, libre ou combiné avec des bases. Il
fait partie de tous les carbonates, et par conséquent des enveloppes des mollusques, des crustacés, etc., dont le carbonate de
chaux fait la base.—Le gaz acide carbonique est incolore, transparent, élastique, d'une odeur un peu piquante, et d'une saveur
légèrement aigrelette. Il est plus pesant que l'air, en sorte qu'on
peut le verser d'un vase dans un autre. Sa pesanteur *spécifique*
est de 1,5196; le décimètre cube pèse 1^{gr},975. Il *rougit* faiblement la teinture de tournesol et le sirop de violettes; il *éteint*
les corps en combustion. Le calorique, la lumière et l'électricité ne lui font subir aucune altération; ce n'est que lorsqu'il a
été électrisé avec des excitateurs de fer que ce métal lui enlève
une portion d'oxygène, et le ramène à l'état de gaz oxyde de
carbone. Mêlé avec son volume de gaz *hydrogène*, il est décomposé, et l'on obtient de l'eau et un volume d'oxyde de carbone, pourvu que la température soit rouge, ou que le mélange
soit exposé à un courant d'étincelles électriques. Lorsque l'on
fait passer, à plusieurs reprises, du gaz acide carbonique desse-
ché sur du *charbon* rouge, celui-ci lui enlève une portion d'oxygène, et l'on obtient un volume de gaz oxyde de carbone double
de celui de l'acide carbonique employé. Le phosphore, le soufre,
l'iode, le chlore et l'azote ne font subir aucune altération à l'a-
cide carbonique libre, c'est-à-dire qui n'est pas uni aux bases.
Le *potassium* et le *sodium* s'emparent de son oxygène à chaud,
passent à l'état d'oxydes, et le carbone est mis à nu. — Cent

mesures d'eau bouillie dissolvent, à 18° et à quelque pression atmosphérique que ce soit, 106 mesures de ce gaz mesurées sous
la même pression. On donne le nom d'*eau acido-carbonique* au
liquide qui en résulte. Cent mesures d'alcohol peuvent en dissoudre 186. Nous reviendrons plus bas sur l'acide carbonique
dissous dans l'eau. — Le gaz acide carbonique peut s'unir avec
les bases salifiables pour former des sels la plupart insolubles
dans l'eau. (*Voyez* CARBONATE.) Il *précipite en blanc* les eaux
de chaux, de baryte et de strontiane ; les sous-carbonates dé-
posés se dissolvent dans un excès d'acide carbonique et dans l'acide
hydro-chlorique, qui les décompose avec effervescence.

On obtient le gaz acide carbonique en versant, sur du marbre
concassé ou sur de la craie en bouillie, de l'acide hydrochlorique
liquide, étendu de deux ou trois fois son poids d'eau. Cet acide
s'unit à la chaux, avec laquelle il forme un hydrochlorate, et le
gaz carbonique se dégage avec effervescence. L'appareil consiste
en un flacon à deux tubulures, dont l'une, surmontée d'un
tube droit terminé supérieurement en entonnoir, sert à conduire
l'acide hydrochlorique, et dont l'autre donne issue à un tube
recourbé, qui va se rendre sous des cloches pleines d'eau et renversées sur la cuve pneumatique. On peut substituer à l'acide
hydrochlorique tout autre acide un tant soit peu fort : nous ob-
serverons seulement que, lorsqu'on emploie l'acide sulfurique,
il se produit du sulfate de chaux, qui, étant peu soluble, se
dépose, recouvre le carbonate, et empêche le gaz de se dégager.

Acide carbonique dissous dans l'eau. — Il est liquide, incolore, doué d'une saveur plus ou moins aigre, suivant qu'il contient
une quantité plus ou moins grande d'acide, rougissant les couleurs bleues végétales, agissant sur les eaux de chaux, de baryte
et de strontiane, comme l'acide gazeux, perdant tout le gaz qu'il
tient en dissolution, par la congélation, par son exposition à
l'air, ou dans le vide, ou par l'action de la chaleur.

Préparation.—Lorsqu'on ne veut dissoudre dans l'eau que son
volume environ de gaz acide carbonique, on fait arriver celui-ci
sous un flacon rempli d'eau filtrée ; on bouche le flacon aussitôt que
la moitié de l'eau qu'il contient en est chassée ; on agite le liquide,
et on le garde dans un endroit frais, en tenant le flacon parfaitement bouché. Si l'on veut faire absorber à l'eau cinq ou six
fois son volume de gaz acide carbonique, on comprime forte-

ment celui-ci, au moyen d'un piston que l'on met en jeu dans un corps de pompe, qui communique avec l'eau que l'on veut saturer. Aussitôt que l'on diminue la pression, il s'échappe une quantité de gaz proportionnelle à la diminution de pression, la température restant la même.

L'acide carbonique a été découvert par Van-Helmont, et étudié par Hales, Black, et surtout par Lavoisier, qui fit connaître ses élémens. Il n'est guère employé qu'en médecine.

Action de l'acide carbonique sur l'économie animale. — Les animaux qui respirent le gaz acide carbonique sont asphyxiés au bout de quelques minutes. L'air atmosphérique, qui ne contient que 0,10 de ce gaz, produit également l'asphyxie. Enfin les expériences de M. Edwards prouvent que les animaux vivent plus long-temps dans un même volume d'air, lorsque celui-ci est en contact avec un corps qui absorbe l'acide carbonique, à mesure qu'il se forme. (*Voyez* ASPHYXIE.) Le gaz dont nous parlons se développe souvent dans l'estomac, et peut déterminer des flatuosités, des douleurs semblables aux crampes, etc. Les effets que produit l'eau acido-carbonique sur l'économie animale ont été exposés au mot ACIDULE.

Emploi thérapeutique de l'acide carbonique. — Le gaz acide carbonique, regardé comme tonique et antiseptique, a été quelquefois employé à l'extérieur pour exciter les ulcères de mauvaise nature. Quelques praticiens ont proposé aussi de le faire inspirer dans certains cas d'irritation pulmonaire, où il serait utile de ralentir la conversion du sang veineux en sang artériel. Les avantages de ce médicament dans les maladies dont nous parlons sont plus que douteux; aussi n'est-il plus employé de nos jours. Il n'en est pas de même de l'eau acido-carbonique dont on fait souvent usage dans tous les cas où les acidules sont indiqués (*Voyez* ACIDULE), et que l'on emploie particulièrement pour favoriser la digestion, pour prévenir la formation du gravier, et pour favoriser la dissolution de celui qui est déjà formé; nous l'avons vu souvent calmer des douleurs néphrétiques calculeuses très-aiguës. Elle pourrait être administrée avec avantage, comme antiémétique; en effet la potion de Rivière, qui jouit à un aussi haut degré de la propriété d'arrêter certains vomissemens, n'agit que par le gaz acide carbonique qu'elle laisse dégager dans l'estomac. On l'administre comme boisson habituelle, soit seule, soit mêlée au vin du Rhin, au petit-lait, etc. L'eau de Seltz ou de Selters la remplace avantageusement, parce qu'elle renferme une très-grande proportion d'acide carbonique libre. (ORFILA.)

CARCINOMATEUX, adj., *carcinodes;* qui participe de la nature du carcinome, qui lui ressemble. (J. B.)

CARCINOME, s. m., *carcinoma,* καρκίνωμα, de καρκίνος, cancre, crabe. Ce mot est pris dans des sens variés par les auteurs ; les uns l'emploie comme synonyme de cancer, d'autres pour désigner les ulcères cancéreux, le cancer commençant, les chancres et les ulcères calleux et phagédéniques. Nous considérons le carcinome comme étant la dernière période de la dégénérescence cancéreuse. *Voyez* CANCER. (J. BRESCHET.)

CARDAMINE, s. f., *nasturtium pratense,* ou cresson des prés. C'est le *cardamina pratensis,* L., petite plante vivace, de la famille des Crucifères, de la tétradynamie siliqueuse, qui croît en abondance dans les prés humides, et où elle se fait remarquer par ses fleurs roses, assez grandes, disposées en épi à la partie supérieure de la tige, et par ses feuilles pinnées, dont les inférieures ont les folioles arrondies, tandis que celles des supérieures sont étroites et lancéolées. Cette plante, rapprochée du cresson de fontaine (*sisymbrium nasturtium,* L.) par ses caractères botaniques, l'est également par ses propriétés. En effet ses jeunes feuilles ont la même saveur que celles du cresson, et s'emploient, quoique moins fréquemment, aux mêmes usages.

(A. RICHARD.)

CARDAMOME, s. m., *fructus cardamomi.* On appelle ainsi dans le commerce de la droguerie les fruits de plusieurs espèces du genre amome (*amomum*), de la famille des Amomées ou Scitaminées, et en particulier de l'*amomum cardamomum,* qui nous sont apportés des Indes orientales. On distingue trois espèces de cardamome, qui sont le grand, le moyen et le petit cardamomes. 1° Le grand cardamome (*cardamomum majus*) est triangulaire, aminci en pointe à ses deux extrémités, long d'un pouce à un pouce et demi, d'une couleur fauve brunâtre et comme terreuse ; il est strié longitudinalement, et contient un assez grand nombre de graines rougeâtres, disposées par rangées longitudinales dans une coque ou péricarpe à trois loges. 2° Le moyen cardamome (*cardamomum medium*), moins long que le précédent, est presque globuleux, de la grosseur d'une cerise ; sa coque est plus lisse et plus mince, d'une couleur fauve très-claire ; ses graines, de couleur brune, sont pelotonnées dans l'axe de chaque loge. 3° Enfin

le petit cardamome (*cardamomum minus*), trois ou quatre fois
plus petit que le grand cardamome, offre absolument la même
forme, c'est-à-dire qu'il est triangulaire, aminci en pointe à ses
deux extrémités, strié longitudinalement, et d'une couleur fauve
claire; ses graines, qui sont rougeâtres, anguleuses, peu nombreuses dans chaque loge, ont une saveur extrêmement aromatique et piquante, qui l'emporte de beaucoup sur celle des deux
autres espèces; aussi leur est-il préféré.

Les cardamomes sont des médicamens essentiellement stimulans. On en préparait autrefois, surtout avec la dernière espèce,
une huile essentielle et une teinture qui sont aujourd'hui totalement tombées en désuétude.   (A. RICHARD.)

CARDIA, s. m., *cardia*; L.; L'orifice supérieur ou œsophagien
de l'estomac est ainsi nommé, du mot grec καρδία, qui signifie
proprement le cœur, mais par lequel les médecins grecs ont aussi
désigné l'entrée de l'estomac. *Voyez* ESTOMAC.

CARDIAGRAPHIE, s. f., *cardiagraphia*, de καρδία, cœur, et
γραφή, description; partie de l'anatomie qui traite du cœur. (A. B.)

CARDIALGIE signifie proprement douleur d'estomac, et par
conséquent est synonyme de *gastralgie*. Il est très-vraisemblable
que l'opinion de Galien, Van-Helmont et autres, qui ont considéré l'orifice supérieur de l'estomac ou cardia comme étant doué
d'une grande sensibilité, au point que Van-Helmont en a fait le
siége de sa principale *archée*, a été la source de l'idée de placer
le siége de la douleur d'estomac au cardia, et ainsi de la désigner
sous le nom de cardialgie. Il convient de remplacer ce mot par
gastralgie, d'abord parce que la douleur d'estomac peut être ressentie dans les différentes parties de ce viscère, et ensuite parce
que cardialgie signifie aussi *douleur de cœur*, καρδία étant le nom
grec de cet organe. *Voyez* GASTRALGIE.   (GEORGET.)

CARDIALGIQUE, adj. Fièvre cardialgique, l'une des variétés
de l'intermittente pernicieuse; on la nomme aussi cardiaque,
febris cardiaca (Torti). Cet auteur la distingue en *légitime* et en
fausse; elle est légitime lorsque le type intermittent tierce est
bien marqué, ou l'apyrexie complète, et fausse quand la fièvre se
rapproche des tierces ou doubles tierces continues, c'est-à-dire
quand les exacerbations ne sont ni séparées par des intervalles
apyrétiques, ni précédées de frisson. Elle est alors la plus pernicieuse à guérir. La pernicieuse cardialgique est caractérisée spécialement par une douleur atroce dans la région du cardia, et

par les accidens graves qui en sont la suite. Son traitement est le même que celui de toutes les autres pernicieuses. *Voyez* FIÈVRE. (COUTANCEAU.)

CARDIAQUE, adj., *cardiacus*. Sous le rapport de la thérapeutique, ce mot est synonyme de cordial, qui est beaucoup plus usité. *Voyez* CORDIAL.

CARDIAQUE, adj., *cardiacus*, καρδιακός, qui appartient au cœur ou au cardia. Les vaisseaux et nerfs du cœur ont particulièrement reçu ce nom. *Voyez* COEUR.

CARDIAQUE (orifice). Synonyme de cardia.

CARDIAQUE (ganglion). C'est le nom donné par plusieurs anatomistes au plexus dont nous venons de parler.

CARDIAQUE (plexus). Plexus considérable situé au-devant des bronches, et fournissant les nerfs du cœur. Il est principalement formé par des filets nombreux du grand nerf sympathique, qui sont, à cause de cela, aussi appelés *nerfs cardiaques*, et dont il existe trois principaux, un supérieur, un moyen et un inférieur. Quelques anatomistes distinguent plusieurs plexus cardiaques. *Voyez* SYMPATHIQUES. (A. BÉCLARD.)

CARDINALE. *Voyez* LOBÉLIE.

CALDIOGME, *cardiogmus*, καρδιογμός, signifie douleur de cœur. Sous ce nom Sauvages comprend presque toutes les affections de cet organe; il appelle aussi cardiogme la cardialgie des enfans à la mamelle. Inusité. (GEORGET.)

CARDITE, s. f., *carditis*. On donne ce nom à l'inflammation qui occupe le tissu même du cœur. Cette maladie est si rare qu'on en trouve à peine quelques exemples bien avérés dans les fastes de l'art : toutefois s'il est permis de conserver quelques doutes sur l'existence de l'inflammation de la totalité du cœur, on ne saurait en avoir sur la cardite partielle. Celle-ci peut être le résultat de plaies, de contusions; elle peut succéder aussi à la rupture de quelque pilier du cœur, comme l'a observé M. Corvisart. Quant à la cardite générale, on a avancé que des efforts violens de tout le corps, que l'accélération du cours du sang dans les maladies fébriles, que les métastases psorique ou rhumatismale, etc., pouvaient la produire; on a ajouté qu'elle pouvait être due à l'extension d'une phlegmasie qui aurait commencé par quelque partie voisine, tels que les poumons, la plèvre, le médiastin ou le péricarde; mais tout cela a été supposé en théorie plutôt que reconnu par l'observation.

Les symptômes attribués à cette maladie sont les mêmes que ceux de la péricardite. On a dit qu'ils devaient offrir une intensité plus grande, qu'il devait y avoir une douleur plus profonde, plus vive, plus poignante, et des syncopes plus fréquentes; mais cette supposition est loin d'être appuyée sur des faits.

Si les symptômes de la cardite sont obscurs pendant la vie, la lésion anatomique qui peut la caractériser après la mort ne l'est guère moins. Dans tous les cas de prétendue *cardite générale*, rapportés par les divers auteurs, il y avait une péricardite très-manifeste à côté d'une inflammation fort équivoque du tissu du cœur. Cette dernière, selon M. Corvisart, serait marquée par la couleur pâle ou jaunâtre de ce tissu, par sa mollesse, par la facilité avec laquelle la pression le réduit en bouillie, par l'injection du réseau vasculaire qui s'y distribue, par l'interposition d'une matière lymphatique ou d'apparence sébacée entre ses fibres, par l'accumulation du sang dans ses cavités; mais aucun de ces signes ne caractérise l'inflammation. Il en est autrement de la suppuration du cœur : la présence du pus dénote clairement une phlegmasie lorsqu'elle ne succède pas au ramollissement d'un tubercule. Or voici ce que l'ouverture du cadavre a montré : 1° Chez quelques sujets on a trouvé, entre les fibres musculaires du cœur, une petite collection d'une matière caséeuse dont l'origine doit être considérée comme incertaine. 2° Chez d'autres on a trouvé, soit *vers la pointe*, soit *vers la base*, des abcès dont le siége précis n'a pas été rigoureusement exprimé, et ces faits sont encore du nombre de ceux qui ne jugent pas la question. 3° Dans d'autres, le siége et la qualité du pus ont été assez bien spécifiés pour que l'existence des abcès partiels dans le tissu du cœur ne puisse être révoquée en doute. 4° Enfin les faits, en certain nombre, qui ont été rapportés par les auteurs comme des exemples de suppuration générale du cœur, ou bien appartiennent manifestement à la péricardite, ou bien sont exposés d'une manière si obscure ou si inexacte, qu'ils ne sauraient inspirer aucune confiance.

La destruction et la gangrène du cœur ont-elles été observées, et ses lésions supposent-elles une inflammation préalable? M. Corvisart paraît admettre ces deux lésions; car il cite, sans y joindre de réflexions critiques, plusieurs faits dans lesquels le cœur aurait été détruit ou gangréné dans quelques points. Mais il doute que la gangrène fût alors le produit de l'inflammation, et il ajoute que, dans les cas où la cardite est assez intense pour devoir entraîner cette terminaison, la mort a nécessairement lieu avant que la lésion du cœur ait pu s'élever jusqu'à la gangrène. Nous partageons tout-à-fait cette dernière opinion de M. Corvisart : nous n'admettons qu'avec la plus grande restriction la gangrène d'une partie seulement du cœur; quant à sa destruction, même partielle, nous la rejetons entièrement. Tous les exemples de destruction de cet organe, rapportés par les anciens auteurs, sont des cas ou de péricardite ou d'anévrysme de l'aorte, le cœur étant alors ou caché sous de fausses membranes épaisses, ou déplacé par la tumeur anévrysmale.

Quant aux ulcérations du cœur, présentées comme des traces de la cardite, nous établirons une distinction nécessaire. Parmi ces ulcérations, celles qui succèdent à la rupture d'un abcès appartiennent seules à la cardite; celles qui sont superficielles, et qui paraissent être primitives, sont d'une autre nature, comme on le verra ailleurs. (*Voyez* ULCÈRES INTERNES.) Nous ajouterons une remarque, c'est que la plupart des faits qualifiés *ulcères externes du cœur* doivent être rendus à la péricardite, à laquelle ils se rattachent manifestement; on a cru voir *érosion* là où il n'y avait qu'apposition d'une fausse membrane rugueuse et réticulée. Il est d'ailleurs très-vraisemblable que dans le cœur, comme dans les autres organes creux, les ulcères commencent à l'intérieur, et non pas à l'extérieur.

Quant au traitement d'une maladie dont les signes sont aussi équivoques, on ne peut que l'indiquer par analogie : les moyens qu'on emploie dans l'inflammation du péricarde conviennent aussi dans celle du cœur, avec cette différence que la méthode antiphlogistique doit être employée avec plus d'énergie encore, et que les saignées générales semblent mériter une préférence exclusive.   (CHOMEL.)

CARDITIQUE , adj. Fièvre carditique, variété de l'intermittente pernicieuse, observée par l'auteur de cet article en 1805, et dans laquelle les principaux symptômes qui se manifestaient pendant l'accès pernicieux affectaient spécialement le cœur. Nonseulement le jeu de cet organe était troublé par des palpitations violentes, mais il était aussi le siége d'une douleur très - vive, comme de morsure ou d'érosion, qui, parvenue à un certain degré d'intensité, déterminait la syncope. Nous examinerons ailleurs si ces exemples particuliers sont de nature à constituer une variété de l'intermittente pernicieuse, ou s'il ne vau pas mieux les confondre, comme des nuances individuelles, dans la description de la syncopale, donnée par Torti et par les auteurs qui lui ont succédé. *Voyez* FIÈVRE. (COUTANCEAU.)

CARIE, s. f., *caries*. On appelle ainsi une affection des os encore peu connue, bien qu'elle soit très-fréquente. On a décrit en effet sous ce nom des maladies essentiellement différentes. Les anciens, étran_gers aux connaissances d'anatomie pathologique, n'avaient et ne pouvaient avoir sur la carie que des idées fort imparfaites; Hippocrate en parle sans la décrire; Celse, qui la confond avec la nécrose, expose seulement les procédés qu'on employait de son temps pour la détruire. Galien la compare aux ulcères des parties molles; il veut expliquer ses causes immédiates par des hypothèses dont le temps a fait justice, et conseille surtout dans son traitement d'employer les dessicatifs. Nous le voyons dans un cas enlever sur un jeune homme une portion cariée du sternum, et mettre à nu le péricarde et le cœur. Les Arabes suivirent, relativement à la carie, les doctrines et les préceptes de Galien, et souvent employaient le cautère actuel pour la guérir. J.-L. Petit le premier, dans son Traité des maladies des os, donne sur cette affection des notions plus précises. Alex. Monro, d'Édimbourg, dans un excellent Mémoire publié sur la même matière, compare la carie des os aux ulcérations des parties molles; il la distingue de la nécrose, qu'il regarde comme analogue à la gangrène des autres organes, et qu'il désigne sous le nom de *carie gangreneuse.* Presque tous les auteurs qui ont écrit depuis cette époque sur la carie, ont adopté et suivi la division de Monro. Cependant le travail de cet anatomiste est incomplet, et nous pouvons espérer que de nouvelles recherches éclairciront beaucoup de points encore obscurs de ce genre de maladie du système osseux.

Dans cet article j'examinerai la carie d'une manière générale, et j'en parlerai dans les os où elle offre quelques particularités. La carie peut être définie l'ulcération des os; elle est à ces organes ce que sont les ulcères aux parties molles; de même qu'il y a plusieurs espèces d'ulcération de ces parties, il y a diverses espèces de carie bien différentes les unes des autres.

Toutes les causes qui peuvent déterminer l'inflammation et l'ulcération des parties molles sont susceptibles, lorsqu'elles portent leur influence sur les os, d'en produire la destruction ulcéreuse. La carie est constamment précédée d'inflammation des os. Plusieurs auteurs ont compris sous ce nom des maladies essen‑ tiellement distinctes, qui n'ont de commun avec elle que ce carac‑ tère, la destruction plus ou moins considérable du tissu des os. Mais il convient de séparer de la carie, 1° la nécrose, dans laquelle une portion du tissu osseux est frappée de mort, et doit être re‑ poussée comme corps étranger par les parties dans lesquelles la vie subsiste ; 2° les dégénérescences scrofuleuses, cancéreuses, cartilagineuses, stéatomateuses des os, dans lesquelles une partie de ces organes est détruite ou convertie en tubercules scrofu‑ leux, en cancer, en cartilage accidentel ou en matière suifeuse ; 3° la destruction des os par la pression qu'ils éprouvent de la part de tumeurs anévrysmales, fongueuses, fibreuses ou autres, qui se développent dans leur voisinage : destruction opérée par une absorption de leurs principes constituans, qui n'est point précédée ni accompagnée de symptômes inflammatoires sensi‑ bles, et présente la plus grande analogie avec l'usure des parois des alvéoles et des racines des dents de lait par la pression des dents de la seconde dentition.

Il ne suffit pas d'avoir distingué la carie des affections avec lesquelles elle pourrait avoir de la ressemblance ; il faut exa‑ miner maintenant ses causes, sa marche, les principales formes sous lesquelles elle se présente à notre observation, les signes auxquels on peut la reconnaître, le pronostic qu'on en peut tirer, et le traitement qu'elle réclame.

Tous les os sont exposés à la carie ; elle attaque le plus fréquem‑ ment leur tissu spongieux que leur tissu compacte, probable‑ ment parce qu'il est plus vasculaire, et que les propriétés de la vie y sont plus prononcées. Aussi elle se porte spécialement sur les os du carpe, ceux du tarse, le corps des vertèbres, le sternum, le sacrum, les points les plus épais de l'os iliaque, du scapulum ; la région mastoïdienne du temporal, les extrémités articulaires des os longs. Les cartilages du larynx, ceux de prolongement des côtes, en s'ossifiant, deviennent comme les autres os suscep‑ tibles d'être affectés de carie. Il n'est pas rare de trouver dans la phthisie laryngée les cartilages cricoïdes et arythénoïdes ossifiés et cariés. Les enfans sont plus exposés à la carie que les adultes et les vieillards, et chez eux ses progrès sont plus rapides.

Des causes qui peuvent produire la carie, les unes sont ex‑ ternes ou locales ; les autres internes ou générales. Les causes

qui agissent d'une manière mécanique sur les os, sont capables
d'altérer leur texture, et de déterminer leur inflammation et
leur suppuration. La carie qui en résulte est simple; elle est
réellement à la carie de cause interne ce que sont les plaies suppurantes aux ulcères dans les parties molles. Vouloir établir
précisément le point où une solution de continuité suppurante
des parties molles cesse d'appartenir aux plaies pour passer dans
la classe des ulcères, serait chose difficile; il est également presque impossible d'établir de distinction tranchée entre l'ulcération des os , suivant qu'elle est produite et entretenue par une
cause externe, ou se manifeste sous l'influence d'une cause interne : c'est toujours une érosion du tissu des os, seulement la
cause modifie quelques-uns des symptômes, et fait varier le pronostic et les indications thérapeutiques. On voit fréquemment les caries
simples, qu'on peut appeler *plaies suppurantes des os,* être le
résultat de violentes percussions, de contusions imprimées aux
os par les corps mus avec force, comme les projectiles lancés
par la poudre à canon. Les plaies pénétrantes des grandes articulations avec dénudation des extrémités articulaires, les en-
torses dans lesquelles les ligamens ont été distendus ou déchirés et
les surfaces osseuses contuses, sont souvent suivies de symptômes
inflammatoires très-intenses, qui se communiquent aux os, et en
déterminent la carie. Il en est de même de certaines fractures
compliquées. C'est encore aux caries par cause externe qu'il faut
rapporter celle qui se manifeste au sacrum, au grand trochanter,
à la crête iliaque, chez les malades qui ont long-temps conservé la
même position dans leur lit, et ont éprouvé une pression considérable et continue au niveau de ces endroits. Pendant long-
temps on a pensé que les abcès qui se forment dans le voisinage des os pouvaient en déterminer la carie; que, dans ces cas,
le pus qu'ils renferment, par ses propriétés âcres, corrosives,
détruisait le périoste, et attaquait la substance des os. Mais il est
bien prouvé aujourd'hui que le pus n'a point en général de qualités corrosives, et qu'ordinairement, dans les cas d'abcès, le
périoste des os voisins s'épaissit, devient fibro-cartilagineux, et
défend ainsi les surfaces qu'il recouvre du contact de la matière
purulente. Les auteurs qui ont émis cette opinion ont pris les abcès qu'ils ont examinés pour la cause de la carie, tandis qu'ils n'en
étaient que la suite.

Quelquefois la carie est une ulcération éliminatoire, qui a

pour but de détacher, de repousser au dehors certains corps
étrangers. Ainsi on a vu des balles rester long-temps enclavées dans des os, et en être ensuite détachées spontanément par l'ulcération et la suppuration des parties avec lesquelles elles étaient en contact. Il n'y a réellement pas de
nécrose sans carie : raison pour laquelle on a si souvent confondu
ensemble ces deux maladies. Lorsqu'en effet une portion d'os a
été privée de la vie, elle est isolée des parties demeurées saines,
par une véritable ulcération, une destruction partielle de celles-
ci; il s'établit entre elles une rainure de démarcation plus ou
moins large, au moyen de laquelle elles se séparent. Cette ulcération du tissu osseux est toute semblable à celle qui a lieu dans
les parties molles pour la séparation des escarres gangréneuses.

La carie est le plus souvent produite par une cause interne; dans bien des cas en effet on attribue uniquement cette
affection à des violences extérieures, qui n'en ont été que
la cause accidentelle, en appelant sur le point contus de l'os une
irritation suivie d'une inflammation et d'une ulcération spéciales, lesquelles sont entretenues par la diathèse générale dont
l'individu est affecté. Le virus vénérien est une des causes qui
déterminent le plus fréquemment la carie. De nombreuses
observations d'anatomie pathologique ont démontré que la plupart des caries vénériennes, même celles qui ont leur siége dans
les os spongieux et dans les extrémités des os longs, ne sont que
consécutives à la nécrose, et que l'ulcération qui les constitue
tend à pousser au dehors la portion d'os nécrosée. Aussi la
plupart des cas regardés comme de simples caries syphilitiques
des os du crâne, de l'apophyse mastoïde, des fosses nasales, des
os propres du nez, du sternum, de la clavicule, du tibia,
sont des nécroses. (*Voyez* NÉCROSE.) Néanmoins dans quelques
cas l'ulcération vénérienne détruit le tissu de ces organes sans
qu'il y ait de nécrose; presque toujours alors elle est précédée
du gonflement du périoste et de l'os, et prend le nom d'*exostose
suppurée*. Voyez EXOSTOSE.

Le vice scrophuleux est, relativement à la carie, dans le même
cas que le virus syphilitique, en cela que celle qu'il détermine est ordinairement compliquée de nécrose. On l'observe
surtout sur l'os du tarse, du carpe, à l'articulation du pied, du
genou, du coude, aux vertèbres; elle est le plus souvent précédée du gonflement et du ramollissement du tissu osseux; elle

attaque spécialement les enfans d'une constitution lymphatique, et qui n'ont point atteint l'âge de puberté.

Le scorbut produit souvent la carie des mâchoires, du sternum, des os du bassin, de la colonne vertébrale, du pied et de la main. Presque constamment ici, comme dans les cas précédens, la maladie est compliquée de nécrose. Le vice rhumatismal, après s'être porté successivement sur divers organes, se fixe quelquefois sur les os, et en détermine l'inflammation et la carie. Il en est de même de l'affection goutteuse ; il n'est pas rare d'observer les extrémités articulaires des os gonflées, chargées de tubercules tophacés, et cariées chez les personnes qui ont eu de fréquens accès de goutte sur une articulation. Lorsque le cancer s'étend des parties molles aux os, il les corrode, les détruit ; mais cette altération ne peut pas être considérée, ainsi que je l'ai déjà établi, comme une ulcération ; ce n'est pas une carie, mais une dégénérescence carcinomateuse.

Les métastases et les mouvemens critiques de certaines maladies peuvent se faire sur les os, comme on l'observe après la petite vérole, la rougeole, ou des fièvres d'un mauvais caractère. Dans ces cas presque toujours l'inflammation métastatique ou critique détermine à la fois la nécrose et la carie ; ce que j'ai constaté par plusieurs faits recueillis à l'hôpital des enfans et dans les autres hôpitaux.

La carie affecte ordinairement une marche lente, et peut rester fort long-temps stationnaire. L'inflammation qui la précède et l'accompagne détermine, dans l'endroit malade, une douleur fixe, permanente, qui augmente pendant la nuit, lorsque l'affection est de nature syphilitique. Si c'est une articulation qui est le siége de l'affection, ses mouvemens deviennent difficiles, de plus en plus douloureux, et bientôt le malade la condamne à l'immobilité. Si l'os affecté est superficiellement placé, on ne tarde pas à voir se manifester au devant une tumeur circonscrite, immobile, adhérente, plus ou moins douloureuse à la pression, d'abord sans changement de couleur à la peau ; cette tumeur offre quelquefois de la fluctuation dès qu'elle paraît, ce qui s'observe presque toujours lorsque la carie n'est point précédée d'un gonflement considérable de l'os ; dans d'autres cas, elle reste fort long-temps avant de se ramollir, comme on le voit dans les caries qui résultent d'exostoses suppurées. Les parties molles qui avoisinent l'os carié s'enflamment et se gonflent; la tumeur s'élève, devient molle vers le centre; la peau s'enflamme, prend une couleur rouge, violacée, s'amincit, bientôt s'ulcère, et laisse échapper en dehors la matière purulente qui la distendait. Le pus qui s'écoule est rarement semblable à celui du phlegmon. Le plus ordinairement c'est une sanie grisâtre, tenue, mêlée de flocons albumineux, et quelquefois de parcelles d'os qu'elle entraîne avec elle. Son odeur est fade ou très-fétide, et semblable à celle des substances animales qu'on soumet à la macération. Après l'ouverture de l'abcès, la tumeur ne s'affaisse qu'incomplétement, à moins qu'elle n'ait paru dans un endroit éloigné de l'os carié. L'ouverture des tégumens se continue avec un trajet fistuleux plus ou moins profond et sinueux qui conduit à l'os malade, et sert de canal d'excrétion à la matière purulente qui en provient. Celle-ci ne tarde pas à s'altérer; dans quelques cas, elle teint en brun, en vert ou en noir les pièces d'appareil dont on couvre la partie malade. Ce dernier phénomène est loin d'être constant; on peut même assurer qu'il n'est pas ordinaire, à moins qu'on ne se serve dans le pansement de préparations emplastiques, qui contiennent de l'oxyde de plomb. Dans ce cas, il se forme du sulfure de plomb par les nouvelles combinaisons qui s'opèrent entre l'hydrogène sulfuré du pus et l'oxyde métallique.

L'ouverture fistuleuse varie pour l'étendue; saillante ou déprimée, elle est ordinairement garnie de chairs fongueuses, blafardes, qui saignent avec beaucoup de facilité. Si l'on introduit un stylet dans la fistule, on ne tarde pas à rencontrer l'os malade. L'instrument heurte contre une surface dure, rugueuse, âpre, sur laquelle il ne glisse qu'avec peine; lorsqu'on l'enfonce plus profondément, il pénètre facilement, et fait éprouver à la main qui le conduit une crépitation particulière, laquelle résulte de la collision et de la rupture d'une foule de lamelles et de filamens osseux, friables, qu'il rencontre. D'autres fois le stylet pénètre dans l'os altéré comme il le ferait au milieu d'une masse squirrheuse ou lardacée, sans faire sentir de crépitation distincte. Si la carie occupe une articulation et a déterminé l'ouverture de la capsule synoviale, l'instrument passe tout à coup dans une grande cavité, et on le sent glisser entre les surfaces articulaires, rugueuses et corrodées. Ces recherches sont ordinairement peu douloureuses, accompagnées d'un écoulement assez considérable de sang veineux, et quelquefois de l'issue de quelques petites portions d'os. La carie donne souvent lieu à la formation de plusieurs ouvertures fistuleuses qui communiquent ensemble, de sorte qu'en introduisant le stylet dans l'une d'elles, on peut le faire ressortir par les autres.

Lorsque la carie occupe des os profondément situés, comme ceux de la colonne vertébrale, du bassin, ses symptômes ne sont pas toujours aussi évidens, et présentent parfois beaucoup d'obscurité dans le commencement de l'affection; les malades éprouvent seulement une douleur fixe, continue, qui se rapporte à l'un des os dont la structure est plus favorable à la carie. Il se forme des abcès par congestion dans des endroits plus ou moins éloignés du lieu malade; ces abcès présentent de la fluctuation dès leur apparition, sont suivis de l'inflammation et de l'ouverture des tégumens, et fournissent une quantité de pus beaucoup plus considérable que leur volume ne l'aurait donné à penser; le pus s'altère de jour en jour, entraîne avec lui des parcelles d'os, la constitution du malade se détériore, etc.

L'altération qu'éprouve le pus dans les abcès par congestion dépendant de la carie a été attribuée par les auteurs à l'introduction de l'air dans le foyer purulent, et à son action sur ce liquide et sur les parois de la cavité qui le renferme. Cette explication ne saurait être admise, pour un grand nombre d'abcès, dont le pus gris ou brunâtre est très-fétide et manifestement altéré. En effet il est de toute impossibilité que l'air par sa simple pression s'y introduise à l'état de gaz, quand leurs parois sont molles et s'affaissent, dès que la matière purulente s'en échappe. Il y a plus : on remarque les mêmes altérations du pus dans les abcès dont l'ouverture fistuleuse occupe la partie la plus élevée de la tumeur, et par laquelle l'air n'a pu pénétrer. Après avoir ouvert des abcès par congestion, j'ai donné à la partie malade la position la plus favorable pour permettre à l'air de s'introduire dans le foyer purulent; le plus souvent cette introduction n'a point eu lieu, et je puis assurer que le pus ne s'en est pas moins altéré par la suite. Les gaz qui s'échappent sous forme de bulles avec le pus, ordinairement ne sont point de l'air atmosphérique; ils résultent de l'altération de la matière purulente, laquelle entre dans une véritable fermentation putride, lorsque la cavité qui la renferme se trouve ouverte, et que la pression qu'elle en éprouvait, et qui arrêtait son mouvement fermentatif, vient à cesser. Le pus est en effet dans le cas de certains liquides animaux ou végétaux, dont on peut arrêter la fermentation, en les soumettant, dans des vases clos, à une pression plus ou moins forte.

Il n'y a que dans les abcès dont les parois peu mobiles, formées par des os ou de larges aponévroses, peuvent être soutenues et maintenues écartées les unes des autres, que l'air atmosphérique peut prendre la place du pus qui s'échappe, et venir remplir en partie le foyer purulent. D'où il faut conclure que, si l'air atmosphérique peut, dans quelque cas, détériorer le pus des abcès par congestion, en s'y introduisant lorsqu'ils sont ouverts, on a trop exagéré cette influence; que, dans d'autres circonstances, la seule pression qu'éprouvait la matière purulente de la part des parois de l'abcès venant à cesser, cette matière s'altère, fermente, et subit une décomposition putride.

Quelle que soit la cause qui ait déterminé l'altération du pus dans les carie étendues et profondes, ce liquide vicié est absorbé en partie par les parois de l'abcès et des trajets fistuleux; il est porté dans toutes les parties par le torrent de la circulation, et agit sur le système comme une matière septique, vénéneuse; il ne tarde pas à déterminer les symptômes généraux de la fièvre hectique ou de résorption. (*Voyez* FIÈVRE HECTIQUE.) Les malades, épuisés par les évacuations colliquatives, réduits au dernier marasme, et atteints d'infiltrations séreuses, finissent par périr misérablement. Les douleurs continuelles qu'ils éprouvent, en les jetant dans un grand état de débilité, concourent, avec l'absorption de la matière purulente et son excessive abondance, à occasioner les symptômes fâcheux auxquels ils succombent. Lorsqu'un malade est affecté de plusieurs caries à la fois, les symptômes généraux sont en général fort graves. J'ai observé à l'hôpital Saint-Louis plusieurs cas de cette nature, surtout chez des hommes qui avaient été sujets aux douleurs rhumatismales, ou avaient subi divers traitemens anti-syphilitiques. Il serait difficile de décider si leur maladie était de nature vénérienne ou rhumatismale. Chez ces individus, il se forme successivement, et quelquefois simultanément, des abcès nombreux sur diverses parties du corps, comme aux bras, aux avant-bras, aux poignets, aux cuisses, aux jambes, aux environs du sternum, des clavicules, du bassin. J'ai vu des malades avoir ainsi, en moins de deux mois, vingt-cinq ou trente de ces abcès. Lorsqu'on les ouvre, les uns se ferment après un certain temps, les autres restent fistuleux, et presque constamment les malades périssent dans le dernier état d'épuisement. L'ouverture des cadavres apprend que cette carie est superficielle, bornée, et attaque souvent la substance compacte des os. Les suites de la carie ne sont pas toujours aussi graves; quelquefois on voit cette affection guérir par le seul bénéfice de la nature : terminaison favorable, très-rare chez les adultes, et surtout sur les vieillards, plus fréquente chez les jeunes sujets. Chez ces derniers la révolution qui s'opère dans toute l'économie à la puberté, l'énergie plus considérable qui se développe alors dans les divers appareils organiques, produit assez souvent la guérison spontanée de la maladie.

La nature emploie deux procédés pour amener la guérison de la carie; ordinairement il se fait une exfoliation; le pus entraîne avec lui des pièces d'os nécrosées sous forme de gros fragmens irréguliers qui sortent avec douleur, en dilatant les ouvertures fistuleuses, ou de petites écailles qu'on ne retrouve qu'avec peine au milieu du liquide purulent dans lequel elles sont plongées. D'autres fois, le tissu ulcéré et gonflé de l'os se déterge et s'affaisse, sans que l'on observe aucune trace d'exfoliation. La surface altérée se couvre de bourgeons charnus de bonne nature; le pus devient plus épais, moins fétide et moins abondant; les symptômes généraux disparaissent peu à peu; la santé du malade s'améliore, ses forces semblent renaître; il reprend de l'embonpoint et un exercice plus libre et plus énergique de ses diverses fonctions. La suppuration finit par se tarir, les ouvertures fistuleuses s'affaissent, se rétrécissent, se ferment, et sont remplacées par des cicatrices blanchâtres, arrondies ou rayonnées, déprimées et ordinairement adhérentes à la partie correspondante de l'os qui était carié. Si la carie avait son siége dans une articulation, si les surfaces osseuses ont été dénudées, enflammées, ulcérées, alors elles se soudent, et il se forme entre elles une ankylose. *Voy.* ce mot.

Lorsque les malades affectés de carie ont succombé, voici les principales altérations pathologiques qu'on rencontre sur leurs cadavres.

La surface de l'os affecté est le siége d'une ulcération plus ou moins étendue, d'une forme ordinairement irrégulière, tantôt superficielle, n'occupant que les lames les plus externes de l'os, tantôt profonde et en pénétrant presque toute l'épaisseur, le perçant même de part en part dans quelques cas. La surface de ces ulcérations est grenue, inégale, rude au toucher, d'une couleur grise, brunâtre, quelquefois noire ou marbrée. Souvent elle présente des excroissances fongueuses, qui passent à travers les lames percées et comme vermoulues de l'os. Ordinairement on trouve des parcelles d'os nécrosées, d'un volume variable, dans la sanie abondante et fétide qui baigne la surface ulcérée. C'est ce qu'on remarque surtout dans les caries vénérienne, scrofuleuse et scorbutique. Dans cette dernière, la substance de l'os malade est très-fragile, d'un rouge brun, remplie d'ecchymoses, et comme imbibée d'un sang brunâtre, semblable à de la lie de vin. Dans la carie rhumatismale, l'affection commence le plus souvent par le gonflement et le ramollissement des ligamens et du périoste, qui se changent en une matière molle, pultacée, en éprouvant une sorte de dégénérescence gélatiniforme. Ce n'est que consécutivement que l'os s'ulcère, aussi les caries rhumatismales n'occupent en général que la superficie des os, et sont beaucoup plus étendues en largeur qu'en profondeur. Dans les caries scrofuleuses et vénériennes on trouve souvent les os tuméfiés, exostosés; leur tissu est raréfié; parfois leur substance compacte s'est dilatée et transformée en une masse celluleuse, dont les lames écartées laissent entre elles de grands intervalles aréolaires, remplis par une substance de couleur variable, comme lardacée. Le gonflement du tissu osseux ne se remarque pas, du moins d'après mes recherches, dans les caries rhumatismales et scorbutiques; ce qu'on peut vérifier très-bien, quand les os ont été exactement séparés des parties molles par la macération. On peut aussi étudier alors les divers modes de raréfaction de la substance osseuse. Assez fréquemment la surface cariée est hérissée de végétations osseuses, irrégulières, spongieuses, ou radiées comme certains cristaux, et qui sont aux os ulcérés ce que sont les excroissances fongueuses aux ulcères des parties molles. Dans quelques cas, la carie est sèche, fournit peu de pus; c'est une sorte de vermoulure qui creuse et sillonne irrégulièrement la surface de l'os. Celle-ci paraît, au premier aspect, avoir été corrodée par des vers, ou excavée par un burin. L'inflammation et le gonflement du tissu des os du crâne, dans certains cas d'ulcères teigneux, profonds, compliqués de carie, déterminent chez les enfans une ossification précoce des sutures, et arrêtent ainsi l'accroissement de cette cavité, et le développement du cerveau.

Les parties molles qui avoisinent l'os carié participent à sa maladie. Souvent le périoste autour de l'ulcération est gonflé, considérablement épaissi et transformé en tissu fibro-cartilagineux. Si la carie affecte une articulation, les ligamens sont gonflés, ramollis, ou bien ils sont durs, et ont perdu leur souplesse. Les cartilages d'incrustation sont ramollis, corrodés et convertis en une sorte de putrilage ; les membranes synoviales épaissies et enflammées ; toutes les parties molles environnantes sont le siége d'un œdème compact, comme lardacé ou gélatineux. De la surface ulcérée partent des canaux fistuleux, plus ou moins étendus et sinueux, en nombre variable, isolés ou communiquant entre eux dans leurs trajets, remplis de suppuration, et allant s'ouvrir à l'extérieur ou dans de vastes clapiers placés entre les muscles, sous les aponévroses ou la peau. D'après cet aperçu général des altérations que présentent les os cariés, altérations dont je n'ai fait que noter les principales variétés, on voit que la carie n'est point une seule et même maladie, et on est porté avec raison à penser qu'il y a autant de genres d'ulcérations des os que d'ulcères des parties molles.

Il est facile, dans la plupart des cas, d'après ce que nous avons dit des causes, du mode de développement et des symptômes de la carie, d'en établir le diagnostic. Cette maladie est en général fort grave ; il est assez rare qu'elle guérisse d'elle-même. Cependant son pronostic varie suivant une foule de circonstances. Ainsi elle est moins dangereuse en général chez les enfans que chez les adultes et les vieillards, parce que chez eux la nature a plus de force pour arrêter ses progrès et la guérir. Lorsqu'elle dépend d'une cause connue qu'on peut combattre ; qu'elle a été produite par une lésion physique des os, elle est moins grave que dans le cas contraire ; lorsqu'elle est étendue, profonde, et se dérobe à nos moyens d'investigation, et aux secours de la chirurgie, qu'elle fournit une abondante suppuration qui épuise le malade, qu'elle affecte les extrémités articulaires des os longs, et porte sur plusieurs os à la fois, elle est très-fâcheuse, souvent mortelle, à moins qu'on ne puisse en débarrasser le malade par l'amputation. Quand elle est superficielle, peu étendue, qu'elle ne fournit qu'une petite quantité de pus, qu'elle attaque la partie moyenne des os longs, ou la table externe des os plats, que la constitution de l'individu n'en est pas manifestement altérée, son pronostic est moins grave ; il devient plus facile de l'attaquer et de la guérir.

Deux indications se présentent ordinairement à remplir dans le traitement de la carie : détruire la cause générale qui a déterminé la maladie, si cette cause est connue, et agir immédiatement sur l'os affecté, pour amener la détersion et la cicatrisation de sa surface ulcérée.

Si la carie est de nature syphilitique, scrophuleuse, scorbutique, etc., il faudra prescrire au malade un régime convenable, et lui administrer les médicamens propres à combattre avantageusement ces affections générales. (*Voyez* SYPHILIS, SCROPHULE, SCORBUT.) On voit quelquefois la carie guérir d'elle-même quand la cause générale a été détruite ; souvent il n'en est point ainsi : la maladie reste locale, et subsiste après la destruction de la cause générale, jusqu'à ce qu'on ait recouru à des moyens chirurgicaux, seuls capables de la guérir.

Le traitement local de la carie doit varier selon le degré, l'étendue, la situation et la nature de la maladie. Lorsqu'elle vient de se manifester, en produisant à l'extérieur une tumeur inflammatoire dure et profonde, il faut la traiter par les antiphlogistiques, calmer l'irritation et la douleur qui en sont le résultat, en appliquant sur le lieu malade des cataplasmes émolliens et narcotiques, en y faisant des fomentations de même nature, en le baignant dans l'eau de guimauve et de têtes de pavot, et en le mettant dans le repos le plus absolu. Quand la douleur et le gonflement ont diminué après l'emploi de ces moyens, on peut avoir recours aux topiques irritans, aux divers exutoires qui déterminent une irritation dérivative sur les parties voisines de la carie, préviennent dans quelques cas l'ouverture de l'abcès, favorisent l'absorption du pus, et la cicatrisation intérieure des surfaces osseuses ulcérées. Nous examinerons les effets avantageux de ces applications topiques à l'article de la carie vertébrale. Lorsque la tumeur grossit, que la fluctuation s'y fait sentir, il ne faut pas attendre que la collection purulente soit abondante, qu'elle ait, avant de se faire jour au dehors, déterminé le décollement des muscles, des aponévroses et de la peau, la formation de trajets fistuleux profonds et sinueux ; on doit lui frayer une issue par le chemin le plus court possible, en pratiquant une incision sur le point le plus saillant de la tumeur. On continue ensuite les applications émollientes jusqu'à ce que l'irritation soit calmée, et les parties tuméfiées affaissées ; l'incision, convertie en une ouverture fistuleuse, donne issue au pus et aux parcelles d'os qui peuvent se détacher. Dans quelques cas, au lieu d'employer le bistouri pour ouvrir la tumeur, on se sert d'un morceau de pierre à cautère, comme dans les abcès froids.

Quant à la surface cariée de l'os, elle ne peut guère être cicatrisée que par des moyens propres à ramener à leur type naturel ses propriétés vitales altérées, ou bien à l'enlever, à la détruire totalement, et à remplacer ainsi l'irritation ulcéreuse par une irritation traumatique de bonne nature, facile à guérir. Les applications topiques les plus convenables, dans ces cas, sont en général les préparations irritantes. Il est impossible d'expliquer comment des substances très-différentes par leur nature, et qui n'ont de commun entre elles qu'une action plus ou moins irritante sur nos tissus, agissent pour modifier les propriétés vitales de l'os malade, et produire la détersion et la guérison de la carie. L'expérience seule indique ce traitement tout-à-fait empirique.

Quand la carie est superficielle, peu étendue, on retire de bons effets des bains locaux avec une décoction de plantes aromatiques et détersives, telles que le thym, la sauge, le romarin, les feuilles de noyer, la pervenche. Les bains alcalins obtenus par une lessive de cendres de bois neuf, ou par la dissolution de carbonate de soude ou de potasse dans l'eau, les bains sulfureux, savonneux, produisent aussi dans ces cas d'excellens résultats, comme nous avons de fréquentes occasions de nous en convaincre à l'hôpital Saint-Louis, où l'on traite tous les ans une grande quantité de malades affectés de carie. Quand on administre les bains alcalins, il faut employer d'abord une dissolution très-étendue, qui excite à peine sur la langue une légère saveur ; on augmente ensuite graduellement la quantité de l'alcali, de sorte cependant qu'il ne produise jamais ni inflammation ni gerçure à la peau. Il faut continuer long-temps l'usage des bains alcalins, sulfureux, savonneux ou aromatiques, avant d'en obtenir d'heureux résultats. Il en est de même des douches sulfureuses que l'on administre sur la partie malade. Quand l'os carié était à découvert, les anciens appliquaient dessus des poudres irritantes d'euphorbe, de sabine, du sulfate de cuivre, du vert-de-gris, etc. ; on a généralement remplacé ces médicamens par les teintures alcoholiques, telles que celles de myrrhe et d'aloès, de benjoin, l'eau-de-vie camphrée, dont on imbibe les plumasseaux avec lesquels on couvre la partie malade.

Lorsque la carie est profonde, on a peu d'espoir que les moyens que je viens d'indiquer suffisent pour amener sa guérison ; on doit avoir recours à des procédés plus énergiques, capables de détruire la surface malade, et d'exciter dans les parties saines de l'os une inflammation franche ; il faut convertir la carie en nécrose, et faciliter ensuite l'expulsion du séquestre. Autrefois on faisait un usage fréquent des caustiques liquides, tels que les acides sufurique, muriatique, les sels caustiques à base métallique, les dissolutions alcalines concentrées, que l'on portait sur l'os affecté avec des plumasseaux ou des bourdonnets de charpie, et dont on renouvelait l'application aussi souvent qu'on le jugeait nécessaire pour obtenir la destruction de toute la portion affectée de l'os. Mais l'application de ces caustiques est incertaine ; il est très-difficile d'en limiter l'action, et d'empêcher qu'elle ne s'étende aux parties molles environnantes ; cette cautérisation, est inexécutable quand l'os carié est profondément situé, dérobé à la vue par des masses de chairs fongueuses, et surtout quand il fournit une sanie fort abondante qui ne manquerait pas de délayer les caustiques, d'affaiblir leur action, et même de l'empêcher complétement en les entraînant au dehors.

Il faut alors nécessairement avoir recours au fer rouge, le plus sûr, le plus énergique, le plus expéditif de tous les moyens employés contre la carie. Les anciens avaient reconnu l'efficacité du cautère actuel dans le traitement de cette maladie, et l'appliquaient plus souvent et plus hardiment qu'on ne le fait généralement de nos jours. Le fer incandescent agit comme les caustiques, en mortifiant la surface osseuse cariée, et en excitant dans les parties voisines l'inflammation nécessaire à la séparation du séquestre. On peut en réitérer sans inconvénient l'application aussi souvent qu'on le juge nécessaire ; le porter à toutes les profondeurs ; détruire sûrement les chairs fongueuses qui couvrent l'os affecté, et déterminer la nécrose de sa portion malade. Lorsqu'on applique le cautère actuel, on doit d'abord, autant qu'on le peut, mettre à nu l'os carié, en élargissant les ouvertures fistuleuses, ou mieux encore par de grandes incisions convenablement pratiquées. Il faut avoir préparé plusieurs

cautères de forme différente, qu'on fait chauffer dans un four-
neau jusqu'à ce qu'ils soient incandescens. Plus ils sont chauds,
plus leur action est rapide, sûre, et moins les douleurs sont
vives. Les parties molles ayant été écartées et garnies de linges
mouillés ou de plaques de carton destinés à les garantir, le chirurgien éponge la sanie et le sang qui s'écoulent, et porte le
cautère à nu, ou à travers une canule, sur l'os carié. Il faut appliquer successivement plusieurs cautères, car le calorique du
premier est employé à brûler les chairs fongueuses, et à évaporer
les liquides qui les abreuvent. Il ne faut pas se laisser intimider
par les cris que pousse le malade effrayé, le bruissement que
produit le fer rouge au milieu des parties humides qu'on cau-
térise, et l'épaisse fumée qui s'en élève; on doit ne cesser l'application du feu que lorsque la surface malade est sèche, noire
et charbonnée, et que l'on estime que toute l'épaisseur de la carie
a été détruite. Aussi il faut proportionner l'application du cautère à la profondeur, à l'étendue de la maladie, à l'abondance des
chairs baveuses qu'on est obligé de brûler avant d'arriver à l'os.
L'action du cautère actuel sur les os affectés de carie est peu douloureuse, du moins dans la plupart des cas, et quand ces douleurs
sont vives, elles sont passagères, presque instantanées. On est
quelquefois obligé de réappliquer le cautère à diverses reprises, et à plusieurs jours d'intervalle. Si au bout de quelques
jours il ne se manifeste pas de symptômes inflammatoires dans le
lieu malade, indices du travail qui se fait dans les parties saines
pour l'expulsion du séquestre, si les chairs repullulent pâles,
molles, comme avant l'application du cautère, ce moyen a été
employé avec trop de timidité, et il devient nécessaire d'en renouveler l'application d'une manière plus hardie.

Lorsque la carie affecte les articulations, il n'est guère possible
de déterminer son étendue, et le cautère actuel ne peut convenir
dans ce cas; il ne pourrait être porté qu'au hasard; les accidens
qui suivraient son application seraient trop graves, et ses effets
trop incertains pour qu'on puisse y recourir. Lorsque la carie s'é-
tend profondément dans l'épaisseur de l'os, on peut, après l'avoir
mise à découvert, commencer par enlever, avec la gouge, le
ciseau et le maillet, ou bien avec des couronnes de trépan, la
plus grande partie de la surface malade, et appliquer ensuite le
cautère. Dans les caries très-profondes, qui ne sont que difficilement accessibles aux moyens chirurgicaux, il est impos-

sible de songer à mettre en usage le cautère actuel, même en le conduisant à travers une longue canule. Dans ces cas on obtient quelquefois de bons effets des injections balsamiques et détersives portées à travers les trajets fistuleux.

Lorsque la carie reste stationnaire ou ne fait que des progrès très-lents, malgré l'emploi des moyens que je viens d'indiquer, si elle n'altère point la constitution du sujet, il faut se borner au repos de la partie malade, aux soins de propreté, et à prescrire un régime fortifiant et des médicamens toniques à l'intérieur. Quelquefois, avec le temps, la maladie finit par guérir contre toute attente. Quand la carie affecte une articulation, il faut donner à celle-ci une position telle que lorsque l'ankylose sera formée, le membre puisse encore être de quelque utilité. Si au contraire les forces s'épuisent, si la suppuration devient de plus en plus abondante et fétide, s'il se manifeste des symptômes de la fièvre hectique, tels que les sueurs nocturnes, le dévoiement colliquatif, la fièvre lente, la perte du malade est assurée, à moins que la carie n'occupe un des membres : dans ce cas, il devient indispensable de pratiquer l'amputation, dernière ressource pour sauver les jours du malade. L'amputation, en retranchant l'os carié, fait disparaître le foyer d'une irritation continuelle et d'une suppuration abondante qui conduisaient le malade à une perte certaine; l'affaiblissement dans lequel il se trouve, lorsqu'il n'est pas poussé à l'extrême, peut être considéré comme d'un heureux augure pour la réussite de l'opération. (*Voyez* AMPUTATION.) Lorsque la carie occupe une grande articulation, comme celle de l'épaule, du coude, du genou, du pied, on a eu recours, pour éviter l'amputation, à la résection des extrémités articulaires affectées. *Voyez* RÉSECTION.

Après ces considérations générales sur la carie, nous allons examiner cette affection dans les os du crâne, de la face, de la colonne vertébrale, de la poitrine et du bassin.

Carie des os du crâne.—Les os du crâne sont assez fréquemment attaqués par la carie qui reconnaît plus spécialement pour cause, parmi celles que nous avons étudiées, l'action du virus syphilitique. Tous les os du crâne peuvent être le siége de cette maladie. Le plus souvent c'est l'apophyse mastoïde et la région correspondante du temporal qui en sont affectées. Presque toujours aussi, dans ce dernier cas, l'organe de l'ouïe est sensiblement altéré dans l'exercice de ses fonctions ; souvent il y a des bruissemens, des bourdonnemens d'oreille, et une cophose plus ou moins complète. La maladie commence tantôt par la table externe de l'os, et tantôt par l'interne, différence extrêmement importante sous le rapport de la gravité du mal, et des moyens thérapeutiques à mettre en usage. Dans le premier cas l'affection attaque ordinairement en même temps l'os et le périoste; il survient une tumeur peu ou point douloureuse, adhérente, pâteuse, sorte de périostose qui reste quelquefois stationnaire pendant plusieurs mois, mais qui finit par s'enflammer, s'ouvrir et laisser à découvert la portion altérée de l'os. Quand la maladie commence par la table interne du crâne, il se manifeste dans l'endroit affecté une douleur qui subsiste long-temps sans la moindre apparence de tumeur à l'extérieur; elle est accompagnée de vertiges, d'assoupissement, de mouvemens convulsifs ou de paralysies partielles qui indiquent manifestement une compression du cerveau par le pus qui s'épanche sous la dure-mère. Après un certain temps, si le malade n'a point succombé à la violence de cēs accidens, il se manifeste à l'endroit douloureux une tumeur peu volumineuse, presque indolente, offrant de la fluctuation dès le moment de son apparition; la compression la fait ordinairement diminuer de volume, en augmentant les symptômes de la compression du cerveau. Lorsque la tumeur s'abcède, il s'en écoule une quantité de pus tout-à-fait disproportionnée à son volume, et qu'on était loin de soupçonner. A travers l'ouverture fistuleuse, qui devient quelquefois très-large, on aperçoit une perforation des parois osseuses du crâne. Les bords de cette perforation sont irréguliers, frangés ou hérissés de pointes, et taillés en biseau aux dépens de la table interne qui a éprouvé une bien plus grande déperdition de substance que l'externe. Lorsqu'on presse sur les environs de l'ouverture fistuleuse, le pus ne sort pas en plus grande quantité, comme dans la carie qui attaque exclusivement la table externe. Presque toujours aussi, la maladie affecte en même temps les membranes du cerveau et cet organe lui-même, complication qui accroît beaucoup sa gravité. Lorsque la carie occupe les cellules de l'apophyse mastoïde, la suppuration peut s'écouler dans la cavité du tympan, et sortir par le conduit auditif externe après avoir détruit la membrane du tambour, ou s'écouler dans le pharynx par le conduit guttural de l'oreille.

Une circonstance qui vient encore aggraver la carie des os du crâne, est la difficulté que présente son traitement, à raison du voisinage de l'encéphale, qu'il est de la plus haute importance de ménager.

La carie qui attaque seulement la table externe des os du crâne est peu grave, quand elle n'occupe pas une très-grande étendue; elle guérit assez facilement par l'application de substances irritantes ou de teintures balsamiques. Elle est beaucoup plus dangereuse quand elle occupe toute l'épaisseur des os, ou lorsqu'elle a commencé par leur table interne. Il est impossible, dans ces cas, d'employer les caustiques pour arrêter ses progrès; leur action est trop difficile à limiter, et la maladie est trop profonde, pour que les graves inconvéniens qui pourraient en résulter ne l'emportent de beaucoup sur les bons effets qu'on serait en droit d'en attendre. Le fer rouge ne peut non plus être employé, à cause de la promptitude avec laquelle le calorique se transmettrait aux méninges et au cerveau à travers les os plats du crâne. On ne pourrait se permettre d'appliquer le cautère actuel sur ces os que dans la carie de la table externe de l'apophyse mastoïde, parce qu'elle est spongieuse, présente beaucoup d'épaisseur, et ne conduit que difficilement le calorique; encore dans ce cas, si la carie occupait toute l'épaisseur de l'apophyse, il faudrait rejeter ce moyen.

Quand la carie comprend toute l'épaisseur des os du crâne, ou affecte spécialement leur table interne, le seul moyen chirurgical qui reste est l'emploi des instrumens tranchans. Il faut, avec beaucoup de précautions, et en suivant des procédés différens, selon les circonstances, cerner avec la gouge et le ciseau, ou avec des couronnes de trépan qui anticipent les unes sur les autres, la portion d'os carié qu'on a mise à découvert. Quelquefois il devient nécessaire d'employer le trépan exfoliatif, le couteau lenticulaire ou des tenailles incisives, pour détacher certaines portions d'os, et arrondir le pourtour de l'ouverture que l'on vient de pratiquer; s'il reste quelque petite portion cariée qui n'ait pas été enlevée, on peut la recouvrir avec des topiques propres à en produire l'exfoliation, et à déterger la surface ulcérée. C'est en employant ces procédés, diversement modifiés, que Daviel, Soulier et le célèbre Lapeyronie sont parvenus, comme nous l'apprend Quesnay dans les *Mémoires de l'Académie royale de chirurgie*, à détruire des caries fort étendues du crâne, et à conduire les malades à une parfaite guérison. Lorsqu'après une semblable opération, une des plus brillantes et des plus

hardies de la chirurgie, on est parvenu à arrêter les progrès
d'une carie du crâne, la cicatrice se forme au moyen des bourgeons charnus qui s'élèvent de la dure-mère; elle reste tendre et
peu résistante pendant long-temps; ce n'est que par la suite qu'elle
acquiert plus de solidité, et devient fibro-cartilagineuse. Il est,
dans tous les cas, convenable de la couvrir et de la garantir de
l'action des corps extérieurs avec une calotte d'argent ou de cuir
bouilli.

Carie des os de la face.—Les os de la face sont, comme ceux du
crâne, exposés à la carie. Souvent la maladie affecte ces deux espèces
d'os à la fois, en s'étendant des uns aux autres. On l'observe fréquemment à la voûte palatine que forment les os sus-maxillaires et
palatins. Lorsqu'elle attaque les parois du sinus maxillaire, elle est
presque toujours consécutive à l'inflammation et à l'ulcération
de la membrane muqueuse qui tapisse cette cavité; la matière
purulente qui en provient s'accumule dans le sinus, s'écoule par
les fosses nasales, ou se porte au dehors par des ouvertures fistuleuses qui s'établissent à la joue, en dedans de la lèvre supérieure, ou à travers les alvéoles. La carie vénérienne porte fréquemment ses ravages sur les os qui entrent dans la composition
du nez et des fosses nasales, de là la perforation de la cloison, la
destruction des cornets, des lames et des cellules de l'ethmoïde;
la suppuration de l'os unguis, et la fistule lacrymale qui en est la
suite; la destruction des os propres du nez, et l'affaissement dif-
forme des parties molles de cet organe après leur chute.

Le bord alvéolaire de l'une et de l'autre mâchoire est très-
souvent le siége de la carie, qui peut être de nature vénérienne,
scorbutique, mais qui reconnaît pour cause les diverses altérations dont les dents sont susceptibles. Cette carie des mâchoires,
et les fistules qui en sont le produit, seront examinées avec la *carie dentaire,* à l'article DENT. *Voyez* ce mot. La carie des os de la
face doit être traitée comme celle des os du crâne; seulement on
peut agir avec plus de hardiesse, parce qu'on n'a pas à redouter
le voisinage du cerveau.

Carie des vertèbres. — Formées en grande partie de tissu
spongieux, supportant le poids des parties supérieures du corps,
soumises par conséquent à une pression considérable, les vertèbres sont fréquemment attaquées de carie. Cette maladie est ici
presque toujours au-dessus des ressources de l'art; elle fait périr
le plus grand nombre des individus qui en sont affectés; elle

se manifeste presque toujours sur le corps des vertèbres, plus rarement sur les apophyses transverses, les lames ou les apophyses épineuses. La carie du corps, la plus importante à connaître, la seule dont nous allons nous occuper ici, offre deux principales variétés. Dans la première, la maladie est superficielle, n'attaque que la surface de l'os ; elle commence par un gonflement et un ramollissement du périoste, qui sont bientôt suivis de l'érosion de la substance osseuse sous-jacente ; elle est consécutive à l'affection du périoste. La partie moyenne de l'os ayant conservé sa forme et sa consistance, la colonne vertébrale n'en éprouve aucune déviation. Dans la seconde variété, que le célèbre Pott a le premier fait connaître exactement, et que pour cette raison on a nommée le *mal vertébral de Pott*, la carie commence par le gonflement et le ramollissement du corps d'une ou de plusieurs vertèbres ; ces os n'offrent plus la résistance convenable pour soutenir le poids des parties supérieures : il se fait un affaissement de la colonne vertébrale, qui se courbe angulairement en avant, et il survient une gibbosité en arrière.

La carie superficielle du corps des vertèbres est proportionnellement plus fréquente chez les adultes et les vieillards que chez les enfans. Elle paraît dépendre surtout de l'affection rhumatismale ; dans presque tous les cas où je l'ai observée, elle s'était manifestée chez des militaires épuisés par les fatigues de la guerre, ou chez des gens qui avaient, pendant long-temps, éprouvé des douleurs rhumatismales, lesquelles avaient disparu des autres parties pour se fixer sur la colonne vertébrale. Elle se porte plus souvent dans la région lombaire et à la partie inférieure de la région dorsale du rachis, que dans tout autre endroit.

La carie profonde des vertèbres affecte plus particulièrement les jeunes enfans, et dépend, dans le plus grand nombre des cas, du vice scrofuleux ; lorsqu'elle se manifeste chez les adolescens, elle paraît presque toujours être le résultat de la masturbation : du moins la plupart des malades, chez lesquels on l'observe à cet âge, sont adonnés à cette funeste et honteuse habitude : elle est plus rare chez les adultes et les vieillards. Un coup, une chute, une contusion, une violente distorsion de l'épine, peuvent être une cause déterminante de la carie vertébrale ; mais le plus ordinairement la maladie est entretenue par une des causes internes que nous venons d'examiner.

Si la carie est superficielle, il se déclare dans l'endroit malade
une douleur fixe, profonde, qui augmente par les mouvemens; le périoste se gonfle, suppure à sa face interne, se décolle du corps des vertèbres dans une étendue variable. L'intervalle qui résulte de cette séparation se remplit de matière purulente, laquelle s'échappe bientôt pour aller fuser, en obéissant
à sa pesanteur, entre les interstices musculaires et aponévrotiques, qui lui offrent moins de résistance, et former des
abcès par congestion dans des endroits éloignés. La taille du
malade n'est point sensiblement altérée. Dans la carie profonde,
le corps des vertèbres enflammé se gonfle et se ramollit; il
s'affaisse sous le poids des parties supérieures; la colonne vertébrale se courbe en avant par une sorte de mouvement de bascule
que les vertèbres éprouvent dans ce sens. Il se manifeste en
arrière une saillie anguleuse, formée par une ou plusieurs des
apophyses épineuses qui sont rejetées de ce côté. Les douleurs, dans le lieu malade, précèdent, accompagnent et suivent
la déformation de l'épine; elles augmentent peu ou point
dans les mouvemens, et lorsqu'on exerce une pression sur la
gibbosité. On remarque presque toujours en même temps des
pincemens douloureux, de la faiblesse et de l'atrophie dans les
extrémités inférieures, un sentiment de gêne et de constriction
vers la base de la poitrine, avec embarras de la respiration.

La déformation de l'épine augmente de jour en jour; la partie
supérieure du tronc est projetée de plus en plus en avant. Lorsque le malade se tient debout, ses jambes sont légèrement fléchies, son cou tendu, et sa face tournée en haut, de sorte que la
nuque repose en arrière sur les épaules, qui paraissent plus élevées; et la région cervicale plus courte. C'est ce qu'on observe
surtout quand la carie occupe la région dorsale supérieure ou
cervicale inférieure du rachis. Le tronc s'affaisse, se raccourcit;
de là la longueur énorme et tout-à-fait disproportionnée que
présentent les membres relativement à cette partie centrale du
corps. La base de la poitrine se rapproche du bassin, vient
même quelquefois en toucher les parties latérales. Il y a quelques années, j'ai donné à la Faculté le squelette d'un homme,
chez lequel les quatre premières vertèbres lombaires avaient été
détruites par la carie, de sorte que la dernière vertèbre dorsale
était soudée angulairement sur la cinquième des lombes; les côtes
de chaque côté embrassaient la saillie des hanches, et une distance

de quatre pouces seulement séparait le pubis de l'appendice xiphoïde ; la cavité abdominale était déformée et considérablement rétrécie. Dans la marche, les mouvemens sont lents et peu assurés ; les membres supérieurs portés en avant, et formant avec le tronc un angle variable, ne peuvent plus servir à l'équilibrer pendant la marche par leurs mouvemens alternatifs. Les malades appuient souvent les mains sur la partie inférieure des cuisses, et se servent de leurs bras comme d'arcs-boutans pour soutenir le tronc qui se porte en avant. Lorsqu'ils veulent s'asseoir, ils appuient encore les mains sur les cuisses, et la flexion des membres inférieurs se passe principalement dans l'articulation de la hanche. A raison de leur faiblesse extrême, les membres abdominaux, pendant la marche, ne s'élèvent qu'incomplétement, la pointe du pied reste basse, heurte facilement le sol, et cause des chutes fréquentes. La demi-flexion habituelle des jambes fait aussi que souvent elles se croisent, s'embarrassent, et sont encore cause de chute. Les malades sont obligés, pour marcher, de s'appuyer sur les meubles de leurs appartemens, ou de s'aider d'un bâton. Bientôt la faiblesse augmentant, les jambes fléchissent, la station et la marche deviennent impossibles.

Quand les malades reposent dans leur lit, le décubitus se fait sur l'un des côtés ; il ne saurait avoir lieu sur le dos, à cause des douleurs qui se manifesteraient dans la gibbosité de l'épine. Lorsque la maladie fait des progrès, la matière purulente que fournissent les vertèbres cariées est trop abondante pour rester au-dessous des ligamens et du périoste gonflés et distendus. Il se fait, aux parois du foyer purulent, des ouvertures par lesquelles le pus s'échappe pour fuser dans le tissu cellulaire le long des interstices des muscles, et venir ensuite former sous la peau des abcès par congestion, comme dans le cas de carie superficielle. A l'ouverture de ces abcès, il s'écoule un pus très-abondant, séreux, inodore, mêlé de floccons de matières albumineuses, comme caséeuses. Au bout d'un certain temps, et pour les raisons que j'ai fait connaître, la matière purulente change de couleur, devient grise ou noirâtre, fétide, âcre ; les symptômes de la fièvre hectique se manifestent, la paralysie des membres inférieurs devient complète, et s'accompagne de celle du rectum et de la vessie. De-là l'immobilité dans laquelle les malades sont forcés de demeurer ; la constipation opiniâtre, et ensuite le dévoiement colliquatif, les

déjections involontaires, la rétention d'urine, ou son écoulement
continuel par regorgement. Les parties les plus saillantes sur lesquelles le corps repose habituellement s'enflamment, s'ulcèrent,
se couvrent d'escarres gangreneuses ; les os sous-jacens sont
dénudés, cariés, et quelquefois comme usés par les frottemens qu'ils
éprouvent contre les draps. Le marasme augmente de plus en
plus, les forces s'affaiblissent, et les malades, réduits à l'état le
plus déplorable, ne tardent point à succomber.

A l'ouverture des cadavres, on trouve le corps d'une ou plusieurs vertèbres complétement ou incomplétement détruit. La
carie porte spécialement sur la partie antérieure de cette région
de l'os. La substance osseuse est corrodée, inégale, plus ou moins
gonflée dans les environs de l'ulcération. Souvent la substance
spongieuse est sensiblement raréfiée ou remplacée par un tissu
osseux à grandes aréoles, dont quelques-unes sont parfois assez
vastes pour recevoir l'extrémité du petit doigt. Elle est baignée
et comme abreuvée par une suppuration abondante. Dans d'autres cas, soit que le pus ait été résorbé, ou que la destruction des
vertèbres n'ait point été accompagnée de la formation de ce liquide, on trouve les surfaces cariées, sèches, inégales et comme
vermoulues. Dans ce cas, il ne s'est point formé d'abcès par congestion ; à mesure que la substance osseuse a été détruite, les
parties fibreuses qui entourent les vertèbres se sont contractées, pour former tout autour une enveloppe fibro-cartilagineuse fort épaisse, qui les maintient solidement en rapport.
Lorsque la suppuration a été abondante, le ligament vertébral
antérieur, décollé, forme, avec le périoste et le tissu cellulaire
voisins endurcis, un kyste fibreux, d'une résistance et d'une
épaisseur variables, qui renferme le pus, et ordinairement
des fragmens osseux détachés des vertèbres. Il n'est pas rare
de trouver, dans l'épaisseur des parois de cette enveloppe
kystique, des lames ou productions osseuses stalactiformes, sortes
de rayons qu'on isole très-bien par la macération, et qui naissent
principalement du pourtour de la surface cariée, à l'endroit où
les parois du kyste s'insèrent aux os. Il peut arriver même que
ce kyste, en s'ossifiant de bonne heure, ait assez de solidité pour
mettre obstacle au raccourcissement et à la déviation de la colonne vertébrale après la destruction de plusieurs vertèbres.

Je trouvai il-y a quelques années, sur le cadavre d'un homme de moyen âge, qui avait plusieurs ouvertures fistuleuses dans la région lombaire; les corps des trois dernières vertèbres dorsales et de la première lombaire entièrement détruits par la carie, et remplacés par un gros tuyau osseux, assez droit, inégal à sa surface, rempli de parcelles d'os et de chairs fongueuses; cet étui osseux, formé par le gonflement et l'ossification du périoste et des ligamens de la colonne vertébrale, était percé de plusieurs ouvertures arrondies, par lesquelles sortait le pus pour s'écouler au dehors. Il avait deux à trois lignes d'épaisseur, et assez de solidité pour s'être opposé au raccourcissement du rachis, après la destruction du corps des quatre vertèbres qu'il remplaçait véritablement. Ce cylindre osseux offrait la plus grande analogie avec celui qui renferme le séquestre dans la nécrose de la partie moyenne des os longs.

Dans le plus grand nombre des cas, la colonne épinière est fléchie fortement en avant; les lames, les apophyses articulaires, transverses et épineuses des vertèbres subsistent, se rapprochent fortement les unes des autres, semblent s'imbriquer pour former la saillie extérieure. Les fibro-cartilages intervertébraux sont ramollis, détruits par la suppuration, ou bien demeurent quelquefois presque intacts, et semblent à peine participer aux désordres des parties environnantes. Le canal vertébral est parfois coudé à angle droit; lorsque la paralysie des membres inférieurs n'avait point eu lieu, j'ai observé que le ligament vertébral postérieur n'avait point été détruit, mais s'était seulement raccourci et épaissi, de manière à retenir fortement en arrière la partie postérieure du corps des vertèbres au niveau de la carie, et s'était opposé ainsi à ce que leur angle produisit la compression de la moelle. Dans ces cas la moelle semble se raccourcir comme l'épine; des cordons nerveux qui en émanent se rapprochent, et quelquefois sortent deux ou trois paires par la même ouverture, résultant de la destruction de plusieurs vertèbres au niveau des trous de conjugaison. Quant aux trajets fistuleux, ils ne présentent ici rien de particulier à noter. Les environs de l'endroit malade sont profondément engorgés, et offrent des adhérences intimes avec les organes pectoraux ou abdominaux placés au-devant de la colonne vertébrale. Ces caractères pathologiques de l'affection qui nous occupe ne permettent pas de la confondre avec les dégénérescences tuberculeuse et scrofuleuse des vertèbres, avec le simple ramollissement rachitique de ces os, leur destruction par des tumeurs développées dans les environs. *Voyez* GIBBOSITÉ.

Comme la carie vertébrale est une affection des plus graves, que souvent ses progrès sont rapides, ou qu'elle a déjà causé beaucoup de désordres avant de se manifester par des symptômes extérieurs, il est fort important d'en reconnaître les premiers signes, afin d'y porter remède le plus tôt possible. Chez les enfans qui ne marchent pas encore, comme on s'aperçoit plus difficilement de la faiblesse et des progrès de la paralysie des membres inférieurs, souvent on est long-temps avant de reconnaître la maladie. Il faut donc apporter la plus grande attention, et examiner avec soin la région de l'épine, pour voir si elle ne présente pas quelque légère saillie, chez les enfans qui deviennent tristes, inquiets, souffrans, qui refusent de marcher ou de se tenir à l'âge ordinaire, et surtout quand, après avoir commencé à marcher, ils refusent de continuer, ou traînent péniblement après eux leurs membres inférieurs, qu'ils ne ramènent qu'avec peine en avant.

De toutes les caries vertébrales, celle qui est de nature scrofuleuse est la plus grave ; elle est bien plus dangereuse chez les adultes et les vieillards que chez les enfans, et le danger de son pronostic est d'autant plus grand, qu'elle a déjà fait des ravages plus étendus. Il faut nécessairement employer, dès le commencement, les moyens les plus énergiques pour arrêter les progrès de cette redoutable maladie.

On ne doit pas se promettre, en traitant la carie vertébrale, de faire disparaître la déformation de l'épine ; on ne peut que se proposer d'arrêter les progrès de la destruction ulcéreuse des vertèbres ; de prévenir la formation du pus, ou de faciliter son absorption et la cicatrisation des surfaces malades, quand il est formé. De là l'inutilité et même le danger de tous ces corsets, bandages et instrumens mécaniques, inventés à diverses époques pour redresser la colonne vertébrale, par des gens la plupart étrangers à la connaissance de la structure du corps humain et de la nature de la maladie.

Le traitement le plus efficace de la carie vertébrale, celui dont l'expérience a le mieux constaté les heureux effets, a été indiqué par Pott. Il consiste à détourner l'irritation fixée sur les vertèbres, en établissant une irritation plus forte, et une suppuration dérivative sur la peau et le tissu cellulaire sous-cutané voisins de l'endroit malade. Pour cela, il faut établir de larges cautères de chaque côté de la tumeur formée par la saillie des apophyses épineuses. On ne doit pas faire ces fonticules avec le bistouri, parce que, pratiquées de la sorte, elles tendent à se cicatriser promptement, et que la suppuration est une des circonstances essentielles de leur application. La potasse, dont on applique un morceau à travers l'ouverture d'un emplâtre adhésif, est le caustique dont on se sert le plus souvent. On a également retiré de bons effets dans ces cas, des cautères ouverts avec le moxa ou le fer rouge. Quel que soit le moyen qu'on met eu usage, il faut donner aux cautères beaucoup de largeur et de profondeur, de sorte qu'ils puissent chacun recevoir plusieurs pois destinés à y entretenir l'irritation convenable.

Quelquefois, quand les symptômes sont urgens, il est nécessaire d'ouvrir quatre cautères. Si la suppuration devient moins abondante, et la surface ulcérée blafarde et languissante, il faut en augmenter l'action par l'application de pommades épispastiques. Lorsque, malgré l'emploi des épipastiques, les cautères se rétrécissent et tendent à se fermer, on doit les cicatriser, et en ouvrir de nouveaux au-dessus et au-dessous.

Après l'application des cautères, on ne tarde pas ordinairement à s'apercevoir d'une amélioration sensible dans l'état de la maladie, surtout s'ils ont été employés de bonne heure. La paralysie des membres diminue ou disparaît même assez facilement. Il ne faut point cesser le traitement, et cicatriser les cautères dès qu'on a obtenu cette amélioration. Bientôt en effet la maladie ferait de nouveaux progrès, qu'on ne serait peut-être plus à même d'arrêter. Il est donc de la plus indispensable nécessité de continuer d'entretenir ces fonticules plusieurs mois et même pendant des années.

Il faut aider le traitement local, en employant le régime et les médicamens propres à combattre la cause générale de l'affection, telles que les scrofules, le scorbut, le rhumatisme, etc., en faisant renoncer l'enfant à la masturbation, s'il a l'habitude de ce vice. On doit aussi, afin de favoriser la formation de la cicatrice, et d'éviter l'irritation qui résulterait de la collision des surfaces osseuses ulcérées, faire garder le repos au malade. Ce n'est qu'à l'époque où la paralysie a complétement disparu, et les membres inférieurs repris de la force, qu'on doit permettre au malade de se lever et de marcher; encore le doit-il faire avec beaucoup de précaution, et seulement quand cet exercice ne lui fait point éprouver de douleurs.

Les abcès par congestion, qui se forment dans des parties éloignées de la carie, doivent être ouverts par une ponction étroite, faite très-obliquement à travers les tégumens et le tissu cellulaire sous-cutané. Il ne faut point en général les laisser s'ouvrir spontanément ; néanmoins on peut quelquefois se dispenser de les ouvrir, et les faire disparaître même quand ils sont très-volumineux, en appliquant successivement un grand nombre de moxas sur la tumeur qu'ils forment. Ce moyen, qui a réussi plusieurs fois entre les mains de M. Larrey, agit probablement d'une part, en diminuant l'irritation et l'abondance de la suppuration des surfaces ulcérées, et en activant de l'autre l'absorption dans les parois du foyer purulent.

Dans les cas où les malades se refusent opiniâtrement à l'application des cautères, on peut les remplacer par des topiques épispastiques, comme les vésicatoires volans, la pommade émétisée, etc. J'ai eu recours à ce dernier moyen, avec le succès le plus évident, sur un jeune garçon affecté depuis sept ans d'une carie scrophuleuse de la région lombaire de la colonne vertébrale, avec paralysie presque complète des membres inférieurs ; une fistule existait derrière le coccyx ; deux foyers purulens, de la grosseur du poing, offrant une fluctuation manifeste, avaient paru de chaque côté de la gibbosité. Le malade, auquel, à diverses époques, on avait déjà appliqué plusieurs cautères, se refusait obstinément à ce moyen. Je lui fis faire des frictions avec la pommade émétisée sur toute la région lombaire ; l'éruption boutonneuse très-abondante, qui se manifesta, fut entretenue par la même pommade pendant quatorze mois. Les abcès ont peu à peu diminué de volume, et entièrement disparu ; quelques petites esquilles osseuses sont sorties par l'ouverture fistuleuse; les douleurs ont cessé dans l'endroit où existe la gibbosité; les membres ont recouvré leurs forces, et j'ai eu la satisfaction de voir le jeune malade, entièrement rétabli, reprendre les exercices et les occupations de son âge. Les exemples de guérison de la carie vertébrale ne sont pas très-rares. On en trouve des observations dans les auteurs. MM. Boyer et Richerand en rapportent de fort remarquables dans leurs ouvrages de chirurgie. Un des chirurgiens des hôpitaux de

Paris, aussi distingué comme écrivain que comme praticien, en suivant le traitement indiqué avec courage et persévérance, après s'être fait appliquer un grand nombre de moxas, est parvenu à se guérir d'un carie de la région cervicale de la colonne vertébrale.

Carie du sternum.—Le sternum, formé entièrement de tissu spongieux, est très-fréquemment affecté de carie, dont les causes les plus communes sont le vice scrofuleux et le mal vénérien. Quelquefois cette maladie s'est manifestée après des coups, des contusions, reçus sur la région antérieure de la poitrine. Quelle que soit la cause de la carie du sternum, elle est presque toujours compliquée de la nécrose d'une portion de l'os. La carie scrophuleuse de cet os commence tantôt par sa face interne, et tantôt par l'externe. Souvent elle est compliquée du développement de tubercules dans le médiastin antérieur ou les poumons. La carie vénérienne commence presque constamment par le gonflement du périoste de la face superficielle de l'os ; c'est une sorte de périostose qui est suivie de l'inflammation et de l'ulcération des parties osseuses sous-jacentes. Cette carie peut être superficielle, bornée aux couches les plus extérieures de l'os, ou bien profonde, et intéresser toute son épaisseur, et même s'étendre aux cartilages de prolongement des côtes, lorsqu'ils sont ossifiés. L'exemple le plus curieux de ce dernier cas, que je connaisse, est celui d'un homme de trente-six ans, qui mourut à l'hôpital Saint-Louis, d'une carie du sternum, accompagnée d'ouvertures fistuleuses dans la région moyenne et sur les parties latérales et inférieures de la poitrine. La substance spongieuse du sternum était en grande partie détruite par la carie, et plusieurs pièces nécrosées se trouvaient enclavées dans la portion saine de l'os. La suppuration s'échappait par des ouvertures fort larges de la table externe. Les cartilages de prolongement des quatrième, cinquième et sixième côtes sternales gauches, ossifiés et gonflés, étaient détruits par la carie à leur partie centrale, et formaient des espèces de tuyaux qui conduisaient la matière purulente du sternum au dehors, par des ouvertures fistuleuses, lesquelles se voyaient à leur réunion avec la portion osseuse des côtes ; du côté droit, ces perforations des cartilages n'existaient que pour le quatrième et le cinquième.

Lorsque la carie du sternum est profonde, la couche fibreuse, épaisse, qui revêt la face postérieure de l'os, s'en sépare et s'en trouve décollée dans une étendue qui varie suivant celle de la carie. Les plèvres deviennent le siége d'un inflammation chronique qui les épaissit, et leur donne une structure fibreuse ou fibro-cartilagineuse. Quelquefois même il s'y forme des plaques osseuses, qui semblent remplacer le sternum, et s'opposent à l'entrée du pus dans leur cavité. Le tissu cellulaire du médiastin s'épaissit également pour concourir à former cette barrière solide, qui se développe derrière le sternum, et retient le pus.

Dans quelques cas, les plèvres épaissies peuvent être frappées de mortification ou détruites par l'ulcération; mais alors les adhérences qu'elles ont préalablement contractées avec les poumons empêchent le foyer purulent de communiquer avec leur cavité. On a vu le péricarde être mis à nu dans des caries du sternum, de sorte qu'on pouvait observer les mouvemens du cœur à travers cette membrane, qui est presque transparente dans l'état de vie. On prétend aussi qu'il s'est trouvé des cas de carie du sternum, dans lesquels le cœur lui-même a été mis à découvert.

La carie du sternum se reconnaît aux signes qui appartiennent à la maladie en général. Il se forme des abcès dans la région sternale de la poitrine. Une sonde introduite par les ouvertures fistuleuses qu'ils ont produites, sert à faire reconnaître facilement la nature et l'étendue de l'affection. Quand les malades changent de situation, ou font quelque violente expiration, des efforts, on voit le pus sortir en plus grande abondance, et quelquefois jaillir, par un jet continu et à plusieurs pouces de distance, par les ouvertures fistuleuses. Tel était le cas d'une jeune malade qui mourut, à l'hôpital Saint-Louis, d'une carie du sternum, dont elle était attaquée depuis trois ans. Chez elle, une expiration prolongée faisait, tous les matins, jaillir plus d'un verre de pus par une ouverture fistuleuse placée au-dessus du sein droit.

Il est important de s'assurer si la carie du sternum est simple, ou bien compliquée de quelque maladie des poumons, ce que l'on reconnaît à la présence ou à l'absence des signes que présentent les affections de cet organe, comme l'oppression, la toux, la nature des matières expectorées, etc. Quand la carie du sternum est compliquée d'affection des poumons, elle est très-grave, et presque constamment mortelle. Lorsqu'elle est simple, bornée au sternum, elle peut être guérie par les forces de la nature seules ou aidées des secours de la chirurgie. Dans ces cas, malheureusement assez rares, c'est toujours par l'exfoliation d'une portion de l'os, qu'on obtient la guérison.

Lorsque la maladie est superficielle, les applications excitantes peuvent suffire pour améliorer l'état de la surface ulcérée de l'os, et déterminer sa cicatrisation. Si la carie est plus profonde, on peut commencer par découvrir le sternum par des incisions, extraire les portions affectées de l'os, et avec la rugine enlever la surface de la carie, afin de faciliter l'action des topiques que l'on applique ensuite. Si l'on a recours aux caustiques liquides, il faut les employer avec beaucoup de prudence, parce qu'on n'est pas toujours maître d'en limiter l'action, et d'empêcher qu'ils n'agissent sur les parties importantes placées derrière le sternum. Si l'on se sert du fer rouge, il faut l'employer très-rapidement, ne point prolonger son application, dans la crainte que le calorique ne se transmette aux mêmes parties, et n'altère leur organisation. Quand la carie attaque l'épaisseur entière du sternum, et qu'elle est fort ancienne, il devient possible de la détruire dans toute son étendue, parce qu'alors l'os se trouve isolé et entouré de parties épaisses, adhérentes les unes aux autres, qui lui forment une espèce d'enveloppe. Il faut, après s'être assuré de l'étendue de la maladie, agrandir les trajets fistuleux, et les réunir par des incisions; disséquer les lambeaux de peau, et les faire relever, afin de mettre à découvert la face antérieure du sternum : pour détacher et enlever la portion malade de l'os, on se sert de pinces, d'élevatoires, de rugines, suivant le cas et la disposition des parties. Quand des séquestres formés dans la partie profonde de l'os sont retenus et comme enclavés par la table antérieure, et ne peuvent être extraits par les ouvertures fistuleuses qu'elle présente, on doit agrandir celles-ci, soit en appliquant dessus plusieurs couronnes de trépan, ou bien en se servant d'un couteau à lame courte et très-forte. On peut, dans quelques cas, employer avec avantage le ciseau, la gouge ou le couteau lenticulaire, pour faire sauter les languettes osseuses qui restent entre les ouvertures fistuleuses ou les trous faits par le trépan. On n'a point la crainte, dans cette opération, d'ouvrir d'artère considérable. La mammaire interne, la seule dont on peut redouter la lésion, se trouve placée en dehors du sternum, et ne pourrait être blessée que dans le cas où l'on serait

obligé d'enlever les cartilages de prolongement des côtes, et
encore dans ce cas il serait facile de la lier ou de la comprimer
sur les parties molles condensées, au milieu desquelles elle
est plongée. Cet accident étant arrivé à M. Boyer, il se rendit
maître du sang, en liant l'artère elle-même, et l'opération réussit
complétement. Après avoir enlevé les parties affectées de carie,
étanché le sang qui s'écoule de la surface mise à découvert, on peut
faire dessus les applications qu'on a jugées nécessaires. On réap-
plique les lambeaux de peau que l'on a conservés avec soin. On
panse la plaie avec de la charpie que l'on maintient au moyen de
compresses et d'un bandage de corps. Il ne tarde pas à s'élever
de la surface de l'os, des plèvres et des parties environnantes,
des bourgeons charnus de bonne nature, qui concourent à former
peu à peu une cicatrice solide. Assez souvent aussi il se détache
de temps à autre, à mesure que la plaie se ferme, de petites parcelles d'os exfoliés.

Lorsque le péricarde, par l'effet d'une carie du sternum, a
subi une déperdition de subtance assez étendue, il paraît impossible d'obtenir une cicatrice complète, et il reste une ouverture fistuleuse qui communique dans le péricarde, et au fond de
laquelle on voit battre le cœur, ainsi qu'Harvey dit l'avoir observé sur un jeune homme. Dans un cas semblable, on devrait
appliquer un obturateur sur la fistule.

Lorsque la carie du sternum se trouve compliquée d'une affection organique des viscères renfermés dans la poitrine, il faut
s'abstenir de pratiquer l'opération : elle serait plus nuisible qu'utile,
et compromettrait à la fois la vie du malade et la réputation du
chirurgien qui aurait l'imprudence de l'entreprendre. On doit se
borner à administrer des secours généraux au malade, à panser
ses fistules plus ou moins souvent, suivant l'abondance et la
fétidité du pus qui s'en écoule ; à favoriser l'écoulement de ce
liquide, en agrandissant les ouvertures fistuleuses, ou en incisant les petits abcès qu'il vient produire dans les environs.

Bien que grave en apparence, l'opération que je viens de décrire n'a point des suites aussi fâcheuses qu'on serait tenté de le
croire, et plusieurs fois elle a été couronnée d'un plein succès
tels que dans le cas rapporté par Galien, qui osa le premier la
mettre en usage, et dans ceux qui ont été communiqués par
MM. Boyer, Génouville et quelques autres chirurgiens.

Carie des côtes. — Cette affection n'est point rare ; ordinairement elle attaque l'extrémité postérieure des côtes, et en même temps la partie correspondante des vertèbres. Dans ce cas, elle s'accompagne d'abcès par congestion, et ne réclame pas de soins particuliers. Quand elle affecte la partie antérieure des côtes, elle détermine ordinairement la formation d'abcès circonscrits sur la région correspondante de la poitrine ; à l'ouverture de ces abcès, on reconnaît avec un stylet la maladie de l'os. Quand une ou plusieurs côtes sont frappées de carie dans toute leur épaisseur, la plèvre costale épaissie et devenue fibro - cartilagineuse, se décolle de leur face interne, et forme le fond du foyer purulent. Lorsque la carie est peu étendue, que le pus s'écoule facilement par les fistules, et que la santé de l'individu n'est pas compromise, il faut se borner aux moyens généraux, propres à combattre la cause présumée de la maladie, et aux applications topiques ordinaires en pareil cas. On voit assez souvent les seules forces de la nature opérer la guérison, surtout chez les enfans scrofuleux. Mais si des foyers purulens étendus se sont formés dans les parois de la poitrine, si les ouvertures fistuleuses en occupent la partie la plus élevée, de sorte que l'écoulement du pus ne s'effectue que difficilement, on doit dans ces cas prévenir le développement des symptômes de la fièvre de résorption, ou y remédier, quand ils se sont déjà manifestés, en incisant les foyers purulens dans leur région la plus déclive, en mettant à nu les côtes malades, afin de les ruginer, ou de les enlever en grande partie, lorsque l'affection en occupe toute l'épaisseur. Dans ce dernier cas, on doit détacher avec soin la face interne de la côte d'avec la plèvre épaissie sous-jacente, lorsque la séparation n'est pas effectuée ; passer entre ces deux parties un linge ou une plaque de cuir, et couper avec une petite scie la côte dans sa portion saine, de chaque côté, au delà de la carie. Cette résection des côtes n'est pas très-dangereuse, quand elle est faite avec soin. Elle a été pratiquée avec succès par plusieurs chirurgiens, et notamment dans ces derniers temps par M. le professeur Richerand. Après l'opération, on panse le malade simplement avec de la charpie ; la suppuration qui s'établit est de bonne nature, et la cicatrice se forme au moyen de bourgeons charnus qui s'élèvent de la plaie des côtes coupées et des parties environnantes. Avec le temps, la cicatrice acquiert beaucoup de solidité ; elle devient cartilagineuse et même osseuse, et remplace la portion de côte qu'on a enlevée. Si, dans cette opération, on n'a pu retrancher toute la portion malade de l'os; il faut attendre que la nature en opère l'exfoliation, ou ne faire dessus que des applications de topiques irritans, dont on puisse limiter les effets. On doit s'abstenir d'appliquer ici le fer incandescent; il y aurait trop de danger que les organes pectoraux ne fussent endommagés par le calorique abondant qui s'en dégage.

Carie des os du bassin. — La structure spongieuse du sacrum le rend très-sujet à la carie. Lorsque la maladie est produite par une cause interne, c'est presque toujours à la face antérieure de cet os qu'elle se manifeste. Le pus qu'elle fournit s'épanche d'abord dans le tissu cellulaire abondant qui existe derrière le rectum, passe de là entre les autres viscères contenus dans l'excavation pelvienne, y produit des abcès sinueux, accompagnés du décollement de ces organes, et de délabremens plus ou moins étendus. De semblables désordres sont le résultat de la carie qui affecte les parties spongieuses des os coxaux, telles que la crête iliaque, la tubérosité ischiatique, le corps du pubis; des abcès viennent paraître au dehors, aux environs de l'anus, au périnée, au pli de la fesse, aux cuisses; et présentent tous les caractères qui appartiennent aux abcès par congestion. Aussi faut-il, dans la pratique, faire la plus grande attention à la nature de ces collections purulentes, aux symptômes qui les ont précédées, et à ceux qui les accompagnent, pour ne point commettre d'erreur dans le diagnostic et le traitement. Il faut s'informer si les abcès qui se montrent au dehors, dans lesquels on sent une fluctuation profonde, qui disparaissent en partie sous la pression des doigts, n'ont point été précédés de douleurs fixes dans un des points du bassin les plus exposés à la carie; on doit prendre du malade tous les renseignemens qui peuvent éclairer le jugement qu'on portera sur son affection. Le traitement ne diffère en rien de celui des abcès par congestion en général. *Voyez* ABCÈS.

Les articulations sacro-iliaques peuvent devenir le siège d'inflammations qui altèrent les surfaces osseuses, et en déterminent la carie; quelquefois la maladie est produite par des violences extérieures, lesquelles ont produit des tiraillemens douloureux dans ces articulations; d'autres fois elle dépend d'une cause intérieure, de l'affection rhumatismale spécialement. C'est surtout chez les femmes nouvellement accouchées, lorsque les symphyses du bassin sont encore lâches et abreuvées d'une grande quantité de synovie, qu'on observe cette dernière variété de la maladie. Les symptômes ont une marche rapide; les douleurs sont très-vives, accompagnées d'une fièvre violente; elles augmentent pendant les mouvemens et la station, et forcent les malades à rester au lit, couchées sur le dos. Le membre correspondant à l'articulation enflammée est engourdi, gonflé, et ne peut être mu sans déterminer les plus vives souffrances. Le pus qui est fourni par les surfaces osseuses enflammées et cariées s'épanche dans le bassin, et vient former des abcès aux environs de l'articulation affectée ou du détroit supérieur du bassin. Quelquefois c'est sur l'articulation pubienne que la maladie sévit; les abcès qui en sont le résultat se montrent alors dans la région pubienne, dans les aines ou les grandes lèvres. J'ai déposé à la Faculté de Médecine le bassin d'une femme qui, peu de temps après ses couches, mourut à l'hôpital Saint-Louis d'une semblable inflammation de la symphyse pubienne; les parties molles de la symphyse avaient disparu, et les surfaces correspondantes des pubis étaient profondément cariées et baignées par une suppuration abondante. Les mêmes désordres s'observent dans la symphyse sacro-iliaque, quand la maladie s'est portée sur cette articulation.

La maladie dont je viens de parler, essentiellement inflammatoire dans le principe, réclame d'abord le traitement antiphlogistique général et local; par la suite on peut employer avec avantage les topiques irritans, qui produisent une vive dérivation sur les parties voisines de l'articulation malade. Malheureusement cette carie est presque toujours au-dessus des ressources de l'art, et le plus grand nombre des individus qui en sont affectés y succombent.

La carie qui attaque la face postérieure du sacrum mise à découvert par des escarres gangréneuses, chez les malades qui sont long-temps restés couchés sur le dos, est le plus souvent compliquée de nécrose superficielle de l'os. Elle est fort grave et presque toujours mortelle, quand elle est étendue, lorsque l'individu qui en est affecté est âgé ou profondément débilité par la maladie antécédente. Dans les circonstances opposées, les forces de la nature, aidées par des applications détersives, des soins de propreté, et un traitement tonique à l'intérieur, suffisent pour amener l'exfoliation de l'os nécrosé, pour déterger la surface cariée, et amener sa cicatrisation. Mais ces cas sont rares.

Le coccyx, offrant la même structure que le sacrum, est comme lui sujet à la carie, laquelle, outre les causes générales, reconnaît ici plus particulièrement pour cause les chutes sur les fesses ou les violentes percussions portées sur la région coccygienne du bassin. Cette carie donne lieu à des abcès dans le voisinage du rectum ; les pièces du coccyx, tout à la fois nécrosées et cariées, peuvent sortir avec le pus, ou bien être extraites avec des pinces. Le nommé Malortie, malade au traitement externe de l'hôpital Saint-Louis, exerçait d'abord le métier de couvreur. Il se laissa tomber, il y a plusieurs années, du haut d'un toit, se brisa une cuisse, les jambes et le coccyx. Des abcès considérables se manifestèrent aux environs de l'anus, et le coccyx, affecté de carie, se détacha et sortit par fragmens. Le malade se rétablit complétement, à l'exception d'une claudication considérable qui l'oblige de se servir de béquilles. Il porte derrière l'anus une ouverture arrondie qui conduit dans un canal, long d'un pouce et demi, parfaitement cicatrisé, et terminé en cul-de-sac vers le sommet du sacrum. On peut facilement introduire la moitié du doigt indicateur dans cette ouverture, que le malade remplit habituellement avec un tampon de charpie.   (J. CLOQUET.)

CARLINE, s. f., *carlina acaulis*, L. Plante vivace de la famille des Carduacées, de la syngénésie polygamie égale, qui ne diffère des véritables chardons que par les écailles intérieures de son involucre, qui sont très-grandes, minces, colorées et étalées en forme de rayons. La carline sans tige se distingue par son capitule de fleurs très-grand, sessile au centre d'une touffe de feuilles radicales, pinnatifides et épineuses, étalées en rosace. Elle croît dans les lieux montueux des provinces méridionales de la France. C'est de sa racine qu'on faisait autrefois usage. Elle est allongée, brunâtre en dehors, blanche intérieurement. Sa saveur est amère et un peu nauséabonde. Elle contient du mucilage et une huile volatile combinée à une matière résineuse. Sa décoction était autrefois employée dans le traitement de la gale et des affections cutanées chroniques, pour augmenter l'action perspiratoire de la peau. Son mode d'action et d'administration est le même que celui de la bardane. Elle est moins fréquemment employée que cette dernière.   (A. RICHARD.)

CARMINATIF, s. m. et adj., *carminans*. Médicament propre à dissiper les flatuosités qui se dégagent dans le canal intestinal et à calmer les douleurs qu'elles déterminent. Le dégagement rapide et assez abondant des gaz acide carbonique, hydrogène carboné et sulfuré, dans le trajet des intestins, dépend de causes très-différentes, et dont l'influence sur l'excrétion gazeuse intestinale n'est pas encore connue. Tantôt ces flatuosités sont le résultat d'une simple débilité des organes de la digestion; tantôt le produit d'une affection nerveuse abdominale; le plus souvent elles sont un des principaux symptômes de péritonites aiguës et chroniques. Les toniques, les antiphlogistiques, les antispasmodiques, les absorbans, peuvent donc être, suivant les cas, employés pour combattre les différentes causes des flatuosités, et ne sont pas néanmoins des carminatifs. Cette expression s'applique seulement aux substances médicamenteuses qui provoquent le dégagement des flatuosités, et tendent à combattre cet effet, en déterminant une réaction sur le canal intestinal, quelles que soient d'ailleurs les causes variées qui ont pu le faire naître.

Les carminatifs appartiennent tous à la classe des excitans ou des toniques excitans et des diffusibles. On range principalement dans cette section les racines d'angélique, de gimgembre, de galanga, de serpentaire de Virginie, de calamus verus, les feuilles et les tiges des chénopodium botrys et ambrosioïdes, celles de rue, d'absinthe, de tanaisie, de sauge, de mélisse, et de la plupart des labiées; les fleurs d'oranger, de tilleul, de camomille; les baies de genièvre, de laurier; la muscade, le poivre, la vanille, les graines d'anis, de coriandre, de cumin, de fenouil; les fruits de l'illycium anisatum, les écorces de cannelle, de cascarille de Winter; celles des citrons. On emploie aussi comme carminatifs les eaux distillées de la plupart de ces plantes, et même leurs huiles essentielles. Les vins, les éthers et les teintures amères et aromatiques sont aussi des carminatifs.

Toutes ces substances déterminent une médication excitante, et réagissent fortement sur le canal intestinal affaibli et distendu par des gaz; aussi plusieurs auteurs, comme Lieutaud, confondent-ils dans le même chapitre les stomachiques et les carminatifs. Les effets de tous ces moyens excitans, par rapport aux flatuosités, sont en général assez prompts. La rapidité avec laquelle ils agissent, et le soulagement instantané qui succède au dégagement du gaz comme par enchantement (carmen), sont même, suivant quelques écrivains, la véritable source de l'expression de carminatif. Quoi qu'il en soit, ces substances médicamenteuses, excitant plus ou moins vivement les organes gastro-intestinaux sur lesquels on les applique, peuvent augmenter l'inflammation et la constriction spasmodique de l'intestin. Ils sont par conséquent très-nuisibles toutes les fois qu'il y a phlegmasie, et surtout des organes abdominaux. L'abus que le peuple fait des carminatifs dès qu'il éprouve les plus légères douleurs, qu'il ne manque jamais d'attribuer d'abord à la présence de ce qu'il appelle des vents, est très-souvent suivi des accidens les plus fâcheux. J'ai vu l'emploi dangereux des carminatifs déterminer ainsi plusieurs fois des entérites et des péritonites mortelles.

Les carminatifs ne peuvent être utiles que chez les individus d'un tempérament lymphatique et mou, dans les cas de débilité et de tension du canal intestinal, ou chez les enfans qui ont souvent les intestins boursoufflés et le ventre ballonné, lorsqu'il n'y a d'ailleurs aucune inflammation ni de la membrane muqueuse, ni de la membrane séreuse des organes abdominaux.

On administre les excitans quand on veut produire un effet carminatif, comme dans tous les cas où on met en pratique la médication excitante, sous d'autres rapports. Ainsi on les donne en infusion par la bouche ou l'anus; on se sert des teintures ou des huiles essentielles, à la dose de quelques gouttes dans des potions appropriées. On emploie les eaux distillées aromatiques dans la proportion d'une à deux onces sur quatre onces de liquide. On en fait aussi usage extérieurement, sous forme d'épithème et de liniment. (GUERSENT.)

CARNIFICATION, s. f., *carnificatio*. On a donné ce nom à certaines transformations dans lesquelles on a cru voir de la ressemblance entre le tissu morbide et le tissu musculaire; quelques pathologistes ont aussi désigné par ce mot le ramollissement des os et des cartilages, et l'induration de quelque partie du cerveau ou l'*hépatisation* du poumon. Cette expression est vague; elle peut donner une idée fausse de l'altération pathologique, et ne doit pas être conservée dans une langue bien faite et vigoureuse. *Voyez* OSTÉO-SARCOME, SARCOME, INDURATION, HÉPATISATION. (RODIESCHET.)

CARNOSITÉ, s. f., *carnositas*, *caruncula*. Ce mot, peu usité de nos jours, était autrefois consacré à désigner certaines fongosités pédiculées, ou petits polypes qu'on supposait exister dans l'intérieur du canal de l'urètre de l'homme, toutes les fois qu'après un ou plusieurs écoulemens vénériens, il survenait une rétention d'urine. André Laguna, Alphonse Ferri, Paré et Astruc lui-même, ont admis l'existence de ces petits tubercules, qui ont aussi été quelquefois décrits sous le nom de caroncules de l'urètre; mais Dionis, Saviard, Morgagni, Lafaye, J. L. Petit, Hunter, Sharp, Brunner, Girtanner, Desault, et beaucoup d'autres écrivains, ont démontré, par des recherches d'anatomie pathologique nombreuses et très-concluantes, que leurs devanciers étaient tombés dans une grave erreur, en prenant pour des carnosités les simples coarctations urétrales déterminées par l'épaississement et l'induration des parois du canal, vers le point qui a été le siége d'une inflammation blennorrhagique. Presque tous les médecins modernes ont adopté cette dernière opinion; et en effet il n'est plus permis aujourd'hui de prendre, comme on le faisait naguère, la matière d'un écoulement par la verge, pour la suppuration d'un ulcère profondément situé dans le canal. Des observations sans nombre prouvent au contraire que dans les cas, infiniment rares, où des ulcérations de cette espèce se déclarent, il ne peut jamais résulter de leur cicatrisation des brides et des excroissances assez volumineuses pour intercepter le passage de l'urine.

Quoi qu'il en soit, la dénomination de *carnosité*, qui est presque tonjours accompagnée de l'épithète *vénérienne* ou *syphilitique*, ne doit pas être exclue du vocabulaire médical; car avec cette modification, elle est indispensable pour faciliter l'intelligence des anciens auteurs, et peut encore convenir à toutes les tumeurs, végétations et excroissances qui se développent à la surface de la peau ou sur les membranes muqueuses, par suite de l'action des virus vénériens. *Voyez* RÉTRÉCISSEMENT DE L'URÈTRE, RÉTENTION D'URINE. (L. V. LAGNEAU.)

CARONCULE, s. f., *caruncula*, diminutif de *caro*, chair. On désigne sous ce nom, 1° un petit corps rougeâtre, situé au grand angle de l'œil, et formé par un amas de follicules muqueux : c'est la caroncule *lacrymale*; 2° de petites éminences que l'on rencontre à l'entrée du vagin, chez la plupart des femmes, et qui sont les caroncules *myrtiformes*; 3° les bourgeons charnus ou les granulations rougeâtres qui s'élèvent à la surface des plaies qui suppurent. (A. BÉCLARD.)

CAROTIDE, s. f., *carotis*, plur. carotides, καρωτίδες, de κάρος ou κάρωσις, assoupissement. Nom donné par les anciens à l'artère principale de la tête, parce qu'ils la croyaient le siége du *carus*. Cette expression a été conservée par les modernes. On appelle *carotide primitive* le tronc de cette artère; et *carotides externe et interne* les deux branches qui la terminent. Quelques-uns nomment le premier *tronc céphalique*, et les secondes *artères faciale et cérébrale antérieure*, à cause de leur distribution.

L'artère carotide primitive est une des branches volumineuses fournies par la crosse de l'aorte; du côté gauche elle en sort immédiatement, tandis qu'à droite elle en est séparée par toute la longueur du tronc *brachio-céphalique* : de là un peu plus de longueur dans la carotide primitive gauche que dans la droite. Le volume de ces deux troncs est à peu près le même; quelquefois pourtant l'un ou l'autre, plus souvent le droit, est plus gros. Ils sont tous deux situés au cou, en avant et sur les côtés, séparés l'un de l'autre par la trachée-artère et le larynx. L'obliquité de la crosse de l'aorte fait que la carotide droite se trouve d'abord sur un plan plus antérieur que la gauche; mais, en montant, ces deux artères se placent sur une même ligne transversale. Elles sont très-rapprochées inférieurement, et plus écartées supérieurement, à cause de la largeur différente de la trachée-artère et du larynx. Leur direction est oblique de bas en haut, d'avant en arrière, et de dedans en dehors. Elles ne décrivent point de courbure dans leur trajet, et ne fournissent point de rameaux. Arrivées au niveau de la partie supérieure du larynx, elles se divisent chacune en deux branches, d'un volume à peu près égal, qui sont les carotides externe et interne.

Appliquée en arrière, sur la colonne vertébrale et ses muscles, dont la sépare inférieurement l'artère thyroïdienne inférieure, unie en dehors à la veine jugulaire interne et au nerf de la huitième paire par une gaine celluleuse commune, séparée au contraire du grand nerf sympathique, qui a sa gaine propre, et est situé plus en arrière et plus en dehors, l'artère carotide n'est recouverte en haut et en avant que par la peau et le muscle peaucier, tandis qu'en bas elle est profondément placée derrière les muscles sterno-mastoïdien, sterno-hyoïdien, et omoplat-hyoïdien. La carotide gauche est en partie renfermée dans la poitrine, où la veine sous-clavière gauche passe au-devant d'elle.

L'artère carotide externe, après s'être séparée de la précédente, se porte en haut, verticalement d'abord, puis en se courbant en arrière pour gagner l'échancrure parotidienne, dans laquelle elle continue de monter jusque derrière le col du condyle de la mâchoire inférieure, endroit où elle se termine par deux branches, qui sont les artères TEMPORALE et MAXILLAIRE INTERNE. Elle n'est couverte, à son origine, que par la peau et le peaucier; mais, plus haut, elle s'engage entre les muscles qui se fixent à l'apophyse styloïde, cachée par le stylo-hyoïdien, et en outre par le digastrique qui recouvre celui-ci, ainsi que par le nerf grand hypoglosse, et appliquée sur les stylo-glosse et stylo-pharyngien; la glande parotide la masque entièrement dans l'échancrure parotidienne, au niveau de laquelle elle repose sur l'apophyse styloïde. Elle donne, en devant, les artères thyroïdienne supérieure, linguale et labiale; en arrière, l'occipitale et l'auriculaire postérieure; en dedans, la pharyngienne inférieure. Toutes ces branches naissent de sa partie inférieure. Elles ont à peu près la même grosseur, si on en excepte les deux dernières, qui sont très-petites.

La thyroïdienne supérieure, dont l'origine est très-rapprochée de celle de la carotide externe elle-même, descend en dedans et en avant, fournit un rameau laryngé qui traverse la membrane thyro-hyoïdienne et se distribue dans le larynx par deux rameaux secondaires, s'engage derrière les muscles omoplat-hyoïdien et sterno-thyroïdien, auxquels elle laisse quelques ramuscules s'étendant aux autres muscles et aux tégumens voisins, forme divers contours en se dirigeant en bas vers la glande thyroïde, donne un petit rameau qui s'anastomose sur la membrane crico-hyoïdienne avec l'artère du côté opposé, et se termine enfin par deux ou trois grosses branches qui pénètrent dans la glande thyroïde, et s'y ramifient. L'une de ces branches suit ordinairement la partie postérieure et externe de la glande, pour aller s'anastomoser avec la thyroïdienne inférieure du même côté, tandis qu'une autre suit son bord interne, et communique avec la thyroïdienne supérieure du côté opposé. La thyroïdienne supérieure vient quelquefois de la carotide primitive, et son rameau laryngé est quelquefois fourni immédiatement par la carotide externe.

L'artère linguale, née de la carotide externe un peu au-dessus de la thyroïdienne supérieure, marche d'abord presque horizontalement en avant et en dedans, le long de la grande corne de l'os hyoïde, n'étant séparée de la peau et du muscle peaucier que par l'attache de l'hyo-glosse, de sorte qu'il serait facile de la lier dans cet endroit, en soulevant seulement un peu le stylo-hyoïdien, qui est au-dessus d'elle; elle fournit, dans cette première portion de son trajet, des rameaux aux muscles hyo-glosse, constricteur moyen du pharynx, etc., et dont un suit la partie supérieure de l'os hyoïde, pour aller s'anastomoser avec l'artère du côté opposé. Ensuite l'artère linguale monte obliquement vers la base de la langue, en donnant pour sa face dorsale un ou plusieurs rameaux appelés *artères dorsales de la langue*, de petits rameaux pour le génio-glosse, et, pour les muscles mylo-hyoïdien, génio-glosse, le ventre antérieur du digastrique, la glande sublinguale et la membrane muqueuse de la bouche, un rameau plus considérable, nommé *artère sublinguale*. Enfin, arrivée à la langue, la linguale, qui prend alors le nom de *ranine*, se dirige en avant, sous la face inférieure de cet organe, jusqu'à sa pointe, où elle se termine en s'anastomosant avec celle du côté opposé, après avoir répandu un grand nombre de rameaux dans le tissu propre de la langue.

L'artère labiale, ou maxillaire externe, appelée encore *faciale*, naît immédiatement au-dessus de la linguale, et souvent par un tronc qui lui est commun avec cette dernière, et se dirige d'abord en dedans et en avant, puis en haut et en dedans, pour gagner la partie inférieure de la face, le long de laquelle elle continue à se porter dans la même direction, jusqu'au grand angle de l'œil; elle est très-flexueuse dans tout ce trajet. Cachée au cou par les muscles digastrique et stylo-hyoïdien, le nerf hypoglosse et la glande maxillaire, elle devient superficielle à la face, surtout en bas, où l'on sent ses battemens à travers la peau et le peaucier, et où il est aisé de la comprimer sur la mâchoire inférieure au-devant du muscle masseter. Elle fournit, au cou, plusieurs rameaux pour les parties qu'elle recouvrent, ainsi que pour le muscle ptérygoïdien interne, la membrane de la bouche et le côté de la langue, et donne en outre une artère *palatine inférieure*, très-petite, venant quelquefois de la carotide externe, destinée aux muscles stylo-glosse et stylo-pharyngien, au pharynx, à l'amygdale et au voile du palais, et une artère *submentale* plus grosse, quelquefois fournie par la sublinguale, ou fournissant cette dernière, se portant en avant sur le muscle mylo-hyoïdien, auquel elle se distribue, ainsi qu'au digastrique, au peaucier et à la peau du cou et de la face, et s'anastomosant avec la sublinguale et avec une branche de la maxillaire interne qui sort par le trou mentonnier. A la face, il naît de l'artère labiale un grand nombre de rameaux qui, en arrière ou en dehors, vont à presque tous les muscles et aux tégumens de la face, au tissu adipeux de la joue et à la glande parotide, et communiquent avec les autres artères de la face, tandis qu'en avant ou en dedans ils se distribuent aux

muscles et à la peau du menton, aux lèvres et au nez, en s'anastomosant avec ceux du côté opposé, et avec les artères voisines.
Parmi ces rameaux, ceux qui appartiennent aux lèvres, plus volumineux que les autres, constituent les artères *coronaires*, distinguées en supérieure et en inférieure : l'une et l'autre marchent,
flexueuses, dans l'épaisseur des lèvres, et s'anastomosent sur leur
milieu avec celles du côté opposé, après avoir donné aux tégumens, à l'orbiculaire et à la membrane muqueuse de la bouche ; la
supérieure se ramifie aussi en partie dans la sous-cloison du nez.
A sa dernière extrémité l'artère labiale s'anastomose ordinairement avec le rameau nasal de l'ophthalmique, branche de la
carotide interne.

L'occipitale, située à son origine à peu près au niveau de la
linguale, gagne l'occiput en passant profondément entre l'apophyse transverse de l'atlas et l'apophyse mastoïde, et monte ensuite, en serpentant, jusque vers le sommet de la tête. Elle fournit
des rameaux au sterno-mastoïdien, au splénius et au petit com-
plexus qui la recouvrent, au digastrique, au stylo-hyoïdien, aux
glandes lymphatiques du cou, au muscle occipito-frontal et aux
tégumens, et envoie le plus souvent à la dure-mère deux petites
artères qui traversent les trous mastoïdien et pariétal. Elle
s'anastomose avec la cervicale ascendante, la cervicale profonde,
la vertébrale, la temporale, l'auriculaire postérieure, et l'occipitale du côté opposé.

L'auriculaire postérieure, la plus élevée des branches que fournit la carotide externe avant sa terminaison, monte en arrière,
cachée par la glande parotide, à laquelle elle laisse quelques ramuscules, ainsi qu'au digastrique et au stylo-hyoïdien, envoie
dans l'aquéduc de Fallope la *stylo-mastoïdienne*, destinée au périoste de ce conduit, à la caisse du tympan, et aux canaux demi-
circulaires de l'oreille interne, passe entre l'apophyse mastoïde et
le conduit auditif externe, et se termine par deux rameaux, dont
l'antérieur se répand sur la face interne du pavillon de l'oreille,
tandis que le postérieur continue de monter au-devant de l'apophyse mastoïde, et se perd dans les muscles postérieur de l'oreille,
occipito-frontal, temporal, et dans les tégumens.

La pharyngienne inférieure, née de la carotide externe au niveau de la labiale, se dirige presque verticalement en haut, acco-
lée à la partie latérale et postérieure du pharynx, et se partage,
après un court trajet, en deux rameaux, un interne, qui se perd

presque en entier dans le pharynx lui-même, et un externe, qui
monte jusqu'à la base du crâne, donne quelques ramuscules aux
troncs vasculaires et nerveux de cette région, et traverse le trou
déchiré postérieur pour se répandre sur la dure-mère, en fournissant aussi les artères qui pénètrent dans cette membrane par
les trous déchiré et condylien antérieurs.

L'artère carotide interne forme à son origine un angle très-
aigu avec l'externe. Située d'abord plus en arrière et en dehors
que cette dernière, elle se recourbe ensuite en dedans, en même
temps que la carotide externe se porte en dehors, et devient véritablement interne; puis elle monte profondément au-devant de
la colonne vertébrale, derrière la partie latérale du pharynx,
jusqu'à la base du crâne, décrit une ou deux courbures, et marche
presque horizontalement en avant pour gagner l'orifice inférieur
du canal carotidien, qu'elle parcourt en se dirigeant successivement, comme les deux portions de ce canal, verticalement et horizontalement en avant, se recourbe de nouveau dans le crâne
pour se porter en haut et en avant, recouverte par la dure-mère,
s'engage entre les deux lames de cette membrane qui forment le
sinus caverneux, descend un peu en avant, puis remonte obliquement en dedans sous l'apophyse clinoïde antérieure, traverse
la lame interne de la dure-mère, et, après un court trajet d'a-
vant en arrière et un peu de bas en haut à la surface inférieure
du cerveau, se partage en deux branches destinées à ce viscère :
l'une, plus petite, est l'artère du corps calleux; l'autre, qui
semble la continuation de la carotide interne, est la cérébrale
antérieure. Au cou, l'artère carotide interne est accompagnée
par la veine jugulaire interne, située plus en dehors, et par les
nerfs grand sympathique et de la huitième paire. Elle avoisine,
en dedans l'amygdale, et pourrait être blessée par un instrument
porté trop en arrière et en dehors dans les opérations que l'on
pratique sur cette glande. Dans le sinus caverneux, la membrane
propre de ce sinus est appliquée sur elle, et l'empêche d'être en
contact immédiat avec le sang; le nerf de la sixième paire marche
le long de son côté externe. Enfin, sous le cerveau, l'arachnoïde
lui fournit une gaîne; le nerf optique est à son côté interne. Il
ne se sépare ordinairement aucune branche de cette artère avant
son entrée dans le crâne. Quelques ramuscules en naissent dans
le canal carotidien et dans le sinus caverneux; ils vont à la caisse
du tympan, à la dure-mère, à plusieurs nerfs voisins, à la glande

pituitaire, etc. Mais, avant sa terminaison, la carotide interne donne encore, 1° l'ophthalmique, tronc moins rémarquable par son volume que par sa distribution, et qui mérite une description particulière (*voy.* OPHTHALMIQUE); 2° des ramifications très-ténues pour les nerfs optiques et les parties voisines du cerveau; 3° la communicante de Willis, ou communicante postérieure, qui va s'anastomoser, en arrière et un peu en dedans, avec la cérébrale postérieure fournie par le tronc basilaire des artères vertébrales, après avoir laissé un assez grand nombre de rameaux dans les éminences mamillaires, les nerfs optiques, le plexus choroïde, les bras de la moelle allongée, etc.; 4° l'artère choroïdienne, principalement destinée au plexus choroïde, qu'elle accompagne dans le cerveau en pénétrant par la fente latérale de la face inférieure de cet organe. La communicante vient quelquefois de la cérébrale antérieure, ou de la carotide interne, au lieu même de sa division, qui représente alors une espèce de trépied.

L'artère du corps calleux se rapproche de celle du côté opposé, en se portant en avant et en dedans, communique avec elle par un rameau transversal très-court, que quelques-uns appellent *artère communicante antérieure*, et qui donne de sa partie supérieure quelques ramuscules aux parties médianes du cerveau, marche ensuite horizontalement en avant dans le sillon longitudinal du cerveau, se recourbe sur le bord antérieur du corps calleux, et gagne la face interne des hémisphères, le long de laquelle elle se prolonge plus ou moins. Elle fournit, 1° de très-petits rameaux, avant sa communication avec l'artère du côté opposé, pour les parties situées à la face inférieure du cerveau; 2° des branches plus considérables, dont plusieurs la terminent, et qui se répandent d'abord sur le côté interne, puis sur la face externe des hémisphères, en s'anastomosant avec les cérébrales antérieure et postérieure; 3° des rameaux moins volumineux, mais en très-grand nombre, qui se perdent dans le corps calleux.

L'artère antérieure du cerveau, qu'on nomme aussi *cérébrale moyenne*, en appelant *cérébrale antérieure* l'artère du corps calleux, forme avec celle-ci un angle très-obtus. Dirigée en dehors et en arrière, elle se loge dans le fond de la scissure de Sylvius, et se termine, après avoir donné dans son trajet des rameaux nombreux, mais déliés, à la face inférieure du cerveau, par deux, trois ou même quatre branches volumineuses, subdivisées elles-mêmes en d'autres rameaux qui se distribuent aux lobes antérieur et moyen du cerveau, et communiquent avec l'artère du corps calleux et la cérébrale postérieure.

Il est aisé de voir que non-seulement les diverses branches des artères carotides externe et interne sont unies par de fréquentes anastomoses, mais que les branches de l'une communiquent aussi avec celles de l'autre, et qu'en outre les anastomoses de ces artères établissent plusieurs communications entre la carotide primitive et l'artère sous-clavière. Ces communications sont dues particulièrement aux anastomoses de la thyroïdienne supérieure avec l'inférieure, de l'occipitale avec les cervicales ascendante et profonde et avec la vertébrale, de la carotide interne elle-même et de ses deux branches de terminaison avec le tronc basilaire, formé par la réunion des deux vertébrales. (A. BÉCLARD.)

CAROTIDIEN, adj., *caroticus*; nom donné au canal de l'os temporal que traverse l'artère carotide. *Voyez* TEMPORAL.

CAROTIQUE, adj. État carotique, synonyme d'état soporeux (*voyez* CARUS); fièvre carotique, espèce de tierce décrite par Werlhoff, par Ramazzini et par Morton, sous le nom d'apoplectique. Forti la nomme soporeuse, et ce dernier nom lui a été conservé. C'est une des variétés de l'intermittente pernicieuse. *Voyez* FIÈVRE.   (COUTANCEAU.)

CAROTTE, s. f., *radix et semina dauci*. La carotte (*daucus carota*, L.) croît en abondance dans les prés. Dans l'état sauvage, sa racine est blanchâtre, quelquefois rouge, rameuse, dure et coriace, d'une odeur forte, d'une saveur âcre et désagréable. Transplantée dans nos jardins potagers, sa racine perd une partie de ses qualités pour en acquérir de nouvelles. Elle devient pivotante, charnue, se ramifie rarement. Sa saveur est alors douce, sucrée et légèrement aromatique. La quantité de matière sucrée renfermée dans la carotte cultivée est assez considérable pour que cette racine, soumise à la fermentation, donne en abondance un alcohol très-limpide. Le genre *Daucus*, de la famille des Ombellifères, de la pentandrie digynie, se reconnaît à ses involucres composés de folioles profondément pinnatifides, à ses fruits ovoïdes hérissés de pointes roides.

On distingue plusieurs variétés de carottes : les unes sont d'un rouge très-vif; les autres sont jaunâtres; on désigne communément à Paris ces dernières sous le nom de carottes de Flandre. Cette racine est beaucoup plus employée comme aliment que comme médicament. C'est un de nos légumes les plus agréables et les plus salubres, que l'on mange tantôt seul, tantôt mélangé à d'autres substances. Quant à ses propriétés médicales, elles nous semblent avoir été singulièrement exagérées par quelques auteurs. La racine de carotte sauvage, à cause de son odeur forte, de sa saveur âcre et aromatique, nous paraît devoir posséder des qualités légèrement stimulantes. Mais quant à celle qui est cultivée, il nous est impossible de reconnaître en elle une action différente de celle de toutes les autres substances végétales émollientes. C'est ainsi que nous concevons que sa pulpe, appliquée sur des tumeurs ou des ulcères très-douloureux, et même de mauvais caractère, a pu, en faisant cesser les accidens de l'inflammation, les amener à une prompte guérison. Ce résultat avantageux nous paraît devoir être attribué plus sûrement aux qualités émollientes de la carotte qu'à une prétendue *vertu anticancéreuse*, comme beaucoup d'auteurs fort recommandables l'ont écrit. On applique encore assez souvent la raclure de carotte crue sur les gerçures qui se forment dans différentes parties, et surtout à l'angle des ailes du nez et de la joue, et au mamelon des femmes qui nourrissent.

Les fruits ou semences de carotte ont une odeur aromatique, une saveur chaude et un peu âcre. M. Bouillon Lagrange en a retiré, à l'aide de la distillation, une huile volatile d'une couleur jaune-pâle; la décôction de ces graines contient un principe amer, du tannin et du muriate de chaux. Ces fruits, comme ceux d'un grand nombre d'autres plantes de la même famille, sont légèrement excitans. Leur infusion chaude augmente la perspiration cutanée, ou la sécrétion de l'urine. La dose est de deux gros infusés dans deux livres d'eau. Quelquefois on administre la poudre à la dose d'un scrupule à un gros.   (A. RICHARD.)

CAROUBIER, s. m., *ceratonia siliqua*, L. (famille des Légumineuses, polygamie-triæcie). Le caroubier est un grand arbre toujour svert, qui se plaît dans les terrains rocailleux, les fentes des rochers, dans les contrées méridionales de l'Europe. Il est commun en Espagne, en Italie, et on le cultive dans certaines parties de la Provence. Ses feuilles sont pennées, sans impaire; ses fleurs forment de petits épis qui se composent tantôt de fleurs mâles, tantôt de fleurs femelles, tantôt de fleurs hermaphrodites, sur le même ou sur des pieds différens. Les fruits sont de longues gousses épaisses, aplaties, un peu arquées, charnues, contenant

plusieurs graines lisses. La chair des *caroubes* ou siliques du caroubier, que l'on désigne dans les pharmacies sous le nom de
siliquæ dulces, est douce, sucrée et fort nourrissante. Aussi dans
les pays où cet arbre abonde, les enfans et les gens des campagnes en font-ils leur principale nourriture. Cette chair est pulpeuse ; sa saveur a beaucoup d'analogie avec celle des jujubes
desséchés, et ses usages, en médecine, sont absolument les mêmes
que ceux de ces fruits. Leur décoction est adoucissante, et s'administre dans les divers catarrhes pulmonaires.

En Égypte, on retire de ces gousses une espèce de sirop fort
recherché par les habitans du pays pour confire les mirobolans
et les tamarins, dont ils sont très-friands. Mélangée avec des
raisins secs et quelques autres fruits, la pulpe de caroubes forme
la base de la plupart des sorbets des Musulmans.   (A. RICHARD.)

CARPE, s. m., *carpus*, καρπός, première partie de la main,
dans le squelette, celle qui est articulée avec l'avant-bras. Il fait
suite aux os de l'avant-bras, qu'il ne dépasse presque pas sur les
côtés, tandis que, plus bas, le métacarpe présente un élargisse-
ment remarquable. Sa hauteur est peu considérable, de sorte qu'il
forme une très-petite étendue de la longueur de la main. Il est
aplati d'avant en arrière, légèrement courbé en avant, ce qui
rend sa face postérieure convexe, et l'antérieure concave ; la première fait partie du dos de la main, et est couverte par les tendons extenseurs des doigts, tandis que la seconde, dont la concavité est augmentée par deux saillies qui la bornent latéralement, représente une sorte de coulisse, dans laquelle glissent
les tendons des muscles fléchisseurs. Du côté de l'avant-bras, le
carpe offre une convexité plus prolongée en arrière qu'en devant, encroûtée de cartilage dans l'état frais, et qui s'enfonce
entre les os de l'avant-bras, pour former avec eux l'articulation
du poignet. En bas, cette partie de la main se termine par un
certain nombre de facettes articulaires qui se joignent aux os du
métacarpe. En dehors et en dedans, elle présente des inégalités
qui fournissent des insertions ligamenteuses.

Huit os courts, solidement unis, constituent le carpe ; ces os
sont le *scaphoïde*, le *semi-lunaire*, le *pyramidal*, le *pisiforme*, le
trapèze, le *trapézoïde*, le *grand os* et l'*os crochu*. (*Voyez* ces
mots.) Ils sont situés sur deux rangées : la première, qui est plus
près de l'avant-bras, est formée par les quatre premiers ; la seconde, qui surmonte le métacarpe, par les quatre derniers. Le

scaphoïde, le semi-lunaire et le pyramidal sont placés de dehors en dedans, et dans cet ordre sur la même ligne, mais le pisiforme est au-devant du pyramidal, et non à côté de lui. Les os de la seconde rangée sont situés, de dehors en dedans, les uns à côté des autres, dans l'ordre suivant lequel ils ont été nommés. Il résulte de là que les saillies latérales que l'on remarque à la face antérieure du carpe appartiennent, en dehors, au scaphoïde et au trapèze, et en dedans, au pisiforme et à l'os crochu.

Le carpe est une partie fort importante de la main, dont il forme l'endroit le plus solide; il sert de point d'appui à plusieurs de ses mouvemens, résiste à tous les efforts qu'elle supporte, et les transmet à l'avant-bras.

CARPE (articulations des os du). Elles comprennent, 1° les articulations des os de la première rangée entre eux ; 2° celles de la première rangée avec la seconde ; 3° celles des os de la seconde rangée. L'articulation de la première rangée avec l'avant-bras, et celles de la seconde avec les os du métacarpe, seront examinées aux mots POIGNET et MÉTACARPE. Les articulations des os du carpe entre eux se font par des surfaces à peu près planes, et appartiennent au genre *arthrodie*, excepté celle du grand os avec le scaphoïde et le semi-lunaire, qui se rapproche de l'énarthrose. On remarque, dans l'articulation des deux rangées l'une avec l'autre, que le pisiforme est étranger à cette articulation, n'en ayant qu'une seule, tout-à-fait séparée de celles des autres os, avec le pyramidal, que le scaphoïde s'unit à la fois au trapèze, au trapézoïde et au grand os, tandis que le semi-lunaire s'articule avec le grand os et l'os crochu, et le pyramidal avec l'os crochu seulement : la ligne de ces articulations est loin d'être droite ; à peu près transversale en dehors, entre le scaphoïde et les deux premiers os de la seconde rangée, elle décrit au milieu une courbe qui remonte beaucoup au-dessus de sa première portion, par la saillie que forme la tête du grand os, et s'incline ensuite en bas et en dedans, à cause de l'obliquité de la face supérieure de l'os crochu.

Une couche fibreuse, presque continue, entoure les os du carpe, et assure la solidité de leurs articulations. Ses fibres les plus superficielles sont un prolongement de celles des ligamens antérieur, postérieur et latéraux de l'articulation du poignet ; mais en enlevant ces fibres, on en trouve d'autres propres au carpe, et disposées par petites bandes très-courtes et serrées, qui se fixent sur les os contigus. En arrière ou vers le dos de la main, deux de ces petits faisceaux sont dirigés en travers sur les articulations du scaphoïde, du semi-lunaire et du pyramidal, attachés à la face postérieure de ces trois os de la première rangée : un autre faisceau, composé de fibres obliques, mais un peu variables dans leur direction ainsi que dans leur nombre, descend de ces mêmes os à la face postérieure des quatre os de la seconde rangée, en passant ainsi sur l'articulation des deux rangées entre elles ; enfin trois petits ligamens, transverses comme les premiers, se fixent aux quatre os de la seconde rangée. En avant, il existe autant de ligamens *palmaires* qu'il y en a de *dorsaux* en arrière : seulement leurs fibres sont en général moins fortes ; celles qui vont d'une rangée à l'autre sont constamment obliques de haut en bas et de dehors en dedans, et parmi les ligamens transverses de la seconde rangée, le premier a des fibres superficielles, plus longues que les autres, étendues du trapèze au grand os. En dehors et en dedans, on distingue deux ligamens latéraux qui unissent la première rangée à la seconde : l'externe est attaché au scaphoïde et au trapèze, l'interne au pyramidal et à l'os crochu. Outre cette couche fibreuse extérieure, des fibres ligamenteuses occupent les intervalles mêmes des os ; la petitesse de ces intervalles fait que leur brièveté est extrême. Dans la première rangée, ces fibres forment deux bandelettes étroites, interposées entre le scaphoïde et le semi-lunaire, et entre celui-ci et le pyramidal, fixées à ces os par leurs bords, libres par leur face supérieure, qui fait partie de la convexité du carpe articulée avec l'avant-bras, et est revêtue par la membrane synoviale de cette articulation, tapissées à leur face inférieure par la synoviale du carpe, et confondues, en avant et en arrière, avec les fibres extérieures. Dans la seconde rangée, ce sont des faisceaux irréguliers, entremêlés de tissu graisseux, et insérés aux parties raboteuses que présentent les faces contiguës du trapézoïde et du grand os, du grand os et de l'os crochu. L'os pisiforme est maintenu dans sa situation par deux ligamens particuliers, distincts des précédens, et qui l'unissent, l'un à l'os crochu, l'autre au cinquième os du métacarpe ; tous deux se fixent à sa partie inférieure, d'où ils s'écartent en bas, le premier se portant un peu plus en dehors, et se prolongeant un peu moins que le second. On désigne souvent, sous les noms de *ligamens annulaires antérieur et postérieur du carpe*, deux bandes fibreuses qui n'ont rien de commun avec les ligamens propres du carpe, et dont l'usage est de maintenir les tendons qui

passent autour du poignet : leur description appartient à celle
du POIGNET.

Une seule membrane synoviale est commune à toutes les articulations des os du carpe entre eux, si l'on en excepte celle du
pisiforme avec le pyramidal, qui est pourvue d'une petite capsule
isolée et assez lâche. Cette membrane se prolonge même dans les
articulations du carpe avec les quatre derniers os du métacarpe,
et de ces os entre eux. Elle présente çà et là de petits grains adipeux, et des points rouges, saillans, analogues aux franges synoviales et aux paquets synoviaux.

Les cartilages qui revêtent les facettes correspondantes des os
du carpe sont en général fort minces.

Il ne se passe dans les articulations du carpe que des mouvemens très-obscurs. Les os de chaque rangée glissent légèrement
les uns sur les autres d'arrière en avant, et d'avant en arrière, ce
qui peut augmenter ou diminuer un peu la concavité de la paume
de la main. Le pisiforme glisse de bas en haut et de haut en bas
sur le pyramidal. Les deux rangées exécutent l'une sur l'autre de
légers mouvemens de flexion, d'extension, d'inclinaison latérale,
qui augmentent un peu l'étendue des mouvemens de la main, en
s'ajoutant à ceux de l'articulation du poignet, et dont l'articulation du grand os avec le scaphoïde et le semi-lunaire paraît être
le siége principal.   (A. BÉCLARD.)

CARPE, s. f., *cyprinus carpio*, L. On appelle ainsi un poisson
du grand genre des Cyprins, et de la famille des Gymnopomes,
reconnaissable aux quatre barbillons qui garnissent les angles
de sa mâchoire supérieure, à sa nageoire caudale fourchue, violacée, bordée de noir ; à ses lèvres charnues, arrondies, protrac-
tiles. La carpe habite particulièrement les eaux douces des contrées méridionales et tempérées de l'Europe, où elle a été importée
d'Asie vers le moyen âge, et où elle s'est propagée par l'effet des
soins que l'homme s'est donnés. Celui-ci, en effet, pour lequel la
chair de ce poisson est un aliment estimé, est parvenu à l'élever
dans une sorte de domesticité, à se le procurer toutes les fois qu'il
le désire, et même à le priver des organes de la génération pour
l'engraisser et lui communiquer une saveur plus délicate, ainsi
qu'on le fait pour les bœufs, les moutons, les chapons et les pou-
lardes. La chair des carpes est un mets des plus répandus, en
France surtout, où quelquefois, sur les tables servies avec luxe
on offre des plats entièrement composés de la laite qu'on extrait

de leur ventre, ou de la pièce cartilagineuse qui se trouve dans leur bouche. Ces poissons méritent en général l'estime qu'on en fait; mais lorsqu'ils ont été pris dans les étangs, ils ont souvent la saveur de la vase, et leurs qualités varient même singulièrement, suivant les fleuves et les rivières qu'ils habitent; ainsi, parmi les rivières de France, la Seine et le Lot sont renommés pour leurs carpes; celles du Rhin sont également fort recherchées, à cause de leur volume, et pour la délicatesse de leur chair. Avec les œufs de carpe, comme avec ceux d'esturgeon, on prépare aussi un caviar fort estimé et très en usage sur les rives de la mer Noire.

Mais l'art du cuisinier n'est point le seul qui ait trouvé à s'exercer sur les carpes. A une époque où la médecine semblait chercher à paraître en opposition continuelle avec le bon sens, on préconisait contre l'épilepsie la bile de ces poissons, qui passait d'ailleurs pour un spécifique assuré contre les taies qui empêchent l'entrée des rayons lumineux dans l'œil. Enfin, autre préjugé plus ridicule encore, la *pierre de carpes*, c'est-à-dire l'éminence osseuse qu'on trouve au fond du palais de ces poissons, était vantée comme le préservatif infaillible des maux les plus redoutables.

(HIP. CLOQUET.)

CARPHOLOGIE et CARPOLOGIE, s. f., *carphologia*, *carpologia*, de λέγω, je ramasse, je recueille, et de κάρφη, flocons; ou de καρπός, le carpe, recueillir des flocons, ou ramasser avec la main : le premier de ces mots est beaucoup plus en usage que le second; ils expriment l'un et l'autre l'agitation continuelle et automatique des mains, et en particulier des doigts, qui tantôt semblent chercher à saisir des flocons ou des mouches qui voltigeraient dans l'air, tantôt palpent dans tous les sens les corps qu'ils peuvent atteindre, et tantôt roulent et déroulent alternativement les draps et les couvertures du lit, ou sont sans cesse occupés à en enlever le duvet ou à les éplucher; ce dernier mouvement est spécialement connu sous le nom de *crocidisme*.

La carphologie constitue un désordre tout particulier de la contractilité musculaire : les mouvemens désordonnés qui la caractérisent n'ont pas lieu malgré la volonté, mais ils ne sont pas produits non plus sous l'influence de la volonté : ils diffèrent manifestement des autres troubles de la contractilité, des soubresauts, des convulsions, du tremblement, etc., avec lesquels ils se montrent quelquefois chez le même malade, et dans le même temps. C'est particulièrement dans la période la plus dangereuse des maladies aiguës qu'on voit survenir la carphologie, et surtout dans celles où le système nerveux est le siége primitif ou consécutif des principaux symptômes. Le délire, les soubresauts, les mouvemens convulsifs, la roideur, le désordre des sens, la précèdent ordinairement, et l'accompagnent presque toujours; elle indique un très-grand péril : la plupart des sujets chez lesquels elle survient dans ces circonstances succombent à la maladie dont ils sont atteints. On a vu quelquefois aussi la carphologie se montrer dans des affections apyrétiques, dans des attaques d'hystérie, par exemple : elle ne présente alors rien de grave. Quelques médecins emploient des moyens particuliers, et spécialement le musc et quelques autres antispasmodiques, contre la carphologie; mais comme elle n'est jamais qu'un des phénomènes d'une affection dont le siége et la nature peuvent varier beaucoup, on ne doit en général ni s'occuper d'elle spécialement dans le traitement qu'on adopte, ni à plus forte raison lui opposer constamment un même remède.   (CHOMEL.)

CARPIEN, adj., *carpœus, carpianus*; qui appartient au carpe : *ligamens carpiens, articulations carpiennes*.   (A. D.)

CARPO-BALSAMUM, s. m. Sous cette dénomination on trouvait autrefois dans les pharmacies les fruits du baumier de la Mecque (*amyris opobalsamum*, L.), de la famille des Thérébentacées. Ces fruits, de la grosseur d'un petit pois, sont allongés en pointe à leurs deux extrémités; ils sont d'un rouge brunâtre; leur péricarpe a une saveur faiblement amère et aromatique; et l'amende est huileuse, d'un goût agréable et balsamique. Ces fruits, qui s'altèrent facilement à cause de l'huile grasse renfermée dans leurs graines, ne sont plus employés par les médecins. Ils entrent dans la composition de la thériaque et de quelques autres médicamens officinaux très-compliqués.   (A. RICHARD.)

CARPO-MÉTACARPIEN, adj., qui est commun au carpe et au métacarpe : *articulations carpo-métacarpiennes*.

CARPO-MÉTACARPIEN (muscle) du pouce. *Voyez* OPPOSANT.

CARPO-MÉTACARPIEN (muscle) du petit doigt. *Voyez* OPPOSANT.

CARPO-PHALANGIEN (muscle) du pouce. *Voyez* FLÉCHISSEUR (court) du pouce.

CARPO-PHALANGIEN (muscle) du petit doigt. *Voyez* ADDUCTEUR et FLÉCHISSEUR (court) du petit doigt.

CARPO-SUS-PHALANGIEN (muscle) du pouce. *Voyez* ABDUCTEUR (court) du pouce.

CARRÉ, adj., *quadratus;* nom donné à plusieurs muscles, à cause de leur forme.

CARRÉ (muscle) de la cuisse, *musculus quadratus femoris;* plan charnu assez épais, ayant la forme d'un carré long, situé en travers à la partie postérieure et supérieure de la cuisse, qu'il meut sur le bassin. Il se fixe, par des fibres aponévrotiques assez prononcées, en dedans, à la tubérosité de l'ischion, sur son côté externe et antérieurement, en dehors, sur une surface qui borne le grand trochanter en arrière et en bas, ce qui lui a mérité le nom d'*ischio-sous-trochantérien.* Toutes ses fibres sont transversales et parallèles; elles couvrent le petit trochanter, dont elles sont séparées par une bourse mucilagineuse. Le carré de la cuisse est un des muscles qui font tourner le fémur sur son axe, de dedans en dehors; il peut aussi contribuer à l'abduction de la cuisse et à la rotation du bassin sur le fémur. Albinus et J.-F. Meckel l'ont vu manquer.

CARRÉ (muscle) des lombes, *musculus quadratus lumborum;* faisceau charnu très-épais, aplati, irrégulièrement quadrilatère, allongé de haut en bas, situé sur le côté des vertèbres lombaires, entre l'os des îles et la dernière côte, faisant partie de la paroi postérieure de l'abdomen. Il présente ordinairement deux portions : l'antérieure, plus petite, s'insère par de petits tendons aux trois apophyses transverses lombaires qui sont au-dessus de la dernière; ses fibres remontent ensuite en dehors, et se confondent avec la seconde portion. Celle-ci, postérieure, forme la plus grande partie du muscle, et existe constamment, tandis que l'antérieure manque quelquefois. Elle est fixée, 1° en bas, à la partie la plus reculée de la crête iliaque et au ligament ilio-lombaire, au moyen d'une aponévrose, qui tient aussi, par des fibres tranversales, à l'apophyse transverse de la cinquième vertèbre lombaire, et qui semble, surtout en dedans, la continuation du ligament ilio-lombaire; 2° en haut et en dedans, au bord inférieur de la dernière côte, par de courtes fibres aponévrotiques, et à la face antérieure des apophyses transverses des quatre premières vertèbres lombaires, par autant de languettes tendineuses. Les fibres charnues de cette seconde portion, en partie recouvertes, surtout en dehors, par l'aponévrose inférieure prolongée au-devant d'elles, sont verticales vers le bord externe, et un peu obliques vers le bord interne du muscle, de manière à croiser celles de la première. Le carré des lombes incline les lombes de son côté, abaisse la dernière côte, ou contribue à l'élévation d'un des côtés du bassin. Les principales insertions de ce muscle l'ont fait nommer *ilio-costal*.

CARRÉ (muscle) du menton ou de la lèvre inférieure ; nom donné à l'abaisseur de la lèvre inférieure. *Voyez* ce mot.

CARRÉ PRONATEUR (muscle). *Voyez* PRONATEUR. (BÉCLARD.)

CARREAU, s. m., *tabes mesenterica*. Nom vulgaire, métaphorique, donné à l'affection tuberculeuse des glandes du mésentère, à cause de la dureté et du volume que le ventre acquiert souvent dans cette maladie. On l'a désignée aussi sous les expressions de scrofules ou d'écrouelles mésentériques, d'atrophie, d'étisie, de rachialgie mésentérique (*tabes mesenterica*). M. Baumes a proposé celle de physconie mésentérique, et dans ces derniers temps on a encore appliqué au carreau le nom d'entéro-mésentérite, que M. Petit avait déjà employé pour faire connaître une maladie très-distincte, caractérisée par une éruption furonculaire qui se manifeste vers la fin de l'intestin grêle, et par une inflammation sympathique des ganglions correspondans. La maladie aiguë, décrite par M. Petit, n'a presque aucun rapport avec l'affection chronique tuberculeuse du mésentère. On ne voit pas l'entéro-mésentérite chez les enfans avant la fin de la seconde dentition, tandis que les tubercules mésentériques se rencontrent dès la plus tendre enfance. Cette dernière dénomination est donc encore plus mauvaise que les autres, en ce qu'elle réunit sous un même titre deux affections morbides très-différentes l'une de l'autre.

Le carreau n'est point une maladie particulière à l'enfance; on retrouve des tubercules mésentériques dans tous les âges de la vie. Les médecins qui se livrent à l'anatomie pathologique en ont observé chez des fœtus de six à sept mois, chez des enfans morts en naissant ou peu de temps après la naissance, à tous les degrés de l'enfance, chez des adultes et des individus de cinquante, soixante ans et plus. Cette maladie est, à la vérité, plus commune depuis la première dentition jusqu'à douze et quinze ans, parce que les affections tuberculeuses en général sont plus fréquentes à cet âge ; mais il faut néanmoins bien se garder de croire que le carreau, même chez les enfans, soit une maladie aussi commune que le prétendent quelques écrivains. Bayle dit que, sur cent cadavres, on en trouve à peine quatre qui offrent des tubercules mésentériques. Il parle, à la vérité, d'individus de tous les âges. A l'hôpital des Enfans, où tous les sujets qui sont reçus n'ont jamais moins d'un an ni plus de seize, la proportion des tubercules mésentériques est beaucoup plus considérable ; elle peut être de sept à huit pour cent, au moins chez les filles, qui me paraissent en général plus fréquemment exposées aux affections tuberculeuses pulmonaires et mésentériques que les garçons. La proportion est en raison de cinq ou de six pour cent chez ceux-ci. Je ne donne, au reste, ces résultats que comme de simples probabilités, parce qu'il faut une très-grande masse d'observations pour arriver à quelque calcul probable, attendu qu'indépendamment des différences que présentent les âges et les sexes, on observe encore des disproportions, suivant les années, entre la mortalité des affections tuberculeuses pulmonaires et mésentériques. Il en est qui paraissent plus meurtrières les unes que les autres pour ces maladies.

Caractères du carreau. — Le carreau, comme toutes les maladies qui offrent des altérations organiques visibles et reconnaissables après la mort, présente deux sortes de caractères, des caractères essentiels ou anatomiques, et des caractères physiologiques ou symptomatiques.

A. *Caractères anatomiques du carreau.* — Les altérations que l'on observe dans les glandes mésentériques des individus qui succombent au carreau offrent de très-grandes différences, suivant l'époque à laquelle on les examine. Lorsque le malade périt avant que l'affection tuberculeuse ait fait beaucoup de progrès, et que les ganglions soient entièrement transformés en tubercules, on trouve ces organes dans deux états très-dictincts. Ou ils sont enflammés, ou ils n'offrent aucune trace d'inflammation : dans le premier état, le tissu des ganglions est rouge, gonflé, plus ou moins gorgé de sang, et plus résistant sous le scalpel que dans l'état sain. La matière tuberculeuse est développée dans son tissu sous la forme de petits grains arrondis ou irréguliers : dans quelques cas plus rares, elle est déposée dans le tissu des ganglions sous la forme de petites plaques ou de lames irrégulières et de stries qui se fondent d'une manière insensible avec le tissu même des ganglions, auquel elle est très-adhérente. Dans d'autres circonstances, les ganglions ne sont ni rouges, ni gonflés, ni endurcis ; quelquefois même ils sont plus pâles que dans l'état sain. La matière tuberculeuse est sous forme de grains ou de petites masses arrondies et inégales, ordinairement accolées aux ganglions, qui paraissent lui être étrangers. Le ganglion est seulement diminué de volume, en raison de l'étendue de la matière tuberculeuse. Les ganglions, qui ont presque toujours une forme elliptique, analogue à celle des pepins de courge, ne présentent plus que les deux tiers ou le tiers seulement de cette forme, si le tubercule s'est développé vers l'extrémité de l'ellipse ; ou une espèce de croissant, si, au contraire, il se trouve placé sur un des côtés. Le tissu ganglionaire est ainsi peu à peu comprimé dans un sens ou un autre, et réduit à un très-petit volume. La substance tuberculeuse adhère moins intimement dans ce cas au ganglion que lorsqu'il y a eu inflammation. Elle semble seulement interposée entre lui et la membrane péritonéale qui la recouvre.

Que les ganglions soient enflammés ou pâles et décolorés, que la matière tuberculeuse soit développée dans leur intérieur ou à leur surface seulement, elle est tantôt environnée d'une espèce de kyste plus ou moins distinct, et qu'on peut isoler facilement ; tantôt, au contraire, la couche du tissu cellulaire qui l'environne se confond avec le tissu même des ganglions, et est en partie en contact immédiat avec la membrane péritonéale qui lui sert de kyste. Lorsque l'affection tuberculeuse du mésentère existe depuis long-temps, et est portée à un très-haut degré, les ganglions sont souvent complétement détruits, ou transformés en des masses de tubercules isolées ou agglomérées, de différente grosseur, depuis celle d'un pois jusqu'à celle d'un œuf ; on ne trouve plus alors aucune trace du tissu ganglionaire. La matière tuberculeuse s'épanche quelquefois entre les lames du mésentère, et forme alors des plaques plus ou moins étendues qu'on a prises pour des espèces d'abcès, lorsque cette matière tuberculeuse était ramollie. Les véritables abcès entre les lames du mésentère sont très-rares.

Les tubercules mésentériques passent par tous les états de dégénérescence qui sont propres à cette espèce de tissu morbide. Ils ont d'abord la consistance de marron cru, et sont alors d'un blanc mat, ou tirant sur l'opale, ou jaunâtre. Lorsque la matière tuberculeuse est peu abondante et comme infiltrée dans le tissu du ganglion, elle est quelquefois traversée par de petits vaisseaux capillaires très-déliés, qui disparaissent dans une période plus avancée. On trouve, dans la dernière période, tous les degrés de ramollissement, depuis la pulpe de la châtaigne cuite jusqu'au pus très-liquide et séreux. Il est rare cependant de trouver un pus très-liquide dans les tubercules mésentériques, soit parce qu'il est en partie résorbé, soit parce que les malades succombent souvent avant que l'affection tuberculeuse soit arrivée à son dernier terme.

A quelque degré que soient parvenus les tubercules mésentériques, le péritoine qui les recouvre plus ou moins immédiatement dans une certaine étendue de surface est presque toujours sain, transparent, ou teint seulement d'une couleur ardoisée. Dans quelques cas très-rares, il est rouge, enflammé, et contracte même des points d'adhérence avec l'intestin. Je n'ai jamais observé que le péritoine fût ulcéré, et que l'ulcère tuberculeux communiquât avec la cavité du péritoine. Si cette circonstance se rencontrait, elle déterminerait bientôt sans doute une péritonite promptement mortelle. On trouve quelquefois, dans les tubercules mésentériques, une matière sèche et plâtreuse, analogue à celle qu'on rencontre plus fréquemment dans les ganglions bronchiques tuberculeux.

Indépendamment de l'altération tuberculeuse, on observe quelquefois dans le carreau une autre espèce de dégénérescence qu'on a souvent confondue avec le squirrhe, mais qui en est très-distincte. Les ganglions, ainsi dégénérés, sont beaucoup plus gros que dans l'état sain; leur tissu est gris-pâle, presqu'entièrement décoloré, serré, lisse, et résistant sous le scalpel; mais il n'est ni aussi dense, ni aussi luisant et transparent que le squirrhe. Cette espèce d'induration est analogue à celle qu'on observe dans l'entéro-mésentérite, et paraît être le résultat d'une dégénérescence inflammatoire des ganglions; car on l'observe de même dans les ganglions du cou, ceux des bronches et des autres parties du corps.

On observe quelquefois, dans les ganglions mésentériques et entre les lames du mésentère, du véritable squirrhe et de la matière cérébriforme, des kystes et des tumeurs de différente nature, qui peuvent dans certains cas être combinés avec des tubercules, et former ainsi des espèces de carreaux composés; mais ces tumeurs compliquées ne se rencontrent presque jamais dans les enfans, chez lesquels le squirrhe et la matière cérébriforme sont excessivement rares.

La membrane muqueuse du canal intestinal est assez souvent rouge et évidemment enflammée dans le carreau, principalement vers la fin de l'intestin grêle, sur les plaques où les cryptes muqueux sont le plus développés. On y remarque aussi quelquefois de petites ulcérations superficielles, arrondies, et des traces de cicatrices de ces ulcères, très-reconnaissables à la manière dont la membrane muqueuse est grippée et ridée en forme d'étoile vers un point plus mince et plus obscur que les autres. Outre ces petites ulcérations, on en observe de profondes qui envahissent toute l'épaisseur des membranes muqueuses, celluleuses et musculeuses de l'intestin, jusqu'au péritoine, qui quelquefois même est ulcéré et perforé. Ces larges ulcérations sont disposées circulairement et parallèlement aux valvules transversales de l'intestin iléum. Elles sont ordinairement garnies de bourgeons charnus, violets, saignans, au milieu desquels on retrouve quelquefois encore de petits tubercules arrondis, non-suppurés, et qui adhèrent immédiatement à la face interne de la membrane péritonéale. Ces ulcérations se rencontrent très-fréquemment dans le carreau; on les observe sur plus de la moitié des individus qui sont affectés de cette maladie; mais cependant elles ne sont pas essentiellement liées à l'altération tuberculeuse mésentérique, et n'en dépendent pas. La membrane muqueuse intestinale est souvent parfaitement saine dans toute l'étendue du canal intestinal, quoique les tubercules mésentériques soient très-volumineux, et déjà en partie ramollis; d'un autre côté, on les rencontre très-fréquemment chez les phthisiques, quoique les glandes mésentériques ne soient souvent pas malades.

Après l'inflammation de la membrane muqueuse du canal intestinal et les ulcères intestinaux, les altérations organiques abdominales les plus communes dans le carreau sont la rétraction, l'épaisissement et l'induration des épiploons avec dégénérescence tuberculeuse par suite d'épiploïtes, et les péritonites chroniques avec ou sans tubercules sous-péritonéaux; mais toutes ces lésions organiques ne peuvent être considérées que comme le résultat des complications plus ou moins fréquentes de phlegmasies chroniques des organes abdominaux avec le carreau.

B. . *Caractères physiologiques ou symptomatiques du carreau.* — L'anatomie pathologique nous a fait voir que les tubercules mésentériques se présentent sous deux états très-distincts, qui doivent nécessairement avoir une influence très-différente sur les organes abdominaux, et par suite sur les phénomènes vitaux qui en dépendent. Ou les tubercules sont dépourvus de toute espèce d'inflammation des parties environnantes, ou ils s'accompagnent d'une véritable phlegmasie des ganglions, et quelquefois même d'une portion de la membrane muqueuse du canal intestinal vers les parties correspondantes aux ganglions malades. Dans le premiers cas, ils sont indolens ; dans le second, ils sont ordinairement douloureux.

Le carreau indolent ne s'annonce par aucun symptôme ; les individus affectés de ces sortes de tubercules mésentériques occultes n'éprouvent aucune espèce d'altération dans leurs fonctions, à moins que d'autres maladies ne surviennent et n'y portent le trouble. Tout le monde connaît l'exemple de ce nègre dont parle Ingrassias, et qui a été rapporté par Morgagni ; il paraissait jouir d'une très-bonne santé, lorsqu'il fut condamné à être pendu : à l'ouverture du cadavre, on trouva soixante tumeurs strumeuses dans le mésentère, et à peu près autant à la surface des intestins ; elles étaient de la grosseur d'un pois, jusqu'à celle d'un œuf de poule. Elles contenaient tantôt une matière liquide et muqueuse, tantôt une matière solide et gypseuse. Il est difficile de ne pas reconnaître ici une affection tuberculeuse mésentérique ; mais quand ce fait et celui qui est rapporté par Bennevius pourraient paraître douteux par rapport à la nature de l'altération tuberculeuse, Bayle nous en a laissé un qui est incontestable. Il rapporte, dans son mémoire sur les tubercules, l'observation d'une petite fille de cinq ans, qui jouissait de la santé la plus florissante, lorsqu'elle tomba dans le feu, et mourut cinq heures après, par suites des effets de la brûlure. On trouva, en ouvrant son cadavre, que tous les organes étaient parfaitement sains, qu'elle était très-grasse, et que le mésentère lui-même, chargé de graisse, renfermait douze tubercules en partie suppurés, de différent volume, depuis la grosseur d'un pois jusqu'à celle d'une petite noix. J'ai vu plusieurs fois des tubercules mésentériques indolens chez des enfans qui succombaient à des maladies aiguës, et chez lesquels rien n'avait pu faire soupçonner cette maladie pendant la vie. Les exemples de tubercules pulmonaires indolens sont certainement beaucoup plus communs; mais il n'en est pas moins constant que les tubercules mésentériques peuvent arriver jusqu'au dernier degré de ramollissement, sans altérer notablement la santé, et sans se manifester par aucune douleur, ni aucun signe remarquable. Les individus qui en sont atteints conservent leur appétit et leur embonpoint, et ce fait est aussi important à connaître sous le rapport de la physiologie que de la pathologie; car il prouve que les ganglions mésentériques ne sont pas la seule voie par laquelle le chyle puisse passer dans le sang, et confirme indirectement l'absorption veineuse, qui est constatée d'ailleurs par des expériences et des observations positives.

C'est au carreau inflammatoire qu'il faut rapporter presque tout ce que les auteurs ont écrit sur cette maladie, puisque le carreau indolent ne peut être reconnu que par les ouvertures de cadavre; mais la distinction du carreau inflammatoire est presque aussi difficile et aussi obscure dans l'origine que celle de l'espèce précédente; et, quoi qu'en disent les auteurs qui de nos jours ont presque tous copié l'ouvrage de M. Baumes, les signes auxquels on prétend le reconnaître sont pour la plupart ou incertains ou douteux. On peut toutefois, par rapport aux symptômes du carreau inflammatoire, admettre deux périodes différentes. Dans la première, les tubercules ne sont pas assez volumineux pour être reconnus par le toucher. Tous les symptômes sont plus ou moins douteux dans la seconde période; le volume des tubercules permet qu'on puisse les palper; le toucher fournit un caractère positif, il ne peut plus y avoir de doute. Les caractères assignés par les auteurs au premier degré du carreau sont l'intumescence du ventre, les vomissemens glaireux, la diarrhée alternant avec la constipation, la dyspepsie et les irrégularités dans les fonctions digestives, l'urine lactescente, l'odeur acide de la transpiration, la pâleur de la face, la couleur livide et cernée au-dessous de la paupière inférieure, etc.

Le volume du ventre, d'après lequel le vulgaire prononce hardiment sur l'existence du carreau dans les enfans, surtout quand la maigreur des extrémités et la pâleur de la face se réunissent à ce caractère, est absolument insignifiant; la plupart des enfans, jusqu'à l'âge de trois ou quatre ans, ont le ventre volumineux; leur canal intestinal est proportionnellement plus long que chez l'adulte; il se rapproche davantage, à cet égard, du fœtus. Le colon a surtout beaucoup d'étendue; le colon gauche, qui n'est presque jamais à gauche chez les jeunes enfans, décrit un grand arc à droite, et remonte jusque dans l'épigastre. Lors-

que les enfans ont le canal intestinal faible et les digestions difficiles, les intestins sont souvent distendus par des gaz ; le ventre
est presque toujours ballonné, et résonne comme un tambour.
Cette disposition est d'autant plus remarquable chez les enfans
faibles, dont la poitrine est étroite et se développe mal, que le
foie est alors plus volumineux, et contribue encore à refouler le
paquet intestinal. Les enfans rachitiques sont tous affectés de
cette sorte de physconie, et très-peu cependant présentent des
tubercules mésentériques. Je n'ai pas même remarqué, quoi qu'on
en ait dit, que ces enfans à gros ventre y fussent plus exposés que
les autres. Ils sont bien plus souvent affectés de flux diarrhéiques,
et surtout de cette diarrhée glaireuse et sanguinolente, qui dépend ordinairement d'une cœco-colite, maladie si commune chez
les jeunes enfans, qu'on peut affirmer que le cinquième au moins
de ceux qui succombent depuis la naissance jusqu'à l'âge de cinq
ou six ans, sont atteints de cette maladie, soit seule, soit compliquée avec d'autres. L'intumescence du ventre se rencontre donc
comme une disposition naturelle chez les enfans rachitiques et
faibles, et n'est point du tout particulière au premier degré du
carreau. On l'observe aussi dans plusieurs phlegmasies et irritations du canal intestinal, et tout aussi fréquemment que dans
le carreau ; elle n'est pas même à beaucoup près constante dans
cette dernière maladie. J'ai vu plusieurs fois des tubercules mésentériques à des degrés différens, sans aucune distension du
ventre, chez de jeunes enfans, et je ne l'ai jamais rencontrée
dans le carreau chez les adultes, à moins que la maladie ne fût
suivie d'épanchement ou compliquée de péritonite.
   Les vomissemens et la diarrhée, qui ont été donnés comme
un des caractères du carreau, sont souvent sympathiques du travail de la dentition, ou dépendent d'une péritonite chronique,
ou d'ulcères intestinaux. Je n'ai jamais observé que les enfans
affectés de carreau fussent particulièrement sujets aux vomissemens dans aucun temps de la maladie, à moins qu'elle ne fût
compliquée avec d'autres affections du ventre. La dyspepsie et les
irrégularités des fonctions digestives ne sont pas des caractères
plus constans ; on retrouve ces symptômes, non-seulement dans
la plupart des affections abdominales, mais aussi dans plusieurs
maladies de poitrine.
   La couleur grise ou argileuse des matières fécales se rencontre
également dans les entérites chroniques, qu'on peut facilement

confondre d'abord avec le carreau au premier degré, ou qui le compliquent ordinairement. La nature des matières intestinales, surtout chez les très-jeunes enfans, est extrêmement variable : elles sont tantôt sèches, solides, liquides, séreuses ou muqueuses, grasses et tenaces comme de l'argile; elles sont noires, brunes, bleuâtres, jaunes, blanches, grises, vertes, sanguinolentes. On retrouve alternativement toutes ces différences dans le cours d'une seule et même entérite, et quelquefois on en observe plusieurs réunies et en même temps dans le trajet du canal intestinal; et ce qu'il y a de remarquable, c'est que souvent les nuances dans la consistance et la couleur se succèdent brusquement dans l'intestin, sans se fondre de l'un à l'autre par des degrés insensibles. Les caractères des matières fécales, qu'il faut toujours examiner avec un grand soin, parce qu'elles fournissent des signes certains pour reconnaître quelques phlegmasies, sont absolument nuls pour le carreau.

Quant à la couleur laiteuse des urines, à laquelle on a attaché une très-grande importance dans plusieurs maladies des enfans, elle se retrouve toutes-les-fois que les urines sont peu abondantes, et séjournent long-temps dans la vessie, parce qu'alors elles sont très-chargées de phosphate calcaire.

Je n'insisterai pas sur le peu de fondement des autres caractères assignés au carreau, tels que la tristesse, la pâleur de la caroncule lacrymale, l'odeur acide de la transpiration, ils sont encore plus insignifians que les autres.

Il en résulte que les symptômes qu'on a donnés comme caractéristiques du carreau au premier degré, appartiennent en même temps à plusieurs maladies du ventre, et ne peuvent servir à le faire distinguer par eux-mêmes. On ne peut espérer de déterminer la présence des tubercules mésentériques qu'en comparant entre eux les caractères des maladies abdominales, qu'on peut confondre avec le carreau, et en arrivant par voie d'exclusion à des espèces de caractères négatifs.

Quand le malade affecté de carreau au premier degré est d'âge à exprimer ce qu'il éprouve, il se plaint presque continuellement de douleurs dont il rapporte le siége au milieu du ventre, mais qui ne sont jamais aiguës et analogues aux coliques, à moins que le carreau ne s'accompagne d'entérite ou d'ulcères intestinaux. La douleur augmente, lorsqu'on exerce une pression un peu forte, d'arrière en avant, vers les vertèbres lombaires. Cette

douleur n'est point superficielle et accompagnée d'une tension
remarquable du ventre, et de vomissement, comme dans la péritonite chronique, ou d'une diarrhée de matières grises et jaunâtres avec altération particulière des traits de la face, comme
dans les ulcères intestinaux. Ces douleurs persistent souvent très-
long-temps, et quelquefois même plusieurs années, sans offrir
d'autres caractères plus remarquables. Elles reviennent plus particulièrement au printemps et en automne, époques auxquelles
les affections tuberculeuses s'exaspèrent et s'enflamment; elles se
dissipent presque constamment pendant les chaleurs de l'été.
Quant aux matières fécales, elles sont plus ou moins liquides et
diversement colorées, mais jamais glaireuses et sanguinolentes,
comme dans la cœco-colite et la dysenterie.

Jusqu'ici tous les caractères que nous venons d'indiquer conviennent à peu près également à l'inflammation chronique de
l'intestin grêle et à la mésentérite tuberculeuse, qu'il est
d'ailleurs presque toujours impossible de distinguer, parce que
ces deux maladies, qui se trouvent le plus souvent réunies, présentent des caractères communs et semblables. Voici seulement
les légères différences qu'on peut établir pour les distinguer
l'une de l'autre, quand elles se rencontrent séparément. Les plus
petits écarts de régime dans l'entérite chronique déterminent
presque toujours de la diarrhée et un peu plus de douleur abdominale à la pression, tandis que les courses, les sauts, les
hoquets ne produisent point cet effet. Dans les tubercules mésentériques inflammatoires, au contraire, les secousses violentes, imprimées au ventre, augmentent la douleur, tandis que la
distension des intestins par les alimens ne l'aggrave pas d'une
manière remarquable. Peut-être même le mésentère est-il moins
douloureux à la pression, quand le canal intestinal est plein.

Quant aux symptômes généraux du carreau au premier degré, ils sont peu remarquables d'abord; mais, comme presque
toujours cette maladie se complique avec quelques autres, il est
alors impossible d'isoler les symptômes qui sont propres au carreau de ceux qui appartiennent aux maladies qui l'accompagnent
ordinairement. Ainsi, la toux, la fièvre, l'amaigrissement ne dépendent point de la mésentérite tuberculeuse seulement, mais de
la liaison de cette maladie avec d'autres souvent beaucoup plus
graves. Nous avons vu en effet, à l'article du CARREAU INDO-
LENT, que, lorsque tous les autres organes sont sains, le mé-

sentère peut être rempli de tubercules ramollis, sans que la santé en soit altérée. Il est donc vraisemblable que le carreau seul, et sans complication, entraînerait des accidens moins funestes, et que peut-être même il serait rarement mortel par lui-même. Mais il échappe dans cet état à l'observation des médecins; le hasard seul peut le leur offrir, parce que les individus affectés de cette altération organique n'en éprouvent alors aucune incommodité, et ne réclament point les secours de l'art.

Nous admettons un second et dernier degré du carreau, qu'il est facile de reconnaître, dès que l'affection tuberculeuse est assez développée pour être palpée et distincte au toucher. Dans cette période, le ventre est constamment affaissé, à moins qu'il n'y ait en même temps péritonite chronique, ou commencement d'épanchement dans le ventre; mais, excepté dans ce cas seulement, on sent presque toujours, en palpant le ventre avec soin, des corps durs, arrondis, bosselés, placés profondément vers la partie moyenne du ventre. On ne pourrait confondre ces tumeurs arrondies qu'avec des scybales, et cette méprise a eu lieu quelquefois chez des sujets très-maigres et très-constipés; mais les tubercules, même les plus indolens, sont toujours douloureux à la pression, lorsqu'ils ont acquis un certain volume; les scybales, au contraire, ne causent jamais de douleur; leur position différente pourrait encore servir à les distinguer. Les tubercules occupent ordinairement les régions iléo-cœcale et ombilicale; les scybales se trouvent ordinairement dans la fosse iliaque gauche, ou dans la région hypogastrique. Chez les très-jeunes enfans cependant on peut aussi rencontrer des scybales vers la région ombilicale, à cause de l'étendue de l'arc du colon descendant. Cette méprise, facile à reconnaître, ne pourrait au reste arriver que très-rarement, parce que la diarrhée accompagne presque toujours la dernière période du carreau.

Les symptômes généraux qu'on a assignés au dernier degré du carreau sont ceux de la fièvre hectique de suppuration avec amaigrissement, bouffissure des extrémités, et épanchement dans le ventre et les autres cavités; mais tous ces symptômes ne sont point particuliers au carreau: ils se rencontrent dans une foule d'autres affections pulmonaires et intestinales, qui sont le cortége ordinaire des tubercules mésentériques. Tout ce qu'on a dit sur le danger et l'incurabilité du carreau dépend évidemment des maladies qui l'accompagnent. Je n'ai pas connaissance d'un seul cas dans lequel un enfant ait succombé au carreau seulement : tous ceux que j'ai vu périr avec cette maladie en avaient d'autres qui étaient mortelles par elles-mêmes. Le carreau était compliqué ou de maladies chroniques ou de maladies aiguës ; et parmi les premières, les plus communes étaient la péritonite chronique, avec ou sans tubercules sous-péritonéaux, les ulcères intestinaux, et surtout la phthisie pulmonaire tuberculeuse. Cette dernière maladie surtout se rencontre si souvent avec le carreau, que l'affection mésentérique semble n'en être qu'une sorte de dépendance. Dans les quatre observations de carreau, rapportées par M. Baume, et dans lesquelles on a fait l'ouverture du cadavre, il est à remarquer qu'on a reconnu sur trois d'entre eux des tubercules ou des foyers de suppuration dans les poumons ; et dans la quatrième, l'examen a été fait si superficiellement, qu'on ne dit pas dans quel état étaient les organes de la respiration. Mais, en supposant qu'ils fussent sains, il s'en suivrait toujours que, sur quatre enfans morts du carreau, trois avaient les poumons malades. Le résultat de mes observations à l'hôpital des Enfans m'a fourni une proportion bien plus considérable. J'ai trouvé des tubercules bronchiques ou pulmonaires sur les cinq sixièmes des enfans affectés de carreau, de sorte qu'à quelques exceptions près, dans lesquelles le ventre seul est malade, on peut assurer que la plupart des individus qui succombent au carreau sont atteints en même temps de phthisie pulmonaire tuberculeuse ; les autres succombent à quelques maladies aiguës, ou à une péritonite chronique, ou à des ulcères intestinaux.

Il résulte de cette discussion sur les caractères physiologiques du carreau, que presque tous les symptômes qu'on a assignés jusqu'à ce jour à cette maladie ne lui appartiennent réellement pas, mais dépendent de plusieurs autres affections du ventre, avec lesquelles on le confond souvent, ou d'autres maladies qui l'accompagnent ordinairement et marchent avec lui. Le seul symptôme pathognomonique, le seul caractère positif auquel on puisse reconnaître le carreau dans son dernier degré seulement, est le toucher des tubercules ; tous les autres sont plus ou moins douteux, et masqués par ceux des maladies avec lesquelles il se complique. Le carreau est donc une de ces altérations organiques qui appartiennent presqu'exclusivement au domaine de l'anatomie pathologique. Aussi ai-je par cette raison exposé d'abord ses caractères anatomiques. Il ne forme, dans la nosographie, qu'un genre purement artificiel, auquel il m'est impossible, au moins quant à présent, d'assigner des caractères physiologiques distincts de ceux des maladies avec lesquelles il se trouve presque toujours compliqué, attendu que je ne l'ai jamais rencontré isolément.

Causes du carreau. — On peut les distinguer en causes éloignées et primitives, et en causes prochaines ou secondaires; les unes sont prédisposantes, les autres sont efficientes. Tout ce qu'on a écrit et répété littéralement dans les ouvrages de médecine sur les causes éloignées du carreau, se ressent beaucoup du jargon des écoles. On a attribué une grande influence à la mauvaise qualité de l'allaitement artificiel ou même naturel, et dans un âge plus avancé à une nourriture trop abondante et indigeste. Je ne suis pas éloigné de croire qu'une mauvaise alimentation, qu'un régime malsain aient pu favoriser, dans beaucoup de cas, le développement des affections tuberculeuses mésentériques; mais je ne les considère que comme des causes très-secondaires. Peut-on en effet se refuser à croire qu'il n'existe pas de causes antécédentes et primitives, quand on voit les tubercules mésentériques se développer chez les fœtus et les vieillards, sur l'enfant bien soigné et pourvu d'une nourriture très-saine, comme chez l'enfant indigent et qui manque des choses les plus nécessaires, et enfin dans toutes les espèces d'animaux domestiques, ou que l'homme seulement rapproche de lui dans l'état de civilisation. Il faut donc s'arrêter d'abord à des causes plus générales et d'un ordre plus élevé, et ce sont celles sans doute qui donnent naissance à l'affection tuberculeuse en général, et par conséquent aux tubercules mésentériques, comme à ceux de tous les autres organes. *Voyez*, pour éviter les répétitions, SCROFULE et TUBERCULE.

En admettant toutefois un vice tuberculeux primitif, dont l'existence me paraît confirmée par les observations de tous les temps, et qui est, à mon avis, la cause première de toutes les affections strumeuses, je suis loin néanmoins de révoquer en doute les effets des causes secondaires, qui peuvent favoriser le développement de ces germes cachés dans le mésentère comme ailleurs. Indépendamment de l'influence de la mauvaise alimentation, toutes les causes débilitantes et irritantes pour les organes abdominaux doivent provoquer le développement des tubercules mésentériques; parmi ces causes, qui ont une action trèsdirecte, l'influence du froid, et surtout du froid humide, la dépuration incomplète des maladies cutanées aiguës, comme celles de la variole, de la rougeole et de la scarlatine; les répercussions de toutes ces maladies aiguës, et les rétrocessions de la plupart de maladies cutanées chroniques, si communes dans l'enfance, me paraissent être les causes efficientes les plus efficaces, en ce qu'elles déterminent plusieurs sortes de phlegmasies des organes abdominaux, et particulièrement des affections catarrhales de l'intestin. Ces phlegmasies intestinales répétées affaiblissent les organes, et doivent favoriser la production des tubercules mésentériques, de même que nous voyons les tubercules pulmonaires et bronchiques se développer fréquemment à la suite des catarrhes bronchiques et pulmonaires répétés. Il est cependant une distinction importante à faire à cet égard, et c'est l'anatomie pathologique qui nous la fournit. Nous avons vu que ces tubercules mésentériques étaient quelquefois accolés sur des ganglions pâles et décolorés, et qui n'offraient aucune trace de phlegmasie récente. Quand on supposerait que, même dans ce cas, le tubercule aurait été ce produit d'une inflammation qui alors serait complétement résolue, il faudrait cependant admettre nécesairement que ces tubercules devenus indolens préexistent néanmoins à une autre inflammation, et peuvent, par conséquent, n'être point l'effet d'une inflammation secondaire, qui aurait pu survenir, si le malade n'avait pas succombé. Dans les tubercules avec inflammation, au contraire, il est impossible de déterminer si la matière strumeuse a précédé l'inflammation, ou si elle en a été la conséquence, ou si enfin ces deux genres d'altérations que nous rencontrons simultanément ne se sont pas développés par les mêmes causes et sous la même influence, et n'ont pas marché en même temps. J'admets volontiers les trois suppositions qui me paraissent également vraisemblables. Je suis convaincu que dans beaucoup de cas, comme le prouvent les tubercules indolens du mésentère et des autres organes, la matière tuberculeuse peut préexister avant l'inflammation; mais que, dans d'autres, et ce sont les plus fréquens, l'affection strumeuse est un mode de terminaison de la phlegmasie, comme le squirrhe et la matière cérébriforme. Dès que ces deux états peuvent se rencontrer isolément et indépendamment l'un de l'autre, rien ne s'oppose à ce qu'ils puissent se trouver réunis, sans que l'un soit précisément ni la cause ni l'effet de l'autre.

Traitement du carreau. — Pour les praticiens qui voient le carreau dans l'intumescence du ventre avec dyspepsie, flatuosité, diarrhée et constipation successive accompagnée d'amaigrissement des extrémités, rien n'est plus facile sans doute que de guérir cette maladie, qu'on regarde alors comme étant au premier degré. Ces symptômes, qui dépendent tantôt d'un simple embarras intestinal, tantôt d'une entérite ou d'une péritonite chronique commençante, tantôt seulement du relâchement du canal, peuvent cesser plus ou moins promptement sous l'influence de méthodes curatives opposées : les évacuans, les antiphlogistiques, les toniques, et toutes les préparations pharmaceutiques les plus composées, peuvent réussir plus ou moins bien, suivant les cas; chacun s'applaudit de ses succès et de sa manière de voir; et quand le malade guérit, même malgré les fautes du médecin (ce qui arrive heureusement encore assez souvent), chacun a raison, peu importe le nom qu'on donne à la maladie. Mais si l'on ne veut traiter le carreau que là où il est réellement, pour tout homme qui cherche à se rendre compte de ce qu'il fait, la chose est loin d'être aussi facile.

Toutes les fois que le carreau est bien constaté, et il ne peut l'être réellement que par le toucher, il est ordinairement mortel, non pas, comme on l'avait cru, à cause des accidens qui dépendent du carreau lui-même, mais de ceux qui sont une suite nécessaire des maladies qui le compliquent. Tous les individus qui ont guéri de maladies intestinales qu'on a supposées appartenir au carreau au premier degré, étaient dans un état trop douteux pour qu'on puisse en tirer aucune conséquence rigoureuse relative au traitement. Je n'ai donc rien à dire de positif sur les moyens qui peuvent être utiles dans cette maladie.

Cependant si le carreau indolent était assez avancé pour être reconnu par le toucher, et n'était compliqué d'ailleurs avec aucune autre maladie, comme dans les exemples que nous avons cités, il serait possible peut-être de tenter alors les moyens résolutifs qu'on emploie dans les tumeurs strumeuses en général, et en particulier ceux qui ont été tant vantés par les auteurs dans l'affection strumeuse du mésentère, tels que l'extrait de ciguë, l'acétate de potasse, le proto-chlorure de mercure, les oxydes de fer et les préparations ferrugineuses, les bains minéraux, et surtout les bains de mer, si justement recommandés, par Russel, dans le premier degré de son *Tabes glandularis*. Ces moyens devraient être alors secondés par le régime qui convient aux autres affections tuberculeuses. (*Voyez* SCROFULE, TUBERCULE.) Je n'ai jamais eu occasion de rencontrer un cas semblable ; mais, d'après la manière dont on parvient quelquefois à résoudre des tumeurs évidemment tuberculeuses au cou, sous les aisselles et ailleurs, la résorption ou la résolution des tubercules mésentériques qui occupent des organes doués de peu de sensibilité, et dont les fonctions ne paraissent pas, quoi qu'on en ait dit, aussi nécessaires à la conservation de la vie, n'est peut-être pas une chose absolument impossible.

Dès qu'il est possible de reconnaître le carreau inflammatoire, ou la mésentérite tuberculeuse, et de le distinguer des autres maladies du ventre, il n'est ordinairement pas possible d'y porter remède. Le poumon est presque toujours déjà malade depuis long-temps. Le foie, la rate et tout le tissu cellulaire sous-péritonéal sont souvent envahis par des tubercules. Le malade est tourmenté d'une fièvre hectique ; on dit alors que le carreau est au troisième degré ; tous les moyens prétendus résolutifs seraient incendiaires et dangereux ; ils accéléreraient la mort du malade. Le médecin est réduit au triste rôle d'employer le traitement palliatif, qui convient au dernier degré de la phthisie pulmonaire, ou de la péritonite tuberculeuse, ou des ulcères intestinaux.

Peut-être cependant pourrait-on rencontrer par hasard un exemple de carreau inflammatoire sans aucune complication : dans ce cas, le médecin, après avoir combattu les symptômes inflammatoires par les antiphlogistiques, les bains tièdes et la diète, comme dans une mésentérite simple, la douleur, la diarrhée, la fièvre et tous les signes d'irritation ayant cessé, devrait alors traiter cette maladie comme un carreau indolent ; mais je m'efforce de supposer ici des cas curables ; et, je le répète, je n'en ai jamais vu quand il n'y a plus aucun doute à élever sur l'existence du carreau.

Voir, pour le traitement préservatif, celui des tubercules en général.   (GUERSENT.)

CARRELET, s. m. On donne ce nom à un poisson qui appartient au genre des Pleuronectes, et qui est très-répandu dans nos marchés. Sa chair est estimée et souvent conseillée aux convales-

cens. Elle possède les qualités de celle de la plupart des autres
pleuronectes, comme la plie, la limande, la sole, la barbue, le
turbot, etc. *Voyez* PLEURONECTE. (HIP. CLOQUET.)

CARTHAME, s. m., *carthamus tinctorius*, L. Plante annuelle,
originaire d'Égypte, cultivée en Europe à cause de ses fleurs rou
geâtres, qui fournissent un principe colorant fort usité. Le genre
Carthamus, qui fait partie de la famille des Carduacées, de la
syngénésie polygamie égale, se distingue surtout par les folioles
extérieures de son involucre, très-convexes à leur base, ayant
leur partie supérieure foliacée, étalée, et quelquefois bordée de
petites épines. Les fleurs de carthame fournissent deux principes
colorans, l'un est jaune et soluble dans l'eau, l'autre, de nature
résineuse, soluble dans l'alcohol et les alcalis, beaucoup plus
précieux, sert à donner à la laine et à la soie les nuances rose,
rouge de cerise et rouge-ponceau. Les fleurs de carthame sont
également fort employées pour la préparation d'une espèce de
pâte tinctoriale fort recherchée pour l'usage de la toilette, et que
l'on connaît sous les noms de *fard*, de *rouge de toilette* ou *vermillon d'Espagne*. On obtient cette matière en séparant, au moyen
du suc de citron, le principe colorant du carthame, que l'on a
fait dissoudre dans une solution alcaline.

Les fruits du carthame ont une saveur âcre et désagréable,
qui paraît résider dans leur péricarpe, car l'amande qu'ils renferment contient une grande quantité d'une huile grasse, transparente et peu sapide. Ces fruits sont légèrement purgatifs. Fort
employés autrefois, on les prescrit très-rarement aujourd'hui, et
dans les contrées où ce végétal est cultivé, ses fruits servent à
nourrir et engraisser les volailles. (A. RICHARD.)

CARTHAMITE, s. f., nom donné dans ces derniers temps à
la matière colorante rouge du carthame, qui, étant mêlée au talc
finement pulvérisé, constitue le rouge dont les femmes font usage
pour la toilette. Nous ne nous étendrons pas davantage sur ce
principe immédiat des végétaux, parce qu'il n'est pas employé en
médecine. *Voyez* CARTHAME. (ORFILA.)

CARTILAGE, s. m., *cartilago*, χόνδρος; partie blanche la
plus dure après l'os, quoique le scalpel l'entame assez aisément,
qui remplace les os dans le fœtus chez l'homme et les animaux
supérieurs, et pendant toute la vie dans une classse entière de
poissons (les chondroptérygiens), qui semble encore associée au
tissu osseux dans le squelette mou et fragile des autres pois-

sons, mais ne subsiste dans l'homme adulte que dans les articulations des os, à l'extrémité des côtes, et dans un petit nombre d'organes où elle constitue une sorte de squelette particulier, remplissant jusqu'à un certain point le même office que les os.

Les os cartilagineux du fœtus, ou les cartilages d'ossification, devant être examinés avec le développement des os, il ne sera question ici que des cartilages permanens, de ceux qui subsistent pendant toute la vie, ou du moins ne s'ossifient que dans un âge avancée, irrégulièrement, et à des époques indéterminées.

La plupart de ces cartilages tiennent aux os, et semblent n'être que des restes de la substance cartilagineuse qui les formait primitivement, et que l'ossification n'a point envahis. Leur conformation extérieure varie singulièrement.

1° Les cartilages articulaires sont différemment disposés dans les sutures et dans les articulations diarthrodiales de contiguité, où on les rencontre exclusivement. Ceux des diarthroses représentent une couche qui revêt de part et d'autre les surfaces osseuses en contact, et dont l'étendue et la configuration sont en tout semblables à celles de ces surfaces; c'est ce qui les a fait nommer *cartilages de revétement* ou *d'encroûtement*. Leur épaisseur, en général proportionnée à leur largeur, est plus grande là où les surfaces font le plus de saillie, comme au centre des têtes, des condyles, au bord des cavités. Ils ont une face libre, recouverte par un prolongement aminci et très-adhérent de la membrane synoviale, et une face adhérente tellement confondue avec l'os, qu'on ne peut l'en séparer sans rupture, quoiqu'il ne paraisse pas y avoir de continuité entre elle et la substance osseuse. En effet la nature de cette dernière et celle du cartilage sont totalement différentes; et les vaisseaux de l'os, arrivés à l'endroit où existe le cartilage, finissent ou se replient dans l'intérieur du premier. Les cartilages des sutures sont des lames très-minces de substance cartilagineuse, qui séparent les os assemblés par ce genre d'articulation, tenant fortement à ces os par leurs faces, au périoste externe et interne par leurs bords, et concourant ainsi pour beaucoup à la solidité de ces articulations.

2° Les cartilages costaux ont la forme des côtes, dont ils sont un véritable prolongement; on peut les considérer, si l'on veut, comme des côtes cartilagineuses. Engrenés, par une de leurs extrémités, avec les côtes, et simplement contigus par l'autre, du moins pour la plupart, au sternum, ils semblent intermédiaires, par cette double disposition, aux cartilages diarthrodiaux et aux synarthrodiaux. *Voyez* CÔTES (cartilages des).

3° Parmi les cartilages qui entrent dans la composition de certains organes, il en est, comme ceux du nez, du conduit auditif, de la trompe d'Eustachi, qui se rapprochent des cartilages costaux par leurs connexions intimes avec les os, étant tous engrenés comme ces cartilages, avec quelque partie osseuse. D'autres, tels que ceux du larynx, forment, pour ainsi dire, un petit squelette isolé et ayant ses muscles propres, quoiqu'une sorte d'articulation l'unisse aux os. Enfin plusieurs sont aplatis en membrane, remarquables par leur flexibilité plus grande que celle des précédens : ce sont ceux que Bichat a rangés parmi les fibro-cartilages sous le nom de *fibro-cartilages membraneux.* Les cartilages des paupières, celui du pavillon de l'oreille, ceux des narines, l'épiglotte, les anneaux cartilagineux de la trachée-artère et des bronches, appartiennent à ce dernier genre. Un périchondre épais et se continuant, à travers leur épaisseur, d'une de leur face à l'autre par des trous dont ils sont percés, donne à ces cartilages une apparence fibreuse, qu'ils perdent quand on les a dépouillés de cette membrane : c'est ce qu'il est facile d'observer dans les animaux que l'on sert sur nos tables, et où la cuisson a détruit cette enveloppe.

Les cartilages ne semblent offrir, au premier aspect, aucune sorte d'arrangement dans leur intérieur. On n'y distingue, quand on les coupe, ni fibres, ni lames, ni vaisseaux, même en les examinant au microscope; tout paraît homogène et inorganique : seulement un suintement séreux, qui se fait à la surface de la section, indique qu'un liquide est contenu dans des vides, des porosités de la substance cartilagineuse. Différens auteurs ont néanmoins décrit, dans divers cartilages, une structure particulière. C'est ainsi que, suivant Delassone et J. Hunter, les cartilages articulaires sont composés de fibres implantées perpendiculairement à la surface des os, et placées toutes parallèlement les unes à côté des autres : disposition qu'ils ont comparée, pour en donner une idée, à celle qu'affectent les fibres du velours. Il assurent que la macération rend cette disposition évidente. On voit quelquefois dans les maladies ces cartilages transformés à leur surface en une foule de filamens à extrémité libre et flottante, qui sembleraient être les fibres dont ces auteurs font mention. Hérissant, peut-être pour pouvoir expliquer plus facilement l'élasticité des cartilages costaux, qu'il assimile à celle des ressorts en boudin, y admet des lames superposées et adhérentes à elles-mêmes par leurs bords voisins. Selon Mascagni, ces cartilages sont formés de lames appliquées les unes contre les autres, et de fibres étendues sous forme de rayons, du centre à la circonférence. D'autres supposent que les cartilages contiennent une moelle distincte, etc. Au reste, chez les adultes, les cartilages ne sont pas parfaitement homogènes : leur extérieur, est constamment plus dense que l'intérieur; cette différence, qui est surtout très-marquée dans les cartilages costaux, dépend de leur ossification prochaine. Elle produit, quand le cartilage se dessèche un phénomène particulier : c'est que l'extérieur, plus solide, ne se resserrant que fort peu, l'intérieur ne peut diminuer de volume, et se rompt en une multitude d'endroits, de manière à présenter un grand nombre de petites lames; on pourrait, si l'on ignorait ce fait, croire ces lames inhérentes à la structure du cartilage.

Il est probable que du tissu cellulaire entre dans la composition des cartilages : leur développement primitif dans un moule celluleux, les bourgeons charnus qui naissent quelquefois de leur surface, semblent l'attester. L'existence d'un liquide dans leur intérieur y suppose celle des vaisseaux blancs. On n'y connaît point de vaisseaux rouges : l'inflammation, qui développe ces vaisseaux dans les autres parties, ne se montre jamais dans les cartilages, ou du moins; leur état inflammatoire, s'il existe, diffère totalement de l'inflammation rouge ordinaire. On n'y a également suivi ni nerfs ni vaisseaux lymphatiques, quoique Mascagni les regarde comme entièrement formés de ces derniers. Excepté les cartilages articulaires, tous sont entourés d'une membrane analogue au périoste, et qui n'en diffère qu'en ce qu'elle contient moins de vaisseaux : c'est le *périchondre*.

Examinés sous le rapport chimique, les cartilages présentent divers phénomènes. Lorsqu'ils séjournent dans l'eau, leur tissu se gonfle. Soumis, au contraire, à la dessication, ils deviennent jaunâtres, et presque transparens, s'ils sont en lames minces. Exposés en lames minces à l'action d'un feu nu, ils se crispent et brûlent en laissant un très-petit résidu, comparativement surtout à celui que fournissent les os. L'eau bouillante n'agit que sur les cartilages articulaires, qu'elle fond comme les tissus fibreux, ce qui semblerait indiquer que leur composition est différente de celle des autres cartilages.

L'analyse chimique des cartilages laisse encore à désirer. Haller les croyait formés de gélatine endurcie et de substance terreuse. Suivant M. Allen, ils contiennent une matière animale analogue à la gélatine et du carbonate de chaux. M. Hatchett, dit y avoir trouvé de l'albumine et du phosphate de chaux. D'après Davy, dont l'analyse est rapportée par Monro, ils renferment, sur 100 parties, 44,5 d'albumine, 55 d'eau et 0,5 de phosphate de chaux. Enfin M. Chevreul a donné l'analyse des os cartilagineux d'un squale ; il y a rencontré beaucoup d'eau, une matière animale analogue au mucus, une petite quantité d'huile fixe unie à un principe volatil, et un assez grand nombre de sels.

La couleur des cartilages est d'un blanc opale ; ils sont demi-transparens, réduits en lames minces. Leur flexibilité est médiocre : ils se rompent aussitôt qu'on les ploie. Les cartilages membraneux seuls sont très-souples ; en revanche, ils sont tous compressibles et élastiques à un très-haut degré. Leur sensibilité est douteuse : cependant les douleurs produites par la présence de corps étrangers dans les articulations paraissent dépendre de la compression des cartilages articulaires, à moins que la membrane synoviale qui les revêt n'en soit le siége exclusif.

Les cartilages sont remarquables, dans le premier âge, par leur mollesse ; ils sont presque fluides dans le fœtus. Ils contiennent encore, chez l'enfant, une très-grande proportion de liquides ; un cartilage costal pris à cet âge perd, quand il est desséché, sa forme, ses dimensions, presque tout son poids, tandis que celui d'un adulte ne se change que fort peu dans la même expérience. La consistance des cartilages va toujours en augmentant. Chez le vieillard, leur substance terreuse est aussi plus abondante, comme le montre le résidu plus grand qu'ils laissent après leur combustion.

En général, tous les cartilages s'ossifient à une époque plus ou moins avancée. Tantôt ils éprouvent de bonne heure ce changement, et tantôt il n'arrive que fort tard : on cite même des centenaires dont les cartilages n'étaient point encore ossifiés. Les cartilages du larynx et des côtes sont ceux qui s'ossifient le plus tôt. Dans les cartilages costaux l'ossification procède à la fois

de l'extérieur et de l'intérieur, par des points irréguliers qui se forment au dedans et surtout par une couche qui occupe la surface
externe. Les cartilages membraneux, quoique plus rarement le
siége de cette ossification, n'en sont pourtant pas exempts : ceux
de la trachée-artère la présentent souvent chez le bœuf, et quelquefois même chez l'homme ; l'épiglotte a aussi quelquefois été
trouvée ossifiée. Cependant ce phénomène ne paraît pas avoir été
observé aux paupières ni à l'ouverture des narines.

Les cartilages semblent se rapprocher, par leur nature, des
parties épidermiques et cornées ; leur organisation est, comme
on l'a vu, très-imparfaite. Il en résulte une lenteur extrême dans
tous les phénomènes dont ils sont le siége, soit dans l'état de
santé, soit dans l'état de maladie. Cependant la nutrition s'y
opère, comme le prouve leur coloration en jaune dans la jaunisse. Si la garance n'agit point sur eux comme sur les os, cela
dépend uniquement de ce que cette substance n'a d'affinité
qu'avec le phosphate calcaire qui abonde dans ces derniers.

Les cartilages articulaires diarthrodiaux servent à faciliter les
mouvemens par le poli de leur surface ; et par l'élasticité de leur
tissu, ils amortissent les chocs que les os ont à supporter. Ceux des
sutures servent de moyens d'union entre les os. Les autres ont
des usages particuliers, et forment, en général, les parois de cavités où il faut à la fois une certaine résistance et un certain
degré d'élasticité : aussi deviennent-ils moins propres à remplir
leurs fonctions quand ils s'ossifient. Les cartilages membraneux
concourent à des fonctions qui exigent de leur part une grande
flexibilité.

Les cartilages sont susceptibles de fractures, de plaies, de
dénudation qui présentent des différences remarquables d'avec
les mêmes lésions considérées dans les autres tissus. *Voyez* CICA-
TRICE, CICATRISATION.

Il se produit souvent, dans les maladies, des *cartilages acci-*
dentels, ressemblant plus ou moins exactement à ceux qui existent dans l'état naturel. Ils ne constituent, dans la plupart des
cas, que le premier degré de l'ossification accidentelle. *Voyez*
OS, OSSIFICATION.   (A. BÉCLARD.)

CARUS, dérivé de *κάρος,* sommeil. Ce terme exprime un degré
d'assoupissement tellement profond, qu'on ne peut le faire cesser
par aucune espèce d'excitation. Des auteurs ajoutent que ce phénomène a lieu sans lésion notable de la circulation, ni de la res-

piration, et renvoient au *coma* ou à la *léthargie* l'assoupissement avec fièvre ; mais cette distinction mérite peu d'attention. Cette expression, comme on le voit, n'indique qu'un mode d'existence des fonctions cérébrales, et nullement la cause organique, la nature de l'affection du cerveau, qui produit cet état. Notre définition du carus s'applique également à la suspension des fonctions cérébrales, qui se manifeste à la suite d'une commotion un peu forte du cerveau, d'un épanchement ou d'une exsudation de sang, de pus, ou de sérosité dans l'intérieur de la cavité cranienne, soit dans le cerveau, ses cavités ou ses membranes, ou à la suite de congestions, d'inflammations cérébrales ou méningiennes, de compressions cérébrales, causées par la présence de tumeurs fibreuses, osseuses, cancéreuses, etc., dans l'intérieur du crâne. Cette définition comprend aussi le troisième degré de l'ivresse, le *ronflement* qui termine ordinairement l'attaque épileptique, ces singuliers états de sommeil extraordinaire, qui ont duré des jours, des semaines, des mois et même des années, presque sans interruption, et que souvent on ne parvenait pas à faire cesser même momentanément; l'engourdissement qui caractérise la congélation générale, celui qu'on observe chez les animaux hibernans; enfin l'attaque cataleptique, extatique, est souvent aussi une affection carotique. Le carus est ordinairement considéré comme étant le troisième degré de l'assoupissement. La *somnolence* forme le premier, et le *coma* le deuxième. D'après ce qui précède concernant la diversité des causes de l'assoupissement carotique, l'on doit bien concevoir de quelle faible utilité sont ces divisions purement symptomatiques. (GEORGET.)

CARVI, s. m., *carum carvi*, L., plante bisannuelle, de la famille des Ombellifères, de la pentandrie digynie, que l'on rencontre dans les prés des différentes contrées de l'Europe. Sa racine est fusiforme, allongée, de la grosseur du pouce, blanche, d'une saveur aromatique ayant assez d'analogie avec celle du panais; sa tige est haute d'un à deux pieds; elle est cylindrique, canelée et porte des feuilles alternes, deux fois ailées, à folioles pinnatifides et aiguës; les fleurs sont blanches et disposées en ombelles terminales; les fruits sont ovoïdes, striés longitudinalement; à la base de l'ombelle on trouve un involucre composé seulement d'une à deux folioles linéaires.

La racine de carvi, surtout celle des individus améliorés par la culture, est un aliment sain et agréable et qui a beaucoup de ressemblance avec le panais. Les habitans du nord de l'Europe en font fréquemment usage. Quant à ses fruits (*semina carvi*), ils sont brunâtres, d'une odeur forte et aromatique analogue à celle du cumin. Placés par les anciens pharmacologistes au nombre des quatre *semences chaudes majeures*, ils jouissent d'une propriété stimulante assez marquée, que l'on doit surtout attribuer à l'huile volatile qu'ils contiennent. On les mélange souvent à certains alimens pour en faciliter la digestion. L'infusion de deux gros de fruits de carvi dans une pinte d'eau est une boisson légèrement excitante qui porte spécialement son action sur le système exhalant. La poudre de cumin, administrée à la dose d'un demi-gros à un gros a quelquefois été employée avec avantage dans le traitement des vers intestinaux. On en fait également usage dans certaines coliques nerveuses accompagnées du dégagement de beaucoup de gaz dans le canal intestinal. Du reste ces propriétés sont communes aux fruits ou semences de la plupart des autres plantes de la famille des Ombellifères. (A. RICHARD.)

CARYOCOSTIN. *Voyez* ÉLECTUAIRE CARYOCOSTIN.

CARYOPHYLLÉES, s. f., famille de plantes dicotylédones polypétales, ayant les étamines définies insérées sous la base de l'ovaire. L'œillet forme le type de cet ordre naturel dont les genres sont peu remarquables par leurs propriétés médicales. En effet la plupart des Caryophyllées sont des végétaux herbacés, d'une saveur fade, légèrement amère dans quelques-uns. Cette saveur amère est assez manifeste dans la saponaire (*saponaria officinalis*, L.) et dans quelques espèces qu'on lui substitue quelquefois, comme le *lychnis dioïca* et le *lychnis calcedonica*, qui sont employés comme diaphorétiques dans la syphilis et les affections cutanées chroniques. On ne connaît point de plantes vénéneuses parmi les Caryophyllées. (A. RICHARD.)

CASCARILLE, s. f. (*cortex cascarillæ* seu *cortex eleutheranus*). Le nom de cascarille (*cascarilla*) est d'origine espagnole et signifie petite écorce. La cascarille est en effet l'écorce d'un arbrisseau que l'on rapporte généralement au *croton cascarilla*, L., de la famille naturelle des Euphorbiacées, de la monœcie monadelphie. Ce végétal croît dans différentes parties de l'Amérique, à la Virginie, aux Florides, à la Jamaïque, à Saint-Domingue, aux îles de Bahama et à Éleuthera, l'une des îles Lucayes, de là le nom de *cortex eleutheranus*, qu'on lui donne généralement dans les pharmacies. Cette écorce est en petites plaques roulées, épaisses d'une à deux lignes, d'une couleur grisâtre à l'extérieur où elle est souvent fendillée transversalement, d'un rouge ferrugineux à l'intérieur. Sa cassure est résineuse, son odeur peu développée; sa saveur est amère, légèrement âcre et très-aromatique. Aussi désigne-t-on quelquefois la cascarille sous le nom de *quinquina aromatique.* Lorsqu'on la brûle, elle répand une fumée blanchâtre d'une odeur très-agréable, que l'on attribue généralement au dégagement d'une petite quantité d'acide benzoïque qui y est contenu. Les chimistes ont trouvé dans cette écorce beaucoup de résine, une huile volatile verte d'une odeur aromatique très-suave, un principe amer et du mucilage.

Propriétés médicales et usages de la cascarille. — La cascarille donnée à petite dose occasionne dans l'estomac un sentiment de chaleur dont la réaction s'étend ordinairement à la plupart des autres organes, surtout si cette dose est graduellement augmentée. On voit alors survenir, à la suite de la médication suscitée par cette substance, les différens phénomènes que développent les médicamens qui sont à la fois toniques et stimulans. Cette écorce offre une grande analogie avec certaines espèces de quinquina et surtout avec le *quinquina orangé*, qui, à cause des principes aromatiques qu'il contient, est en même temps excitant et tonique. Aussi est-ce particulièrement dans le traitement des fièvres intermittentes et rémittentes que l'on a fait usage de l'écorce de cascarille. Plusieurs auteurs l'ont non-seulement comparée au quinquina par rapport à son efficacité contre les fièvres, mais ont même avancé qu'elle lui était préférable; qu'elle avait réussi dans plusieurs circonstances où le quinquina avait totalement échoué. Mais cette opinion a trouvé beaucoup de contradicteurs, et Bergius, Cullen et Schwilgué ont élevé des doutes sur la vertu fébrifuge de la cascarille. Cependant ce médicament détermine des changemens trop notables chez ceux qui en font usage, pour qu'on puisse le reléguer parmi les substances impuissantes. Il est des cas où son emploi peut favoriser et augmenter même l'action du quinquina, lorsqu'on mélange ces deux écorces. Ainsi quand on veut suspendre le cours d'une fièvre intermittente, chez un sujet très-faible ou d'un tempérament mol et lymphatique, l'addition d'un à deux gros de poudre de cascarille à la dose de quinquina que l'on veut administrer, rendra l'action de ce dernier plus sûrement efficace.

On a encore beaucoup vanté l'emploi de la cascarille dans les dysenteries chroniques et les diarrhées rebelles. Mais avant de faire usage de ce médicament il faut que le médecin se soit bien assuré qu'il n'existe point de symptômes d'irritation locale, car c'est dans ce dernier cas seulement que la cascarille peut produire des effets avantageux. Nous en dirons autant de son usage dans les hémorrhagies dites *passives*. Il demande les mêmes précautions.

Doses et modes d'administration. —Les modes d'administration et de préparation de la cascarille sont à peu près les mêmes que ceux du quinquina; c'est le plus souvent en poudre que l'on en fait usage. Ceux qui l'ont administrée seule contre les fièvres intermittentes là donnaient à la dose de deux à quatre gros partagée en plusieurs prises. Quand on veut la mélanger au quinquina, on la lui associe dans la proportion d'un quart ou seulement d'un huitième de la dose totale. Quelques auteurs font un mélange de poudre de cascarille et de rhubarbe, dont ils administrent quelques grains avant l'heure du repas pour augmenter la force digestive de l'estomac, lorsque cet organe a besoin d'être stimulé. L'extrait et la teinture alcoholique de cascarille sont aujourd'hui peu employés. (A. RICHARD.)

CASÉEUX (oxyde); nom donné dans ces derniers temps par M. Proust à une substance contenue dans le fromage parfaitement fait, et qui est constamment le résultat de la fermentation qu'éprouvent le caséum et le gluten laissés pendant long-temps dans l'eau. Il paraît formé de beaucoup de charbon et d'hydrogène et d'une petite quantité d'oxygène et d'azote. Il est solide, blanc, spongieux comme l'agaric blanc des drogueries, inodore, insipide, soluble dans l'eau à 60° et dans la potasse, insoluble dans l'éther et presqu'insoluble dans l'alcohol bouillant. L'acide nitrique le transforme en acide oxalique, et il se produit à peine de la matière jaune amère. Si on le chauffe lentement, il se sublime en grande partie; l'autre portion se décompose. Il n'a point d'usages. (ORFILA.)

CASÉINE; nom sous lequel M. de Lens a proposé de désigner l'oxyde caséeux. *Voyez* CASÉEUX.

CASÉIQUE (acide); acide découvert dans ces derniers temps par M. Proust, et qui se produit dans les mêmes circonstances que l'oxyde caséeux. Il a la couleur et la consistance du sirop de capillaire; sa saveur est acide, amère et analogue jusqu'à un certain point à celle du fromage ; il se prend en une masse transparente grenue et d'un aspect mielleux lorsqu'on l'évapore ; si on le chauffe plus fortement il se décompose à la manière des substances azotées. Il est très-soluble dans l'eau et dans l'alcohol ; le chlore ne trouble point cette dissolution ; le décoctum de noix de galle y produit un caillé blanc fort épais ; le nitrate d'argent y fait un précipité blanc qui passe successivement au jaune et au rouge ; il précipite l'hydrochlorate d'or en jaune ; l'acide nitrique le transforme en acide oxalique. Il forme avec les bases des sels que l'on nomme *caséates*. C'est au caséate d'ammoniaque que les fromages faits doivent la saveur piquante qui les fait rechercher. L'acide caséique n'a point d'usages.   (ORFILA.)

CASÉUM, s. m., *cáséum*; nom donné à un principe immédiat qui fait partie du lait et qui constitue à lui seul le fromage frais. La plupart des chimistes pensent que le caséum ne se trouve que dans le lait ; il en est cependant qui assurent l'avoir trouvé dans certains fluides animaux, et notamment dans l'urine des femmes, à la suite des couches : des observations nouvelles peuvent seules fixer l'opinion à cet égard ; elles sont d'autant plus nécessaires, qu'il est aisé de confondre le caséum avec l'albumine coagulée, la fibrine ayant subi une légère altération.

Le caséum est solide, blanc, inodore, insipide, sans action sur les couleurs bleues végétales, et plus pesant que l'eau. Chauffé dans des vaisseaux fermés, il se décompose à la manière des substances azotées et fournit entre autres produits du sous-carbonate d'ammoniaque et un charbon volumineux, dur, brillant, contenant beaucoup de sous-phosphate de chaux. Il est insoluble dans l'eau ; mais s'il reste pendant quelque temps en contact avec ce liquide, il se décompose et donne du gaz acide carbonique, du gaz hydrogène, de l'acétate et du caséate d'ammoniaque, de l'oxyde caséeux, un peu de gomme et de l'acide hydrosulfurique. Il ne se dissout point dans l'alcohol. Les acides minéraux affaiblis et les acides végétaux concentrés peuvent le dissoudre à une température un peu élevée. Les alcalis, et particulièrement l'ammoniaque, le dissolvent à l'aide d'une légère chaleur. Exposé à l'air, il acquiert de la consistance, s'altère et finit par se transformer en fromage. *Voyez* ce mot. Le nom de *caséation* sous lequel on a désigné cette opération, est évidemment impropre puisqu'elle a pour objet la décomposition du caséum. Il est formé de 59,781 de carbone, de 11,469 d'oxygène, de 7,429 d'hydrogène et de 21,381 d'azote; et d'après Bérard, de 1000 parties de vapeur de carbone, de 153 de gaz azote, de 706 d'hydrogène et de 72 d'oxygène en volume.

Pour l'obtenir, on abandonne le lait de vache à lui-même; on enlève la crême à mesure qu'elle se forme; on lave à grande eau le caillot précipité; on l'égoutte sur un filtre et on le dessèche : ce caillot est le caséum pur.   (ORFILA.)

CASSE, s. f., *fructus cassiæ fistulæ*. On appelle *casse*, dans les pharmacies, les fruits et la pulpe du canéficier, *cassia fistula* de Linné. Cet arbre, qui fait partie de la famille naturelle des Légumineuses et de la décandrie monogynie, est originaire d'Égypte, de l'Arabie, de la Perse et des Indes orientales, où il acquiert une hauteur considérable. Ses feuilles sont composées, impari-pennées, et ont beaucoup de ressemblance avec celles de notre noyer. Ses fruits sont cylindriques, longs d'environ un pied, quelquefois même de dix-huit pouces. Ils sont rugueux et d'une couleur brune foncée à l'extérieur. Intérieurement ils sont partagés en un grand nombre de loges par des diaphragmes hori-zontaux. Dans chaque loge, on trouve une graine ovoïde, apla-tie, lisse, très-dure, plongée dans une pulpe d'une couleur brune rougeâtre, d'une saveur aigrelette et légèrement sucrée. Ses gousses, qui nous arrivent particulièrement des Antilles et du continent de l'Amérique méridionale, où le canéficier a été depuis long-temps naturalisé, portent le nom de *casse en bâtons*. On doit les choisir bien lourdes et bien pleines, et rejeter celles qui sont moisies ou trop légères. Lorsqu'on veut en séparer la pulpe, on ouvre les gousses, qui sont formées de deux valves longitudinales, intimement unies, et on enlève soigneusement la pulpe renfermée dans les loges.

M. Vauquelin a trouvé la pulpe de casse composée à peu près des mêmes principes que nos fruits mucoso-sucrés indigènes; cet habile chimiste y a signalé de la gélatine, de la gomme, du gluten, du sucre, un principe extractif et une substance parenchyma-teuse.

La pulpe de casse, lorsqu'elle est bien fraîche, et qu'elle n'a pas été altérée par la fermentation, est un médicament d'un goût fort agréable. A la dose d'environ deux onces, prise à des épo-ques rapprochées, elle est légèrement laxative. Mais il arrive assez fréquemment qu'elle est digérée par l'estomac, et qu'alors elle n'exerce aucune action sur les intestins. Lorsque l'estomac n'a point détruit l'action purgative de la casse, elle détermine, au bout de trois à quatre heures, de légères coliques, que l'on peut considérer en quelque sorte comme un signe précurseur de son efficacité. L'action laxative de la casse est tellement douce, qu'on peut administrer ce médicament même dans les cas d'inflammation et de fièvre, lorsque l'on juge nécessaire d'évacuer les matières amassées dans le gros intestin. En effet cette pulpe, délayée convenablement, possède un mode d'action entièrement analogue à celui des fruits mucoso-sucrés, qui, comme l'on sait, sont généralement employés comme rafraîchissans. Cette action laxative et rafraîchissante de la casse doit la faire proscrire dans quelques circonstances. C'est ainsi que son usage serait peu convenable aux personnes d'un tempérament lymphatique, à celles qui sont tourmentées par une constipation habituelle, occasionée par un état de relâchement du gros intestin ; tandis qu'au contraire on la voit réussir chez les femmes et les enfans très-irritables, chez les individus d'un tempérament essentiellement bilieux.

On fait subir à la pulpe de casse différentes préparations. Ainsi, lorsqu'on en a séparé les graines, et qu'on l'a fait passer à travers un tamis de crin, elle porte le nom de *casse mondée*. C'est ordinairement dans cet état que l'on prescrit la casse, quand elle doit être prise sous forme de boisson ou de tisane. On en délaie deux onces dans une livre d'eau ou de petit-lait, que le malade doit prendre dans l'espace d'une à deux heures. Lorsqu'on mélange la casse mondée avec une certaine quantité de sucre, et qu'on la soumet pendant quelque temps à l'action d'une douce chaleur, on en forme une espèce de sirop épais ou de confiture, que l'on connaît sous le nom de *casse cuite*. Cette préparation, que l'on aromatise avec l'eau de fleurs d'oranger, est fort agréable, et on l'administre ordinairement par cuillerées, jusqu'à la dose de deux à trois onces. Enfin on prépare l'*extrait de casse* en délayant le parenchyme de cette substance dans l'eau, que l'on fait lentement évaporer, après l'avoir fait passer à travers un tamis de crin. Cette préparation est moins employée, et sa dose est d'environ une once à une once et demie, que l'on prend ordinairement le soir en se couchant, parce qu'elle ne commence à agir que long-temps après avoir été administrée.

(A. RICHARD.)

CASSIS, s. m. On appelle ainsi le groseiller noir (*ribes nigrum*, L.) *Voyez* GROSEILLER.   (A. R.)

CASTOR, s. m., *castor fiber*, Linnæus. On donne ce nom à un animal mammifère, de la famille des Rongeurs, que l'on rencontre solitaire sur les bords de quelques-unes de nos rivières, ou qui vit en peuplades nombreuses sur les rives désertes des lacs du nord de l'Asie et de l'Amérique. Sa taille, assez variable, approche pourtant en général de celle du chien basset; la teinte de son pelage varie du noir au roux marron et au fauve gris. Sa queue est aplatie en truelle, et recouverte d'écailles. Cet animal intéresse le physiologiste par la singularité de ses mœurs et l'étendue de son instinct; et le médecin thérapeutiste, parce qu'il fournit à nos officines un médicament fort usité et appelé *castoreum*. On mange sa chair, qui, sans être délicate, approche, dit-on, de celle du bœuf, et est souvent assez chargée de graisse pour être d'une difficile digestion. Cette graisse, qui est émolliente comme celle des autres mammifères, a été autrefois recommandée en topique dans certains cas spéciaux. On lui préfère avec raison aujourd'hui l'axonge de porc.   (HIPP. CLOQUET.)

CASTORÉUM, s. m., *castoreum*. On donne ce nom à une substance d'une nature spéciale, qui est sécrétée dans deux poches pyriformes, situées chez les castors au-dessous de la peau de l'abdomen et si près des parties génitales, que pendant longtemps on les a prises pour les testicules du castor mâle, quoiqu'on les trouve également dans les individus femelles. Cette substance, au moment où l'animal vient d'être tué, ne se présente point avec les caractères qui la font reconnaître dans les officines de nos pharmaciens. Elle est alors, en effet, liquide, d'une couleur jaunâtre, d'une consistance sirupeuse, d'une odeur forte, pénétrante et fétide. Dans le commerce, au contraire, et tel qu'il nous est apporté de la Sibérie et de l'Amérique septentrionale, le castoréum est solide, sec, brunâtre, fragile à la manière des résines, et beaucoup moins odorant. Dans cet état, on le reconnaît cependant encore aux poches membraneuses et cloisonnées qui le renferment, et qui se tiennent deux par deux, à l'aide de leurs conduits excréteurs desséchés; à sa cassure vitreuse, lorsqu'il est froid; à la manière dont il se ramollit et adhère aux dents, lorsqu'on le mâche. Ces caractères peuvent servir à faire reconnaître facilement aussi la plupart des sophistications que la mauvaise foi peut faire éprouver à ce pré-

cieux médicament, remplacé quelquefois dans ses réservoirs
mêmes par un mélange de terre et de gommes-résines fétides,
telles que le galbanum et la gomme ammoniaque. Alors en effet,
outre la différence de couleur et de consistance, on n'aperçoit
plus de traces des cloisons membraneuses qui partageaient les
poches en cellules.

Beaucoup de chimistes se sont successivement occupés de ce
produit animal intéressant. D'après les expériences les plus récentes de MM. Bouillon-Lagrange et Laugier, on trouve dans
le castoréum une huile volatile odorante, de l'acide benzoïque,
une résine, une matière grasse adipocreuse, ou véritable cholestérine, une matière colorante, rougeâtre, du mucus, des
sous-carbonates de potasse, de chaux et d'ammoniaque, et enfin
du fer.

Ce médicament a une force active stimulante, qui fait que
parfois il est utile dans les fièvres adynamiques et les typhus, et
a sur l'encéphale une influence qui le fait employer avec succès
pour combattre les accidens spasmodiques, et pour rétablir l'action du système nerveux pervertie. A petite dose, de cinq à
dix grains, par exemple, les effets excitans du castoréum sont
peu sensibles ; une douce chaleur seulement se développe dans
l'estomac. A la quantité d'un gros ou de deux gros, ainsi que
l'a noté Thouvenel sur lui-même, il donne au pouls plus de fréquence et de développement, et réveille les forces. Il peut même
alors provoquer des envies de vomir, ce qui l'avait fait proscrire
de la pratique de la médecine par Stahl et Junker.

Nos contemporains sont loin de partager l'opinion de ces
deux hommes célèbres ; ils administrent cependant bien rarement le castoréum pour sa propriété excitante ; mais ils mettent
fréquemment à profit la faculté qu'il a de modifier l'état actuel
du cerveau et du système nerveux, faculté spéciale, admise par
un grand nombre de praticiens distingués, depuis Aétius et
Alexandre de Tralles jusqu'à nos jours. Ils le donnent, par
exemple, avec grand avantage dans les convulsions, les palpitations de cœur, les hoquets convulsifs, l'hystérie, l'hypocondrie, l'épilepsie, l'asthme nerveux, etc. Souvent aussi l'on voit
cette substance amener l'éruption des menstrues, en faisant cesser un état de spasme de l'utérus, qui causait l'aménorrhée, quoiqu'il soit juste de convenir que parfois cet effet emménagogue
est dû à la puissance excitante du médicament. Par les mêmes

raisons il devient utile, dans certains cas de supression des lochies, de recourir au castoréum, ainsi que l'a fait plusieurs fois Thouvenel avec succès, de même que l'on est en droit d'en espérer de bons effets dans quelques maladies aiguës de la poitrine, dont la solution par les sueurs ou par les crachats est empêchée par un état de spasme, que fait reconnaître l'état du pouls et la gêne des mouvemens de la respiration.

On administre le castoréum en poudre et en pilules, à la dose de dix ou trente grains, que l'on peut porter à celle d'un ou deux gros et même plus, une, deux ou trois fois dans les vingt-quatre heures. On peut le donner aussi en suspension dans un véhicule aqueux, ou en préparer une teinture, à l'aide de l'alcohol ou de l'éther. Cette teinture très-diffusible se prend à la dose de dix à trente gouttes, sur du sucre ou dans une potion appropriée. On en met aussi dans les lavemens, depuis un gros jusqu'à deux, et ces lavemens sont très-calmans. Du coton, imprégné du même liquide, et introduit dans le conduit auriculaire, fait cesser promptement le bourdonnement d'oreilles; de même que, placé sous les narines, il calme les vertiges par les vapeurs odorantes qui en émanent.   (HIPP. CLOQUET.)

CASTRAT, adj., *castratus*, individu qui a subi l'opération de la castration. *Voyez* CASTRATION et EUNUQUE.

CASTRATION, s. f., *castratio*. Dans l'acception la plus rigoureuse du terme, c'est l'ablation des deux testicules, de quelque manière et dans quelque circonstance que cette ablation ait été faite. Mais oubliant le sens naturel de l'expression, fort souvent on désigne sous le nom de castration l'ablation d'un seul testicule, surtout quand cette ablation a lieu par une opération chirurgicale. De là résulte la nécessité de distinguer la castration en complète et incomplète, ou bien en castration proprement dite et demi-castration. Comme opération méthodique, comme dernière ressource de la chirurgie dans plusieurs maladies du testicule ou de quelqu'une des dépendances immédiates de cet organe, la castration est bien plus souvent incomplète que complète; il est plus ordinaire qu'on la pratique d'un côté seulement que des deux à la fois, ou même successivement et à deux époques différentes.

La castration pourrait s'entendre aussi de l'extirpation des ovaires; du moins ne saurait-on désigner par un terme plus convenable cette opération, comparable, en effet, à l'ablation des testicules, puisque par elles les femmes sont rendues inhabiles à être fécondées, comme les mâles perdent la faculté reproductrice en perdant les organes secréteurs de la semence. Toutefois, l'extirpation des ovaires est en usage pour les animaux seulement; il est douteux que cette extirpation ait jamais été faite chez la femme, ou bien ce n'a été qu'accidentellement, si je puis m'exprimer de la sorte. Profondément situés dans l'abdomen derrière le pubis, du moins chez la femme adulte, les ovaires ne seraient accessibles qu'à une main exercée et conduite avec art; aussi n'est-il jamais arrivé qu'ils aient été enlevés par une violence extérieure et imprévue : et, quant à la soustraction de ces organes opérée par une main étrangère, on cite le seul exemple d'un châtreur de porcs, homme conséquemment exercé à faire sur des animaux l'opération dont il s'agit, qui la fit à sa propre fille pour modérer chez elle l'ardeur d'un tempérament érotique. Quelquefois aussi on a fait, par erreur, l'extirpation des ovaires sortis de l'abdomen et contenus dans un sac herniaire. *Voyez* HERNIES DE L'OVAIRE.

Quant à la castration chez l'homme, dont l'influence sur l'économie animale sera indiquée au mot *eunuque,* on peut la distinguer en trois sortes; ou bien, elle est accidentelle; ou bien, quoique pratiquée méthodiquement, elle constitue une opération barbare que la chirurgie désavoue, ou bien, enfin, c'est une opération méthodique que l'art consacre. Celle-ci est le plus souvent incomplète; l'opération du sarcocèle se fait, dans le plus grand nombre des cas, d'un côté seulement. Au contraire, les deux autres castrations sont presque toujours complètes; il y a ablation des deux testicules. Quelquefois aussi dans ces dernières, et particulièrement dans celle que j'ai nommée accidentelle, la verge est enlevée avec les deux testicules et le scrotum : jamais, que je sache du moins, on n'a été dans le cas de faire méthodiquement l'amputation complète des parties extérieures de la génération chez l'homme.

La castration accidentelle a été observée dans des circonstances très-différentes. Quelques hommes se la sont faite eux-mêmes dans un accès de désespoir ou de mélancolie; presque tous ces insensés s'étaient armés la main d'un instrument bien tranchant. C'est de la même manière que la castration a été faite sur quelques hommes, par une main étrangère et criminelle. Qui ne connaît l'infortune d'Abélard? J'ai vu le cas de l'enlèvement des testicules et de la verge par un boulet de canon. Enfin il y a des exemples de l'arrachement de ces parties par des causes tout-à-fait accidentelles. *Voy.* pour la description et le traitement de ces blessures , l'art. PLAIES DES ORGANES DE LA GÉNÉRATION.

J'ai parlé d'une castration faite méthodiquement et que la chirurgie désavoue néanmoins : c'est celle qu'au mépris des droits de l'homme on pratique sur des sujets jeunes encore, soit pour conserver à leur voix un caractère particulier, soit dans le but principal d'anéantir chez eux les facultés viriles.

Pour ce qui est de la castration complète ou incomplète qui figure parmi les opérations méthodiques de la chirurgie, elle n'est indiquée qu'autant que le testicule ou ses annexes sont actuellement le siége d'une affection organique dont les progrès menacent l'existence : le temps n'est plus où l'on pensait pouvoir guérir radicalement la hernie inguinale, chez les jeunes sujets surtout, en faisant l'extirpation du testicule. Les affections organiques du testicule ou de ses dépendances, pour lesquelles on pratique si souvent la castration, ont reçu le nom commun de *sarcocèle.* L'opération elle-même est appelée opération du sarcocèle, bien plus communément que castration. La maladie qui nécessite l'ablation du testicule se présente avec des variétés si nombreuses, et doit imprimer à l'opération de telles modifications qu'il serait peu convenable d'isoler la description de celle-ci de la description de la maladie elle-même; c'est pourquoi nous renvoyons pour l'une et pour l'autre au mot SARCOCÈLE.   (ROUX.)

CASTRATION (méd. lég.); l'opération qui dépouille l'homme des organes essentiels de la virilité est une des plus anciennes que l'on connaisse. Elle paraît devoir son origine à la dépravation des mœurs, à la défiance et à la jalousie plutôt qu'à la nécessité. L'histoire de la plupart des peuples de l'antiquité fait mention de ces êtres équivoques, dégradés par la perte de leurs caractères sexuels. Poussée par une politique non moins cruelle que celle qui dirigeait le législateur des Spartiates, Sémiramis, dit-on, ordonna d'enlever par la castration, aux hommes d'une faible constitution, la faculté de propager leurs races débiles. On connaît le fanatisme qui portait les prêtres de Cybèle à se mutiler, et le délire plus furieux encore de ces sectaires, imitateurs d'Origène, qui regardaient comme un acte de religion de contraindre tous ceux qu'ils rencontraient à subir une opération à laquelle ils s'étaient soumis eux-mêmes.

La polygamie a perpétué dans l'Orient l'usage de la castration. Jaloux et despotes, les peuples de ces contrées ne pourraient confier la surveillance des femmes destinées à leurs plaisirs, qu'aux hommes dont l'état d'impuissance doive éloigner toutes leurs craintes. Chez les nations européennes soumises au culte chrétien, plus d'une fois la vengeance arma la main d'un époux outragé, d'une amante abandonnée, mais aucune cause ne contribua davantage à répandre, dans la société, des hommes incapables d'en remplir les principaux devoirs, que le goût dépravé de quelques peuples, qui leur faisait trouver des charmes dans le chant de ces malheureux, et le préjugé qui attribuait à l'extirpation des testicules la propriété de guérir certaines maladies. Heureusement ce ne fut qu'en Italie qu'on vit des parens barbares sacrifier la nature à leur cupidité et livrer leurs enfans à l'opération qui les privait de la virilité. Malgré les défenses de l'Église romaine, cet abus subsista parce qu'il était toléré, et fit des victimes d'autant plus nombreuses qu'elles étaient plus recherchées. J. P. Frank rapporte, dans son *Traité de police médicale*, qu'il y avait un grand nombre d'individus, n'appartenant pas à la classe des chirurgiens, qui pratiquaient la castration en Italie. Suivant le même auteur, on voyait à Naples, sur la demeure de ces opérateurs, les inscriptions qui indiquaient leur infâme métier. Les lois françaises, qui ont régné dans ces pays pendant un certain temps, auront sans doute détruit ces usages, contre lesquels s'étaient inutilement élevée la voix de la pudeur et de l'humanité.

A des époques plus ou moins éloignées de nous, la castration fut regardée comme un moyen presque assuré de guérir la lèpre, l'éléphantiasis et la goutte. Un chirurgien osa même la pratiquer dans un cas de folie, et lui attribua l'heureuse conversion de la manie en simple mélancolie. Vers les quinzième et seizième siècles, l'opération de la hernie était presque toujours accompagnée de l'extirpation des testicules, que l'on croyait indispensable à la cure radicale. Les chirurgiens ont fait depuis long-temps justice de cette opinion. Ils ont démontré que la castration n'était nécessaire et ne devait être autorisée que dans le cas où l'état morbide des testicules ou de leurs annexes mettrait, par ses progrès, la vie du malade en danger. Cependant l'erreur relative à la cure des hernies s'est propagée et maintenue avec opiniâtreté parmi quelques individus étrangers à la chirurgie;

et elle a fait des ravages si effrayans dans certaines contrées qu'elle a enfin attiré les regards de l'autorité sur cette classe de charlatans qui, sous prétexte de guérir et même de prévenir les descentes, mutilaient un grand nombre d'enfans. La société royale de médecine, consultée en 1776, sur cet horrible abus, demanda que, selon d'anciens statuts, il ne fût permis qu'aux chirurgiens reçus suivant les formes existantes de pratiquer l'opération de la hernie; qu'il fût interdit aux chirurgiens herniaires de faire aucune opération sans être assisté d'un maître de la communauté des chirurgiens, et qu'il fût défendu dans aucun cas d'opérer les hernies par la méthode de la castration. Les règlemens actuels sur l'exercice de la médecine, et les lois qui concernent spécialement la castration tendent à obtenir le même résultat.

Convaincus de l'atteinte funeste que la castration porte à la population en général et à la dignité de l'individu qu'elle rend physiquement et moralement incapable de remplir plusieurs fonctions de la société, les auteurs du *Code français* ont prononcé contre ceux qui se rendraient coupables de ce crime, les peines les plus sévères, la peine des travaux forcés à temps, et la peine capitale si la mort en est résultée avant l'expiration des quarante jours qui l'auront suivi. (Code pénal, art. 316.) Ils ne déclarent ce crime excusable que lorsqu'il a été immédiatement provoqué par un outrage violent à la pudeur (art. 325). Le législateur ne paraît pas avoir borné la signification du mot castration à l'ablation des testicules, qui en est pour le médecin le caractère exclusif. Pour le premier, l'amputation d'un organe quelconque, nécessaire à la génération, est une castration. (Arrêt de la cour de cass., du 1er sept. 1814.) Ainsi l'ablation du pénis, qui ne serait pas accompagnée de la perte des organes sécréteurs du sperme, n'en réclame pas moins l'application des articles précédens, puisque cette mutilation est un obstacle irrémédiable à la fonction de la reproduction.

Quant aux règles de conduite que doit tenir le médecin appelé à faire un rapport dans le cas de castration, elles sont à peu près les mêmes que celles qui doivent le guider dans l'examen des autres genres de *blessures*. Nous ne répéterons pas ici les considérations auxquelles nous nous sommes livrés en traitant ce dernier sujet sous le rapport de la médecine légale. Nous ferons seulement observer que, le but de l'inspection étant de constater l'absence des testicules à la suite d'une blessure faite dans la région qu'ils occupent, il ne faudrait pas toujours baser sa décision sur l'absence de ces organes dans le scrotum. Chez quelques personnes, en effet, les testicules, quoique très-rarement, restent dans l'abdomen et ne dépassent pas l'anneau inguinal. Les traces de l'opération et les circonstances qui l'ont accompagnée et suivie seraient les seuls moyens de reconnaître la réalité de la castration. L'état physique et moral du sujet, si l'opération avait été faite avant la puberté, joint aux traces qu'elle aurait laissées, en serait le signe le plus certain. Mais on suppose alors que l'examen médico-légal n'a lieu que long-temps après la castration, lorsque l'économie animale a pu ressentir toute son influence.

(RAIGE DELORME.)

CATACLYSME, s. m., *cataclysmus*, de κατακλύζω, inonder, submerger. Hippocrate s'est servi du nom grec qui lui correspond (κατάκλυσμα), comme synonyme de celui qui signifie clystère. Quelques auteurs l'ont employé pour désigner le bain de douche. Inusité.

CATAGMATIQUE, adj., *catagmaticus*, de καῖαγμα, fracture. Nom donné aux remèdes qu'on croyait propres à guérir les fractures des os. Inusité.

(R. DEL.)

CATAIRE ou HERBE AUX CHATS, *nepeta cataria*, L.; famille des Labiées ; didynamie gymnospermie. Cette plante, qui croît assez communément dans les lieux incultes et stériles, sur le bord des chemins, a une odeur aromatique très-forte, mais peu agréable. Les chats paraissent avoir une prédilection particulière pour elle, car ils se roulent dessus toutes les fois qu'ils en rencontrent quelque pied. Elle possède les mêmes propriétés que les autres labiées. Elle est peu employée. C'est un des ingrédiens du sirop d'armoise composé.

(A. RICHARD.)

CATALEPSIE, s. f., *catalepsis, catalepsia*, du grec καταλαμβάνειν, saisir, arrêter. On donne ce nom à une affection intermittente et apyrétique du cerveau, qui se compose d'attaques ordinairement caractérisées par la suspension le plus souvent complète de l'entendement, et par une roideur, comme tétanique, générale ou partielle du système musculaire. Les membres conservent souvent, tout le temps de l'attaque, la position qu'ils avaient au commencement, ou celle qu'on parvient à leur faire prendre pendant cet état convulsif.

Les causes prédisposantes de la catalepsie sont la susceptibi-

lité, la mobilité nerveuse, le tempérament nerveux et mélancolique. Dans ces états le cerveau est très-sensible aux irritans
sensoriaux, aux affections morales. Les femmes et les enfans,
plus souvent doués de ces constitutions, sont aussi plus sujets
à la catalepsie.

Les causes excitantes de cette maladie sont de vives et fortes
affections de l'âme, telles que la frayeur, le chagrin, la colère,
l'indignation; des méditations profondes et soutenues, les excès
d'étude, l'habitude de la contemplation, en un mot, les influences les plus capables d'ébranler, d'agiter le plus fortement
l'exercice des fonctions cérébrales. Fernel cite l'exemple d'un
homme qui, au fort d'une méditation profonde, reste dans une
immobilité cataleptique. M. le professeur Pinel rapporte celui
d'une petite fille de cinq ans, qui, vivement contrariée à table,
perd tout à coup connaissance, est saisie d'une roideur uni-
verselle, conservant la position qu'elle avait au moment de
l'attaque. Les sujets des sept observations consignées dans
l'ouvrage de Petetin, sont devenus cataleptiques à la suite de
vives affections morales, lesquelles ont constamment eu la plus
grande influence sur la marche de la maladie. De semblables
circonstances ont déterminé les mêmes effets sur cinq malades
affectés de catalepsie hystérique. L'on a coutume de considérer
encore comme une cause fréquente de catalepsie, surtout chez les
enfans, la présence des vers dans le canal alimentaire. J'ajoute
peu de foi à l'influence de cette cause; je crois que, lorsque la
catalepsie, comme bien d'autres affections du cerveau, existe en
même temps que la présence de vers dans le canal alimentaire,
elle est indépendante de l'action de ceux-ci, et due à une autre
espèce d'influence.

Les exemples de catalepsie offrant exclusivement les caractères énoncés dans notre définition sont rares; mais les phénomènes cataleptiques unis à d'autres phénomènes cérébraux sont
plus communs.

Les attaques de catalepsie, comme celles d'hystérie, sont ordinairement précédées de phénomènes précurseurs qui annoncent
leur invasion plus ou moins prochaine. Ce sont des maux de
tête, des agitations ou des *anéantissemens d'esprit*, de l'embarras dans la tête, des douleurs dans les membres, des palpitations, des bâillemens, et quelquefois de légères secousses convulsives, des crampes, la rougeur ou la pâleur du visage, un

sentiment de froid ou de chaleur dans diverses parties. Quelquefois l'attaque survient tout à coup; le malade éprouve une perte complète, et quelquefois seulement une semi-perte de connaissance; il est pris d'une roideur du cou et des membres; ses yeux sont fixes, et dirigés en avant ou en haut. Tantôt les mouvemens respiratoires sont exécutés librement, ainsi que l'action du cœur; le malade respire naturellement, et l'état de son pouls n'est pas changé : tantôt les muscles inspirateurs sont convulsés comme ceux des membres, et la respiration est difficile ou insensible; quelquefois aussi l'action du cœur est presque éteinte, et le pouls se sent à peine : d'autres fois le pouls est fort et fréquent; les artères de la tête, surtout, battent avec beaucoup de force. Les membres, plus ou moins facilement flexibles, conservent souvent la position qu'on leur donne durant toute l'attaque; quelquefois il est impossible de les faire plier; d'autres fois ils ne sont pas assez roides, et ils s'abandonnent à leur propre poids. L'on observe souvent des variations remarquables, partielles ou générales, dans la température du corps; ce phénomène est, au reste, très-fréquent dans les affections du système nerveux. Les attaques sont presque toujours en partie cataleptiques, et en partie convulsives. La face est, en général, peu altérée; souvent même elle est fleurie, animée; quelquefois seulement elle est pâle et décolorée. L'on trouve, dans plusieurs auteurs, le phénomène du somnambulisme joint aux autres phénomènes cataleptiques. Petetin rapporte l'exemple d'une dame qui achevait, en sortant de l'attaque, la phrase qui avait été interrompue par la perte de connaissance. Après quelques minutes, plusieurs heures et quelquefois plusieurs jours, l'attaque cesse, laissant le plus souvent une violente céphalgie, de l'agitation dans l'esprit, de l'embarras dans la tête, une grande irritabilité des sens, une fatigue générale, un sentiment de brisement dans les membres.

Les attaques se renouvellent plus ou moins fréquemment, et sont quelquefois produites par les causes les plus légères, tel qu'un bruit inattendu, une contrariété, une impatience, un léger mouvement de colère. Elles viennent plusieurs fois le jour, ou seulement une fois tous les jours, tous les deux, trois, six ou huit jours.

Entre les attaques quelquefois le malade est très-bien; mais le plus ordinairement il a des maux, des pesanteurs de tête, de l'agitation dans l'esprit, de l'embarras dans les idées, de la mélancolie, des inquiétudes sans sujet, des *crispations nerveuses*, des tics convulsifs, de l'oppression, des palpitations, une grande susceptibilité nerveuse. Il ne dort pas, ou son sommeil est agité, il soupire, rit ou pleure sans motif. La surdité, l'aphonie ne sont pas rares. Le flux menstruel est souvent irrégulier, l'appétit est diminué, et quelquefois la digestion est pénible; le malade est pâle et amaigri.

La marche et la terminaison de la catalepsie présentent une foule de différences. Tantôt il ne se manifeste qu'une seule attaque, à la suite de laquelle le malade revient à la santé, ou succombe. M. le professeur Pinel cite l'exemple d'un magistrat, qui, outragé pendant l'exercice de ses fonctions, resta immobile d'indignation, et tomba ensuite dans un état d'apoplexie mortelle. Ordinairement la durée de la maladie, de même que le nombre et la fréquence des attaques, est absolument indéterminée. Si la maladie ne guérit point, et dure long-temps, plusieurs années, elle finit quelquefois par se convertir en hystérie, ou bien en une mélancolie profonde ; tous les phénomènes de l'hypocondrie, des irrégularités ou la suppression du flux menstruel, viennent la compliquer ou lui succéder. Dans quelques cas, une maigreur extrême, une décoloration générale, des affections thoraciques ou abdominales, le marasme conduisent les malades au tombeau.

La catalepsie pourrait être confondue avec l'extase, l'asphyxie, la syncope, l'apoplexie, l'état de mort et l'hystérie. L'extase ne se renouvelle ordinairement qu'à la suite de profondes méditations, de fortes occupations de l'esprit; l'exercice de la pensée, au lieu d'être anéanti, suspendu, se trouve fortement et exclusivement dirigé vers la contemplation d'un objet, entièrement absorbé par une idée, par des jouissances imaginaires, encore augmentées par l'exaltation de l'enthousiasme; le malade parle, chante, gesticule en conséquence. On n'observe ni mouvemens convulsifs, ni roideur musculaire, ni par conséquent la possibilité de faire conserver aux membres la position qu'on leur donne. Dans l'asphyxie, la *circulation et la respiration* sont ordinairement suspendues, les membres sont flexibles. Les mêmes phénomènes, plus une pâleur extrême, caractérisent la syncope. Dans l'apoplexie, il y a paralysie d'un côté du corps, flexibilité des membres. D'ailleurs ces trois affections ne pourraient guère être prises que pour une première attaque de catalepsie.

Des cataleptiques ont été pris pour des cadavres, et enterrés vivants. On trouve dans les auteurs plusieurs exemples authentiques de ce fait. Dans ces cas d'attaques très-intenses, la respiration et la circulation sont insensibles, le corps est presque froid, la peau a pris la pâleur de la mort, *les articulations sont roides.* Il n'y aurait que l'état convulsif des yeux et l'expression de la physionomie, qui pourraient fournir les moyens de distinguer un pareil état de l'état de mort. Mais l'appréciation des circonstances commémoratives, telles que la nature des causes, l'invasion des accidens, le mode antérieur de la santé, et surtout l'attention de ne point procéder à l'inhumation dans les cas douteux, tant que le corps ne donne aucun signe de décomposition, préviendront toujours ces méprises funestes.

L'hystérie est l'affection avec laquelle la catalepsie a le plus de rapports. Sur sept observations de catalepsie, que contient l'ouvrage de Petetin, quatre sont dites hystériques, et une extatique. Lieutaud dit que la catalepsie appartient à l'affection hystérique. Nous partageons cette opinion; nous pensons que la catalepsie et l'hystérie ont le même siége, sont produites par le même genre de causes, et nécessitent le même mode de traitement; que les différences qu'elles présentent ne sont que dans leurs formes symptomatiques, et non dans leur nature. Dans l'une, ce sont des convulsions cloniques ou avec mouvemens; et dans l'autre, des convulsions toniques ou sans mouvemens : voilà la principale et presque l'unique différence. Nous avons d'ailleurs eu plusieurs fois occasion d'observer la liaison qui existe entre ces deux affections : nous avons vu des malades hystériques qui avaient d'abord été cataleptiques; d'autres qui avaient des attaques en partie cataleptiques et en partie hystériques; nous avons vu une femme qui a été cataleptique, puis hystérique, et qui est actuellement épileptique.

Les cataleptiques sont aussi quelquefois somnambules, délirans.

Les recherches cadavériques n'ont presque rien appris sur la nature de l'affection cérébrale qui détermine les phénomènes cataleptiques. Cette affection étant rarement mortelle par elle-même, surtout dans un court espace de temps, on n'a eu que peu d'occasions de faire de pareilles recherches; et dans ces cas même, les lésions des organes sympathiquement affectés, ont plus particulièrement fixé l'attention de l'observateur. Une autre raison du défaut de connaissances sur l'état du cerveau dans cette affection, c'est que l'organisation de ce viscère, encore peu connue dans ses détails, l'était bien moins de ceux qui nous ont laissé le fruit de leurs recherches sur le sujet qui nous occupe. Quelques auteurs ont néanmoins trouvé plusieurs lésions de cet organe à la suite de la catalepsie. Dans un cas de péripneumonie avec complication de phénomènes cataleptiques, le docteur Ros-tan n'a rien rencontré dans le cerveau ; ce qui ne suffit pas, de l'aveu même de ce médecin, pour prouver que cet organe ne fût pas altéré.

La nature organique de la catalepsie ne nous est donc pas connue ; nous ne connaissons ici que les désordres fonctionnels du cerveau, et non ses désordres d'organisation. Cullen rapporte cette maladie au genre apoplexie ; Sauvages la range dans la classe des débilités, ordre des affections comateuses ; M. le professeur Pinel en fait une névrose cérébrale comateuse. Petetin considère la catalepsie comme une irritation du cerveau, avec engorgement habituel des vaisseaux de cet organe, ce qui le dispose aux mouvemens convulsifs ou cataleptiques, qui résultent, suivant ce médecin, de la compression de l'origine des nerfs. Cette dernière opinion est la plus satisfaisante ; elle indique au moins quelque chose de positif, et ne laisse point l'esprit dans le vague des idées vides de sens. Les malades sont sujets à des *douleurs*, à des *chaleurs* de tête ; ils éprouvent des pertes de connaissance, très-probablement dues à une cause comprimante, *l'abord du sang dans le cerveau* : ce sont là des caractères des irritations morbides. *Voyez* NÉVROSE.

Petetin conseille particulièrement pour guérir cette maladie, les évacuations sanguines, les bains froids à la glace, l'application de la glace pilée sur la tête, et l'électricité. Les évacuations sanguines dégorgent les vaisseaux cérébraux ; il conseille de les faire au moyen de sangsues, plutôt qu'à l'aide de la lancette. L'une des raisons qui lui font préférer le premier moyen, c'est que le dernier effraie souvent les malades, et leur cause une émotion fâcheuse. Il assure que les forces, loin de diminuer, augmentent avec la sortie du sang. J'ai eu plusieurs fois occasion de vérifier ce fait. Les sangsues seront appliquées en petit nombre, et l'application en sera renouvelée tous les

cinq ou six jours, aux pieds, aux cuisses, ou autour de la tête;
par l'emploi des bains à la glace et de la glace pilée sur la tête,
après l'usage des saignées, ce médecin dit avoir beaucoup diminué, ou même fait cesser des attaques, et fait disparaître en
quelques minutes les roideurs musculaires qui persistaient après
que celles-ci étaient passées. Il dit avoir fait cesser sur-le-champ
des attaques avec une ou au plus deux commotions électriques,
et guéri assez promptement la maladie à l'aide de l'électricité
administrée en bain; et il assure que l'usage des bains tièdes,
des pédiluves synapisés, des purgatifs, a toujours produit de
fâcheux effets. A peine les pieds entraient-ils dans le pédiluve,
que le malade ressentait un coup dans la tête, était pris de
céphalalgie, et quelquefois d'attaques. Les purgatifs ont aussi
causé des accidens graves, de violentes attaques. Sauvages a de
même obtenu de mauvais effets de l'emploi des bains tièdes. J'ai
assez de confiance dans les évacuations sanguines, dans les applications de glace sur la tête; je ne saurais dire quels sont les
avantages des bains à la glace et de l'électricité. Malgré l'autorité de Petetin et de Sauvages, je pense que les bains à peine
tièdes ou au plus à 14 ou 15 degrés, et les pédiluves plutôt irritans
que chauds, peuvent être souvent très-utiles.

Les malades éviteront avec soin toute excitation sensoriale,
intellectuelle et morale un peu vive. Le laitage, les fruits doux,
des alimens de facile digestion, et pris en petite quantité, les
boissons presque entièrement aqueuses, composeront leur régime habituel. S'il existe une constipation plus ou moins opiniâtre, des lavemens à l'eau froide, quelquefois rendus purgatifs,
seront administrés. On pourra essayer l'usage de pilules drastiques, et le continuer, s'il n'en résulte aucun inconvénient. J'ai
rarement vu les antispasmodiques produire de bons effets dans
les affections cérébrales dites nerveuses : souvent ils causent des
accidens; et, quand ils soulagent, ce n'est que momentanément,
et en laissant une plus grande susceptibilité morbide.

On néglige, je pense, beaucoup trop de mettre en usage
l'insufflation pulmonaire. Il est une foule de cas de ralentissement ou de suspension complète des mouvemens respiratoires,
suite de désordres cérébraux ou rachidiens, qui doivent causer
la mort seulement par ces troubles de l'exercice d'une fonction
si essentielle à la vie. Dans quelques cas même, le cerveau et
le rachis peuvent n'être que très-légèrement affectés; mais le

sang noir, qui a pénétré ces organes, les a tués. C'est ce qui arrive probablement chez les individus qui meurent à la suite d'une affection morale, d'une attaque d'épilepsie, d'une commotion du cerveau, sans qu'on trouve d'altération notable dans cet organe ; et c'est aussi ce qui peut arriver dans la catalepsie. Au lieu donc de laisser sans respirer ces cataleptiques, chez qui la respiration s'exécute à peine, faites insuffler de l'air dans le thorax, suppléez ainsi l'action musculaire respiratoire, momentanément suspendue par l'état convulsif.

Plusieurs des phénomènes qui caractérisent l'attaque de catalepsie, particulièrement la roideur convulsive, partielle ou générale du système musculaire, s'observent dans plusieurs autres affections du cerveau, telles que l'*irritation* de cet organe causée par certains poisons ingérés dans l'estomac, l'*encéphalite*, qui n'a point atteint sa période de suppuration. *Voyez* EMPOISONNEMENT, ENCÉPHALITE, HYSTÉRIE, etc.   (GEORGET.)

CATAPHORA, s. m., et CATAPHORE, s. f., καταφορα, de καταφέρειν, tomber d'en haut ; ce mot désigne ordinairement un degré d'assoupissement sans fièvre ni délire, que l'on fait facilement cesser à l'aide de quelque excitant, d'une sensation vive et subite par exemple, mais qui renaît aussitôt qu'on laisse le malade tranquille. J. Frank en fait un terme générique, synonyme d'assoupissement, qui comprend le coma, le coma vigil, le carus et la léthargie. Cette expression est généralement peu usitée ; on la remplace par celles de *somnolence* et de *coma*. *Voy*. ces mots.
                                                      (GEORGET.)

CATAPLASME, s. m., *cataplasma*. Nom dérivé de κατα, super et πλασσω *fingo*. On l'applique à tous les épithèmes mous et humides : le cataplasme tient le milieu, pour sa consistance, entre l'onguent et l'emplâtre. Quand il est très-liquide, il prend le nom de bouillie, de *pulpes* ; s'il est plus consistant, ce n'est plus qu'un simple topique ou un emplâtre.

Des cataplasmes en général. — Les anciens faisaient beaucoup plus d'usage des cataplasmes que les modernes, qui les avaient d'abord abandonnés exclusivement à la pratique chirurgicale ; mais plusieurs médecins ont déjà reconnu depuis long-temps les grands avantages de ces applications extérieures dans les maladies internes. C'est un des principaux moyens de la médecine iatraleptique, qui est surtout utile chez les enfans, parce qu'il est plus difficile de leur administrer des médicamens à l'intérieur, et que l'absorption par la peau se fait chez eux avec encore plus de facilité que chez les adultes.

On administre, sous forme de cataplasmes, une foule de substances médicamenteuses très-différentes. La plupart des produits végétaux ou animaux qui appartiennent à la matière médicale entrent dans la confection des cataplasmes, et souvent même encore on humecte ces épithèmes avec des solutions salines, alcalines ou métalliques ; de sorte que les minéraux même ne leur sont point étrangers. On peut donc dire que presque tous les agens pharmaceutiques ont été employés sous la forme de cataplasmes.

On distingue dans la plupart de ces sortes d'épithèmes la matière ou l'excipient, le véhicule ou l'excipiende et l'accessoire. La matière des cataplasmes se compose ordinairement de fécule ou de farine de graine de lin, de seigle, d'orge, de riz, de pomme de terre. On se sert aussi de mie de pain, de levain, de malt, de farine de moutarde, de racine de guimauve, de navets, de carottes, de feuilles de mauve, de guimauve, de morelle, d'oseille, de cresson, etc. Les racines doivent être râpées, lorsqu'on les emploie crues, et pulpées, si on s'en sert dans l'état de cuisson ; les bulbes d'ognons de lis doivent être cuits sous la cendre enveloppés dans un papier avant d'être réduits en pulpes. Quant aux feuilles, il suffit de les piler dans un mortier ou de les ramollir par une cuisson légère. La plupart des feuilles perdraient leurs propriétés si elles étaient long-temps exposées à l'action du feu. Les poudres ligneuses de tan, de quinquina, humectées avec différentes sortes de décoctions, ou amalgamées avec des extraits végétaux, servent souvent de base à beaucoup de cataplasmes. Enfin la matière des cataplasmes se compose quelquefois de substances animales cuites comme les œufs. C'est ainsi qu'on emploie les vers de terre, les matières fécales, ou les chairs palpitantes de certains animaux.

Les liquides qui servent de véhicule à la matière des cataplasmes sont ordinairement l'eau, les décoctions mucilagineuses et narcotiques ; ou gélatineuses, de veau, de tripes ; les décoctions astringentes ou toniques : tantôt on emploie, suivant l'intention qu'on se propose, le sérum, le lait ; tantôt, au contraire, le vin, les huiles, le beurre, la graisse. La plupart de ces véhicules doivent être chauds, mais ne peuvent être long-temps exposés à l'action du feu ; le lait, les huiles et les graisses se décomposeraient facilement. Il faut seulement faire fondre les graisses, en les agitant avec la matière des cataplasmes au moment de les employer.

— Les accessoires, dans les cataplasmes, sont ordinairement des poudres toniques astringentes ou excitantes, ou des teintures amères, aromatiques ou narcotiques, ou des solutions d'acétate de plomb, de sulfate d'alumine. On ajoute aussi quelquefois à la matière des cataplasmes des onguens, tels que le populéum, le basilicum, les jaunes d'œufs. Toutes ces substances ne doivent point cuire dans les bouillies, mais elles doivent être amalgamées au moment de l'application, ou dissoutes dans la matière ou étendues à sa surface, suivant l'effet qu'on désire produire. Ces accessoires sont souvent la partie principale des cataplasmes, parce que toutes les popriétés actives résident dans la petite quantité de ces agens pharmaceutiques, auxquels les fécules ou les pulpes ne servent que de base.

Toutes les substances qui sont employées sous forme de cataplasme sont étendues ou sur du linge, ou sur des étoupes, suivant le degré de consistance qu'on leur donne. Quand elles sont très-liquides, on les enveloppent souvent entre deux linges, ou on les recouvre du côté de la peau avec une simple gaze. D'autres fois on les applique à nu.

Effets généraux des cataplasmes. — Quelques substances que l'on emploie pour la matière, le véhicule et l'accessoire du cataplasme, quelques propriétés médicamenteuses qu'on mette en jeu, ces épithèmes exercent toujours localement, et à une distance plus ou moins étendue du lieu de leur application, une influence plus ou moins grande, dépendante de leurs formes et de leur humidité froide ou chaude, suivant qu'ils sont crûs ou cuits.

Les cataplasmes préparés avec les racines de carottes ou de navets râpés, les bulbes d'ail pilées, les feuilles de cresson, les poudres de moutardes, doivent être employés crûs et froids ou presque froids, parce que leurs principes actifs, étant plus ou moins volatils, se dissiperaient par la coction. On applique aussi à froid les cataplasmes de frai de grenouilles, de vers de terre. Presque tous les cataplasmes qui ont des fécules ou des farines pour base et qui sont employés sous forme de bouillie, sont ordinairement appliqués chauds.

Le cataplasme froid produit d'abord, comme tous les corps d'une température bien au-dessous de la chaleur animale, une sensation plus ou moins vive, et quelquefois agréable, quand la partie sur laquelle on l'applique est en proie à une chaleur cuisante ou à un prurit incommode. Il calme alors comme tous les corps froids, et produit une astriction momentanée, qui refoule le sang des vaisseaux capillaires cutanés, dans les couches les plus profondes. Cette espèce de répercussion diminue ensuite par degrés, à mesure que la chaleur du cataplasme se met en équilibre avec celle du corps : il n'agit plus alors que comme un simple corps humide.

Les cataplasmes chauds, crûs ou cuits, quelles que soient les propriétés des substances qui entrent dans leur composition, agissent d'abord comme tous les corps chauds et humides : ils relâchent la peau, ouvrent les pores, favorisent l'absorption des principes qui sont en contact immédiat avec la surface cutanée. Les applications réitérées de ces corps chauds et humides ramollissent l'épiderme, dont les couches se réduisent en une espèce de bouillie blanche très-abondante, surtout sur les parties qui sont recouvertes d'un épiderme très-épais, comme aux pieds et aux mains. Cette couche ne s'oppose cependant pas à l'absorption des substances médicamenteuses que contient le cataplasme. L'effet relâchant des cataplasmes chauds ne se borne pas seulement à la peau, mais il s'étend plus ou moins et de proche en proche aux organes qui sont situés plus profondément.

Indépendamment de ces effets locaux plus ou moins étendus, les cataplasmes tièdes ou chauds produisent toujours un effet général sur le mouvement des humeurs : ils attirent, surtout lorsqu'ils sont chauds, une plus grande quantité de liquides sur les parties qu'ils recouvrent. Ils ne peuvent produire une action dérivative sur un point, sans déterminer une sorte de révulsion sur les parties opposées ; et, quelles que soient d'ailleurs les propriétés des cataplasmes, ces effets dérivatifs et révulsifs sont très-remarquables, surtout lorsqu'on les applique sur les extrémités, suivant le lieu d'élection convenable d'après les organes sur lesquels on veut principalement agir. Ainsi l'observation a prouvé que les extrémités inférieures sont préférables, lorsque l'on cherche à produire un effet révulsif par rapport à la tête et au ventre ; que les cataplasmes appliqués sur les bras sont, au contraire, plus actifs, lorsque l'intention est principalement de dégager la poitrine. Ces effets sont d'autant plus marqués, que les cataplasmes sont étendus sur une plus grande surface, et que l'on a eu soin de concentrer la vapeur humide qui s'en échappe, en enveloppant toutes les parties avec une toile gommée ou cirée, qui s'oppose à l'évaporation insensible d'une part, et, de l'autre, tend à conserver plus long-temps la chaleur, parce que ces enveloppes sont peu conductrices du calorique. On obtient par ce moyen des bains de vapeur locaux.

Des cataplasmes en particulier. — Outre les effets locaux et généraux qui sont d'abord communs à toutes les espèces de cataplasmes, ils en ont ensuite qui dépendent de la différence des propriétés des substances qui entrent dans leur composition; ils appartiennent, comme tous les moyens iatraleptiques, à tous les genres de médications; on peut à cet égard distinguer des cataplasmes relâchans, toniques, excitans, irritans, narcotiques, mixtes.

Cataplasmes relâchans ou émolliens. — La matière de ces cataplasmes est ordinairement composée de bouillies cuites, préparées avec des fécules ou des farines et des décoctions de racines ou de feuilles mucilagineuses, des bouillons gélatineux ou du lait, on y ajoute quelquefois des bulbes de lis, de l'axonge, du beurre ou d'autres corps gras. Ils sont presque toujours employés chauds ou tièdes; rarement on les applique presque froids, excepté sur quelques dartres ou sur certains érysipèles, lorsque les douleurs sont très-aiguës et cuisantes, et seraient momentanément augmentées par le contact d'un corps chaud. L'effet de toutes ces applications émollientes est de relâcher la peau et tous les organes sous-jacens de manière à favoriser les mouvemens du système des vaisseaux capillaires, lorsqu'ils sont plus ou moins engorgés d'une manière active. Ces épithèmes conviennent dans toutes les phlegmasies cutanées et profondes des membranes et des tissus parenchymateux, lorsqu'on cherche à déterminer la résolution ou lorsqu'on veut accélérer le travail de la suppuration. Ils sont donc ou résolutifs, ou maturatifs, suivant les circonstances et le degré d'excitation des parties malades. C'est un des moyens les plus utiles et les plus recommandables dans toutes les inflammations locales, superficielles ou profondes. Mais ces applications long-temps prolongées ont l'inconvénient, comme tous les émolliens, d'affaiblir les parties avec lesquelles elles sont en contact, de diminuer et de ralentir la circulation capillaire, et de favoriser secondairement l'accumulation des liquides blancs dans le tissu cellulaire cutané; ils ne peuvent par conséquent point convenir dans les hydropisies passives, et dans la gangrène.

Les cataplasmes émolliens très-chauds déterminent souvent une éruption de petits boutons coniques rouges à la base, blancs et suppurés au sommet. La farine de graines de lin, surtout lorsqu'elle est ancienne, provoque plus souvent cette espèce d'éruption qu'aucune autre, sans doute à cause de la rancidité que contracte l'huile qui adhère toujours à la farine ou au son de la graine.

Les cataplasmes émolliens doivent être renouvelés parce qu'ils s'altèrent facilement, surtout lorsque la peau est enflammée ; ls changent alors de propriété en fermentant, et deviennent

Cataplasmes toniques et astringens. — Les substances toniques et astrigentes dont on fait le plus souvent usage en catasplame sont le quinquina, le tan, la tormentille, la bistorte, la noix de galles, les fleurs de roses et les feuilles de ronces. On les emploie ordinairement pulvérisées. Tantôt on étend seulement ces poudres sur des bouillies émollientes chaudes ; tantôt, pour les rendre plus actifs, on compose en entier les cataplasmes avec ces mêmes poudres, qu'on humecte avec de fortes décoctions astringentes ou toniques ou avec des solutions de sulfate de fer ou d'alumine.

On fait usage des cataplasmes toniques ou astringens dans des intentions différentes. Tantôt le médecin se propose de produire à l'aide de ces moyens un effet purement local, tantôt au contraire il cherche à déterminer une médication générale. Dans le premier cas les cataplasmes sont employés pour réagir sur le tissu cutané œdémateux ou emphysémateux, ou pour retarder les progrès de la gangrène des parties externes et accélérer la chute des escharres quand la gangrène existe déjà, ou bien enfin pour arrêter des hémorragies passives. Dans l'autre cas, le médecin se sert de cataplasmes saupoudrés de quinquina, de gentiane jaune, ou préparés avec de fortes décoctions de petite centaurée ou d'autres substances toniques qu'on applique sur le ventre ou sur d'autres parties du corps, pour s'opposer au retour d'accès fébriles périodiques. Ces moyens antifébriles sont surtout très-recommandables chez les femmes et les enfans, et sont quelquefois même les seuls qu'on puisse mettre en usage.

Cataplasmes excitans. — Le but du médecin, dans l'application des cataplasmes excitans, est, comme dans l'emploi des précédens, de déterminer des effets locaux ou généraux. Il se borne aux premiers lorsqu'il veut favoriser la résolution ou la suppuration des tumeurs froides et indolentes, ou la résorption du sang épanché à la suite de larges ecchymoses, et alors il emploie les excitans qui sont peu volatils. Il se sert au contraire des excitans diffusibles, lorsqu'il veut agir sur l'ensemble de l'organisation, et produire une excitation plus ou moins étendue et prompte. On peut subdiviser les cataplasmes excitans par rapport à leurs propriétés secondaires en aromatiques, âcres, résineux, acides, alcoholiques et ammoniacaux.

C'est avec les feuilles et les fleurs de plusieurs plantes aromatiques, comme celles de tanaisie, d'absinthe, de rhue, de camomille, de sauge, de romarin, etc., qu'on prépare ordinairement les cataplasmes excitans aromatiques. Ils ont pour effet principal de ranimer l'énergie vitale comme tous les excitans, et lorsqu'ils sont immédiatement appliqués sur le ventre, ils agissent en outre d'une manière particulière comme anthelmintiques. Ces applications, sous ce rapport, sont très-utiles, et remplacent avec avantage les moyens purgatifs toniques ou stimulans qu'on emploie ordinairement pour combattre les vers; dans beaucoup de cas même où les organes gastro-intestinaux sont trop irrités pour pouvoir supporter, sans de graves inconvéniens, l'action directe de tous ces agens médicamenteux administrés à l'intérieur, les anthelmintiques appliqués sous la forme de cataplasmes sont les seuls qui puissent convenir, et leur effet est toujours assez constant. J'ai souvent obtenu, dans des phlegmasies intestinales accompagnées d'ascarides lombricoïdes, l'expulsion de trente à quarante de ces vers, par l'application seule de cataplasmes de feuilles de tanaisie sur le ventre, et je n'ai pas remarqué que l'action stimulante de ces cataplasmes augmentât alors sensiblement l'irritation intestinale.

On emploie quelquefois des cataplasmes de substances végétales âcres et volatiles, comme les racines de raifort et de navets râpées, les feuilles de cresson, de beccabunga. J'ai éprouvé de très-bons effets des feuilles de cresson pilées appliquées à nu et souvent renouvelées sur la surface des ulcères atoniques qui dépendaient d'un vice dartreux, syphilitique ou scorbutique.

Les cataplasmes résineux sont ordinairement préparés avec de la térébenthine étendue sur des étoupes, ou avec des résines en poudre, ou des teintures résineuses répandues sur des bouillies. Plus ordinairement, cependant, ces différentes substances sont employées sous la forme d'emplâtres. Ces cataplasmes sont quelquefois d'usage dans les rhumatismes et les tumeurs strumeuses.

Les cataplasmes acides, composés de bouillies arrosées avec les acides citrique ou acétique, ou amalgamés avec des feuilles d'oseille, d'oxalis ou d'autres végétaux, stimulent, rougissent la peau et l'irritent même lorsqu'elle est déjà enflammée. Ils augmentent par cette raison, la douleur des phlegmons, et tendent à accélérer la suppuration.

On prépare des cataplasmes excitans avec une base quelconque que l'on humecte avec du vin chaud et des teintures excitantes de cannelle et de muscades. Ces cataplasmes ainsi arrosés avec des liquides alcoholiques sont surtout utiles dans les cas de phlegmasies des organes intérieurs, et surtout des organes intestinaux accompagnés d'un état adynamique ; ils raniment promptement les forces sans irriter comme lorsqu'on administre ces substances diffusibles à l'intérieur. Les cataplasmes vineux ont même l'avantage de fournir aussi quelques molécules nutritives. Ces applications sont principalement employées chez les enfans.

Il faut ranger dans les cataplasmes excitans ammoniacaux, toutes les substances animales, comme les matières fécales des animaux, les nids d'hirondelles, les vers de terre, les rates, les poumons de veau, de mouton, de renard, et les pigeons vivans. Toutes ces substances, qui diffèrent d'abord par les premières impressions qu'elles produisent suivant qu'elles sont appliquées froides ou chaudes, se rapprochent ensuite par leur manière d'agir. La chaleur brûlante et fébrile du corps les échauffe plus ou moins promptement, et à mesure qu'ils se putréfient, ils dégagent une vapeur ammoniacale qui agit comme excitante. C'est principalement à ce dégagement d'ammoniaque et au développement de la chaleur produite par la putréfaction, qu'il faut attribuer les effets dérivatifs et stimulans très-marqués qu'on obtient, dans certains cas, de l'application de ces substances animales sur la peau ; mais ces bons effets ont été souvent beaucoup trop exaltés par l'ignorance et la crédulité, qui s'enthousiasment aisément pour le merveilleux.

Cataplasmes irritans. — On applique sous forme de cataplasmes plusieurs substances végétales âcres et irritantes, comme les feuilles de plusieurs espèces de clématites, les tiges et les feuilles de plusieurs espèces d'*anthemis*, les graines de *sinapis nigra* réduites en poudre. Ces derniers cataplasmes, préparés avec la farine de sinapis , ont reçu particulièrement le nom de sinapismes. (*Voyez* ce mot.) On augmente l'effet irritant des sinapismes, en y ajoutant des bulbes d'ail ou d'ognons crûs et pilés. L'huile âcre que contiennent ces bulbes suffit souvent seule pour exciter de la douleur, de la rougeur à la peau, et peut produire même quelquefois un effet presque vésicant. Les puissans effets de ces cataplasmes, qui rubéfient et irritent diversement la peau, chacun à leur manière, sont très-recommandables dans une foule de maladies locales et générales, lorsqu'il est nécessaire de ranimer les forces, ou d'attirer les humeurs vers les extrémités, ou d'appeler à la peau une affection cutanée répercutée.

Cataplasmes narcotiques. — Tantôt on prépare ces cataplasmes avec une forte décoction de pavots, de feuilles de morelle ou de jusquiame, ou de toute autre plante narcotique, et on délaie les farines dans ces décoctions chaudes; tantôt on arrose seulement les bouillies avec du laudanum simple ou safrané. La base des cataplasmes narcotiques peut être formée avec la thériaque ou tout autre électuaire qu'on arrose ensuite avec une solution opiacée; ces sortes de cataplasmes sont employés avec un égal succès dans les maladies externes et internes, lorsqu'il est nécessaire de calmer la douleur et de provoquer le sommeil. On les emploie surtout dans les contusions, les chutes, les rhumatismes musculaires et articulaires, les nevralgies, les pleurodynies, les coliques nerveuses, les crampes d'estomac, etc., etc.

Cataplasmes mixtes. — Plusieurs sortes de cataplasmes plus ou moins composés, et dont les prescriptions se trouvent dans le *Formulaire de Gaubius* et dans quelques anciennes pharmacopées, sont formés de substances qui jouissent de propriétés souvent très-différentes, et même entièrement opposées, et à l'aide desquels on obtient des médications mixtes. Ainsi les uns sont composés de substances toniques et excitantes, comme de poudre de quinquina et de tan arrosés avec de l'alcohol camphré. D'autres sont excitans, et narcotiques, comme ceux qui sont formés de bouillie narcotique, arrosés avec des teintures d'asa fœtida ou d'autres gommes résines. Le cataplasme que Pradier a exhumé d'une vieille pharmacopée allemande, et qu'on a tant préconisé, à l'aide de l'approbation d'un nom médical recommandable, cataplasme d'ailleurs réellement très-utile dans certains cas, doit ses bons effets à une combinaison de propriétés relâchantes, excitantes et narcotiques, et a une action dérivative d'autant plus marquée, que ces cataplasmes agissent sur une grande surface, et forment sur les extrémités des bains de vapeur assez étendues. L'intensité de ces effets mixtes varie suivant la différence des tempéramens. Les individus nerveux et très-irritables sont, en général , excités par l'absorption de la teinture résineuse, avec laquelle on arrose ce cataplasme. Les individus très-affaiblis, âgés, ou d'une constitution molle, sont, au contraire, calmés par ces larges applications émollientes, rendues légèrement narcotiques par la teinture de safran. Mais lorsqu'elles sont long-temps prolongées, elles déterminent l'amaigrissement, la faiblesse et quelquefois même la paralysie des extrémités.   (GUERSENT.)

CATARACTE, s. f., *cataracta*, *suffusio oculi*, *hypochyma*, *gutta opaca*, des Latins; γλαύκωμα, ὑπόχυμα, des Grecs, du verbe grec καταράσσω, confondre ou troubler. On donne ce nom à une maladie qui consiste dans l'opacité du cristallin ou de sa membrane. Hippocrate et les anciens Grecs décrivaient la cataracte comme une maladie du cristallin, sous le nom de γλαύκωμα; mais bientôt cette opinion fut abandonnée, et pendant long-temps on n'eut que des idées fort obscures sur la nature et le siége de cette affection. Du temps de Celse on l'attribuait à une membrane qui se formait derrière la pupille par la coagulation ou le rapprochement des parties les plus grossières de l'humeur aqueuse. Le cristallin était regardé, à cette époque, comme le siége de la vision, et ce ne fut qu'en 1604 que le célèbre astronome Képler démontra, contre l'opinion généralement admise alors, que par sa transparence ce corps lenticulaire ne pouvait retenir la lumière, mais servait à en réfracter les rayons et à les rassembler sur la rétine. Vers le milieu du dix-septième siècle, on découvrit le siége de la cataracte, ou plutôt on rétablit l'opinion d'Hippocrate sur la nature de cette affection. Gassendi nous apprend qu'un chirurgien de Paris, nommé Remi Lasnier, fut le premier qui démontra que la maladie provient de l'opacité du cristallin. Suivant Mariotte, au contraire, c'est à un autre chirurgien appelé François Quarré qu'appartient l'honneur de la découverte; il en fit part à C. Schelhammer, professeur à Kiel, qui la communiqua à Werner Rolfink. Ce dernier en profita, et assigna pour cause à la cataracte un vice dans l'organisation du cristallin. Les observations se multiplièrent, et, quelques années après, la nature de la cataracte fut mise hors de doute par les travaux de Pierre Borel, Théophile Bonnet, Blegny, Tozzi, Geoffroy, S. Polisius, B. Albinus, Maître-Jan, Méry, Brisseau, Heister. Plus tard, on reconnut que la cataracte pouvait aussi dépendre de l'opacité de la membrane qui renferme le cristallin; Lapeyronie et Morand firent voir à l'académie des cataractes membraneuses; depuis cette époque les recherches d'anatomie pathologique ont encore ajouté de nouveaux faits à l'histoire de cette affection.

Les causes de la cataracte ne sont qu'imparfaitement connues. Cette maladie attaque également les hommes et les femmes; elle affecte le plus souvent les vieillards, rarement les adultes. Les enfans l'apportent quelquefois en venant au monde, et on lui donne alors le nom de *cataracte congéniale.* Il paraît qu'elle peut être héréditaire; Maître-Jan, Janin, Deshajes-Gendrons, Petit de Lyon, MM. Saunders, Adams, Beer, Démours, Belliviers et plusieurs autres chirurgiens assurent avoir vu des familles chez lesquelles cette affection se perpétuait de génération en génération depuis un grand nombre d'années. M. Lucas rapporte que les cinq enfans d'un habitant de Leaven vinrent tous au monde avec des cataractes. M. Gibson a cité des observations à peu près semblables. J'ai vu en 1813, à l'hôpital des Enfans malades, deux jeunes frères nés d'un père aveugle, et affectés tous deux de cataractes congéniales.

L'action prolongée de la lumière sur les yeux paraît susceptible de produire, à la longue, l'obscurcissement du cristallin; aussi la cataracte se manifeste souvent chez les individus qui restent habituellement exposés à l'action d'une vive lumière ou d'un feu ardent, comme les horlogers, les joailliers, les lapidaires, les verriers, les forgerons, les fondeurs, les cuisiniers, les moissonneurs. M. Beer pense que la cataracte qu'on observe sur les jeunes sujets, est assez souvent le résultat d'une éclatante lumière sur les yeux délicats des enfans nouveau-nés. Il assure également avoir constaté que la même affection peut être produite par le contact des vapeurs acides ou alcoholiques auxquelles certaines personnes sont habituellement exposées. D'autres fois la maladie est la suite de plaies, de contusion du globe de l'œil. Dans ces cas, elle n'affecte ordinairement qu'un seul œil, fait des progrès rapides, a presque toujours son siége dans la membrane du cristallin et dans cette lentille elle-même, et se montre souvent compliquée d'adhérence avec l'iris et d'immobilité de la pupille. M. Beer croit que la formation presque subite de la cataracte dans ces circonstances dépend de la séparation du cristallin d'avec sa capsule. Lassus rapportait, dans ses leçons, l'observation d'un homme chez lequel un baiser appliqué fortement sur l'œil détermina la formation d'une cataracte. L'opacité du cristallin est quelquefois la suite d'une ophthalmie interne, aiguë ou chronique et latente. On l'a aussi attribuée à la suppression d'écoulemens purulens, de vésicatoires, de cautères, d'ulcères anciens, de flux sanguin habituel, comme les règles, les hémorroïdes; à la rétropulsion d'exanthèmes cutanés, à l'action du vice dartreux, du virus syphilitique. Ces dernières causes sont fort incertaines, et on les a assignées ici à la cataracte, comme on l'a fait pour la plupart des maladies dont l'étiologie offre de l'obscurité. Il en est de même de l'opinion des auteurs qui ont attribué l'opacité du cristallin à une coagulation de ce corps par l'action de la chaleur, par une humeur âcre acide qui s'est portée sur lui, etc. Quelques personnes ont pensé que la cataracte dépendait de l'ossification ou de l'oblitération de la branche que l'artère centrale de la rétine envoie à travers le corps vitré, à la face postérieure du cristallin; mais je ne sache pas que cette opinion soit étayée sur des observations rigoureuses. Ce qu'il y a de certain, c'est que la couleur et la transparence du cristallin ne sont pas les mêmes aux diverses époques de la vie; que cette lentille, fort molle, diaphane ou rougeâtre chez le fœtus et l'enfant, devient plus dure, incolore et parfaitement transparente chez l'adulte, et acquiert peu à peu, vers l'âge mûr, une teinte jaunâtre, ambrée, qui augmente encore dans la vieillesse. Très-souvent on trouve aussi, vers le centre du cristallin des vieillards, une tache grisâtre, plus ou moins large et opaque, qui semble former le premier degré de la formation de la cataracte.

Il est bien démontré aujourd'hui que l'opacité qui constitue la cataracte peut avoir son siége isolément dans le cristallin, dans la capsule de ce corps, ou dans l'humeur dite de Morgagni, qui se trouve placée entre ces deux parties. Dans le premier cas, la maladie porte le nom de *cataracte cristalline;* dans le second, celui de *cataracte capsulaire* ou *membraneuse,* et dans le troisième, celui de *cataracte mixte, laiteuse* ou *purulente.* Quelquefois l'opacité existe à la fois dans le cristallin et sa membrane, et dans l'humeur de Morgagni.

Il est important de distinguer de la cataracte proprement dite l'opacité de la pupille, produite par une membrane accidentelle placée derrière cette ouverture, et qui est la suite de l'inflammation de l'iris et de la capsule du cristallin. Cette variété de la maladie que M. Beer nomme *fausse cataracte*, est souvent compliquée de l'obscurcissement du cristallin ou de sa membrane, et presque toujours de rétrécissement, de déformation et d'immobilité plus ou moins complète de l'iris. La couleur blanchâtre de la pupille, dans ce cas, n'est point uniforme; quelques endroits sont plus clairs, d'autres plus opaques; et quelquefois on peut, à l'aide d'une bonne loupe, apercevoir de petits vaisseaux sanguins qui se portent de l'iris dans la membrane accidentelle qui bouche la pupille; d'autrefois une portion de l'enduit noir qui revêt la face postérieure de l'iris s'en est détachée et lui adhère sous forme de stries noirâtres, comme ramifiées. Dans certains cas, après les blessures de l'œil, la maladie est formée par un caillot de sang, qui est resté adhérent au-devant de la capsule du cristallin, sous l'apparence d'une toile rougeâtre, striée de lignes blanches ou noirâtres.

Dans la cataracte, ordinairement la densité du cristallin n'est pas sensiblement changée; dans d'autres cas, ce corps devient plus dense, friable et acquiert même une grande dureté. De là la distinction de *cataractes caséeuse, pierreuse, plâtreuse*, admise par les oculistes. On a pensé généralement qu'à mesure que la cataracte se formait, le cristallin devenait de plus en plus dur, et on attendait en conséquence pour pratiquer l'opération, que la maladie fût arrivée à ce que l'on appelait son *état de maturité*; mais on a reconnu depuis, que la dureté du cristallin cataracté n'est point en raison directe de l'ancienneté de la maladie; ainsi on voit des cataractes fort anciennes être très-molles, et d'autres, formées depuis peu de temps, avoir une densité considérable; en général plus le cristallin cataracté est dur, plus il est petit.

Assez souvent le cristallin devenu opaque semble s'être fondu en une humeur blanchâtre, d'une teinte uniforme, ou d'une apparence floconneuse, qui remplit et distend la capsule cristalline; c'est ce qu'on nomme la *cataracte laiteuse*. J'ai vérifié par plusieurs dissections, que les cataractes de naissance, ainsi que l'ont observé Scarpa, Gibson, Ware, appartiennent presque toutes à cette espèce. Dans la plupart de ces cataractes, en effet, on trouve la membrane cristalline distendue par une humeur lactescente, dans laquelle flotte le cristallin presque entièrement fondu et réduit à un petit noyau de la grosseur d'une tête d'épingle. Ces résultats sont entièrement opposés aux observations de Saunders qui assure que le plus grand nombre des cataractes de naissance qu'il opère à l'infirmerie de Londres, sont membraneuses.

Le même chirurgien a de plus observé que, dans la cataracte congéniale, le cristallin opaque est souvent entièrement absorbé, et qu'à mesure que son absorption a lieu, les deux disques de la capsule cristalline se rapprochent l'un de l'autre, et s'unissent pour former une seule membrane opaque, dense et plus ou moins élastique, qui bouche la pupille.

Dans la cataracte accidentelle, le plus ordinairement le cristallin n'a pas changé sensiblement de volume. Dans quelques cas il est plus volumineux et distend fortement sa capsule; ou bien il est atrophié et réduit à un fort petit noyau, comme dans les cas où la maladie est congéniale. Lorsque la cataracte est venue lentement chez un vieillard, presque toujours la capsule du cristallin conserve sa transparence.

Le cristallin cataracté n'est pas toujours de la même couleur. Le plus ordinairement il est d'une couleur d'ambre jaune-foncé, avec une teinte grisâtre ou laiteuse vers le centre. D'autres fois il est verdâtre ou d'un beau blanc perlé, chatoyant, et jette des reflets métalliques. Dans des cas rares, en devenant opaque, le cristallin prend une couleur brune ou noire, plus ou moins foncée; cette dernière variété de la maladie, dont l'existence a été contestée à tort par quelques auteurs, a reçu le nom de *cataracte noire;* elle avait déjà été observée par Morgagni et Maître-Jan; on en trouve des observations authentiques rapportées par Wenzel, Pellier, Arachard, MM. Edwards, Riobé, Béclard. Je l'ai rencontrée deux fois sur des cadavres d'individus que l'on avait considérés, pendant leur vie, comme affectés d'amaurose.

Quelquefois le cristallin et sa capsule affectés de cataracte deviennent tellement proéminans, que leur face antérieure forme une saillie conique qui passe à travers de l'iris qu'elle rend immobile, et s'avance dans la chambre antérieure de l'œil vers la face

postérieure de la cornée transparente. D'autres fois le cristallin est
atrophié, et sa capsule, devenue opaque, est retirée sur lui, et
toute couverte de plis. Dans quelques cas rares, Schiferli, Beer,
Travers, ont trouvé du pus épanché entre le cristallin et sa
capsule qu'il distendait; c'est ce qui constitue vraiment la cataracte purulente. On possède quelques exemples dans lesquels la
capsule était devenue cartilagineuse et même le siége d'incrustations calcaires, et presque toujours alors la maladie était venue
après une violente inflammation des yeux.............. .. ..

Quelle que soit la couleur du cristallin cataracté, sa teinte
est uniforme, ou bien elle est plus foncée et plus opaque vers le
centre parfois il est parsemé de taches blanches, irrégulières, mar-
brées, ou présente des lignes radiées, comme cristallisées, qui partent tantôt du centre vers la circonférence, et tantôt de la circonférence vers le centre; dans quelques cas il a une apparence ar-
borisée semblable à celle de ces pierres qu'on nomme *dendrites*.
Quelquefois il n'y a qu'une moitié du cristallin ou de sa membrane qui soit opaque. Ces variétés de la cataracte dépendent
souvent, ainsi que Beer l'a démontré, d'une couche opaque qui
s'est déposée sur la face antérieure de la capsule du cristallin et
offre des figures extrêmement variées..... .. ..

Une espèce de cataracte, dont je ne connais pas d'exemples dans
les auteurs, et que j'ai rencontrée cependant deux fois aux consul-
tations de la clinique de perfectionnement, et une fois à l'hôpital
Saint-Louis, consiste dans trois lignes blanches, opaques, droites,
assez larges, qui partent de la circonférence du cristallin, viennent
se réunir à son centre, et partagent ce corps en trois parties parfaitement égales. Cette maladie, que j'ai nommée *cataracte à trois
branches*, dépend de l'obscurcissement de l'humeur qui sépare les
trois pièces principales par lesquelles les lames extérieures du cristallin se développent constamment chez l'homme; pièces qu'on peut
toujours isoler facilement chez le fœtus, ainsi que je l'ai démontré,
mais qui se réunissent chez l'adulte de la manière la plus intime,
de sorte qu'on ne retrouve plus chez lui de traces de leur séparation. Il paraît que chez les personnes affectées de la cataracte à
trois branches, les pièces principales du cristallin ne se sont pas
soudées, ou se sont séparées par le fait de la maladie. .. ..

Le plus ordinairement le cristallin cataracté est retenu immobile par les liens particuliers qui l'attachent à la choroïde et aux
procès ciliaires; quelquefois ces liens étant relâchés, allongés ou

en partie rompus, il vacille et se meut derrière la pupille pendant les mouvemens généraux du corps et ceux de l'œil. On donne alors à la maladie le nom de *cataracte branlante*. Quelquefois le cristallin paraît remuer derrière la pupille, quoique ses liens ne soient pas relâchés; c'est ce qu'on observe dans les cataractes laiteuses, lorsque l'humeur qui distend la capsule cristalline renferme des flocons albumineux, opaques, mobiles, qui changent souvent de place et font ainsi varier, d'un instant à l'autre, l'apparence de la maladie; parfois la pupille paraît entièrement et uniformément opaque; dans d'autres instans elle semble éclaircie, et les flocons albumineux sont précipités et rassemblés dans la partie inférieure de la capsule. J'ai observé cette dernière variété de la cataracte chez un homme âgé de 45 ans. Il portait sur l'œil droit une cataracte laiteuse et branlante, compliquée de dilatation et d'immobilité de la pupille; indépendamment des mouvemens généraux dont jouissait le cristallin, on observait les mouvemens partiels des flocons albumineux qui remplissaient sa capsule. Un matin, dans une secousse assez violente qu'éprouva le malade, le cristallin se détacha, et entouré de sa capsule, il tomba dans la chambre antérieure de l'œil; mais le malade ne recouvra pas la vue parce que la rétine était affectée d'amaurose. Par son contact sur la partie inférieure de la chambre antérieure de l'œil, le cristallin ne tarda pas à produire une inflammation assez vive, accompagnée d'un gonflement variqueux des vaisseaux de la conjonctive, au-dessous de la cornée; je fus obligé de l'extraire par une incision pratiquée à cette dernière membrane. Son extraction fit cesser la douleur et les autres symptômes inflammatoires qu'il avait occasionés par son déplacement.

La cataracte membraneuse est beaucoup plus rare que la cristalline. La partie antérieure de la capsule, trois ou quatre fois plus épaisse que la postérieure dans l'état naturel, munie d'un système vasculaire entièrement différent du sien, est aussi, bien plus souvent qu'elle, le siége de l'opacité dans la cataracte capsulaire, d'après les observations du célèbre Scarpa. Cependant l'opacité peut se trouver aussi dans la lame postérieure de la capsule, ou dans les deux à la fois, d'après MM. Beer et Travers. Le tissu de cette membrane, devenu opaque, est plus dense, ou bien se trouve changé en une substance molle et pulpeuse. Presque toujours dans la cataracte membraneuse le cristallin perd consécutivement sa transparence, est souvent diminué de volume, ce qu'il est facile de comprendre, en faisant attention que les vaisseaux qui nourrissent ce corps, rampent dans sa capsule. Quand c'est la partie antérieure de la capsule qui est opaque, la tache est nacrée, située immédiatement derrière la pupille, et paraît convexe lorsqu'on regarde l'œil de côté. Quand la maladie existe uniquement dans la lame postérieure, la tache est obscure, profondément située et paraît concave. La cataracte membraneuse est dite *primitive*, quand la capsule est devenue spontanément opaque; tandis qu'on la nomme *secondaire*, quand elle vient après l'opération de la cataracte; et dépend de l'inflammation, et de la formation de concrétions albumineuses, à son niveau.

Dans le plus grand nombre de cas, le développement de la cataracte se fait lentement; ce n'est qu'après plusieurs mois, et même deux, trois ou quatre années que le cristallin a totalement perdu sa transparence, et le malade la faculté de voir. Cependant on a vu des cataractes se former en quelques jours, et même en vingt-quatre heures, s'il en faut croire certains écrivains; mais ces faits sont fort rares, et lorsqu'ils se présentent, la maladie dépend presque toujours d'une violence extérieure ou d'une inflammation de l'œil. Quand la cataracte se développe spontanément, elle affecte ordinairement les deux yeux, soit en même temps, soit à des époques plus ou moins éloignées. Assez généralement la seconde cataracte commence à paraître avant que la première soit formée complétement; et souvent aussi ses progrès sont plus rapides, elle met moins de temps que l'autre à parcourir ses périodes.

Lorsque la cataracte commence à se développer, le malade éprouve un affaiblissement remarquable dans la vue; surtout quand le cristallin devient opaque d'une manière uniforme. Si la maladie n'occupe qu'un seul œil, elle peut rester pendant longtemps, sans que les personnes qui en sont affectées en aient le moindre soupçon; elles croient avoir seulement un œil plus faible que l'autre. Plus tard le malade croit voir voltiger dans l'air des flocons de laine, de neige, des toiles d'araignée, ou se plaint d'un brouillard épais qui l'empêche de voir distinctement les contours des objets extérieurs. Suivant M. Ware, il éprouve déjà ce symptôme, même avant qu'on aperçoive aucune opacité à travers la pupille. S'il regarde la lumière d'une bougie, elle lui paraît entourée d'une vapeur qui devient plus épaisse à mesure qu'on l'éloigne de ses yeux. Ces symptômes vont en augmentant; l'exercice de la vue est de plus en plus gêné; le brouillard au milieu duquel les malades se croient plongés devient de plus en plus épais, et bientôt ils ne peuvent marcher sans guide. Cependant le cristallin et sa capsule ne deviennent presque jamais tellement opaques, qu'ils ne puissent encore être traversés par quelques rayons de lumière. Aussi la personne affectée de la cataracte ne voit plus les objets, mais distingue encore le jour des ténèbres : l'œil cataracté reçoit l'impression de la lumière à travers le cristallin opaque, comme à travers une glace dépolie.

Lorsque la cataracte commence, les malades voient mieux le soir et le matin, et lorsque les corps qu'ils regardent sont peu éclairés, ils ont un commencement de nyctalopie. Quand la maladie est plus avancée, au contraire, ils deviennent héméralopes; ils ne distinguent que les objets frappés par une vive lumière, et ne voient pas ceux qui sont dans un lieu obscur. Cette particularité remarquable dépend de ce que, dans le plus grand nombre des cas, l'obscurcissement commence par le centre du cristallin avant de s'étendre à sa circonférence; en effet, lorsque le malade, dans les premiers temps de son affection, regarde des objets fort éclairés, sa pupille se rétrécit, les rayons lumineux tombent seulement sur la partie opaque du cristallin qui les retient, et la vue est confuse ou même tout-à-fait abolie. A une lumière plus douce, la pupille se dilate au delà de la tache centrale du cristallin, les rayons lumineux peuvent passer obliquement à travers la circonférence de cet organe, qui a conservé sa transparence, et les corps extérieurs sont aperçus plus distinctement. C'est pour la même raison que les malades affectés d'une cataracte commençante, lorsqu'ils veulent voir un objet ne le placent pas en face de l'œil, mais le regardent de côté, et qu'ils aperçoivent mieux les objets extérieurs, quand ils les regardent en tournant le dos au jour. Quelquefois, et sans qu'on puisse trop expliquer comment, la nyctalopie s'observe encore dans un degré fort avancé de la maladie. Lorsque le cristallin est devenu opaque dans toute son étendue, il s'oppose également au passage de la lumière, quel que soit le degré de dilatation de la pupille; si la lumière est faible, elle est retenue entièrement dans ce corps ; si elle est très-vive, une portion de ses rayons peuvent encore le traverser pour parvenir jusqu'à la rétine, et y produire une légère sensation.

Lorsqu'on examine un œil affecté de cataracte, on voit que la pupille a perdu sa couleur noire; qu'elle est occupée par une tache blanche, jaunâtre, grise, ou verdâtre, suivant l'espèce de la maladie, et que cette tache est tantôt uniforme, et tantôt inégale. On aperçoit aussi autour du cristallin cataracté un cercle noirâtre qui dépend, soit de l'ombre qu'il reçoit du bord de la pupille, soit de l'état moins avancé de la maladie dans cet endroit. Le plus souvent l'opacité du cristallin paraît d'abord vers le centre de cet organe; il est rare qu'elle commence par la circonférence pour se porter au centre, comme cela s'observe assez souvent pour la cataracte membraneuse. La surface du cristallin cataracté est convexe et placée à quelque distance derrière la pupille, ce qui rend apparente la chambre postérieure de l'œil; l'iris est ordinairement plus dilaté, et le cristallin découvert dans une plus grande étendue que du côté sain; les autres parties de l'œil sont dans leur état naturel.

Le diagnostic de la cataracte est facile à établir, d'après le changement de couleur de la pupille; il n'est pas possible de confondre cette affection avec les diverses espèces de taies qui ont leur siége sur la cornée transparente. La position superficielle de ces dernières suffit pour les faire reconnaître. M. Beer, dans ces derniers temps, a donné des signes diagnostiques qui peuvent, jusqu'à un certain point, faire reconnaître les diverses espèces de cataractes, et qui sont importans à considérer dans le pronostic qu'on tire de la maladie, et le procédé opératoire qu'il convient de choisir. Un cas dans lequel le diagnostic présente de l'obscurité, est celui où le malade est atteint d'une cataracte noire, parce qu'alors la pupille conserve sa couleur naturelle, et qu'on peut regarder la cécité comme le résultat d'une amaurose. Lorsque le cristallin d'une couleur brune-obscure présente quelques taches grises ou jaunâtres, la cataracte est assez facile à reconnaître; mais, quand il est parfaitement noir, il faut apporter la plus grande attention pour ne point confondre cette cataracte avec la paralysie de la rétine, maladies dont la nature et le traitement sont essentiellement différens. Il faut s'informer avec soin de la manière dont s'est fait le développement de l'affection, et de la nature des symptômes qui l'ont accompagné; si l'invasion a été lente, successive, comme on l'observe le plus souvent dans la cataracte, ou rapide et même soudaine, ainsi qu'on le voit fréquemment pour l'amaurose, etc. Dans l'amaurose, quel que soit son degré de développement, le malade est toujours plus ou moins héméralope; il n'éprouve point ce passage de nyctalopie à l'héméralopie, qu'on remarque chez les personnes cataractées. Si la pupille est d'un noir mat qui absorbe toute la lumière, et n'offre point de reflet; si la pupille a conservé en grande partie sa mobilité, et le malade la faculté de distinguer le jour de la nuit, et les objets peu éclairés, il y a tout lieu de croire à l'existence d'une cataracte noire. On peut aussi, pour éclairer le diagnostic, instiller dans les yeux de l'extrait liquide de belladone; si ce médicament produit une dilatation considérable de la pupille, on est presque certain que la maladie est une cataracte, et non pas une amaurose. Si le diagnostic présentait de l'incertitude, il faudrait traiter la maladie comme la cataracte, enlever ou abaisser le cristallin : l'opération ne peut jamais avoir rien de fâcheux, surtout quand on a mis en usage tous les moyens employés contre l'amaurose, et que la vue était perdue sans ressource; elle peut rendre au malade la faculté de voir, s'il existait réellement une cataracte. Dans un cas semblable, Wenzel reconnut une cataracte noire, qu'on avait prise pour une amaurose, et opéra le malade avec succès.

Quoique la cataracte n'entraîne aucun danger immédiat pour la vie, c'est cependant une affection en général fâcheuse, en cela que le malade reste aveugle, s'il ne se soumet point à l'opération, et que la réussite de celle-ci est très-incertaine quand il se fait opérer. Il est des circonstances qui font varier le pronostic de la maladie, relativement aux succès qu'on peut se promettre de l'opération. Il est très-essentiel que le chirurgien les connaisse parfaitement, puisqu'elles lui apprennent s'il doit pratiquer l'opération, ou s'en abstenir, et, dans le premier cas, quelles sont les chances qu'il peut espérer. L'opération offre de l'espoir de succès quand la cataracte est exempte de complications générales ou locales; son pronostic est moins favorable, quand la maladie présente quelques complications locales, même peu importantes en apparence; quand l'œil est petit, enfoncé, les paupières peu fendues, etc.; quand le malade est irritable ou sujet aux douleurs rhumatismales et aux ophthalmies, aux fluxions, aux érysipèles, ou d'une constitution détériorée; quand la cataracte est la suite d'une violence extérieure; lorsque le malade a déjà été opéré sans succès sur un œil.

On avait cru trouver, dans l'aspect du cristallin cataracté, et dans sa couleur blanche, grise, jaunâtre ou verdâtre, un moyen de reconnaître quels seront les résultats de traitement; mais l'expérience a prouvé que l'opération peut réussir parfaitement, quelle que soit la couleur de la cataracte. Cet examen peut seulement faire présumer, jusqu'à un certain point, le siége précis de la maladie, la consistance du cristallin, et déterminer dans le choix du procédé opératoire. Il n'en est pas de même de l'état dans lequel se trouvent les autres parties de l'œil. Lorsque ces parties sont dans leur état naturel, que l'œil a parfaitement conservé sa forme, son volume, sa transparence, l'iris sa mobilité, il y a tout lieu de croire que l'opération sera couronnée du succès. Voici les principales complications qui contr'indiquent l'opération : on ne doit pas opérer, lorsque l'œil cataracté est sensiblement diminué ou augmenté de volume; qu'il est affecté d'un commencement d'atrophie ou d'hydrophthalmie; quand il est fort dur, bosselé, déformé, douloureux; si la cornée est épaissie et forme une saillie conique à travers les paupières; quand les yeux, les paupières sont le siége d'une fluxion inflammatoire aiguë ou chronique, d'écoulemens purulens, d'un larmoiement habituel; que la conjonctive est enflammée, couverte de vaisseaux variqueux; lorsque des taies larges et fort opaques occupent le centre de la cornée, couvrent et cachent complétement l'ouverture de l'iris. Cependant, dans ces derniers cas, si les taies ne cachaient qu'incomplétement la pupille, ou se trouvaient placées vers la circonférence de la cornée, on pourrait encore tenter l'opération, en avertissant toutefois le malade du peu d'avantage qu'il en doit retirer, dans le cas où elle réussirait.

Lorsque les malades ont éprouvé, pendant le développement de la cataracte, et ressentent encore des douleurs très-opiniâtres dans quelques parties de la tête, et ordinairement c'est dans la région sus-orbitaire, presque jamais l'opération ne réussit; elle échoue également le plus souvent quand elle est pratiquée pour une cataracte qui reconnaît pour cause une violence extérieure.

La pupille fournit les signes les plus précieux pour reconnaître s'il faut opérer, ou non. Les mouvemens de l'iris indiquent, en effet, presque toujours dans quel état se trouve la rétine; quand

cette membrane, siége de la vision, est frappée d'amaurose
ou paralysée, l'iris ne se meut plus, la pupille reste immobile,
quelle que soit l'intensité de la lumière qui tombe sur l'œil. Cependant on possède quelques exceptions qui empêchent ce signe
d'être pathognomonique. Richter, M. S. Cooper et d'autres
chirurgiens ont vu des individus attaqués d'amaurose, chez
lesquels l'iris avait conservé sa mobilité : phénomène que
Wenzel explique, en faisant observer que ce sont des nerfs
différens qui donnent à l'iris sa mobilité, et à l'œil la faculté de
recevoir l'impression de la lumière. De toutes les complications, l'amaurose est celle qui contr'indique le plus l'opération de la cataracte. A quoi servirait, en effet, de rendre à
l'œil sa transparence en déplaçant le cristallin cataracté, lorsque la membrane sur laquelle tombent les rayons lumineux a
perdu la faculté de recevoir et de transmettre leur impression ?
Pour reconnaître si l'iris jouit encore de sa mobilité, on fait asseoir le malade devant une croisée bien éclairée, on abaisse ses
paupières, et on couvre ses yeux avec les mains ; au bout de
quelques instans, on relève subitement la paupière supérieure,
et on expose l'œil à toute la clarté du jour. On voit alors si la
pupille se resserre ou reste immobile, si l'on a lieu de soupçonner ou non l'existence de l'amaurose. Si les mouvemens de
l'iris sont peu sensibles, on peut, comme le conseille Maitre-Jan,
faire sur les paupières, avant de les ouvrir, de légères frictions
avec les doigts. Il faut observer séparément chaque pupille, et
avoir soin de tenir fermé l'œil sain pendant l'expérience, quand
il n'y a qu'une cataracte, parce que la sensation qu'il éprouverait, imprimerait, suivant quelques auteurs, des mouvemens
sympathiques à l'iris de l'œil cataracté. Si l'iris a conservé sa
mobilité, si ses mouvemens sont réguliers, et surtout si le malade peut encore distinguer le jour des ténèbres, on est assuré
qu'il n'y a pas de paralysie de la rétine, et l'opération offre des
chances de succès. Dans le cas contraire, le pronostic est très-fâcheux, et le malade ordinairement condamné à une cécité incurable.
Néanmoins dans quelques cas, la pupille a perdu la faculté
de se mouvoir, sans que la rétine soit paralysée ; ainsi quand
la petite circonférence de l'iris a contracté des adhérences
accidentelles avec la capsule du cristallin, lorsque ce dernier
organe et ses membranes sont très-opaques, l'aveuglement est
complet, et la pupille reste immobile. Lors des adhérences, le

contour de la pupille se trouve immédiatement collé sur le cristallin, tandis que, dans l'amaurose, on observe un espace sensible entre ces deux parties. Cette observation, qui avait déjà été faite par Richter, sert à éclairer le diagnostic de la maladie. D'autres fois l'immobilité de l'iris est produite par l'augmentation de volume du cristallin, comme l'avait déjà observé Guérin de Lyon; ce chirurgien fait remarquer que l'accroissement morbide du cristallin détermine tantôt un resserrement considérable, et tantôt une grande dilatation de la pupille; dans le premier cas, on ne peut soupçonner l'existence d'une amaurose; dans le second, on peut facilement reconnaître la maladie à la saillie que le cristallin fait à travers la pupille, dans la chambre antérieure de l'œil.

Il est des circonstances dans lesquelles le chirurgien le plus instruit est bien embarrassé pour déterminer si la cataracte est ou n'est point compliquée de paralysie de la rétine. Ainsi lorsqu'un malade est affecté à la fois d'une cataracte et d'une amaurose incomplète, il arrive qu'il peut encore distinguer le jour de l'obscurité, et que la pupille conserve une certaine mobilité, phénomènes semblables à ceux que présente un individu atteint seulement de cataracte. L'expérience a prouvé que, dans cette circonstance, presque toujours après l'opération, l'amaurose devient complète, et le malade aveugle pour jamais. Dans ce cas difficile de diagnostic, il faut recourir à d'autres signes, comme le fait judicieusement observer M. Boyer; comparer, par exemple, l'affaiblissement de la vue à l'opacité du cristallin: on peut croire à l'existence de l'amaurose, quand la cécité est presque complète, et le cristallin peu opaque. Il faut aussi s'informer avec soin de l'invasion de la maladie, et si les symptômes qui l'ont accompagnée appartiennent plutôt à l'amaurose qu'à la cataracte.

Il arrive quelquefois que le cristallin cataracté se détache des procès ciliaires et de la membrane hyaloïde, se déplace spontanément, et que le malade recouvre subitement la faculté de voir: on trouve plusieurs observations de ce genre dans les auteurs. M. Boyer en rapporte une fort curieuse dans son traité de chirurgie. C'est celle d'un avocat qu'on avait opéré sans succès de la cataracte d'un seul côté; l'autre œil avait été regardé par les chirurgiens les plus célèbres comme affecté d'une cataracte de mauvaise nature, ce qui avait éloigné l'idée de pratiquer l'opération. Il y avait vingt-cinq ans que le malade était aveugle, lorsqu'un jour, accompagné de son guide, il marchait dans une rue, il fut étonné de distinguer les objets qui l'environnaient. Le cristallin de l'œil qui n'avait point été opéré s'était détaché dans ses quatre cinquièmes supérieurs, et avait exécuté un mouvement de bascule en arrière, de sorte qu'il était presque horizontal ; il était légèrement agité, lorsqu'on imprimait de grands mouvemens à la tête.

À diverses époques on a tenté de guérir la cataracte, ou du moins d'arrêter ses progrès, par des moyens généraux et des applications topiques. Ainsi, suivant que l'on soupçonnait la cataracte vénérienne ou de telle autre nature, on a employé le calomélas, les diverses préparations mercurielles, la ciguë, les pilules fondantes, les sudorifiques, les drastiques ; on a eu recours aux saignées générales et locales, au séton, aux cautères, aux vésichtoires, aux moxas, à l'électricité, etc., mais on n'a point d'observation authentique de la réussite d'aucun de ces moyens. Ils ne servent qu'à fatiguer inutilement les malades. Il paraît que la cataracte peut quelquefois se guérir spontanément, lorsqu'elle a été produite par une violence extérieure. M. Ware a vu plusieurs cas dans lesquels le cristallin opaque a été absorbé entièrement, de sorte qu'après leur guérison, les malades ont été obligés de se servir de lunettes à verres convexes ; bien que le cristallin eût été absorbé, la capsule demeurait opaque, et présentait une ouverture par laquelle la lumière pouvait pénétrer dans l'œil.

Une opération chirurgicale peut seule rendre la vue aux malades affectés de cataracte, en levant l'obstacle qui s'oppose à l'introduction des rayons lumineux dans l'œil. Il est assez remarquable que les anciens, qui n'avaient que des idées fort inexactes sur le siége et la nature de cette affection, eussent cependant trouvé les moyens d'en débarrasser les malades. L'opération de la cataracte, en effet, remonte à une époque fort reculée. Galien rapporte qu'il y avait à Alexandrie et à Rome, des médecins qui se livraient exclusivement à l'opération de la cataracte ; une ancienne tradition portait aussi qu'on en devait la connaissance aux chèvres, parce que ces animaux se piquent l'œil avec un jonc épineux, quand ils sont atteints de cataracte, et recouvrent ainsi la faculté de voir. Celse décrit avec une exactitude remarquable la méthode d'opérer la cataracte par abaissement; cependant la méthode par extraction n'était point inconnue aux anciens. Antyllus qui vivait vers la fin du premier siècle, donne, sur cette manière d'opérer, les détails les plus positifs : il incise d'abord la cornée transparente, porte ensuite à travers la pupille une aiguille fine, avec laquelle il attire la lentille au dehors par l'ouverture qu'il a pratiquée. Un oculiste grec, nommé Lathyrion, cité par Razès, opérait la cataracte suivant le procédé d'Antyllus; le persan Ali, fils d'Abbas, avec la plupart des chirurgiens arabes de son temps, parlent de l'extraction de la cataracte avec autant de détails que de son abaissement; Albucasis, Avicennes, opéraient principalement la cataracte par abaissement. Le premier de ces deux chirurgiens rapporte qu'une personne de l'Irak, lui dit qu'il y avait dans cette contrée des gens qui pompaient la cataracte avec des aiguilles creuses. Il est évident que les Grecs et les Arabes connaissaient les deux manières d'opérer la cataracte, et qu'ils les avaient même déjà portées à un certain degré de perfection. C'est donc à tort qu'on a regardé l'opération par extraction comme toute nouvelle, lorsque, en 1745, Daviel la renouvela et l'adopta, pour ainsi dire, d'une manière exclusive. D'ailleurs le frère Jacques de Saint-Yves, religieux lazariste, F. Petit, Freytag, Lotteri et plusieurs autres chirurgiens, avaient déjà, avant Daviel, incisé la cornée transparente pour extraire le cristallin cataracté, tombé dans la chambre antérieure de l'œil; Mery avait aussi établi d'une manière positive, que dans la cataracte on peut extraire le cristallin, sans que le malade perde la faculté de voir.

Beaucoup de malades désirent être opérés de la cataracte, dès que l'obscurcissement du cristallin est assez considérable pour les empêcher de se livrer à leurs travaux habituels; il ne faut point céder aux instances qu'ils font pour être débarrassés de leur affection, avant que l'œil ne soit devenu entièrement inutile. Les succès de l'opération sont trop incertains pour qu'on agisse autrement; sans quoi on s'exposerait au reproche d'avoir, par l'opération, empiré leur état. Les anciens, en attendant la maturité de la cataracte, se conformaient à ce précepte.

Quand il n'y a qu'un seul œil affecté de cataracte, quelques auteurs comme Maître-Jan, Richter, Travers, pensent qu'on peut pratiquer l'opération; on doit s'en abstenir, non pas qu'il y ait quelque inconvénient pour l'œil malade, mais parce que l'on aurait la crainte de voir l'inflammation qui se manifeste assez souvent sur l'œil opéré, se communiquer à celui qui est sain, et déterminer les accidens les plus graves, tels que des ulcérations, des taches de la cornée, des abcès entre ses lames, etc.; si l'opération ne réussit pas dans ce cas, le malade deviendra aveugle, tandis qu'avant d'être opéré, un seul œil lui suffisait pour les besoins ordinaires de la vie. On possède plusieurs observations, qui prouvent que de pareils accidens sont arrivés; j'ai été témoin d'un fait semblable. Un jeune homme, d'une constitution lymphatique, portait depuis sept ou huit ans une cataracte d'un blanc chatoyant, qui lui était venue à la suite d'une violente percussion de l'œil. Désirant être débarrassé de sa maladie, plutôt à cause de la légère difformité qu'elle lui occasionait, qu'à raison de l'obstacle qu'elle mettait à la vision, il sollicita un chirurgien de lui faire l'opération; il fut opéré par abaissement, et comme la cataracte était membraneuse, le chirurgien fut obligé de faire des manœuvres très-fatigantes avec l'aiguille, sans pouvoir même débarrasser complétement la pupille. Le second jour, il survint dans l'œil opéré une inflammation des plus violentes, qui se communiqua à l'œil sain, et fut suivie d'une large ulcéraration de la cornée et d'une taie qui en occupait le centre; aujourd'hui le malade voit à peine à se conduire. Ces faits démontrent évidemment qu'on ne doit jamais faire l'opération de la cataracte, avant que la cécité ne soit complète. Quand la cataracte est congéniale, où se manifeste dans les premières années de la vie, il faut, suivant la plupart des praticiens, attendre, avant d'opérer, que l'enfant ait atteint l'âge de raison, et se soumette de lui-même à l'opération, par le désir qu'il a d'être guéri. Avant ce temps, l'opération serait beaucoup plus difficile à pratiquer, et les accidens bien plus à craindre, à cause de l'indocilité des petits malades. Quelques chirurgiens n'adoptent point cet avis; ils regardent le sens de la vue comme tellement nécessaire à l'éducation physique et morale des enfans, qu'ils pensent qu'on peut opérer à tout âge. M. Saunders, habile chirurgien de Londres, a pratiqué avec le plus grand succès l'opération sur des enfans de dix-huit mois, de deux, trois et quatre ans. MM. Ware et Gibson suivent avec succès la même pratique. M. Farre, autre chirurgien anglais, recommande l'âge de deux ans, parce qu'alors les parties ont acquis un degré de solidité, qui rend l'opération plus sûre et plus facile que dans un âge plus tendre; il trouve de grands avantages à pratiquer l'opération de bonne heure, tels que d'empêcher ces mouvemens continuels et, pour ainsi dire, involontaires, que les aveugles de naissance conservent même après l'opération, et qui les empêchent de pouvoir fixer exactement les corps; de prévenir l'affaiblissement de la sensibilité de la rétine, qui arrive, si on attend trop long-temps, etc. Doit-on préférer une saison à une-autre pour opérer la cataracte? Quoique l'opération puisse réussir dans toutes les saisons, il vaut mieux la pratiquer au printemps et dans l'été, que durant l'automne et l'hiver, saisons froides et humides, pendant lesquelles les maladies inflammatoires et catarrhales sont beaucoup plus fréquentes et de plus longue durée; aussi beaucoup de praticiens, parmi lesquels je puis citer M. Roux, ne font jamais l'opération de la cataracte que pendant les deux premières saisons. Lorsqu'il règne des affections épidémiques, et surtout des ophthalmies, il faut retarder l'opération, jusqu'à la cessation de la maladie.

Lorsque la cataracte est complète, et que l'opération paraît nécessaire, faut-il la pratiquer à la fois sur les deux yeux, ou bien mettre un certain intervalle entre les deux opérations? Les opinions sont divisées à ce sujet. Les uns, avec Scarpa, MM. Demours, Forlenze n'opèrent d'abord qu'un seul œil, et mettent un certain intervalle entre les deux opérations: s'il survient, disent-ils, des accidens chez un malade qui a été opéré des deux yeux à la fois, la vue se trouve perdue pour toujours; lorsque, au contraire, on n'opère d'abord qu'un seul côté, s'il se manifeste des accidens qui rendent l'opération inutile, on conserve l'espoir de pouvoir rendre la vue au malade, en opérant l'œil qu'on a conservé. Outre cela, assez souvent les personnes opérées de la cataracte, éprouvent au bout d'un certain temps, un affaiblissement progressif dans la vue, qui finit par les rendre complétement aveugles. Quand on n'a opéré qu'un seul œil, on s'est ménagé la ressource d'une seconde opération. Réduisant à leur juste valeur ces raisons, le plus grand nombre des praticiens préfèrent pratiquer les deux opérations immédiatement l'une après l'autre, parce que, 1° s'il survient des accidens après l'opération, il est rare qu'ils attaquent les deux yeux avec la même intensité, et qu'ils déterminent la perte de la vue. 2° Si on n'opère qu'un seul œil et qu'il survienne des accidens, l'autre peut également en être affecté; ou lorsqu'on fera la seconde opération, le premier sera encore exposé à une nouvelle inflammation, en sorte que les yeux peuvent éprouver deux fois l'un et l'autre les mêmes accidens, ce qu'on n'a pas à craindre quand on pratique à la fois les deux opérations. 3° L'affaiblissement progressif de la vue après l'opération de la cataracte, dépendant presque toujours d'une amaurose, doit porter non-seulement sur l'œil opéré, mais encore sur celui qui est resté cataracté. De quelle utilité serait alors l'opération qu'on pratiquerait sur un œil frappé de paralysie! 4° En opérant les deux yeux, on fait jouir plus complétement les malades de l'avantage de l'opération, ce qu'il faut se proposer, quand la personne qu'on opère est âgée, et n'a plus que quelques années à vivre.

Quelle que soit la méthode que l'on emploie pour opérer la cataracte, il est presque toujours indispensable de faire subir au malade certaines préparations qui éloignent les accidens qui pourraient se manifester pendant et surtout après l'opération. Si l'on a lieu de soupçonner un mauvais état des premières voies, on doit faire vomir le malade, le purger une ou deux fois, et le mettre pendant quelques jours à l'usage de boissons laxatives, surtout, s'il est habituellement constipé. Il convient de saigner une ou deux fois du bras, et préférablement du pied, les personnes d'un tempérament sanguin très-prononcé, et disposées aux inflammations. Scarpa conseille de prescrire à celles qui ont l'estomac faible, aux hypocondriaques et aux femmes sujettes aux affections hystériques, l'usage pendant deux ou trois semaines avant l'opération, de bouillons succulens, farineux, aromatisés, et en même temps des amers et des corroborans, parmi lesquels il choisit de préférence l'infusion de bois de Cassia, avec ou sans l'addition de quelques gouttes d'éther sulfurique, suivant le tempérament et la sensibilité du sujet qu'on a à traiter. Il dit aussi qu'on obtient d'heureux effets, comme corroborant et sédatif, d'une poudre composée d'un gros de quinquina et d'un scrupule de racine de valériane sauvage, que l'on fait prendre deux ou trois fois par jour.

Quand les personnes attaquées de la cataracte ont les bords des paupières gonflés, encroûtés de chassie, la conjonctive rouge, relâchée, et les yeux larmoyans, il sera très-utile, suivant le même praticien, de leur appliquer un large vésicatoire à la nuque, quinze jours avant l'opération, de leur insinuer pendant le même espace de temps, matin et soir, entre les paupières de l'onguent ophthalmique de Janin, mêlé à une dose double ou triple d'axonge, et toutes les deux heures, d'instiller quelques gouttes d'un collyre résolutif, afin de réprimer la trop grande sécrétion des glandes de Meïbomius et de la membrane interne des paupières, et de fortifier la conjonctive et ses vaisseaux. Si le sujet est craintif et très-irritable, on peut lui administrer avant l'opération, douze à quinze gouttes de teinture d'opium dans un peu de vin. Il faudra retarder l'opération chez une personne actuellement attaquée de vives douleurs rhumatismales, tourmentée par un accès de goutte, ou dont les yeux seraient dans un état d'irritation passagère. On doit éviter dans l'été les jours trop chauds, dans l'hiver les jours trop froids. Beaucoup de praticiens, avec M. Roux, prescrivent à leurs malades quelques jours avant l'opération, un bain de pieds, matin et soir, quelques lavemens, une boisson légèrement laxative, comme du petit lait ou des bouillons chicoracés, des alimens légers, et pris en petite quantité.

Dans la vue de prévenir le développement de l'inflammation, après l'opération, M. Roux a l'habitude d'établir une vive irritation dérivative, en plaçant un vésicatoire à la nuque de ses malades, immédiatement avant de les opérer ; il assure obtenir de très-heureux effets de l'emploi de ce moyen prophylactique. Lorsque l'œil est très-mobile, ou ne supporte que difficilement le contact des instrumens, on a proposé d'émousser la sensibilité de cet organe, et de l'habituer à ce contact, en le touchant fréquemment avec les doigts ou un stylet boutonné; c'est un moyen auquel on n'a presque jamais recours.

Quand la pupille est fort resserrée, et qu'on craint que cette circonstance ne rende l'opération difficile, surtout lorsque l'on se propose de pratiquer l'extraction, on y remédie en instillant entre les paupières des préparations narcotiques, qui ont pour action d'élargir en quelques heures, et d'une manière passagère seulement, l'ouverture de l'iris; on emploie ordinairement, pour produire cet effet, l'extrait mou de belladone ou de jusquiame dissous dans une petite quantité d'eau; on fait tomber quelques gouttes de cette dissolution entre les paupières, dans la soirée du jour qui précède celui de l'opération, ou quelques heures seulement avant cette dernière. M. Travers regarde comme fort important l'usage de la belladone ayant

l'opération par abaissement, afin de rendre le procédé plus facile
et de prévenir surtout la lésion de l'iris par la pointe de l'aiguille.
Il ne faut employer les préparations narcotiques que dans les cas
où elles sont indispensablement nécessaires. M. Roux a observé
que leur application met l'œil dans une disposition plus grande
à s'enflammer consécutivement à l'opération.

De l'opération de la cataracte. — La cataracte étant une maladie purement locale, qui ne peut être détruite par l'usage des
moyens généraux et des applications topiques, la seule indication
thérapeutique qui se présente à remplir, est de lever mécaniquement l'obstacle que le cristallin met, par son opacité, au
passage des rayons lumineux dans le fond de l'œil.

La chirurgie a deux moyens pour rendre la vue aux personnes affectées de cataracte. Dans l'un, on extrait de l'œil le
cristallin devenu opaque : c'est la méthode par *extraction ;* dans
l'autre on déplace simplement le cristallin, et on l'enfonce derrière la pupille, dans la partie inférieure du corps vitré, endroit
où il ne peut plus nuire à la vision. C'est la méthode par *abaissement* ou *dépression.* Pott a proposé et mis à exécution avec
succès une troisième méthode : elle consiste à fendre en plusieurs
sens la partie antérieure de la capsule du cristallin, en abandonnant ensuite ce dernier organe à la faculté dissolvante de l'humeur aqueuse et à l'absorption des vaisseaux lymphatiques.
Cette dernière méthode n'a été pratiquée qu'un petit nombre de
fois, et seulement dans quelques cas particuliers, aussi nous
ne parlerons ici que des deux premières, *l'abaissement et l'extraction.*

Avant d'opérer la cataracte, quel que soit le procédé dont il
ait fait choix, il faut que le chirurgien dispose l'appareil, et
place, dans une situation convenable, le malade et ses aides.

L'appareil instrumental varie suivant qu'on doit opérer par
abaissement ou par extraction; une simple aiguille à cataracte suffit
dans le premier cas; un couteau à cataracte parfaitement tranchant,
une aiguille, une curette, des ciseaux à pointes fines et bien
évidées, de très-petites pinces à dents de loup, sont les instrumens qu'on dispose dans le second. Quelques personnes mettent
aussi parmi les pièces d'appareil, diverses espèces d'instrumens
nommés *ophthalmostats*, dont elles se servent pour fixer les
paupières ou le globe de l'œil. L'appareil du pansement consiste

en de simples plumasseaux de charpie fine et molle, des ban-delettes de diachylon gommé, quelques compresses, et une bande roulée ou un bandeau.

Le malade doit être assis sur une chaise basse, en face d'une croisée exposée au nord, bien éclairée, un peu de côté afin que la pupille se dilate. Il est bon, pour éviter ses mouvemens, qu'il soit assujetti avec une large alèse qui entoure sa poitrine et ses bras, et dont on croise les extrémités derrière le dossier de la chaise. On fixe l'œil sur lequel on n'opère pas, en remplissant le vide de la base de l'orbite, jusqu'au niveau du sourcil, avec de la charpie que l'on soutient par un bandeau. Un aide intelli-gent, bien au fait de l'opération (on ne saurait apporter trop de soin dans le choix de cette personne), placé derrière la chaise, renverse un peu en arrière la tête du malade, et l'assujettit contre sa poitrine en pressant doucement avec l'une de ses mains sur l'œil qu'on n'opère pas, et en prenant cependant un point d'appui so-lide sur la saillie de l'os de la pommette du même côté: afin de fixer solidement la tête, il peut également placer sa main sous le menton du malade ; il s'incline légèrement vers l'opéra-teur, pour le voir agir et suivre avec exactitude tous ses mou-vemens. Si on opère sur le côté droit, avec le doigt indicateur et le médius de la main droite qu'il applique à plat sur le côté du front, l'aide relève la paupière supérieure, et la maintient élevée en la pressant contre le rebord de l'orbite, afin d'éviter d'exer-cer sur le globe de l'œil une compression qui aurait de grands inconvéniens.

L'aide chargé de cette partie de l'opération doit auparavant essuyer exactement la paupière et avoir les doigts très-secs; sans quoi la plus légère humidité suffirait pour faire glisser conti-nuellement cette membrane sous ses doigts. Quelques chirurgiens emploient avec Scarpa, pour relever la paupière supérieure, un crochet mousse. Il vaut mieux s'en passer quand on a un aide in-telligent et adroit. Tous les instrumens qu'on a proposés pour maintenir l'œil immobile, tels que la double airigne de Béran-ger, la tenaille de Guérin, le spéculum de Petit et celui de Lecat, la pique de Pamart, que Rumpelt avait montée sur un dé à coudre, l'ophthalmostat de Demours, sont moins utiles en fixant l'œil que nuisibles par la compression qu'ils exercent sur cet organe; souvent même ils augmentent sa mobilité par leur contact, sont fort douloureux pour le malade, incommodes pour

le chirurgien, et peuvent déterminer divers accidens, comme
l'ont observé Ware et Wenzel, qui en condamnent l'usage.

Le chirurgien se place vis-à-vis du malade, sur un siége plus
élevé, afin de voir facilement d'en haut l'œil qu'il opère et de
n'être pas obligé de lever, d'une manière incommode, les bras
pendant l'opération. Il met à côté de lui une chaise ou un ta-
bouret sur lequel il pose le pied, de sorte que l'un de ses genoux, sur lequel il appuie son coude, lui sert de point d'appui,
soutient sa main au niveau de l'œil et rend ses mouvemens plus
sûrs. Quelques praticiens préfèrent, avec M. Dubois, se placer
debout, en face de leur malade, qu'ils ont fait asseoir et fixer
solidement sur une chaise élevée : je trouve ce procédé moins
embarrassant que le premier.

La paupière supérieure étant relevée et solidement fixée par
l'aide, le chirurgien abaisse lui-même la paupière inférieure
avec le médius et l'indicateur de la main qui ne tient pas l'instrument.

Abaissement. — Beer divise en trois temps l'opération de la
cataracte par abaissement. Dans le premier, l'aiguille est introduite dans l'œil; dans le second l'instrument est porté dans la
chambre postérieure de l'œil, au-devant du cristallin cataracté;
dans le troisième, la capsule cristalline est ouverte et le cristallin abaissé; il faudrait ajouter ici un quatrième temps pendant
lequel on retire l'aiguille de l'œil.

On a employé pour abaisser la cataracte diverses espèces d'aiguilles. On a renoncé généralement à l'usage de celles qui sont
droites, dont on se servait autrefois, parce que leur forme les
rend peu propres à déchirer convenablement la convexité antérieure de la capsule du cristallin, à transporter avec facilité et
promptitude la lentille cataractée hors de l'axe visuel, et à l'enfoncer profondément dans le corps vitré. Freytag, Bell, avaient
déjà remarqué les inconvénients de ces instrumens, lorsque
Scarpa vint proposer l'aiguille qui a reçu l'approbation de
tous les praticiens, et qui est maintenant employée d'une manière générale. Toutes les difficultés qu'on éprouve à déprimer
la cataracte avec l'aiguille droite, disparaissent, du moins en
grande partie, quand on emploie une aiguille très-fine, et dont la
pointe est médiocrement crochue. L'aiguille de Scarpa est plane
sur son dos et sur sa convexité; sa concavité offre deux plans
obliques, formant au milieu une ligne légèrement relevée qui se

prolonge jusqu'à la pointe extrêmement fine de l'instrument,
comme on le voit dans les aiguilles courbes qui servent à la sutu-
ture des plaies. Le manche, taillé à pans, est marqué dans la
direction qui correspond à la convexité de la pointe recourbée.
Cette aiguille pénètre dans le globe de l'œil avec autant de facilité et de promptitude que toute autre qui serait droite. Poussée
en avant avec précaution, et parvenue entre l'iris et la convexité
antérieure de la capsule du cristallin, sa propre convexité se
trouve immédiatement contre l'iris, et sa pointe en sens opposé contre la capsule et le cristallin qui, au plus petit mouvement d'avant en arrière, sont facilement et profondément
saisis. L'opérateur peut, au moyen de cette aiguille, déchirer
amplement le disque antérieur de la capsule, enfiler profondément et avec fermeté le cristallin, l'ôter de l'axe visuel, et l'enfoncer d'une manière stable dans le corps vitré. Dans les cas de
cataractes caséeuse, laiteuse ou membraneuse, on coupe très-
aisément avec la partie crochue de l'aiguille la pulpe molle du
cristallin en plusieurs parties, et l'on déchire en petits morceaux
la convexité antérieure de la capsule; en tournant en avant la
pointe de l'instrument, on pousse avec facilité, à travers la pupille, ces petits morceaux membraneux dans la chambre antérieure de l'œil, dans le cas où la chose est jugée convenable.

M. Bretonneau, médecin de l'hôpital de Tours, vient de
faire construire des aiguilles à cataracte extrêmement fines, et
cependant fort résistantes, qui me paraissent supérieures à toutes
celles dont on a fait usage jusqu'à présent. Elles s'introduisent
dans l'œil par la moindre pression, ne causent que des douleurs
très-légères, et plusieurs essais ont déjà justifié la préférence
que je leur accorde.

Lorsque le chirurgien veut opérer par abaissement, il engage le malade à diriger un peu l'œil en dedans, et lorsque les
mouvemens de cet organe ont cessé, il prend, avec la main
droite, l'aiguille qu'il tient horizontalement, comme une plume
à écrire, entre le pouce et les doigts indicateur et médius, s'il
opère sur l'œil gauche; il tient au contraire l'instrument de la
main gauche, s'il doit opérer l'œil du côté droit. Il appuie les
deux derniers doigts sur la tempe, afin de fixer sa main, et enfonce l'aiguille dans la sclérotique, à deux lignes de son union
avec la cornée, un peu au-dessus du diamètre transversal de la
pupille, en imprimant à sa main un léger mouvement en avant,

jusqu'à ce que la pointe de l'instrument, qui est recourbée, et qu'il a dirigée en arrière, ait pénétré dans l'œil : en perçant la sclérotique dans cet endroit, celui que recommandent Petit, Platner, Bertrandi, Dudall, Guntz, Beer, Scarpa et M. Chaussier, il évite de blesser le ligament ciliaire, et les artères ciliaires longues, lesquelles marchent horizontalement entre la sclérotique et la choroïde au niveau du diamètre transversal de l'œil. Il conduit la concavité de l'aiguille sur le cristallin, et le presse de haut en bas, afin de le déprimer un peu; il fait ensuite passer la pointe de l'instrument entre les procès ciliaires et la capsule cristalline, pour la faire paraître à travers la pupille au-devant du cristallin; il reporte l'aiguille en arrière jusqu'au niveau de la partie supérieure et un peu interne de la circonférence de ce dernier organe ; applique sa concavité sur son bord supérieur et un peu sur sa face antérieure, et par un mouvement de l'aiguille en arc de cercle, il déchire la portion antérieure de la capsule, et enfonce profondément le cristallin dans la partie inférieure du corps vitré, en élevant le manche de l'instrument; après l'avoir maintenu pendant quelques instans dans cette position, il imprime à l'aiguille un mouvement de rotation, afin de la dégager du cristallin dans lequel elle a pénétré. Il peut connaître toujours exactement la position de l'aiguille , au moyen du point marqué sur un des pans du manche, même quand il ne peut plus apercevoir sa pointe, à cause du trouble des humeurs de l'œil.

Avant de retirer l'instrument, il examine si la pupille est bien noire; s'il aperçoit quelques flocons blanchâtres , ou des lambeaux opaques de la capsule, il ramène l'aiguille au niveau de la pupille, les déchire et les pousse hors de l'axe visuel; il doit abaisser le cristallin jusqu'à ce qu'il ne l'aperçoive plus à travers la pupille, et avant de retirer l'aiguille, en élever la pointe avec précaution jusqu'au niveau de cette ouverture, afin de s'assurer que le cristallin est bien déprimé et ne tend pas à remonter; il retire enfin l'instrument de l'œil, en suivant, dans un sens opposé, le même trajet qu'il lui a fait parcourir en y pénétrant. Le chirurgien doit éviter de faire exécuter à l'aiguille des mouvemens trop étendus dans l'intérieur de l'œil, parce qu'il blesserait indubitablement les nerfs ciliaires et les autres tissus délicats de cet organe; il doit seulement se servir de l'instrument comme d'un levier avec lequel il déprime la cataracte.

Dans cette méthode, l'instrument perce successivement la conjonctive, la sclérotique, la choroïde, la rétine, la membrane hyaloïde, le corps vitré et la capsule cristalline. Petit donnait le conseil, dans l'opération de la cataracte par dépresssion, de ne point intéresser la lame antérieure de la capsule, afin que l'humeur vitrée pût remplir cette poche membraneuse, après la sortie du cristallin, et que les forces réfringentes de l'œil éprouvassent moins d'altération. Mais ce procédé, outre qu'il rend l'opération plus difficile, expose le malade à la cataracte membraneuse secondaire. Afin d'empêcher la cataracte de remonter, Ferrein, dans une *dissertation* présentée à l'académie des sciences de Montpellier en 1707, proposa une méthode particulière d'abaisser la cataracte. Elle consistait à inciser la capsule cristalline à sa partie postérieure et inférieure avant de déplacer le cristallin. Les choses étant disposées comme pour l'opération ordinaire, le chirurgien, après avoir introduit l'aiguille dans l'œil, l'abaissait vers le bas du cristallin, en faisant tourner le manche de cet instrument entre ses doigts, de manière à en présenter un des côtés tranchans à la capsule. Lorsque, par de légers mouvemens d'allée et de venue, il croyait avoir incisé la capsule, il ramenait l'aiguille en travers, vis-à-vis du cristallin, et achevait l'opération, comme si cette membrane n'eût point été ouverte.

Lorsque la cataracte est molle, on s'en aperçoit au moment où l'on commence à déprimer le cristallin; le liquide opaque s'épanche comme un nuage épais au milieu de l'humeur aqueuse dont il trouble la transparence. On perd alors de vue le cristallin et l'instrument. Il ne faut point être arrêté par cette circonstance, mais imprimer, comme de coutume, à l'aiguille le mouvement de rotation qui doit déplacer et déprimer la cataracte. L'absorption très-vive qui s'opère dans les chambres de l'œil, fait disparaître après quelque temps le trouble de l'humeur aqueuse. Pott a particulièrement insisté sur l'absorption de la matière laiteuse qui trouble la transparence de l'humeur aqueuse. Dans douze cas de cataractes laiteuses, opérées par M. Latta, le liquide opaque contenu dans la capsule du cristallin, se répandit dans l'humeur aqueuse, dont il altérait la transparence, et cependant chez dix de ces malades la vue était complétement rétablie quatre semaines après l'opération.

Dans ce cas, ainsi que dans celui où la blessure des vaisseaux de l'œil produit une hémorrhagie intérieure qui altère la diapha-

néité des milieux de cet organe, dans le premier temps de l'opération, Beer pense qu'il vaut mieux remettre l'abaissement à une
autre époque, jusqu'à ce que l'humeur aqueuse ait parfaitement
recouvré sa transparence. Dans ces circonstances en effet, le chirurgien ne peut reconnaître l'espèce de cataracte qu'il déprime,
ni agir d'une manière convenable, s'il se présente quelque indication particulière à remplir.

Quand le cristallin seul est opaque, il arrive quelquefois
qu'on déprime seulement cet organe, et que la lame antérieure de sa capsule reste intacte. On s'aperçoit de cette circonstance à la résistance que l'on éprouve pour faire passer
l'aiguille à travers la pupille, qui a recouvré sa couleur habituelle,
dans la chambre antérieure de l'œil. Comme par la suite, la
capsule pourrait, en devenant opaque, donner lieu à une cataracte membraneuse secondaire, il faut la transpercer avec l'aiguille
dont on porte la pointe en avant, à travers la pupille, et à laquelle
on imprime de légers mouvemens de rotation, afin de la déchirer
et de la détacher suffisamment.

Si la cataracte est molle, on peut, comme le conseille
Scarpa, après avoir détruit la partie antérieure de la capsule,
diviser le cristallin en petits fragmens, que l'on pousse à
travers la pupille dans la chambre antérieure; bientôt ils
sont dissous dans l'humeur aqueuse et absorbés. C'est à ce procédé qu'on a donné le nom de *broyement*. On peut même,
sans inconvéniens, faire passer le cristallin en entier à travers la
pupille dans la chambre antérieure de l'œil. Nous avons vu ce procédé employé plusieurs fois avec succès par M. Dubois; il met à même
d'observer l'absorption graduelle du cristallin. M. Hey dit à ce
sujet que, dans tous les cas de cataracte, si on pouvait, sans
blesser l'iris, faire passer le cristallin à travers la pupille dans la
chambre antérieure de l'œil, ce serait le procédé le plus avantageux pour pratiquer l'opération. Quand le cristallin a été poussé
en entier dans la chambre antérieure de l'œil, on le voit diminuer
de volume de jour en jour, et disparaître entièrement, au bout
d'un temps variable, comme six, huit, ou dix mois.

Quand la cataracte est laiteuse, on peut, comme le pratiquait
Pott, se contenter de déchirer, avec l'aiguille, la capsule du
cristallin, sans déprimer cet organe, qui ne tarde pas à se
dissoudre dans l'humeur aqueuse et à disparaître par absorption. Les observations de MM. Hey, Latta, Dubois, prouvent

également que, dans les cas où la cataracte remonte se placer derrière la pupille après l'opération par abaissement, si la capsule du crystallin a été ouverte, la pupille s'éclaircit au bout d'un certain temps.

Au lieu de percer l'œil au niveau de la sclérotique on a, pour abaisser la cataracte, porté l'aiguille à travers la cornée transparente et l'ouverture de l'iris. Cette méthode à laquelle on a donné le nom *kératonixis* est presque généralement abandonnée. *Voyez* KÉRATONIXIS.

Lorsque la cataracte offre des adhérences avec le contour de la pupille, Beer conseille d'introduire l'aiguille à plat entre l'iris et le cristallin, et de tâcher de séparer ces adhérences avec beaucoup de précaution avant de tenter l'abaissement. Quelquefois le cristallin remonte aussitôt qu'on cesse de le tenir déprimé et qu'on relève l'aiguille. Cette espèce de cataracte, nommée par les chirurgiens anglais, *elastic cataract*, paraît dépendre des adhérences du cristallin à sa capsule, et de celle-ci à la membrane hyaloïde. Dans ce cas Beer conseille de porter le tranchant de l'aiguille à la partie la plus supérieure de la face postérieure du cristallin; et, par des mouvemens verticaux, de détruire les adhérences contre nature de la cataracte au corps vitré, et d'abaisser ensuite le cristallin. Ce procédé a réussi sur plusieurs malades. Quelquefois la cataracte remonte, parce que l'aiguille reste engagée dans le cristallin et l'entraîne avec elle quand on relève l'instrument. On doit, quand cela arrive, dégager l'aiguille en lui imprimant de légers mouvemens de rotation.

Quand la cataracte est membraneuse secondaire, qu'elle vient après l'opération, elle dépend presque toujours de la partie antérieure de la capsule, qui n'a point été détruite et dont la transparence s'est altérée après l'opération. D'autres fois elle est produite par des lambeaux blanchâtres qui flottent dans l'œil au niveau de la pupille et paraissent appartenir au feuillet postérieur de la capsule ou à la membrane hyaloïde. Dans ces cas il faut porter l'aiguille dans l'œil comme dans l'opération par abaissement, et s'en servir pour déchirer, détacher la capsule opaque et l'enfoncer dans le corps vitré, ou la pousser à travers la pupille dans la chambre antérieure de l'œil. Il faut apporter beaucoup de précaution dans cette partie de l'opération, si la capsule opaque adhère à l'iris, ce que l'on reconnaît aux mouvemens partiels qu'éprouve cette dernière membrane, et aux changemens de forme de la pupille, laquelle devient oblongue ou d'une figure irrégulière lorsqu'on cherche avec l'aiguille à déprimer les lambeaux.

Le pansement, après l'opération, consiste à couvrir l'œil d'un plumasseau de charpie molle et d'un bandeau de linge fin que l'on fixe derrière la tête. On place ensuite le malade dans une situation demi-assise, et on le met à l'abri de la lumière pendant les premiers jours qui suivent l'opération. Beer ne veut pas qu'après l'opération on engage le malade à voir les objets environnans. Il pense que dans ce cas la contraction des muscles de l'œil peut, en comprimant cet organe, faire remonter le cristallin derrière la pupille. Suivant Scarpa on ne peut, sans imprudence, ouvrir les paupières de l'œil malade avant le troisième jour après l'opération.

Les chirurgiens anglais ont l'habitude de faire prendre à leurs malades, le lendemain matin de l'opération, quelque tisane légèrement purgative, dans laquelle ils font entrer le sulfate de soude ou de magnésie. Il arrive quelquefois que les personnes douées d'une sensibilité générale exquise, les hypocondriaques, les femmes hystériques, éprouvent après l'opération, des vomissemens, de fortes migraines, des tremblemens et du froid partout le corps. Scarpa n'a rien trouvé de meilleur pour apaiser ces dérangemens du système nerveux, qu'un clystère composé de huit onces de décoction de camomille et de deux grains d'opium que l'on y fait dissoudre, car l'opium pris par la bouche est constamment rejeté.

Extraction. — Daviel, pour opérer la cataracte par extraction, ouvrait la cornée transparente à sa partie inférieure avec un instrument en forme de lancette fort aiguë, dilatait cette incision avec un autre petit couteau à lame arrondie, coupait la cornée à droite et à gauche avec des ciseaux courbés, faisait relever le lambeau avec une petite spatule en or; ensuite, au moyen d'une aiguille très-acérée, il incisait la capsule cristalline et détachait le cristallin; lorsque ce dernier était sorti de l'œil, il retirait les débris de la cataracte avec une curette. Cette méthode, d'abord simplifiée par Lafaye, subit bientôt de nombreuses modifications, pour lesquelles on imagina une foule d'instrumens et de procédés différens qui sont tombés dans l'oubli et qui figurent seulement dans l'histoire de l'art.

Beer divise en trois temps l'opération de la cataracte par

extraction. Dans le premier, qui est le plus difficile, on incise la cornée dans une étendue suffisante pour permettre au cristallin de sortir; dans le second, on ouvre la partie antérieure de la capsule du cristallin, et dans le troisième on extrait ce corps hors de l'œil. Les couteaux dont on se sert le plus généralement sont, en France, celui de Wenzel; en Angleterre, ceux de Richtèr, de Ware et de Beer. Ces instrumens offrent bien quelques différences entre eux, mais ils ont cela de commun, qu'à mesure qu'on les enfonce dans la cornée, ils remplissent exactement la plaie et s'opposent ainsi à l'écoulement de l'humeur aqueuse et à l'affaissement de l'œil, jusqu'à ce que l'incision soit achevée. *Voyez* COUTEAU.

Lorsqu'on veut opérer la cataracte par extraction, on suit ordinairement le procédé de Wenzel avec de légères modifications. Le malade, le chirurgien et les aides doivent être placés absolument de la même manière que pour l'abaissement. Petit de Lyon faisait coucher le malade horizontalement dans son lit; mais cette position est tellement incommode qu'elle n'a été adoptée que par un très-petit nombre d'opérateurs. Le chirurgien prend le couteau à cataracte de la main droite, s'il opère l'œil gauche, *et vice versâ*, s'il commence l'opération par le côté droit; il le tient comme une plume à écrire entre le pouce, l'indicateur et le médius, et appuie les deux derniers doigts légèrement écartés, sur le bord externe de l'orbite; il abaisse avec les doigts de l'autre main, la paupière inférieure, engage le malade à tourner un peu l'œil en dehors, et lorsque cet organe est rendu parfaitement immobile par une légère pression qu'il exerce dessus avec les doigts qui maintiennent la paupière inférieure, il porte la pointe de l'instrument à la partie supérieure externe de la cornée, à un quart de ligne de la sclérotique, et dans une direction perpendiculaire à la surface de cette membrane. Dès que le couteau a pénétré dans la chambre antérieure de l'œil, ce dont sa main exercée s'aperçoit facilement, il en dirige la pointe en avant et en dedans, en portant horizontalement le manche en arrière, afin d'éviter de blesser l'iris; puis il enfonce l'instrument en droite ligne, obliquement en dedans, et en bas parallèlement à la face antérieure de l'iris, jusqu'à ce que sa pointe vienne sortir à la partie de la circonférence de la cornée diamétralement opposée à celle par laquelle elle est entrée, c'est-à-dire au-dessous de l'extrémité interne du diamètre transversal de l'œil, à un quart de ligne de la sclérotique. Dès que la cornée est traversée de part en part, le chirurgien cesse d'exercer sur l'œil la moindre pression qui pourrait devenir dangereuse ; ainsi que Ware l'a fait observer, l'œil est suffisamment fixé par l'instrument avec lequel on peut le diriger en dedans, en haut ou en bas, si cela est jugé nécessaire. Comme le couteau va en s'élargissant de sa pointe vers sa base, et qu'il ne coupe que par son bord inférieur, à mesure qu'on l'enfonce, l'incision s'étend par en bas, et il suffit de le pousser pour tailler un lambeau demi-circulaire qui doit être coupé très-nettement, comprendre un peu moins de la moitié de la circonférence de la cornée, et dont le bord sera parallèle au cercle formé par la jonction de cette membrane avec la sclérotique. On doit, en taillant le lambeau, avoir soin de porter un peu le couteau en arrière, afin que sa pointe ne vienne pas blesser le grand angle de l'œil, surtout quand ce dernier organe se trouve entrainé en dedans. A mesure qu'on achève la section de la cornée, l'aide qui soutient la paupière supérieure laisse peu à peu tomber cette membrane au-devant de l'œil, qu'elle doit recouvrir entièrement au moment où l'incision est achevée.

En suivant ce procédé, on incise obliquement la cornée de haut en bas et de dedans en dehors, afin d'éviter que la pointe de l'instrument ne blesse le grand angle de l'œil et le côté du nez, ce qu'on éviterait difficilement, si on faisait une incision transversale ; en outre le lambeau de la cornée étant presque entièrement caché sous la paupière supérieure, on n'a point à craindre que la paupière inférieure s'engage entre les lèvres de la plaie, empêche leur réunion, et facilite ainsi la procidence de l'iris, comme cela peut arriver quand l'incision est transversale. En commençant l'incision de la cornée par une ponction qui traverse toute l'épaisseur de cette membrane, on évite de faire passer l'instrument obliquement entre ses lames, cas dans lequel l'ouverture faite à la chambre antérieure est si petite, qu'elle ne peut ordinairement permettre au cristallin de sortir. Ware a vu plusieurs cas, dans lesquels on a été obligé d'agrandir l'incision avec des ciseaux. Il est fort important, dans la section de la cornée, de diriger le tranchant de l'instrument obliquement en bas et en avant, afin d'avoir un lambeau régulier. Si le tranchant est porté trop en avant, l'incision est droite, trop petite, s'approche du milieu de la cornée, et la cicatrice qui en résulte peut mettre par la suite obstacle à la vision. Si le tranchant est dirigé trop en arrière, il vient rencontrer le point de jonction de l'iris avec la sclérotique, et peut intéresser ces deux membranes.

Quand l'œil est petit et très-enfoncé, le rebord orbitaire fort saillant, on est obligé d'inciser la cornée moins obliquement; mais en s'éloignant toujours autant qu'on le peut de la direction horizontale. Dans les cas où la partie inférieure de la cornée transparente est occupée par une taie, B. Bell propose de tailler le lambeau de sorte que son bord libre soit dirigé en haut. Ce procédé a été employé dans les cas ordinaires de cataracte, par quelques chirurgiens, qui l'ont bientôt abandonné, à raison de la difficulté qu'on éprouve à le pratiquer et des inconvéniens qu'il présente.

L'incision de la cornée ne saigne point, à moins qu'elle n'ait été faite trop près de la sclérotique, et qu'elle n'ait intéressé quelques-uns des petits vaisseaux de la conjonctive qui recouvre cette membrane. L'hémorrhagie qui survient alors n'a rien de fâcheux : elle s'arrête bientôt d'elle-même. Il est très-essentiel de donner à l'incision de la cornée une étendue suffisante pour laisser sortir le cristallin avec facilité, et sans qu'on soit obligé d'exercer sur l'œil de fortes pressions. Il ne faut pas craindre, comme M. Maurois de Genève paraît le redouter, en donnant trop d'étendue au lambeau de la cornée, de voir ce lambeau tomber en gangrène et devenir opaque ; suivant M. Demours, sur vingt personnes qui ont perdu la vue à la suite de l'opération de la cataracte par extraction, dix-sept n'auraient pas éprouvé cet accident, et verraient encore, si l'incision de la cornée, convenablement faite, avait eu une ligne de plus de longueur.

Nous avons été témoins d'une opération de la cataracte, dans laquelle l'ouverture faite à la face interne de la cornée était si petite, que le chirurgien, en comprimant l'œil, fit sortir toutes les humeurs, à l'exception du cristallin qui resta derrière l'incision, dans la chambre antérieure. La vue fut ainsi perdue, bien que la maladie présentât toutes les chances favorables au succès de l'opération.

Assez souvent il arrive que dans le premier temps de l'opération, lorsqu'on incise la cornée, l'œil se trouve entraîné en dedans, de sorte que la portion de la cornée par laquelle doit sortir la pointe du couteau se trouve cachée entre les paupières. Dans ce cas le chirurgien doit tenir l'instrument immobile, engager le malade à tourner l'œil en dehors et continuer son incision, alors seulement que ce dernier organe a repris une position convenable. Si on continuait d'inciser, lorsque l'œil est tourné en dedans, on conduirait le couteau d'une manière incertaine; on le ferait sortir par un point de la cornée trop éloigné de la sclérotique, on obtiendrait une incision trop petite, si on dirigeait sa pointe en avant; si on la portait trop en arrière, on pourrait blesser l'iris et la sclérotique; si le chirurgien retirait, même incomplétement, la lame du couteau de l'incision qu'il a faite à la cornée, bientôt l'humeur aqueuse s'écoulerait, et on ne pourrait achever l'incision sans blesser l'iris, qui viendrai s'appliquer dessus. Quand l'œil se tourne seulement en dedans, après que le couteau a déjà percé la cornée de part en part, il est fixé, et on peut le ramener en dehors, en portant un peu en arrière le manche de l'instrument.

Quelquefois, à raison de la grande densité de la cornée transparente, la lame du couteau se trouve ployée dans le premier temps de l'opération; on est obligé d'en prendre un autre pour achever l'incision. C'est pourquoi il convient d'en avoir toujours plusieurs dans l'appareil qu'on a préparé d'avance.

Quelquefois la pointe du couteau, enfoncée trop brusquement, s'engage dans l'iris et perce cette membrane. Il faut, dans ce cas, retirer légèrement la lame jusqu'à ce que sa pointe soit entièrement dégagée, et continuer rapidement l'opération, afin de prévenir la sortie d'une plus grande quantité de l'humeur aqueuse et l'affaissement de l'œil. Cette blessure de l'iris détermine quelquefois une ophthalmie violente, ou l'établissement d'une double pupille.

Si l'iris vient à s'engager sous le tranchant du couteau, comme on l'observe principalement, lorsque cette membrane est fortement poussée en avant par le cristallin, ou que l'humeur aqueuse s'est écoulée en partie avant que l'incision de la cornée ne soit achevée, il faut suspendre un instant l'incision. L'iris se retire de lui-même: ou bien si, après quelques secondes, cette membrane reste engagée sous le couteau, on doit, suivant le conseil qu'en donne Wenzel, faire de légères frictions sur la cornée avec le doigt indicateur, tandis que le médius tient la paupière inférieure abaissée, et continuer l'incision en laissant le doigt appliqué sur la cornée, pour soutenir le globe de l'œil, et donner un point d'appui à l'instrument. Si, malgré ces manœuvres, l'iris ne se dégage pas de dessous le tranchant du couteau, il devient indispensable de retirer ce dernier, et d'achever la section de la cornée avec des ciseaux dont les lames sont bien évidées. Si l'humeur aqueuse s'était écoulée entièrement, et si on ne pouvait terminer l'incision avec le couteau, à cause du relâchement de l'iris et de l'affaissement de la cornée, il faudrait encore achever le lambeau avec de petits ciseaux à pointes mousses, dont une des lames serait introduite très-obliquement derrière la cornée, l'autre restant au dehors, appuyée sur le doigt indicateur de la main gauche, qui en dirigerait l'action.

Quand la cornée offre des dimensions ordinaires, l'incision se trouve achevée dès que la lame de l'instrument est parvenue dans cette membrane jusqu'à sa partie la plus large. Si la cornée est très-large, l'instrument peut la traverser sans que l'incision soit complète. Il faut alors achever l'incision en retirant le couteau et en appuyant un peu sur sa lame; mais il vaut encore mieux éviter cet inconvénient, en se servant d'un couteau dont la largeur soit proportionnée aux dimensions de la cornée.

Lorsqu'on doit faire l'opération des deux côtés à la fois, il faut n'ouvrir la capsule du cristallin qu'après avoir incisé les deux cornées. L'expérience a démontré à M. Boyer qu'en procédant ainsi, les yeux sont moins mobiles et le succès de l'opération plus assuré.

Le lambeau de la cornée étant taillé, on doit ouvrir la capsule du cristallin, afin que ce corps puisse se détacher et sortir avec facilité. Wenzel conseille de pratiquer l'ouverture de la capsule en même temps que celle de la cornée et avec le même instrument. Lorsque la pointe du couteau est parvenue au-devant de la pupille, il s'engage sous la membrane cristalline, à laquelle il fait une incision transversale, semblable à celle qu'il va faire à la cornée, et qui représente également un segment de cercle dont la convexité est tournée en bas. Cette incision achevée, il ramène la pointe du couteau au-devant de l'iris, et termine la section de la cornée. Ce procédé rend l'opération plus prompte, plus brillante peut-être, et l'introduction des instrumens dans l'œil moins répétée : léger avantage en comparaison des inconvéniens qu'il présente. Pratiquée ainsi, l'opération est véritablement un peu plus difficile, expose à blesser l'iris; et si l'incision de la capsule est insuffisante, on est obligé de l'agrandir

en reportant un instrument dans l'œil. Aussi, généralement aujourd'hui, on n'ouvre la capsule du cristallin qu'après la section
complète de la cornée.

Pour ouvrir la capsule cristalline, on relève la paupière supérieure, en évitant de comprimer l'œil. Si l'on emploie à cet
usage le kystitome de Lafaye, on le prend comme une plume à
écrire, on l'introduit dans la plaie de la cornée, en soulevant
le lambeau avec son bord mousse. On dirige ensuite sa pointe
vers le centre de la pupille ; on appuie sur le ressort, on coupe
la capsule transversalement dans sa partie inférieure, après quoi
on retire l'instrument. Pour cette partie de l'opération, on peut
simplement se servir de l'aiguille à cataracte, que l'on introduit
par sa convexité sous le lambeau de la cornée ; on dirige ensuite sa concavité en arrière, et sa pointe sur la capsule, que
l'on déchire facilement en plusieurs lambeaux ; on retire ensuite
l'aiguille sans la changer de position. Il faut, dans cette partie
de l'opération, avoir soin de ne soulever que très-légèrement le
lambeau de la cornée, afin d'éviter que l'air atmosphérique ne
vienne prendre la place de l'humeur aqueuse, et remplir les
chambres de l'œil : circonstance que Beer redoute comme
cause d'ophthalmie, et qu'il tâche d'éviter autant que possible.
Le même oculiste donne le précepte de diviser avec l'aiguille
la capsule cristalline en plusieurs lambeaux, que l'on extrait
avec le cristallin cataracté, afin d'éviter la formation d'une cataracte membraneuse secondaire.

La capsule étant incisée, on abaisse doucement la paupière
inférieure, on replace le bandeau, afin que l'absence de la lumière
fasse dilater la pupille, et facilite ainsi la sortie du cristallin ;
on découvre l'autre œil, on incise sa capsule cristalline, on laisse
ensuite les paupières couvertes pendant une ou deux minutes, dans
le but que la pupille se dilate autant que possible. On soulève
doucement la paupière supérieure, et l'on trouve quelquefois le
cristallin sorti, ou engagé entre les lèvres de la plaie ; on le retire avec l'aiguille ou la pointe du couteau. Si le cristallin n'a
point franchi l'ouverture de la pupille, il faut avec les doigts
exercer au-dessus de l'œil une pression très-modérée, faite en
bas et en arrière. Par ce procédé le bord supérieur du cristallin est porté en arrière, en même temps que son bord inférieur fait saillie en avant, et s'engage à travers la pupille. Il faut
cesser toute compression sur le globe de l'œil, dès que plus de

la moitié de la circonférence du cristallin a dépassé l'ouverture de la cornée, sans quoi on s'exposerait à voir cet organe s'échapper avec rapidité, et sa sortie être suivie de l'écoulement d'une grande partie du corps vitré. Si le volume considérable du cristallin ou l'étroitesse de la pupille s'oppose à la sortie de ce corps, et si l'on craint qu'en sortant il ne décolle ou ne déchire l'iris, il faut porter la curette ou l'aiguille jusque sur le cristallin lui-même, appuyer sur sa circonférence, de manière à lui faire faire la bascule, et lui donner une position favorable, pour qu'il puisse se présenter par son bord à la pupille, et la traverser. On peut aussi dans ces cas, afin de dilater la pupille, exposer l'œil à l'ombre, ou instiller entre les paupières quelques gouttes d'extrait liquide de belladone, dont les effets ne tardent pas à se faire sentir. Ce procédé est préférable à l'incision de l'iris, conseillée dans ce cas par plusieurs oculistes, par M. Wenzel en particulier.

Quelquefois le cristallin ne sort pas de sa place, bien que la cornée et la capsule cristalline aient été convenablement incisées, parce que l'œil s'est affaissé, et manque de l'action nécessaire pour l'expulser. Il faut alors engager le malade à lever l'œil fortement en haut; la pression que les muscles opèrent sur cet organe suffit quelquefois pour faire sortir le cristallin. Si ce procédé ne réussit pas, on doit comprimer légèrement le globe de l'œil suivant les règles prescrites, ou bien aller chercher le cristallin avec un petit crochet ou une curette, et l'amener au dehors. Quelquefois, en traversant la pupille, le cristallin ramolli se déforme et s'allonge. On achève l'opération sur l'autre œil de la même manière; si les pupilles sont d'un beau noir, l'opération est terminée; le malade distingue la lumière, et quelquefois même les objets environnans.

Quoiqu'il soit facile de pratiquer l'extraction de la cataracte en suivant le procédé de Wenzel, on a cherché des moyens de rendre encore plus simple cette opération, en employant des instrumens mécaniques, propres tout à la fois à fixer l'œil et à inciser la cornée transparente avec une vitesse qui ne laissât rien à craindre de la mobilité du globe oculaire. Guérin, chirurgien de Bordeaux, et Dumont, garde-côte en Normandie, ancien élève en chirurgie, ont imaginé chacun un instrument destiné à remplir ce double but. Ces deux instrumens, peu différens l'un de l'autre, se composent d'un anneau dans lequel on engage la partie antérieure de l'œil, et d'une lame fort tranchante, laquelle passe avec rapidité, au moyen d'un ressort qui se débande, derrière l'anneau, et incise la cornée. Les nombreux inconvéniens que présentent ces machines, fort ingénieuses du reste, ont empêché qu'elles soient généralement adoptées. On n'a point voulu abandonner à l'action mécanique de ces instrumens une opération aussi délicate que celle de la cataracte. Feu M. Laumonier, chirurgien en chef de l'Hôtel-Dieu de Rouen, se servait, pour opérer la cataracte, d'un instrument semblable à celui de Guérin, auquel il avait fait subir quelques modifications avantageuses, et cependant les inconvéniens qu'il offrait encore entre les mains de ce célèbre opérateur, et dont j'ai été plusieurs fois le témoin, le rendaient bien inférieur au couteau de Wenzel habilement conduit.

Assez souvent la pupille reste embarrassée par des mucosités opaques, que Maître-Jan nomme les *accompagnemens de la cataracte*. Elles paraissent dépendre de l'humeur de Morgagni, ou de parcelles détachées du cristallin. D'autres fois ce sont des lambeaux de la capsule cristalline devenue d'une couleur laiteuse. Il faut débarrasser l'œil de ces obstacles, qui pourraient par la suite s'opposer à la vision. On introduit une curette par la plaie, dans le lieu qu'occupait le cristallin, et on s'en sert pour rassembler et extraire les mucosités qui se trouvent dans sa capsule. Il est utile d'abaisser la paupière supérieure, et de faire dessus de légères frictions, afin de rassembler au centre de l'œil ces matières opaques, pour l'extration desquelles on est quelquefois obligé de répéter l'introduction de la curette. Il faut avoir soin, lorsqu'on enlève avec cet instrument les accompagemens de la cataracte, de ne pas blesser le disque postérieur de la capsule du cristallin, sans quoi on s'exposerait à voir l'humeur vitrée s'échapper par l'ouverture accidentelle qu'on aurait faite, ou à déterminer une cataracte membraneuse secondaire. Comme l'introduction répétée des instrumens dans l'œil peut avoir de graves inconvéniens, M. Forlenze, pour entraîner au dehors les flocons opaques qui bouchent la pupille, pousse avec ménagement, dans l'œil, des injections d'eau pure à 32°. La seringue dont il se sert pour faire ces injections est munie d'un syphon aplati, dont l'extrémité est arrondie et percée d'une rangée de petits trous. On assure que les malades chez lesquels cet oculiste emploie les injections, guérissent en général plus promptement que les autres, et que leur vue se rétablit plus rapidement et d'une manière plus sûre. Si les lambeaux opaques de la capsule cristalline ne peuvent être enlevés avec la curette, il faut les saisir avec de très-petites pinces pour les déchirer, et les entraîner au dehors. Dans certains cas même, on a eu recours, pour les couper, à l'aiguille à cataracte, ou à des ciseaux très-déliés que l'on a introduits avec précaution dans l'œil.

Quand le cristallin adhère à la petite circonférence de l'iris (ce dont on est prévenu par l'immobilité complète ou partielle de la pupille), son extraction est difficile. Il faut alors introduire, entre ce corps et la pupille, une aiguille en fer de lance, mince, tranchante, avec laquelle on coupe les brides membraneuses qui peuvent le retenir.

Quelquefois le corps vitré est tellement liquide, qu'il est dans une sorte de dissolution, et qu'il permet au cristallin de s'échapper en arrière, et de se précipiter dans sa partie inférieure. Dans ce cas il ne faut pas, comme on l'a conseillé, aller avec un crochet à la recherche du cristallin; ce procédé aurait de graves inconvéniens; il faut l'abandonner dans la partie inférieure de l'humeur vitrée, comme si l'opération avait été faite par abaissement.

Il n'est point rare qu'après la sortie du cristallin, une portion de l'humeur vitrée s'échappe par la plaie. Il faut, si cet accident arrive, se hâter de terminer l'opération, et couvrir l'œil d'un bandeau, qui exerce sur cet organe une pression douce, capable cependant de s'opposer à l'écoulement de cette humeur. Quand il n'en sort qu'une petite quantité, il n'y a pas grand inconvénient pour le malade : nous avons vu plusieurs fois cet accident arriver, et la vue ne pas moins se rétablir après l'opération. Cependant on doit éviter autant que possible la sortie de l'humeur vitrée; lorsqu'elle a lieu, en effet, la plaie, d'après Beer, se cicatrise plus lentement, la cicatrice reste en général blanchâtre, et le plus ordinairement la pupille est déformée, à raison des adhérences qui se sont établies entre l'iris, une partie de la membrane hyaloïde et la plaie de la cornée. Quelquefois le cristallin pour s'échapper, au lieu de traverser la pupille, décolle une portion de la grande circonférence de l'iris, le plus souvent vers sa partie inférieure, et passe à travers l'ouverture accidentelle qui s'établit. Wenzel a vu cet accident arriver sur les deux

IV. 26

yeux d'une femme qui les avait très-saillans. Les ouvertures dues au décollement de l'iris ne se fermèrent point, servirent de prunelles, et la malade parvint à lire les plus petites écritures avec un verre convexe. On n'a d'autres moyens de prévenir le décollement de l'iris, que de dilater suffisamment la pupille par quelqu'un des procédés indiqués. Quand la cataracte n'est ni molle ni très-dure, mais de moyenne consistance, Beer donne le précepte d'extraire à la fois le cristallin et sa membrane, en introduisant profondément l'aiguille dans ce corps et en détruisant les connexions de sa capsule par des mouvemens de rotation que l'on imprime à l'instrument.

L'opération étant terminée, on peut s'assurer si la vue est rétablie, en engageant le malade à voir quelque corps de grandes dimensions et peu éclairé qu'on lui présente, comme la main. Il ne faut prolonger que très-peu de temps cet essai que condamnent même certains oculistes, parce qu'il dispose l'œil à l'inflammation. Ordinairement les malades éprouvent immédiatement après l'extraction du cristallin, un vif éblouissement qui ne tarde pas à se dissiper et à leur permettre d'apercevoir distinctement les objets qui les entourent. On doit avant d'appliquer un bandeau sur l'œil, voir si l'iris est bien à sa place et si cette membrane ne s'est point engagée à travers les lèvres de la plaie de la cornée. Si la chose avait lieu, on devrait faire quelques légères frictions sur la paupière supérieure, ou même repousser l'iris dans l'œil avec la convexité de la curette ou un stylet boutonné. J'ai employé avec succès ce dernier instrument pour faire rentrer l'iris, sur un malade chez lequel la procidence ne s'était manifestée que le second jour après l'opération. Quelquefois l'iris, après s'être déplacé, comme l'observe M. Demours, reprend naturellement sa situation ordinaire, sans qu'on soit obligé d'avoir recours à aucun moyen pour le faire rentrer.

Lorsque la saillie très-grande du rebord orbitaire a forcé de donner à l'incision de la cornée une direction transversale, le bord libre de la paupière a beaucoup de tendance à s'introduire entre les lèvres de la plaie en soulevant le lambeau. Avant de mettre le bandeau, on engage le malade à lever les yeux en haut, en même temps qu'avec le doigt on abaisse et tire légèrement en avant le bord libre de la paupière inférieure; on laisse ensuite tomber la paupière supérieure et peu à peu remonter l'inférieure, en ayant grand soin que son bord ne s'introduise pas entre les lèvres de la plaie. Il devient nécessaire dans quelques cas, pour prévenir cet accident, de tenir la paupière abaissée au moyen d'une bandelette agglutinative qu'on applique sur la joue. On place le malade qui vient d'être opéré dans une chambre obscure, ou bien on entoure son lit de rideaux fort épais, afin de soustraire entièrement ses yeux au contact de la lumière; on le retient au lit pendant huit ou dix jours, couché sur le dos, la tête un peu élevée, pour éviter la congestion sanguine qui se fait vers cette partie, quand on lui donne une position trop déclive. Le pansement consiste à couvrir l'œil d'un plumasseau de charpie fine et légère, ou d'une simple compresse que l'on soutient par un bandeau peu serré, fixé au bonnet du malade. Les jours suivans on fait sur les paupières quelques lotions avec une décoction émolliente et mucilagineuse. On tient le malade à la diète d'alimens pendant les premiers jours, et à un régime peu nourrissant les jours suivans. Il faut cependant exempter de ce régime, comme l'observe Scarpa, les personnes très-faibles, celles qui sont sujettes aux convulsions, et les vieillards, auxquels il faut au contraire donner quelques alimens restaurans, attendu que chez eux la diète peut réveiller et augmenter les symptômes nerveux. On prescrit quelques tisanes rafraîchissantes et légèrement laxatives, comme de l'eau de veau, de poulet, de la limonade tartareuse, etc. S'il survient de l'inflammation, il faut mettre sur-le-champ en usage les moyens antiphlogistiques les plus puissans, ceux qu'on emploie dans les ophthalmies très-violentes. *Voyez* OPHTHALMIE.

Quand l'opération a été convenablement pratiquée, et les lèvres de la plaie exactement réunies, l'agglutination de ces dernières a lieu en trente-six ou quarante-huit heures, et leur cicatrisation est complétement achevée après sept ou huit jours. Il faut alors ne rendre que peu à peu la lumière à l'appartement qu'occupe le malade; on diminue l'épaisseur des rideaux qui entourent son lit; et quand il peut exposer ses yeux à la clarté du jour, il doit encore les garantir avec un garde-vue de taffetas vert.

Il ne faut tenir le malade dans l'obscurité que pendant le temps où cette précaution est nécessaire; en agissant autrement, on augmenterait la sensibilité de la rétine à un tel point qu'il faudrait ensuite un temps fort long pour accoutumer ses yeux au contact de la lumière. Il n'est pas rare, en effet, que les yeux

qui ont été opérés de la cataracte restent affectés d'une grande
exaltation dans la sensibilité de la rétine, et d'un léger degré
d'ophthalmie chronique; il faut dans ces cas employer les mêmes
moyens que dans l'ophthalmie (*Voyez* ce mot). Lorsque l'opération de la cataracte a été faite dans des circonstances favorables,
soit par abaissement, soit par extraction, la vue est rétablie
chez le plus grand nombre des sujets pour de longues années,
et même jusqu'à la fin de leurs jours.

Opération de la cataracte congéniale. — Lorsque la cataracte est molle ou laiteuse, Pott conseille de déchirer la capsule cristalline, afin de faciliter l'entrée de l'humeur aqueuse
dans cette membrane, et d'opérer ainsi la dissolution et l'absorption de la matière opaque qui la remplit. La méthode de Pott,
recommandée par Scarpa et M. Hey, a été conseillée par M. Ware,
pour les cataractes des jeunes sujets. Ce praticien assure qu'elle
lui a réussi, ainsi qu'à son fils, dans un grand nombre de cas.
Dernièrement, M. Luzardi, habile oculiste de Lille, vient d'é-
mettre l'opinion que l'opération peut être exécutée, dès l'âge de
deux ans, et que les symptômes inflammatoires sont d'autant
moins intenses, que les sujets sont plus jeunes. M. Saunders, un
des premiers, insista sur la nécessité de pratiquer l'opération de
la cataracte sur les jeunes enfans. La conduite de ce chirurgien
est basée sur l'opinion qu'il a, que le seul obstacle qui s'oppose
à l'absorption du cristallin cataracté est la capsule qui l'enveloppe, et que le plus souvent cette dernière membrane est également opaque dans la cataracte congéniale. Le but qu'on doit se
proposer dans toute cataracte de naissance, est, selon lui, de
faire au centre de la capsule cristalline une ouverture permanente. M. Saunders, après avoir dilaté la pupille avec de l'extrait
de belladone, fait fixer le jeune malade par quatre ou cinq aides,
et relever la paupière supérieure avec l'élévateur de Pellier;
l'aiguille dont il se sert est fine, aplatie et tranchante, de manière à ce qu'elle entre très-facilement dans l'œil. Il la fait pénétrer jusqu'au centre de la capsule, en l'introduisant, soit à travers la cornée, près du bord de cette membrane, soit à travers
la sclérotique, un peu derrière l'iris. Il pense que le premier procédé produit moins d'irritation, et par conséquent expose moins
l'œil à l'inflammation que le second. Dans tous les cas, il faut
détruire la capsule cristalline à son centre, dans une étendue
égale à l'ouverture ordinaire de la pupille. Si la capsule ren-

ferme le cristallin opaque, M. Saunders ouvre cette membrane avec précaution, en ayant soin de ne pas déplacer la lentille. Quand la cataracte est fluide ou membraneuse, il se contente d'inciser simplement le centre de la capsule, et recommande surtout d'éviter, en faisant l'ouverture à cette membrane, de la décoller à sa circonférenec, parce qu'elle tomberait au-devant de la pupille, la couvrirait et nuirait au succès de l'opération, d'autant plus, dit-il, que les lambeaux opaques de la capsule cristalline ne sont jamais absorbés. Après l'opération, M. Saunders applique sur l'œil de l'extrait de belladone, afin de tenir constamment la pupille dilatée jusqu'à ce que l'inflammation soit passée, et d'empêcher ainsi le contour de la pupille de contracter des adhérences vicieuses avec l'ouverture faite à la capsule.

Les chirurgiens sont loin d'être d'accord sur le mérite respectif des deux manières d'opérer la cataracte, que nous avons fait connaître : les uns avec Pott, Callisen, Hey, Scarpa, et MM. Dubois, Dupuytren, accordent une préférence presque exclusive à la méthode par abaissement; d'autres, avec MM. Wenzel, Demours, Boyer, Roux, préfèrent l'extraction. Il convient donc maintenant de comparer les deux méthodes, et de déterminer les avantages et les inconvéniens qu'elles présentent sous le rapport de l'exécution, des accidens soit primitifs, soit consécutifs, et des résultats.

1° L'opération est plus facile suivant la méthode que l'on a le plus souvent pratiquée; aussi Scarpa trouve beaucoup plus de facilité à opérer par abaissement que par extraction; Wenzel est d'un avis entièrement opposé. Celui qui veut apprendre à pratiquer l'opération de la cataracte, observe judicieusement M. Boyer, s'exerce plus facilement sur les cadavres et sur les animaux vivans à faire l'extraction que l'abaissement, parce que dans ce dernier cas, à raison de la transparence du cristallin, il ne peut voir les mouvemens qu'il imprime à ce corps, et savoir s'il l'a déprimé ou non. Le chirurgien se trouve dans la même incertitude, quand il opère une cataracte par abaisement, et qu'au commencement de l'opération la transparence de l'humeur aqueuse est troublée tout à coup par l'épanchement de sang provenant de vaisseaux blessés, ou par l'humeur laiteuse qui souvent distend la capsule; la cataracte se dérobe aussitôt à la vue, et on est obligé de remettre l'opération à un autre temps, à moins que le crochet de l'instrument ne soit déjà enfoncé dans le cristallin; dans ce dernier cas, on peut continuer d'agir, et déprimer la lentille. Quand le cristallin est très-dur, il est difficile de le déprimer et d'empêcher qu'il ne remonte, parce que la pointe de l'aiguille ne le pénètre qu'avec peine, et glisse dessus.

Lorsque la cataracte est membraneuse, ou que des flocons muqueux remplissent la capsule cristalline, Scarpa conseille, comme nous l'avons vu, de déchirer avec l'aiguille cette capsule et d'en pousser les débris avec les accompagnemens dans la chambre antérieure, à travers l'ouverture de la pupille. L'opération est plus difficile ici que si on employait l'extraction qui permet de porter dans l'œil de petites pinces avec lesquelles on va arracher les lambeaux opaques de la capsule. Lorsque le cristallin est ramolli, il est aussi bien plus difficile de le déprimer que de l'extraire; il est vrai que dans ces cas, dont j'ai recueilli plusieurs observations à la clinique de perfectionnement, il suffit d'inciser sa capsule avec l'aiguille pour le voir au bout d'un certain temps disparaître entièrement par absorption.

Quand on cherche à déprimer la cataracte, il arrive quelquefois que le cristallin passe dans la chambre antérieure de l'œil, et devient une cause d'irritation, d'inflammation, qui nécessite son extraction. Lorsqu'on opère par extraction et que le cristallin tombe au contraire dans la partie inférieure du corps vitré, il n'y a pas d'inconvénient à le laisser dans cette région, dès qu'il ne se trouve plus dans l'axe visuel. L'extraction paraît donc en général d'une exécution aussi facile que l'abaissement.

2° On a reproché à l'abaissement de produire plus souvent des vomissemens que l'extraction, soit pendant, soit immédiatement après l'opération. On a attribué ces vomissemens à la lésion du ganglion nerveux, qu'on nomme le ligament ciliaire. Beer, avec plusieurs autres écrivains, dit qu'ils peuvent être produits par la pression que le cristallin exerce sur la rétine, quand on l'a déprimé trop profondément, et qu'ils sont souvent accompagnés d'une amaurose soudaine, complète ou incomplète. Il conseille, pour combattre cet accident, d'avoir recours au musc, au castoréum ou à l'opium, à moins qu'il n'y ait des signes d'inflammation, cas dans lequel il vaudrait mieux employer le traitement antiphlogistique. Mais ces vomissemens sont si rares qu'on ne peut en vérité en accuser plutôt une méthode que l'autre. J'ai vu pratiquer plusieurs centaines d'opérations de cataracte par extraction et par abaissement, et j'avoue n'avoir jamais observé cet accident, non plus que dans celles que j'ai pratiquées moi-même.

Quand la cataracte est très-solide, rugueuse à sa surface, ou consiste en une membrane dense et fort épaisse, l'opération par abaissement doit seulement être regardée comme un moyen palliatif, selon Beer ; car, dit-il, après l'opération aucune de ces cataractes ne pourra être dissoute et absorbée, mais elles resteront dans l'œil comme des corps étrangers inorganiques, et pourront de nouveau produire une cécité plus ou moins complète. Le même oculiste nous. assure avoir ouvert les yeux de personnes qui avaient été opérées de la cataracte par abaissement, quelques-unes depuis plus de vingt ans, et que dans presque tous ces cas le cristallin n'avait point disparu, mais était resté ferme et avait seulement diminué de volume. Il rapporte avoir observé une ascension du cristallin cataracté chez une personne qui avait été opérée trente ans auparavant par Hilmer. Le cristallin, dans ce cas, était petit, anguleux, et quand la pupille était dilatée, il flottait et passait facilement d'une chambre de l'œil dans l'autre. Quand on l'eut extrait, ce qui fut pratiqué avec succès, il parut ossifié. En 1805, Beer retira de l'œil d'une femme de 50 ans, une cataracte volumineuse, capsulaire et cristalline tout à la fois, qui était restée dans la chambre antérieure de l'œil pendant 26 ans. Cette cataracte avait été déplacée par un coup que la malade avait reçu sur l'œil.

La douleur de l'opération m'a paru être moins vive dans l'extraction que dans l'abaissement. La cornée ne jouit en effet que d'une sensibilité assez obscure ; la sclérotique est bien dans le même cas, mais comme dans l'abaissement l'aiguille traverse aussi la choroïde, la rétine, et de plus se trouve exposée à blesser quelques-uns des nerfs ciliaires, la douleur est quelquefois très-vive, peut se prolonger plusieurs jours et déterminer une inflammation violente de l'œil ou d'autres accidens graves.

L'inflammation de l'œil est en général moins fréquente et moins grave après l'extraction qu'après l'abaissement : ce que l'on conçoit facilement, si l'on fait attention que l'incision pratiquée sur la cornée n'intéresse qu'une membrane peu sensible, peu vasculaire, et produit, par l'écoulement de l'humeur aqueuse, un véritable relâchement dans tout l'organe ; tandis que dans l'abaissement, la blessure de l'iris, de la choroïde, des nerfs ciliaires, de la membrane hyaloïde et du corps vitré, dispose bien d'avantage ces parties à l'inflammation ; et que l'écoulement de quelques gouttes d'humeur vitrée qui se fait à travers la piqûre de la sclérotique n'amène aucune détente dans l'œil ; si l'inflammation vient à se manifester dans ses parties intérieures, la coque fibreuse de l'œil s'oppose à leur dilatation, et produit ainsi leur étranglement.

Les accidens que nous venons d'examiner sont communs aux deux méthodes. Il y en a qui sont propres à chacune d'elles. Ainsi on a reproché à l'extraction l'écoulement du corps vitré, la blessure, le décollement, la providence de l'iris, les cicatrices de la cornée. 1° L'écoulement de l'humeur vitrée est presque toujours dû à la maladresse de l'opérateur, ou à des pressions trop fortes exercées sur le globe de l'œil, et nous avons vu que, si cet écoulement est médiocre, il ne nuit pas sensiblement au succès de l'opération. 2° La blessure de l'iris est un accident rare, surtout quand on incise isolément la cornée et la capsule du cristallin ; d'ailleurs cet accident peut aussi arriver dans la méthode par abaissement, et plus d'une fois nous avons vu des chirurgiens fort adroits, blesser cette membrane avec l'aiguille, en cherchant à déprimer le cristallin ou à déplacer les lambeaux opaques de sa capsule. 3° Le décollement de l'iris par le cristallin arrive quelquefois, lorsque la pupille ne présente pas une dilatation assez considérable pour livrer passage à ce corps : mais cet accident est fort rare, on peut le prévenir en appliquant sur l'œil des topiques narcotiques avant l'opération, et quand il a lieu, il ne produit pas toujours la cécité ; d'ailleurs il peut arriver aussi dans la méthode par abaissement, lorsque l'iris adhère à la capsule du cristallin, et que l'aiguille ne peut passer entre ces deux parties pour être ramenée vers la pupille ; alors en effet, on ne voit pas la pointe de l'instrument, on la porte au hasard derrière l'iris que l'on peut blesser ou décoller ; dans un semblable cas, si on avait pratiqué l'opération par extraction, il serait bien plus facile de détruire les adhérences avec l'aiguille portée à travers la chambre antérieure de l'œil. 4° La providence de l'iris est un accident réellement propre à l'extraction ; mais il est rare, peu grave ; et quand il arrive on y remédie facilement par l'un des moyens que nous avons indiqués. 5° La cicatrice que présente la cornée après l'extraction de la cataracte est linéaire, à peine visible, se trouve hors du centre de cette membrane, et ne peut nuire à la vision, quand la section a été pratiquée convenablement.

La méthode par abaissement a, de son côté, des inconvéniens qui lui appartiennent exclusivement. Ainsi : 1° il arrive assez fréquemment, lorsque la membrane cristalline n'a été qu'imparfaitement rompue par l'aiguille, que le cristallin remonte derrière la pupille, et rend ainsi l'opération inutile; on est alors obligé d'en venir à une autre introduction de l'aiguille dans l'œil: seconde tentative qui expose de nouveau le malade aux mêmes accidens que la première. 2° Le cristallin, déprimé au fond du corps vitré, par la pression qu'il exerce sur la rétine, produit quelquefois dans l'œil des douleurs très-vives qui peuvent durer fort long-temps, et même pendant toute la vie. 3° La blessure des nerfs ciliaires peut également donner lieu à des douleurs très-intenses; la piqûre des artères ciliaires peut occasioner une hémorrhagie intérieure, suivie d'inflammation, d'abcès, et de la perte de l'œil. La lésion des vaisseaux de la conjonctive par l'aiguille produit quelquefois un trombus au-dessous de cette membrane; mais cet accident n'offre aucune gravité, et l'ecchymose se dissipe d'elle-même.

D'après ce qui précède, on voit que les accidens communs aux deux méthodes d'opérer la cataracte sont en général plus à redouter dans l'abaissement que dans l'extraction; que les accidens propres à l'extraction sont plus nombreux et plus fréquens, mais en général beaucoup moins graves que ceux qui appartiennent en propre à l'abaissement; que le plus souvent les premiers peuvent être évités par un chirurgien expérimenté, tandis que ceux de l'abaissement sont presque toujours indépendans de l'habileté de l'opérateur. M. Roux dit avoir observé que, bien plus souvent après l'abaissement qu'après l'extraction, la vue est trouble, confuse, quoique l'œil paraisse en bon état, et que la pupille soit parfaitement noire.

3° On a comparé les résultats obtenus par les deux méthodes, en mettant en parallèle les opérations faites par ceux qui pratiquent exclusivement l'extraction, avec celles faites par les chirurgiens qui ne pratiquent que l'abaissement. Ainsi, Daviel, sur 206 opérations, réussit dans 182 cas; Richter guérit 7 cataractes sur 10; Sharp obtint la guérison de la moitié de ses malades, etc.

M. Roux, après avoir comparé entre eux les résultats de plus de sept cents opérations de cataracte, s'est assuré que l'extraction procure un plus grand nombre de succès, et des succès plus assurés que l'abaissement. Le même chirurgien a établi les chances de l'opération par extraction d'après les résultats de sa pratique particulière. En quatre années il eut occasion de faire 306 opérations par extraction sur 177 individus. Sur ce nombre total le rapport des succès a été : 1° pour les opérations faites pour les yeux opérés comme 188 à 306, environ les $\frac{3}{4}$; 2° pour les individus sans distinction de ceux auxquels l'opération a été faite d'un côté seulement, et de ceux qui l'ont subie des deux côtés comme 132 à 177, environ les $\frac{7}{10}$.

D'après les observations que j'ai recueillies, les faits que j'ai rassemblés, les opérations que j'ai pratiquées, je ne balance point à donner, avec MM. Wenzel, Boyer, Roux, Demours, la préférence à la méthode par extraction. Cependant on ne doit pas l'adopter d'une manière exclusive ; chacune de ces méthodes présente des avantages sur l'autre dans les cas particuliers ; un bon chirurgien ne doit pas se borner à ne pratiquer qu'une seule de ces méthodes, et il est des cas dans lesquels il est préférable d'opérer par abaissement, comme 1° lorsque l'œil est très-enfoncé, et que l'incision de la cornée serait difficile ; 2° lorsque l'œil est tellement saillant et distendu par ses humeurs, qu'on craint que le corps vitré ne s'échappe après l'incision faite à la cornée ; 3° lorsque la pupille est très-étroite, sans être adhérente au cristallin, et que les moyens employés pour la dilater ont été infructueux ; 4° quand l'iris adhère à la face postérieure de la cornée ; 5° quand la cornée est très-aplatie, la chambre antérieure fort petite, de sorte qu'on ne pourrait ouvrir l'œil sans intéresser l'iris ; 6° lorsque l'arc sénile est fort étendu, les paupières peu fendues, et les yeux agités de mouvemens involontaires et continuels ; 7° lorsqu'il existe sur la cornée une ou plusieurs taies qu'on ne pourrait pas éviter de comprendre dans l'incision en pratiquant l'extraction, l'expérience ayant appris que leur agrandissement est une suite nécessaire de l'opération ; 8° quand la cornée est si petite qu'on a à craindre que l'incision faite sur cette membrane ne soit pas suffisante pour livrer passage au cristallin ; quand on opère, en suivant la pratique des chirurgiens anglais, des enfans très-jeunes ; 9° enfin lorsque les paupières sont affectées d'un engorgement chronique, d'ectropion ou d'entropion ; lorsque le malade est fort craintif, ou qu'on n'en est pas maître après l'opération, à cause de sa jeunesse ou de l'indocilité de son caractère.

Après l'opération de la cataracte, quel que soit le procédé qui ait été mis en usage, il survient des changemens remarquables dans les milieux réfringeans de l'œil; la réfraction que le cristallin faisait éprouver aux rayons lumineux n'a plus lieu : on a bien pensé que dans ce cas le disque postérieur de la capsule cristalline était poussé en avant, vers la pupille, par le corps vitré, et pouvait jusqu'à un certain point remplacer le cristallin; néanmoins la vue éprouve un affaiblissement plus ou moins considérable, et beaucoup de personnes qui ont été opérées sont obligées de se servir de lunettes à verres fortement convexes, pour voir distinctement les objets.   (JULES CLOQUET.)

CATARRHAL, adj. *catarrhalis*, qui a rapport au catarrhe. *Affection catarrhale*, *épidémie catarrhale*. *Voyez* CATARRHE.

CATARRHE, s. m., *catarrhus*, καταῤῥοος, de ῥέω je coule, et de κατά en bas; *destillatio* de quelques auteurs latins. On a compris sous ce nom une série d'affections propres aux membranes muqueuses, et dont le principal phénomène est l'écoulement au dehors d'une certaine quantité du liquide qu'elles exhalent. Les anciens considéraient les catarrhes comme des fluxions; ils en plaçaient la source dans le cerveau : c'était de ce point que les humeurs descendaient vers les membranes des fosses nasales, du pharynx, des voies aériennes et même vers les viscères abdominaux et la colonne vertébrale. Dans cette théorie les catarrhes étaient regardés comme des affections différentes des phlegmasies. Dans la doctrine des modernes, au contraire, ils sont tous rapportés aux inflammations aiguës ou chroniques. Ces deux manières de voir me paraissent éloignées de la vérité : les membranes muqueuses sont exposées à deux ordres très-distincts d'affections catarrhales, savoir à des phlegmasies dans lesquels l'écoulement du mucus n'est qu'un symptôme, et à des flux dans lesquels il n'existe aucun phénomène inflammatoire. Nous reviendrons sur ces derniers aux articles FLUX et SÉCRÉTIONS MORBIDES. Nous ne parlerons ici que des phlegmasies des membranes muqueuses, parce que ce sont elles spécialement que dans le langage actuel de la science on désigne sous le nom de catarrhes.

Ces phlegmasies se montrent sous deux formes très-différentes selon qu'elles sont aiguës ou chroniques. Nous exposerons successivement l'histoire succincte des unes et des autres.

CATARRHES AIGUS. Les inflammations aiguës des membranes

muqueuses sont des maladies très-communes. Elles sont rarement dues à des causes spécifiques, au contact de substances irritantes gazeuses, liquides ou solides, et lorsqu'elles sont produites par ces causes directes, elles ont une marche différente de celle qui est propre aux catarrhes proprement dits, et ne sont guère rangées parmi eux; ceux-ci, en effet, semblent presque toujours exiger le concours de causes internes que nous ne pouvons pas apprécier. L'impression du froid humide est, à la vérité, une cause externe qui les détermine souvent; mais elle ne les produit ni exclusivement, ni nécessairement. En effet si les catarrhes sont plus fréquens dans l'automne et l'hiver, dans les pays humides; s'ils attaquent plus généralement les individus faibles, les femmes, les vieillards, les enfans, il n'est pas rare non plus de les voir se montrer dans des conditions tout opposées; aucun âge, aucun tempérament n'en est à l'abri; et il n'est presque aucun individu parvenu à un certain âge qui n'en ait éprouvé plusieurs atteintes.

Ces maladies se montrent fréquemment aussi d'une manière épidémique : elles attaquent à la fois une portion plus ou moins considérable de la population d'une ville, d'une province; quelquefois elles ont parcouru l'Europe entière, depuis ses parties septentrionales où elles ont commencé, jusqu'aux états méridionaux où elles se sont éteintes. Dans ces grandes épidémies les mêmes membranes muqueuses ont été affectées chez la plupart des malades, et presque toujours celle des voies aériennes. L'apparition rapide de ces affections chez un grand nombre de personnes a fait croire à quelques médecins qu'un principe contagieux devait les transmettre; mais cette supposition n'a pas été justifiée par l'observation, et tout porte à croire que les catarrhes ne sont contagieux que lorsqu'ils sont liés à une autre affection, à la rougeole, à la scarlatine, à la variole, par exemple.

L'invasion des affections catarrhales est tantôt lente et tantôt subite. Leurs principaux phénomènes sont une douleur souvent obscure et diffuse, un sentiment de chaleur, quelquefois de la rougeur et du gonflement qui ne sont appréciables qu'à l'origine des membranes muqueuses, et un trouble nuisible dans l'exhalation qui leur est propre. Dans les parties accessibles à la vue, cette exhalation est d'abord supprimée; la membrane devient sèche et lisse; plus tard elle verse un liquide aqueux, transparent, qui peu à peu acquiert de la consistance et de l'opacité, et forme même quelquefois une concrétion membraneuse. On observe en même temps un dérangement plus ou moins notable dans les fonctions de l'organe auquel appartient la membrane phlogosée. Lorsque l'inflammation occupe une membrane muqueuse située plus profondément, plusieurs des changemens qu'elle y produit nous échappent, mais il est vraisemblable qu'ils sont en partie les mêmes; je dis en partie, parce qu'il en est quelques-uns qu'il n'est pas naturel d'y supposer. La sécheresse, par exemple, n'existe ni dans les intestins ni dans la vessie phlogosée. Du reste quel que soit le siége du mal, il peut, s'il est peu étendu, n'entraîner aucun désordre sympathique dans les autres organes; il produit au contraire, s'il occupe une certaine surface, un mouvement fébrile plus ou moins intense. Quelques médecins ont avancé que les phlegmasies de la membrane des voies aériennes étaient accompagnées de sueurs, et celles des organes digestifs, de sécheresse de la peau; mais cette assertion est soumise à de nombreuses exceptions.

La marche des catarrhes aigus présente communément trois périodes dans lesquelles les matières secrétées offrent successivement les changemens qui ont été indiqués. Il n'est pas rare de voir l'inflammation avant de s'éteindre se propager de proche en proche dans une étendue considérable, ou même se transporter dans des points éloignés de celui qu'elle avait primitivement occupé.

La durée de ces affections n'a rien de fixe; quelques-unes cessent en peu de jours, d'autres se prolongent pendant plusieurs semaines, pendant un à deux mois, ou passent à l'état chronique. La résolution est la terminaison la plus fréquente; les métastases sont aussi assez communes. Quant à la suppuration, il ne paraît pas qu'elle s'établisse primitivement dans l'épaisseur des membranes muqueuses; mais il se forme quelquefois de petites collections de pus au-dessous d'elles; et dans un plus grand nombre de cas un liquide purulent est sécrété par leur surface libre. Ce dernier phénomène semble réunir deux modes presque opposés de terminaison des phlegmasies, la résolution et la suppuration. La gangrène a rarement lieu dans ces inflammations. Il est beaucoup plus rare encore de voir des adhérences se former entre les portions contiguës de ces membranes; ce n'est guère que dans la bouche, à la vulve ou au gland que de semblables adhérences ont été observées; et ce ne sont pas des catarrhes proprement dits qui y ont donné lieu. Quant à l'induration et aux ulcères qui se forment sur les membranes muqueuses, il est fort douteux qu'ils soient le résultat d'une phlegmasie. *Voyez* PHLEG-MASIE, INDURATION et ULCÈRES. Quel que soit le mode particulier de terminaison des catarrhes, la santé se rétablit dans la plupart des cas, avec plus ou moins de promptitude. Dans quelques-uns toutefois, soit à raison de l'étendue très-grande de l'inflammation, comme dans quelques catarrhes pulmonaires, soit à raison de son siége spécial, comme dans l'angine laryngée, la mort peut en être la terminaison, même très-prompte.

Il reste chez beaucoup de sujets, après la guérison des catarrhes, une disposition particulière à en être atteint de nouveau, et cette disposition semble augmenter avec le nombre d'affections catarrhales qui se sont déjà succédé.

L'ouverture des cadavres montre dans les membranes muqueuses enflammées les lésions suivantes : 1° de la rougeur; 2° un gonflement et un ramollissement presque toujours difficiles à apprécier; 3° une proéminence légère des folicules muqueux; 4° une couche de mucus plus abondante et plus épaisse qu'à l'ordinaire; 5° dans certains cas, des escarrhes blanches ou grises. Le concours de ces diverses altérations ne laisse pas de doutes sur l'existence d'une phlegmasie : mais une seule d'entre elles et la réunion même de quelques-unes ne suffit pas pour la caractériser. La rougeur peut être due à d'autres causes, à l'obstacle, par exemple, qu'éprouve le cours du sang dans l'organe central de la circulation; elle peut dépendre même des lois de la pesanteur, qui, dans les derniers momens de l'existence, prennent peu à peu le dessus sur les lois vitales, et produisent dans les parties les plus déclives des congestions sanguines qui sont très-manifestes au bord postérieur des poumons, aux anses intestinales contenues dans le bassin, et souvent même aux tégumens du dos. Quant au gonflement, il est, dans la plupart des cas, si difficile à constater, qu'il fournit rarement des signes non équivoques; l'abondance et la qualité du mucus ne suffisent pas non plus pour caractériser l'inflammation; quant aux escarres, elles n'existent que dans un très-petit nombre de cas, et encore quelquefois sont-elles produites immédiatement par des agens chimiques et sans inflammation préalable. Si à ce qui vient d'être exposé on ajoute que dans quelques cas la rougeur et le gonflement léger qui forment les principaux caractères anatomiques des phlegmasies muqueuses s'effacent en partie après la mort, on sera conduit à reconnaître que l'inspection du cadavre pourrait donner lieu à des erreurs fréquentes ; aussi faut-il toujours rapprocher des signes qu'elle présente ceux que fournit l'observation des phénomènes morbides qui ont précédé la mort. Par ce rapprochement on parviendra à fixer son jugement, je ne dirai pas dans tous les cas, mais au moins dans un certain nombre de ceux où chacun de ces signes pris isolément eût été insuffisant.

Le traitement des affections catarrhales a varié, à raison des idées qu'on s'est faites sur leur nature. Les anciens qui les regardaient comme de simples fluxions, proscrivaient les évacuations sanguines, que les modernes recommandent, parce qu'ils les rattachent aux phlegmasies. Nous renvoyons à ce dernier mot pour les règles générales du traitement ; nous ferons seulement remarquer que les inflammations des membranes muqueuses, qui sont généralement superficielles et mobiles, comme l'érysipèle, n'exigent pas ordinairement des saignées aussi abondantes que beaucoup d'autres phlegmasies.

CATARRHES CHRONIQUES. Les affections catarrhales ne prennent communément la forme chronique, qu'après s'être plusieurs fois reproduites sous la forme aiguë. C'est particulièrement chez les individus avancés en âge, et chez les sujets affaiblis qu'on les observe. Elles sont endémiques dans les hospices destinés à la vieillesse, et dans les pays froids et humides.

Leur principal symptôme est l'excrétion d'un mucus ordinairement épais et puriforme. Quelques catarrhes chroniques entraînent un dépérissement progressif avec ou sans mouvement fébrile; ils commencent et se terminent ordinairement dans les mêmes parties; ils ne sont par conséquent pas mobiles comme les catarrhes aigus. Leurs symptômes sont exaspérés pendant l'hiver; ils s'adoucissent généralement pendant l'été. Quelques-uns se prolongent indéfiniment, d'autres cessent au bout d'un temps variable, et quelquefois sans cause connue; un petit nombre se termine par la mort. Les membranes muqueuses qui ont été le siège d'une inflammation chronique, offrent à l'ouverture des cadavres, des lésions analogues à celles qu'on rencontre dans les catarrhes aigus : la rougeur est souvent plus foncée, et l'augmentation d'épaisseur ordinairement manifeste. On trouve sur la membrane un liquide semblable à celui qui était évacué pendant la vie; et la pression exercée sur elle en fait suinter une matière analogue. Dans un certain nombre de cas, l'examen le plus attentif ne montre aucune altération sensible dans le tissu des parties. S'il n'y a eu pendant la vie d'autres symptômes qu'un écoulement muqueux, il est très-naturel alors de rapporter la maladie aux sécrétions morbides plutôt qu'aux inflammations.

La plupart des praticiens emploient, dans le traitement des catarrhes chroniques, des remèdes stimulans portés sur les membranes même qui en sont le siége. Dans quelques cas où le mal a été exaspéré par leur usage, des moyens très-différens, des boissons douces, une diète sévère, ont eu du succès. Dans tous les cas les révulsifs sont indiqués, mais souvent ces maladies résistent à toutes les ressources de l'art.

CATARRHES EN PARTICULIER. La plupart des affections catarrhales ayant reçu des dénominations particulières, nous nous bornerons à les énumérer et à indiquer le mot auquel elles sont décrites. Nous en exceptons seulement le catarrhe pulmonaire qui n'est pas connu sous d'autre nom.

CATARRHE BUCCAL. Quelques auteurs donnent improprement ce nom à l'éruption d'aphthes dans la bouche; il convient de le réserver à l'inflammation de la membrane muqueuse de l'intérieur de la bouche. *Voyez* STOMATITE.

CATARRHE GASTRIQUE; c'est la gastrite superficielle. *Voyez* GASTRITE.

CATARRHE GUTTURAL; c'est l'angine gutturale. *Voyez* ANGINE.

CATARRHE INTESTINAL; c'est l'*entérite* superficielle ou *diarrhée.* *Voyez* ces mots.

CATARRHE LARYNGIEN; c'est l'angine laryngée. *Voyez* ANGINE.

CATARRHE NASAL; c'est le coryza. *Voyez* ce mot.

CATARRHE OCULAIRE; c'est l'ophthalmie. *Voyez* ce mot.

CATARRHE DE L'OREILLE. *Voyez* OTITE et OTIRRHÉE.

CATARRHE PHARYNGIEN; c'est l'angine pharyngée. *V.* ANGINE.

CATARRHE PULMONAIRE. Cette affection à laquelle on a aussi donné le nom de *bronchitis* se présente sous des formes très variées relativement à sa marche et à son intensité. Les principales sont connues sous les dénominations de catarrhe pulmonaire aigu et chronique, léger et grave.

Le catarrhe pulmonaire aigu est une des maladies les plus fréquentes; la plupart des hommes en sont atteints un grand nombre de fois dans le cours de leur vie, à un degré quelconque. Il attaque particulièrement les personnes d'une constitution faible et molle, celles qui sont sensibles aux impressions du chaud et du froid, et qui ont des sueurs faciles ; du reste, tous les âges, tous les tempéramens y sont exposés. L'impression du froid en est souvent la cause occasionelle ; mais il n'est pas rare de le voir survenir sans cause appréciable. C'est surtout dans l'hiver qu'on le voit régner ; dans cette saison il se montre seul chez un grand nombre de sujets ; chez un nombre plus grand encore, il accompagne d'autres affections aiguës. Dans plusieurs épidémies telles que celles de 1557, 1574, 1580, 1675, 1728, 1761, 1782, etc., la population presque entière de certains états en a été simultanément atteinte.

. Les symptômes, la marche et la durée du catarrhe pulmonaire aigu varient surtout à raison de son intensité.

Le catarrhe pulmonaire aigu le plus léger est une simple indisposition qui mérite à peine le nom de maladie. Une toux médiocre, à peine douloureuse, et l'expectoration de quelques crachats grisâtres sont les seuls symptômes de cette affection qui n'apporte aucun trouble dans la digestion et dans la circulation, et qui n'empêche pas l'individu qui en est atteint de vaquer à ses occupations ordinaires. L'exposition au froid ou même au chaud en est souvent la cause occasionelle : les symptômes se développent peu d'heures après l'action de cette cause ; ils ont quelquefois, dès ce moment, toute leur intensité ; ils diminuent peu à peu et cessent souvent au bout de quelques jours ; ailleurs ils persistent pendant plusieurs semaines ou plusieurs mois.

. Le catarrhe pulmonaire intense a été décrit aussi sous les noms de fausse fluxion de poitrine, de péripneumonie et de fièvre catarrhales ; il se développe souvent sans cause externe. Il est annoncé par le prodrome des affections aiguës, par des lassitudes, par la faiblesse, la pesanteur de tête, les alternatives de froid et de chaud : les symptômes du coryza le précédent quelquefois et l'accompagnent assez fréquemment, à son début surtout. Le catarrhe une fois développé présente pour principaux symptômes une toux fréquente, une douleur diffuse et de la chaleur dans le thorax, une oppression médiocre, l'expectoration de crachats muqueux, et un mouvement fébrile plus ou moins intense. L'auscultation de la poitrine fournit aussi des phénomènes importans.

. De tous les symptômes, la toux est le plus remarquable et le plus incommode. Elle se reproduit communément sous la forme de quintes, qui sont accompagnées et suivies de phénomènes particuliers. Pendant les quintes le malade éprouve dans toute la poitrine, mais plus fortement derrière le sternum, dans la direction de la trachée artère, des douleurs très-vives, une sorte de déchirement, et un sentiment de chaleur. En même temps, la face devient rouge et gonflée, les larmes s'écoulent, la tête est tellement douloureuse qu'il semble au malade que les os du crâne vont se disjoindre. L'épigastre violemment secoué est aussi le siége de douleurs souvent plus vives que celles de la poitrine; des nausées, des vomituritions, des vomissemens ont souvent lieu. Ces quintes se terminent par l'expectoration d'un mucus clair et écumeux, quelquefois mêlé de stries de sang. Elles se reproduisent à des intervalles inégaux, quelquefois avec une sorte de régularité, tantôt sans cause apparente, et tantôt par l'impression du froid, par l'action de parler ou de boire, par le changement de position, par l'accumulation de mucus dans les bronches; toutefois cette dernière cause n'est pas la principale, comme elle pourrait le paraître; car c'est particulièrement dans le temps où la matière expectorée est moins abondante, que les quintes sont plus rapprochées et plus fortes, dans la première période du catarrhe, et dans tout son cours au moment des paroxysmes nocturnes. A la suite de ces quintes, le malade ressent encore pendant quelque temps des douleurs dans la poitrine, la tête et l'épigastre; il a de l'oppression, sa respiration et son pouls sont accélérés; il éprouve une fatigue générale qui cesse peu à peu. Les symptômes redeviennent par degrés ce qu'ils étaient avant la quinte de toux.

L'oppression est généralement peu considérable dans le catarrhe pulmonaire, si ce n'est pendant et après les quintes. Dans les cas ordinaires le malade éprouve seulement la sensation d'un poids derrière le sternum, et il lui semble que l'air entre moins librement dans sa poitrine. Lorsque l'inflammation est très-intense et très-étendue, la fréquence et la gêne de la respiration sont très-marquées, surtout dans le redoublement du soir; quelques malades se plaignent d'étouffer. Dans les cas les plus graves l'entrée et la sortie de l'air sont accompagnées d'un bruissement appréciable à une certaine distance.

La toux, qui est communément sèche dans le début, devient bientôt humide. Elle donne lieu dès le second ou troisième jour

à l'expectoration souvent laborieuse et quelquefois presque convulsive d'une matière tenue, plutôt séreuse que muqueuse, quelquefois âcre ou salée, et mêlée à une espèce d'écume blanchâtre.
De jour en jour cette matière est plus abondante et plus épaisse ;
elle devient filante et acquiert un certain degré de viscosité. A
une époque plus avancée, sa quantité diminue, mais sa consistance continue à augmenter. Les crachats offrent de jour en jour
des parties plus opaques, dont la quantité augmente en même
temps que celle du liquide séreux diminue. Dans la dernière
période, les crachats sont blancs, jaunes ou verts, assez cohérens pour rester distincts dans le vase où ils sont rejetés. A
cette époque la toux est grasse, et l'expectoration ordinairement
facile.

A ces phénomènes locaux il convient de joindre ceux qui
sont fournis par la percussion et l'auscultation de la poitrine. Le
son clair rendu par le thorax percuté est un phénomène remarquable et un signe important dans une affection accompa-,
gnée d'oppression et de toux ; mais les résultats obtenus par
M. Laënnec, à l'aide de l'auscultation, présentent beaucoup
plus d'intérêt. L'oreille, appliquée immédiatement sur la poitrine, ou armée du stéthoscope, apprécie des changemens
particuliers dans le bruit que détermine l'air en pénétrant
dans les conduits destinés à le recevoir. Dans le début, on
distingue un sifflement, un murmure sonore ; d'autres fois,
un son rauque, semblable à celui que produit un coup d'ar-
chet sur une grosse corde de violoncelle. Lorsque l'exhalation pulmonaire, d'abord supprimée, se rétablit et augmente,
ces bruits sont remplacés par le *râle muqueux* : on nomme
ainsi le bruit causé par le passage de l'air à travers les crachats
accumulés dans les bronches. Il est semblable à celui que produisent des bulles d'air, grosses et inégales, qui viennent crever à la surface d'un liquide ; il est accompagné d'une sorte de
frémissement appréciable à l'oreille, et même à la main, dans
l'endroit de la poitrine qui correspond au point affecté. Du
reste, le bruit naturel de la respiration s'entend encore ; mais
il est suspendu momentanément dans divers points, sans doute à
raison de l'occlusion passagère des conduits bronchiques par la
matière des crachats. L'étendue de la poitrine, dans laquelle le
râle muqueux et le frémissement qui l'accompagne se font

entendre, peut donner la mesure de l'étendue qu'occupe l'inflammation.

A ces phénomènes locaux se joignent des phénomènes généraux plus ou moins intenses. Le mal de tête et la douleur épigastrique, qui semblent être produits presque mécaniquement par la toux, et qui dans le principe ne se font sentir que pendant et après les quintes, deviennent ordinairement continus. La face est rouge, quelquefois même un peu gonflée, les yeux sont injectés, le sommeil troublé ou suspendu; il existe un malaise général; l'appétit est nul, le pouls fréquent, la chaleur élevée, l'urine rare et foncée. La plupart de ces symptômes s'exaspèrent momentanément pendant les quintes de toux. Ils offrent aussi chaque soir, pendant plusieurs heures, une augmentation d'intensité qui constitue le paroxysme. Dans ces paroxysmes, la toux est plus fréquente, plus douloureuse, plus sèche; le matin, l'expectoration se rétablit, et les crachats sont plus épais. Chez quelques individus, chaque exacerbation est précédée de frissons légers; chez d'autres, il y a, de deux en deux jours, un redoublement plus fort.

Le catarrhe pulmonaire grave offre dans son cours trois périodes distinctes. Dans la première, la chaleur de poitrine est vive, la toux fréquente et sèche, la matière expectorée sans consistance, l'oppression très-marquée, la peau sèche, le pouls souvent dur. Dans la seconde, la toux devient plus humide, les crachats plus consistans. Dans la troisième, la chaleur de poitrine et la dyspnée cessent, la toux est rare, les crachats sont opaques, quelquefois même puriformes; la peau s'humecte, l'urine est sédimenteuse, le sommeil revient, le mouvement fébrile cesse, et l'appétit renaît. Telle est la marche ordinaire de cette affection, dont l'issue est généralement heureuse, et dont la durée moyenne est de deux à six semaines. Mais la mort peut aussi en être le terme : la suppression des crachats, une dyspnée croissante et le râle la précèdent et l'annoncent. Il est à observer qu'il est bien rare de ne rencontrer, chez les personnes qui succombent avec les symptômes d'un catarrhe, d'autres lésions que celles qui se rattachent à cette maladie; presque toujours on trouve, outre la rougeur de la membrane muqueuse, soit une inflammation du tissu pulmonaire, des plèvres ou du péricarde, soit une lésion organique du cœur ou des poumons. Chez certain nombre de sujets, la terminaison du catarrhe aigu est incomplète : tantôt un catarrhe chronique lui succède; tantôt le malade éprouve une toux sèche; dans tous les cas il reste une disposition très-grande à contracter de nouveau la même affection.

Le catarrhe pulmonaire intense se présente sous des formes variées, à raison des symptômes locaux et généraux qu'il présente. Relativement aux symptômes locaux, on a admis deux variétés principales : le catarrhe pulmonaire suffoquant, dans lequel la dyspnée est portée au point d'entraîner la mort en peu de jours; et le catarrhe avec quintes, dans lequel la toux est très-répétée, très-pénible. Relativement aux phénomènes généraux, les variétés qu'ils offrent dépendent de la disposition particulière du sujet. Chez les individus pléthoriques, le pouls est large et résistant, les tégumens sont injectés, les chairs fermes, la chaleur est halitueuse, des hémorrhagies ont lieu par diverses voies et particulièrement par les narines; c'est la *fièvre catarrhale inflammatoire* de quelques auteurs. Chez d'autres, la réaction est faible, le visage pâle, les chairs sont molles, le pouls est sans résistance; c'est communément chez les individus affaiblis par l'âge ou par d'autres causes manifestes, que le catarrhe pulmonaire présente cette forme. Il est rare que l'intensité seule de cette phlegmasie produise une prostration considérable des forces, chez un individu d'ailleurs sain et robuste.

Le diagnostic du catarrhe pulmonaire aigu est généralement facile; la pleurodynie qui l'accompagne quelquefois peut le faire confondre avec la pneumonie ou la pleurésie; quelquefois aussi une pneumonie légère a été prise pour un simple catarrhe; mais ces erreurs, qui seraient le plus souvent sans conséquence sous le rapport du traitement, peuvent presque toujours être évitées par l'examen attentif des crachats, de la respiration et par la réunion des signes que fournissent la percussion et l'auscultation.

Le prognostic est généralement favorable; toutefois le développement d'un catarrhe pulmonaire très-intense chez un enfant, chez un vieillard, chez un individu atteint d'une maladie organique des poumons ou du cœur, ou même d'un des viscères abdominaux, est toujours un cas grave.

Le traitement du catarrhe aigu varie à raison de son intensité et de la forme particulière qu'il revêt. Le catarrhe léger qui cesse souvent en peu de jours, sans le secours d'aucun médicament, ne doit pas être traité comme le catarrhe intense. On se borne, dans le premier cas, à recommander au malade d'éviter les conversations prolongées et à haute voix, l'exposition au froid et à l'humidité, et de lui prescrire l'usage d'une de ces boissons adoucissantes, auxquelles on donne généralement le nom de pectorales, telles que l'infusion de fleurs de violettes, de mauve, de bourrache, de bouillon blanc, la solution de gomme arabique, les décoctions de dattes, de jujubes, d'orge, édulcorées avec le sucre, le sirop de guimauve, le miel, etc. Les pâtes et les tablettes de jujube, de guimauve sont aussi d'un fréquent usage. Si la maladie résiste à ces remèdes, on parvient quelquefois à la dissiper en provoquant, par l'exercice ou par des boissons diaphorétiques, une sueur copieuse; un purgatif doux a quelquefois eu le même résultat.

Dans le catarrhe pulmonaire intense, un traitement plus sévère est indispensable. Le malade doit garder le repos et même le lit, respirer un air d'une température douce et égale, observer un silence complet et être soumis à la diète des maladies aiguës. La saignée générale est souvent nécessaire et presque toujours utile : les principaux signes qui l'indiquent sont la chaleur de poitrine, l'oppression, et la violence du mouvement fébrile; on doit revenir une ou plusieurs fois à ce moyen lorsque ces signes persistent après qu'il a été mis en usage. La saignée locale est particulièrement réservée aux cas dans lesquels il faudrait suppléer à une hémorrhagie habituelle. Du reste on a recours aux mêmes boissons que dans le cas précédent, on y joint les potions gommeuses, huileuses, les loocs, plutôt pour diminuer l'irritation du pharynx et la toux dont elle est une des causes, que dans le but d'agir contre le catarrhe pulmonaire lui-même. L'inspiration de vapeurs aqueuses, conseillée par quelques auteurs, ne convient guère que dans le cas où la sécheresse de la toux, la tenacité de quelques crachats, et la difficulté d'expectoration en nécessitent l'emploi.

Lorsque le catarrhe aigu se prolonge au delà de la seconde et de la troisième semaine, sans que des causes extérieures l'aient en quelque sorte renouvelé, lorsque la chaleur de poitrine et la résistance du pouls ont disparu, on obtient de bons effets des boissons diaphorétiques, telles que l'infusion de fleurs de sureau, d'œillet, de feuilles de bourrache, et plus généralement des tisanes

aromatiques, telles que l'infusion de lierre terrestre, de vulnéraire, d'hyssope, de sauge, la décoction d'aunée, de polygala ou
de lichen. C'est vers la même époque que l'on observe des résultats avantageux des topiques rubéfians ou vésicans appliqués sur
la poitrine elle-même. Les vomitifs et les narcotiques sont encore
des moyens auxquels on a eu très-fréquemment recours dans le
traitement du catarrhe pulmonaire; les uns et les autres exigent du
discernement dans l'emploi qu'on en fait. Le vomitif préconisé par
quelques médecins comme un spécifique ne mérite nullement ce
nom. Il est à la vérité souvent utile, comme révulsif, lorque le
mouvement fébrile commence à diminuer; mais administré dès
le début, sans indication spéciale, il produirait le plus ordinairement de mauvais effets. Quant aux narcotiques, ils sont particulièrement utiles pour calmer les quintes de toux et l'insomnie; mais ils ne produisent ce double effet que dans le cas où il
n'existe ni un embarras des premières voies, ni un appareil
fébrile très-intense. Ces deux conditions doivent en faire retarder l'usage jusqu'à ce qu'elles aient été éloignées par un
vomitif ou par la saignée. Parmi les narcotiques qu'on emploie
dans cette affection, les préparations opiacées occuperaient le
premier rang, si des essais assez nombreux ne semblaient justifier
la préférence que quelques médecins accordent à la belladone :
ce dernier médicament est généralement employé sous forme
d'extrait à la dose d'un demi-grain à un grain chez les adultes,
une ou plusieurs fois chaque jour.

Si le catarrhe pulmonaire est accompagné d'une réaction très-
forte, la méthode antiphlogistique doit être mise en pratique
avec plus d'énergie; elle doit être remplacée, dès le début même,
par la méthode révulsive et tonique, quand le catarrhe est lié à
une faiblesse réelle. Si la maladie passe à l'état chronique on la
combat à l'aide des moyens usités contre cette variété du catarrhe.

Le CATARRHE PULMONAIRE CHRONIQUE se montre particulièrement chez les vieillards et chez les personnes d'une constitution
faible; il est quelquefois primitif, mais le plus souvent il survient
à la suite de plusieurs catarrhes aigus; dans quelques cas il est
lié à une autre affection et particulièrement à une maladie organique du cœur : il commence ordinairement en automne ou en
hiver.

Chez quelques sujets, il offre pour seul symptôme l'expectoration d'une certaine quantité de crachats épais, ou demi-transparens et grisâtres. Cette affection semble constituer alors plutôt un simple vice de sécrétion qu'une phlegmasie proprement dite. Elle s'adoucit pendant les saisons chaudes, et s'exaspère dans les saisons froides; sa durée est illimitée.

Chez d'autres, il se joint à une expectoration fatigante de crachats opaques, cohérens, des douleurs vagues dans la poitrine, des quintes de toux et de la dyspnée. Dans les cas les plus graves, le malade perd peu à peu son embonpoint et ses forces; son pouls s'accélère; il a des redoublemens nocturnes, des sueurs matinales, de la soif, des vomituritions, du dévoiement; le dépérissement fait de jour en jour des progrès, et la mort termine quelquefois cette succession de phénomènes qui ressemblent beaucoup à ceux de la phthisie pulmonaire tuberculeuse. Toutefois plusieurs circonstances éclairent alors le diagnostic : le malade est souvent parvenu à un âge où la phthisie est rare; la respiration est moins gênée, la voix conserve à peu près son timbre naturel; les crachats ont aussi un autre aspect; ils sont plus liés et plus homogènes; enfin l'oreille appliquée sur la poitrine distingue un râle muqueux assez fort et assez abondant, rarement continu, presque toujours partiel; il n'y a point de pectoriloquie. Les antécédens ne sont pas non plus à négliger; des affections semblables observées soit chez le malade lui-même, soit dans sa famille, sont d'une certaine valeur pour le jugement qu'on doit porter.

Le traitement du catarrhe pulmonaire chronique n'est pas toujours couronné de succès. Le moins intense résiste souvent à tous les moyens usités, et celui qui est grave peut, malgré toutes les ressources de l'art, se terminer par la mort. La plupart des médecins recommandent dans cette maladie les boissons amères et aromatiques, telles que la décoction de lichen d'Islande, qui a été considéré comme spécifique; l'infusion de lierre terrestre, d'hyssope, de vulnéraire suisse, la décoction de quinquina. On a encore recommandé les pastilles de soufre, celles d'ipécacuanha; les substances balsamiques en pastilles ou en pilules; les eaux minérales sulfureuses d'Enghien, de Bonnes, de Barèges : l'inspiration des vapeurs aromatiques de benjoin, de succin, de goudron, etc. Ces divers moyens sont ceux qui réussissent le plus généralement, bien qu'ils soient impuissans chez un grand nombre de malades. Toutefois l'observation a prouvé que dans plusieurs cas où ils étaient resté sans effet, des moyens opposés pouvaient réussir. Les boissons gommeuses, la diète lactée ou un choix d'alimens très-doux, et dans des cas fort rares, une ou plusieurs évacuations sanguines ont été suivies d'une guérison complète; mais le plus communément ils ont échoué, soit qu'on les ait employés primitivement, soit qu'on n'en ait fait usage qu'après avoir reconnu l'impuissance ou même les mauvais effets des premiers. C'est donc à tort que quelques médecins ont recommandé indistinctement, soit les remèdes aromatiques, soit les adoucissans dans le catarrhe chronique : l'expérience prouve que ces moyens opposés conviennent dans des formes diverses du catarrhe. Les conditions qui réclament les uns ou les autres ne sont pas toutes connues; toutefois on peut dire que dans tous les cas où le catarrhe a été entretenu et renouvelé par des causes extérieures, il conserve encore, après plusieurs mois, et même après plusieurs années, un caractère aigu qui indique le traitement des catarrhes récens; la chaleur dont la poitrine est le siége fournit une indication de plus. Mais dans les autres cas il est préférable de recourir immédiatement aux moyens qui réussissent et par conséquent qui conviennent dans le plus grand nombre des cas, c'est-à-dire aux aromatiques. La même distinction est applicable au catarrhe pulmonaire avec fièvre hectique; seulement ici les remèdes mucilagineux et le lait sont plus souvent indiqués que les amers et les aromatiques.

Quelle que soit la forme particulière que revête la maladie, les exutoires sont des moyens généralement utiles et auxquels il est rare qu'on n'ait pas recours. On les applique tantôt sur la poitrine elle-même et tantôt à un des bras. Les vésicatoires et les cautères sont ceux qu'on établit préférablement. Les emplâtres et la pommade stibiés ont souvent aussi produit de bons effets.

Dans tous les cas on recommande encore comme moyens auxiliaires l'usage de vêtemens de flanelle appliqués immédiatement sur la peau, les frictions faites matin et soir avec un morceau de laine ou avec une brosse douce, l'habitation dans une chambre exposée au midi, ou mieux encore, s'il est possible, le séjour dans un climat plus chaud. Enfin si la cause connue ou présumée du catarrhe fournit quelque indication spéciale, on doit ne pas négliger d'y satisfaire.

CATARRHE SUFFOCANT. Variété du catarrhe pulmonaire dans

laquelle la suffocation est imminente. M. Laënnec pense que le catarrhe aigu présente particulièrement cette forme, quand il est enté sur un catarrhe chronique.

CATARRHE URÉTHRAL; c'est la blennorrhagie et la blennorhée de l'homme. *Voyez* ces mots.

CATARRHE UTÉRIN. *Voyez* MÉTRITE SUPERFICIELLE et LEU-CORRHÉE.

CATARRHE VAGINAL; c'est la blennorrhagie de la femme. *Voyez* BLENNORRHAGIE.

CATARRHE VÉSICAL; c'est la cystite superficielle. *Voyez* CYS-TITE.   (CHOMEL.)

CATARRHEUX, adj. *catharrhosus,* qui est sujet au catarrhe. *Voyez* ce mot.

CATASTALTIQUE, adj. *catastalticus,* de καταστέλλω, je ressère, synonyme de styptique, astringent. Quelques auteurs donnent à ce mot la même signification qu'à cathartique. (Inusité.)

CATHARTIQUE, adj. et s. m., *catharticus,* de καθαρτικός, purgatif. On donne à ce mot, en français, deux acceptions différentes; tantôt on le regarde comme synonyme de purgatif en général, d'après la véritable signification que les anciens y attachaient; tantôt on l'applique seulement à des purgatifs plus forts que les laxatifs et les minoratifs, mais moins actifs que les drastiques. *Voyez,* pour toutes ces divisions qui rentrent les unes dans les autres, l'article PURGATIF.   (GUERSENT.)

CATHÉMÉRINE, *cathemerina,* adj. f.; dérivé de κατά, pendant, et de ἡμέρα, jour; nom donné à une espèce de fièvre qui revient tous les jours. Il est synonyme d'amphimérine qui est plus usité, et préféré par Galien. *Voy.* AMPHIMÉRINE. (COUTANCEAU.)

CATHÉRÉTIQUES, adj. pris subst. *catheretica medicamenta,* de καθαιρέω, ronger, détruire : médicamens caustiques, faibles, dont l'effet se borne à produire une vive irritation ou une escarre peu épaisse qui se détache promptement.

On se sert des cathérétiques pour remplir différentes indications : 1° quand il s'agit de réprimer, de consumer des bourgeons charnus, mous, aplatis, fungiformes, développés sur la surface d'une plaie ou d'un ulcère; 2° lorsqu'il est utile d'exciter une inflammation un peu plus vive dans une plaie ou un ulcère indolens, décolorés, atoniques, qui ne fournissent qu'une suppuration limpide ou sanieuse; 3° pour produire le développement d'une inflammation adhésive dans des kystes ou dans des trajets fistuleux; 4° pour soutenir l'action vitale dans les chairs, à la suite de la chute des escarres humides, putrides, produits par certaines gangrènes (*Voy.* PUSTULE MALIGNE, GANGRÈNE); 5° pour consumer des végétations syphilitiques, aplaties et à base large; 6° afin de changer le caractère de certains ulcères herpétiques, teigneux, scrofuleux, vénériens, de diverses parties du corps.

Tous les caustiques escarrotiques deviennent des cathérétiques quand ils sont employés en petite quantité, ou qu'ils sont mélangés à des substances qui affaiblissent leur action. La pierre infernale est le cathérétique le plus actif. On en fait l'application en la promenant plus ou moins lentement sur les parties que l'on veut irriter ou cautériser légèrement. L'alun calciné, les cendres très-chargées de potasse, la lessive de ces cendres, les acides minéraux affaiblis, le vert de gris, le sulfate de cuivre, le sulfate de zinc, l'eau de chaux, l'eau de chaux mélangée à une solution de sublimé corrosif, le précipité rouge de mercure et les différentes liqueurs, onguens ou digestifs dans lesquels on fait entrer ces diverses substances, tels que le collyre de Lanfranc, l'onguent ægyptiac, le baume vert de Metz, l'onguent brun, la pommade anti-ophthalmique de Desault, etc., etc., sont des cathérétiques qui peuvent aussi être mis en usage avec avantage dans des cas particuliers. L'application intempestive ou trop souvent réitérée de ces moyens excitans a fréquemment donné lieu à des accidens graves. *Voy.* CAUSTIQUES.   (MARJOLIN.)

CATHÉTER, s. m., *catheterus, catheter,* καθετήρ, de καθίεναι, plonger. Anciennement on désignait ainsi tout instrument destiné à être introduit dans un canal quelconque, naturel ou accidentel. On en a restreint l'usage, et l'on n'a plus indiqué par ce mot que les instrumens de ce genre affectés aux voies urinaires : d'où l'on a nommé leur introduction *cathétérisme,* quelque soit le but dans lequel cet instrument est introduit dans la vessie par l'urètre. Mais les noms d'algalies, de sondes flexibles, de bougies, etc., furent introduits successivement dans la langue chirurgicale, et chacun d'eux ayant servi à désigner tel instrument ou tel autre parmi ceux qu'on emploie comme moyen de diagnostic ou comme moyen de traitement dans le plus grand nombre des maladies des voies urinaires, on a dû limiter encore le sens et l'usage du mot cathéter. Avec le temps donc, et pour les chirurgiens français surtout (car ceux de quelques autres nations, les chirurgiens anglais particulièrement, nomment aussi cathéters les algalies ou sondes d'argent creuses); cathéter est devenu la dénomination spéciale de la sonde dont on se sert pour l'opération de la taille, et particulièrement pour la taille chez l'homme. C'est par son introduction jusque dans la vessie qu'on commence cette opération : le cathéter tient lieu d'algalie pour constater de nouveau la présence de la pierre : il sert ensuite de guide à l'instrument avec lequel on incise l'urètre en de-çà de la prostate, et à celui dont on fait choix pour inciser la prostate elle-même et le col de la vessie : enfin, si d'après le procédé qu'on a mis en usage, le cathéter est encore en place lorsque l'incision de la prostate et du col de la vessie est terminée, on peut s'en servir pour faire pénétrer jusque dans la vessie un gorgeret conducteur des tenettes. Telle est la destination variée et fort importante, comme on voit, du cathéter dans l'opération de la taille.

On fait les cathéters en acier. Cet instrument doit être de deux pouces environ plus long que l'urètre ; sa grosseur doit être accommodée au diamètre de ce canal : c'est assez dire qu'il faut des cathéters de plusieurs dimensions, particulièrement en grosseur ; le même ne pourrait pas servir dans tous les cas, ni même pour tous les individus du même âge, surtout si l'on tient, comme je pense que cela doit être, à se servir d'un cathéter qui remplisse bien l'urètre, et qui soit un peu fort plutôt que petit, relativement au diamètre de ce canal. Tout cathéter est droit, plein, et cylindrique dans la moitié environ de sa longueur ; l'autre portion est courbée de manière à former un peu plus d'un tiers de cercle, particulièrement dans les grands cathéters. Sur la convexité de cette courbure règne une gouttière ou cannelure qui se termine en cul-de-sac au bec de l'instrument : ce bec est simplement arrondi. L'autre extrémité présente soit un anneau, soit, et mieux encore, une plaque dont les faces sont tournées dans le sens de la courbure de l'instrument. Peu importe que la gouttière soit, dans son fond, anguleuse, carrée ou demi-circulaire ; l'essentiel est qu'elle soit bien ouverte, c'est-à-dire que les bords soient écartés l'un de l'autre autant que le comporte la grosseur de l'instrument, et que le fond en soit parfaitement lisse. On peut aussi donner au cathéter une première courbure légère dans le sens opposé à la courbure principale, au moyen de laquelle la convexité de celle-ci se trouve tant soit peu éloignée de l'axe de la portion droite de l'instrument, dès lors, un peu plus saillante en avant, et plus facile à rencontrer avec le doigt introduit dans la première incision faite au périnée.

(ROUX.)

CATHÉTÉRISME, s. m., *catheterismus*. C'est l'opération par laquelle on fait pénétrer dans l'urètre, et presque toujours jusque dans la vessie, non-seulement un cathéter proprement dit, mais aussi et bien plus souvent même une algalie, une sonde flexible, une bougie, ou tout autre corps ayant une longueur et une grosseur accommodées aux dimensions de ce canal. Tel est le sens qu'on attache le plus ordinairement au mot *cathétérisme* ; et quand on l'emploie seul, c'est toujours du cathétérisme des voies urinaires qu'il s'agit. Mais rien ne s'oppose à ce qu'on applique cette dénomination à plusieurs autres manœuvres chirurgicales qui ont avec celle-là une grande analogie relativement à la manière dont on y procède, ou à la fin qu'on se propose : l'exploration des voies lacrymales, soit par le conduit lacrymal supérieur, soit par le canal nasal ; l'action de sonder le sinus maxillaire par l'orifice unique qu'il présente dans le méat moyen des cavités nasales, et la trompe d'Eustachi par son orifice guttural ; l'introduction d'un stylet dans le conduit excréteur de la glande parotide ; le placement dans le pharynx et l'œsophage d'une sonde flexible, qu'on fait même pénétrer quelquefois jusque dans l'estomac ; enfin l'introduction d'une telle sonde flexible ou d'une algalie dans le larynx, sont autant de cathétérismes qui ne diffèrent essentiellement les uns des autres, comme ils ne diffèrent du cathétérisme des voies urinaires, qu'à raison du siége et de la disposition particulière de chacune des voies sur lesquelles on les pratique.

La configuration diverse des parties sur lesquelles on pratique le cathétérisme, la variété des instrumens qu'on emploie à cet effet, et d'autres circonstances encore s'opposent à ce qu'on soumette ces sortes d'opérations à des règles communes. Toutes, à l'exception du cathétérisme des voies urinaires, ne sont mises en usage que pour des affections et pour des cas spéciaux ; elles seront par conséquent décrites en traitant des maladies qui les nécessitent. Le cathétérisme des voies urinaires s'exécute, au contraire, dans plusieurs occasions différentes : c'est conséquemment ici que nous devons en parler.

Le cathétérisme des voies urinaires est fort différent chez l'homme et chez la femme, moins toutefois sous le rapport des circonstances qui le rendent nécessaire et des indications qu'il sert à remplir, que sous celui de la manière dont on y procède et des difficultés qu'on peut avoir à surmonter. Généralement, le cathétérisme chez la femme est une opération simple et facile : alors même que les difficultés sont aussi grandes qu'elles peuvent l'être, elles ne sont pas au-dessus de l'intelligence et de l'adresse du chirurgien le moins exercé : on ne court presque aucun risque en cherchant à les vaincre. Au contraire, dans les cas les plus simples chez l'homme, alors que l'urètre est parfaitement libre, l'introduction d'une sonde dans la vessie exige un certain art; et dans les cas très-fréquens où il existe un obstacle quelconque, le cathétérisme chez l'homme est une des opérations les plus difficiles qu'il y ait en chirurgie; c'est une de celles qui demandent une plus parfaite connaissance de la disposition naturelle des parties sur lesquelles on agit, en même temps qu'une plus grande habitude de voir et de faire.

§ I. *Du cathétérisme des voies urinaires sous le rapport des circonstances dans lesquelles on le pratique.* — Le cathétérisme se rapporte à plusieurs indications très-distinctes les unes des autres. Très-fréquemment on l'emploie comme moyen de diagnostic; on le pratique pour reconnaître un état accidentel de l'urètre et de la vessie, et particulièrement pour s'assurer de l'existence ou de la non existence d'un calcul ou de quelque autre corps étranger dans ce dernier organe. Ne peut-on pas le nommer alors *cathétérisme explorateur ?* Il en est un autre que j'appelerai *cathétérisme conducteur ;* c'est celui qui précède immédiatement l'opération de la taille, et qu'on peut dire en constituer un premier temps : il a quelques rapports avec le précédent; en effet la taille est appliquée au cas dans lequel le cathétérisme explorateur a les·résultats les plus positifs : d'ailleurs, avant que le cathéter devienne un instrument conducteur de plusieurs autres, on s'en sert pour constater la présence d'un ou plusieurs calculs dans la vessie. D'autres fois il s'agit de vider la vessie actuellement remplie et distendue par une plus ou moins grande quantité d'urine, ou recélant quelque autre liquide : c'est le *cathétérisme évacuatif,* qui, une fois indiqué, l'est presque toujours d'une manière urgente, et comporte rarement un long délai. Vient ensuite le cathétérisme par lequel on combat les coarctations diverses dont l'urètre est si fréquemment le siége, et qui sont une cause si commune de rétention d'urine;

nous pouvons le nommer *cathétérisme désobstruant et dilatant.*
N'en est-il pas un autre qu'on emploie dans la vue principale de
détourner l'urine de quelque voie insolite par laquelle ce fluide
s'écoule au dehors ? On n'y a jamais plus souvent recours que
dans le traitement des fistules urinaires : c'est le *cathétérisme
dérivatif de l'urine.* On pratique encore le cathétérisme uniquement pour faire parvenir dans la vessie, et pour faire agir directement sur cet organe, des corps médicamentaux à l'état liquide.
Enfin on peut rapporter au cathétérisme et considérer comme en
étant une dernière sorte, toujours sous le rapport du but immédiat qu'on se propose, l'introduction par l'orifice naturel de l'u-
rètre d'un instrument destiné à saisir dans l'urètre même, ou bien
encore dans la vessie, un corps étranger, comme un calcul : la
pince à gaîne de Hunter, soit qu'elle doive pénétrer seulement
dans l'urètre, soit qu'elle soit construite de manière à pouvoir
être portée jusque dans la vessie, est d'abord introduite comme
le serait une algalie, un cathéter ; c'est par ce qu'on fait ensuite que
le cathétérisme auquel elle sert se distingue, et du précédent, et
de ceux que nous avons indiqués en premier lieu : tous même
diffèrent assez peu les uns des autres en ce qui concerne l'introduction de l'instrument dont on a fait choix relativement au but
qu'on se propose ; plusieurs d'entre eux se confondent sous ce
rapport ; pour plusieurs, c'est le même instrument qu'il convient
de faire pénétrer dans la vessie ; mais, à cette introduction
d'un instrument quelconque de cathétérisme, doivent succéder ou quelque manœuvre passagère, ou quelques soins plus
ou moins prolongés, en rapport avec l'indication qu'on s'est
proposée de remplir ; cette manœuvre instantanée, ou ces soins
prolongés sont ce qui distingue le plus les uns des autres les sept
sortes de cathétérismes des voies urinaires que jai indiquées.

Cathétérisme explorateur. — Quelquefois on explore l'urètre
seulement pour savoir si ce canal est rétréci dans quelque point
de son étendue, et quel est le siége du rétrécissement, ou bien
pour y constater la présence d'un corps étranger. Le cathétérisme est le moyen le plus sûr pour confirmer ou éloigner le
soupçon de la présence d'un calcul dans la vessie. Plusieurs états
particuliers de cet organe peuvent encore être assez exactement
appréciés de la même manière : avec une sonde on découvrira
une tumeur ; on pourra même en déterminer la position, le volume, et sinon la nature même, au moins la consistance : on juge

facilement si la surface interne de la vessie est très-rugueuse, si cet organe est très-resserré sur lui-même, ou s'il conserve, au contraire, une grande capacité après même qu'on a fait sortir l'urine qui pouvait y être contenue : on apprécie le degré de sensibilité de ses parois, et jusqu'à un certain point leur souplesse ou leur rigidité. Il n'y a pas jusqu'à leur ressort ou leur degré de contractilité qu'on ne puisse estimer avec une certaine précision, surtout en observant la manière dont l'urine sort par une algalie ou par telle autre sonde : si le liquide s'écoule lentement et comme en bavant; si, après que la vessie n'en contient plus, cet organe conserve encore une grande capacité, de telle sorte qu'on y fasse mouvoir l'instrument dans tous les sens avec facilité, on peut être certain que ses parois ont perdu, au moins momentanément et en partie, leur faculté contractile : c'est surtout quand une rétention d'urine a précédé, qu'en observant la manière dont l'urine s'écoule par la sonde introduite dans la vessie, on peut connaître assez exactement jusqu'à quel point cet organe a perdu ou conserve encore sa force contractile.

Pour peu qu'on espère tirer quelque lumière du cathétérisme explorateur, on ne saurait y avoir trop tôt recours; et fort souvent il doit être pratiqué plusieurs fois chez un même individu. Dans quelle erreur sont les praticiens qui pensent pouvoir se passer d'un tel secours dans l'observation des maladies des voies urinaires!

" Quel que soit le cas qui nécessite le cathétérisme explorateur, mais surtout quand il s'agit de confirmer ou d'éloigner le soupçon de la présence d'un calcul dans cet organe, une sonde creuse métallique mérite la préférence sur tout autre instrument de cathétérisme. Plus légère qu'un cathéter plein, elle est plus maniable, si on peut ainsi dire, et peut être plus facilement promenée sur tous les points de la surface interne de la vessie : avec une algalie on peut, sans qu'il soit nécessaire de retirer l'instrument, vider la vessie, puis, s'il en est besoin, remplir de nouveau cet organe en y injectant de l'eau tiède, et le mettre ainsi alternativement, et à plusieurs reprises même, dans un état de vacuité ou de plénitude, moyen sans lequel on resterait fort souvent dans le doute sur l'existence ou la non existence d'un corps étranger. Quelques chirurgiens, au contraire, attribuent de grands avantages au cathéter plein pour l'exploration de la vessie, surtout lorsqu'il y a lieu de penser que cet organe contient une pierre très-petite et très-molle; le bruit qui résulte de la percussion du corps étranger est, disent-ils, plus fort et plus distinct. Je ne répugne pas à me servir d'un cathéter plein après avoir exploré la vessie avec une algalie, quand je n'ai pas obtenu de cette première exploration un résultat positif; mais jusqu'à présent il ne m'est point encore arrivé de découvrir avec le premier de ces deux instrumens un calcul vésical que j'avais inutilement cherché avec une algalie. Un hasard heureux a pu faire qu'en se servant d'une sonde flexible garnie de son mandrin, dans tout autre but que celui d'explorer la vessie, on ait rencontré une pierre dont rien n'avait conduit à soupçonner la présence ; mais certes une sonde flexible est l'instrument le moins propre au cathétérisme explorateur : cependant on en a proposé l'usage, et, chose incroyable, pour les cas même dans lesquels le cathétérisme avec une algalie ou avec un cathéter plein a laissé dans l'incertitude sur l'existence d'un calcul dans la vessie. Il faut, a-t-on dit, placer une sonde élastique à demeure dans l'urètre, et de telle sorte qu'une portion de cette sonde dépasse le col de la vessie, et proémine dans la cavité de cet organe : on la retire après quelques jours; et, si la portion qui était libre dans la vessie se présente rugueuse, inégale, éraillée, ou comme rayée sur différens points de sa surface, nul doute que la vessie ne contienne un calcul; une telle dégradation de la sonde ne peut être causée que par le frottement de sa surface contre un corps dur. Mais je ne puis croire qu'on ait jamais attaché une véritable importance aux résultats du cathétérisme explorateur exercé de cette manière ; et dans des cas douteux, quel chirurgien prudent oserait appuyer, sur d'aussi faibles indices, la nécessité de l'opération de la taille?

Ainsi donc, un cathéter plein, et mieux encore une algalie, sont les seuls instrumens convenables pour le cathétérisme explorateur. Quant à la manière d'obtenir, à l'aide de l'un de ces instrumens introduits dans la vessie, les signes qui font juger de la présence d'un ou de plusieurs calculs, de leur volume, etc., ou de l'existence d'une tumeur, etc., nous renvoyons aux articles LITHOTOMIE, où nous traiterons des indications et contre-indications de cette opération, et FONGUS DE LA VESSIE, etc.

Cathétérisme conducteur.—J'ai ainsi nommé le cathétérisme qui précède immédiatement l'opération de la taille, et qui est destiné à faciliter le jeu de plusieurs autres instrumens et à leur servir de guide. Il se fait avec le cathéter proprement dit. Nous indiquerons plus bas la manière d'introduire cet instrument dans la vessie. Quant aux usages qu'il remplit ensuite, et qui appartiennent à la *lithotomie*, nous renvoyons à ce mot.

Cathétérisme évacuatif. — Ce cathétérisme est celui qu'on pratique le plus souvent. Il est commandé dans les circonstances variées qui donnent lieu à la rétention d'urine. D'autres liquides, comme du sang épanché à la suite d'une plaie ou fourni par simple exhalation, un mucus puriforme ou visqueux, peuvent, par la distension ou l'irritation qu'ils occasionnent, ou par l'obstacle qu'ils mettent au passage de l'urine, nécessiter cette espèce de cathétérisme.

On doit, autant que l'état de l'urètre le permet, employer une algalie métallique très-forte, ou une grosse sonde élastique. Cette dernière n'est préférable que lorsque l'urètre est libre et qu'on doit laisser l'instrument en place : et pour obtenir la sortie du sang en grande partie coagulé, dont la vessie est remplie, ce n'est point assez, après avoir introduit la sonde, de faire une seule, ou même successivement plusieurs injections d'eau tiède; fort souvent, et le plus ordinairement même, il faut pomper et les caillots de sang et l'eau qui a servi à les diviser, et l'urine, avec une seringue un peu forte, dont le bout remplit le bec de la sonde; quelquefois même, quoique très-rarement, on peut être obligé de faire succéder ce dernier moyen à l'introduction d'une sonde pour vider la vessie, distendue par de l'urine seulement. Le plus ordinairement, il faut exercer une pression forte et prolongée sur la région hypogastrique. *Voyez* RÉTENTION D'URINE.

Cathétérisme désobstruant et dilatant.—Ce sont les coarctations diverses de l'urètre qui le réclament spécialement. C'est pour dilater ce canal rétréci, dans un seul ou dans plusieurs points de son étendue, quelquefois même dans une assez grande partie de sa longueur, et le ramener par degrés à ses dimensions naturelles, qu'on pratique le plus ordinairement le cathétérisme dont il s'agit; c'est à cette fin qu'il est particulièrement institué. Pour ne pas multiplier sans nécessité les distinctions, j'ai confondu, ou du moins j'ai réuni sous un même point de vue la désobstruction et la dilatation proprement dite de l'urètre. Dans la plupart des cas, en effet, ces deux choses sont liées intimement; elles doivent se succéder : on désobstrue d'abord, puis on dilate, et la désobstruction est le commencement de la dilatation. Cependant elles sont aussi quelquefois très-distinctes l'une de l'autre, et se pratiquent chacune séparément. Par exemple, dans des cas où le rétrécissement de l'urètre est si peu considérable qu'on n'éprouve pas une véritable difficulté pour placer dans ce canal soit une bougie, soit une sonde élastique, il n'y a point à le désobstruer. Dans d'autres, au contraire, on a à franchir un obstacle réel et plus ou moins considérable; mais le mal qui formait cet obstacle, tant au passage de l'urine qu'à l'introduction d'un instrument de cathétérisme, est susceptible ou de cesser bientôt complétement ou de diminuer beaucoup, de telle sorte que la dilatation de l'urètre devient inutile, ou que du moins il n'est plus urgent de l'entreprendre. Je n'insiste pas, au reste, sur ces considérations qui doivent être présentées avec plus de développement, et qui le seront aussi en temps plus opportun, dans les articles RÉTRÉCISSEMENT DE L'URÈTRE et RÉTENTION D'URINE. C'est aussi dans le premier de ces articles qu'il conviendra d'examiner s'il est quelquefois indiqué et jusqu'à quel point ce peut être une chose avantageuse de désobstruer l'urètre, en employant un caustique plutôt qu'en se servant de simples moyens mécaniques. Supposons que ces derniers moyens sont les seuls qui soient affectés au cathétérisme désobstruant et dilatant : pour désobstruer l'urètre, pour franchir un obstacle dont ce canal est le siége, qu'il faille ou non dilater ensuite, on peut, selon les cas, employer ou bien une algalie métallique, ou bien une sonde élastique, ou bien enfin une bougie. Le mieux serait qu'on pût toujours parvenir de prime abord dans la vessie avec une sonde élastique garnie de son stylet, puisque le plus ordinairement la dilatation de l'urètre doit suivre sa désobstruction, et que l'usage d'une sonde élastique à demeure dans ce canal est le moyen dilatant sur l'efficacité duquel on peut le plus compter. Mais l'obstacle est tel dans certains cas, et l'indication de le franchir est si urgente, qu'il faut de toute nécessité employer une algalie métallique; souvent même on échoue avec une algalie ordinaire, quoiqu'elle soit d'un petit calibre; l'usage d'une algalie conique devient indispensable. Les bougies sont réservées comme moyen de désobstruction de l'urètre, pour les cas dans lesquels il est loisible au chirurgien de n'opérer cette désobstruction que lentement et par degrés. Quant au cathétérisme dilatant proprement dit, comme il consiste dans l'usage plus ou moins long-temps prolongé d'un corps placé à demeure dans l'urètre, corps qui doit être renouvelé souvent, et dont on augmente par degrés la grosseur, il est évident qu'on ne peut y faire servir que les bougies ou les sondes flexibles. Généralement celles-ci sont encore préférables aux bougies, surtout lorsqu'à l'indication de dilater l'urètre se joint celle de détourner l'urine d'une voie contre nature par laquelle elle s'écoule en partie, comme dans les rétrécissemens de l'urètre avec fistules urinaires. Ceci me conduit à faire remarquer d'une manière particulière que les deux indications auxquelles se rapportent le cathétérisme dilatant et le cathétérisme dérivatif de l'urine, se présentent fréquemment ensemble; que fort souvent aussi on ne peut remplir cette double indication qu'on n'ait préalablement désobstrué l'urètre; et, dans les cas que je suppose, cette désobstruction de l'urètre peut devenir urgente à cause d'une rétention d'urine dans la vessie. Un homme a des fistules urinaires causées et entretenues par un rétrécissement de l'urètre; cet homme peut être pris d'une rétention d'urine à laquelle il faut remédier promptement : pour parvenir dans la vessie, il faut désobstruer l'urètre : cette désobstruction une fois opérée est un commencement de dilatation; par l'usage plus ou moins long-temps prolongé des sondes élastiques, on ramène le canal à ses dimensions naturelles, en même temps qu'on obtient l'oblitération des trajets fistuleux. C'est ainsi que, bien qu'ils soient très-distincts les uns des autres et qu'ils se rapportent, chacun en particulier, à un but bien déterminé, les cathétérismes évacuatif, désobstruant, dilatant et dérivatif de l'urine peuvent être associés les uns aux autres, et le sont en effet très-fréquemment.

Il me reste à dire un mot de celui que j'ai cru pouvoir nommer cathétérisme *dérivatif de l'urine*, en renvoyant pour de plus amples détails aux articles FISTULES URINAIRES, PLAIES DE LA VESSIE, PLAIES DE L'URÈTRE. Dans ces plaies de l'urètre, il est nécessaire de placer une sonde à demeure dans le canal pour empêcher la formation d'une fistule urinaire; et lors d'une plaie à la vessie, le même soin est des plus urgens, si l'on veut prévenir un épanchement d'urine dans l'abdomen, ou l'infiltration de ce fluide dans le tissu cellulaire du bassin. L'usage plus ou moins long-temps prolongé de sondes placées à demeure dans l'urètre et jusque dans la vessie fait aussi la base du traitement des fistules urinaires; par ce moyen, on détourne l'urine d'une voie contre nature dès long-temps établie, et qu'elle a déjà parcourue. Les sondes flexibles sont le seul instrument convenable pour le cathétérisme dérivatif de l'urine, dans quelque circonstance que le cathétérisme de cette sorte soit indiqué.

§ II. *Du cathétérisme des voies urinaires sous le rapport de l'exécution.* A. *Chez l'homme:* 1º *Avec un cathéter.*—On se tromperait si l'on assimilait entièrement le cathétérisme avec un cathéter à celui qu'on pratique avec une algalie : voici ce qui distingue le premier du second : plus bas, en décrivant celui-ci, nous dirons ce qu'ils ont de commun. Quand on se dispose à introduire un cathéter dans la vessie, déjà l'on a fait prendre au patient la position qu'il doit avoir pour l'opération qui va suivre; il est placé sur une table plus ou moins élevée, et couché sur le dos; il a les mains liées aux pieds, et les cuisses fléchies sur le ventre, en même temps que portées l'une et l'autre dans l'abduction : déjà aussi l'on est placé soi-même comme il convient qu'on le soit pour l'opération principale. Qui ne voit qu'alors le cathéter ne peut pas être conduit dans l'urètre exactement de la même manière que si, le malade ayant les cuisses étendues, on était placé à sa gauche, comme on l'est ordinairement pour le cathétérisme avec une algalie? Surtout on ne le manie pas avec facilité ; il faut quelquefois en commencer l'introduction par ce qu'on a nommé le *tour de maître*, particulièrement chez les sujets qui ont beaucoup d'embonpoint ; heureux encore quand l'opérateur n'est pas obligé de changer momentanément de position, et de se placer à la gauche du malade, ou même de lui laisser libres pour un instant la main et le pied de ce côté ! Sans doute, il faut attribuer à l'attitude toute particulière qu'on fait prendre au malade qui va subir l'opération de la taille ; et à je ne sais quel changement que cette attitude apporte dans la disposition d'une partie de l'urètre, l'embarras, la difficulté même qu'on éprouve quelquefois pour faire pénétrer un cathéter dans la vessie ; mais la longueur du bec de l'instrument doit avoir aussi quelque part à cette difficulté. C'est de cette forme obligée du cathéter, qui ne permet pas qu'on le promène facilement dans la vessie, que dépend la circonstance suivante, assez ordinaire encore dans l'opération de la taille, savoir, qu'après avoir introduit le cathéter dans la vessie, on fait d'inutiles tentatives pour constater une dernière fois la présence du corps étranger avec cet instrument, tandis qu'on atteint facilement le but avec une algalie qu'on lui substitue momentanément.

2º *Avec une algalie ou sonde creuse métallique.* —Aucun

autre cathétérisme n'est aussi fréquemment mis en usage que celui-ci; aucun autre surtout n'est pratiqué dans des circonstances aussi variées. Ainsi on l'emploie pour faire l'exploration de la vessie, pour donner issue à l'urine tant qu'il n'est pas indiqué de laisser une sonde à demeure dans cet organe : on le met encore en usage dans le cas de rétrécissement de l'urètre, lorsque la résolution a été prise de franchir l'obstacle en peu d'instans et de pénétrer promptement dans la vessie. A quelqu'indication qu'il se rapporte, le cathétérisme avec une algalie est de deux sortes principales, quant à la manière dont il faut y procéder : ou bien la voie que l'instrument doit parcourir est libre dans toute son étendue, depuis l'ouverture du prépuce qui est assez grande pour qu'on puisse mettre facilement le gland à découvert, jusqu'au col même de la vessie; alors le cathétérisme doit être facile; il le sera, en effet, pour peu que la main qui conduit l'instrument soit exercée : ou bien, au contraire, un état contre nature quelconque s'oppose au libre passage de la sonde; il faut franchir un obstacle qui, déjà très-différent en lui-même, ou sous le rapport de la circonstance dont il dépend, peut encore être très-diversement situé, comme il peut être plus ou moins grand : alors le cathétérisme est difficile, même pour un chirurgien habile; il l'est d'ailleurs à différens degrés. Distinguons soigneusement ces deux cas.

Quand l'ouverture du prépuce, l'urètre et le col de la vessie sont libres. — Une première chose à faire, c'est de choisir l'instrument : une même algalie ne peut pas servir dans tous les cas, et pour tous les sujets. Que l'instrument ait une longueur de cinq ou six pouces, cela suffit pour un enfant : il le faut plus long pour un sujet un peu plus avancé en âge; et pour un adulte ou pour un vieillard, ce n'est pas trop qu'une algalie soit longue de quatorze ou quinze pouces. Bien entendu que l'instrument doit être d'autant plus gros qu'il est plus long : ce n'est pas que, l'urètre étant libre, comme nous le supposons, on ne pût le parcourir aisément avec une algalie qui serait d'un petit calibre proportionnément à sa longueur; mais, généralement alors, on sonde mieux avec une algalie qui remplit bien l'urètre. C'est surtout quand il s'agit du cathétérisme chez un vieillard, qu'on trouve de l'avantage à se servir d'une sonde un peu forte relativement au diamètre de l'urètre : avec une telle sonde on écarte, on développe les parois du canal, et l'on évite les difficultés qu'apporte quel-

-quefois à l'introduction d'une sonde d'un petit calibre le plisse-
ment de ces parois, qui sont presque toujours, chez les vieillards, molles, flasques, et affaissées sur elles-mêmes; chez eux
aussi il arrive assez souvent qu'une algalie d'une longueur suffisante pour un sujet adulte se trouve être trop courte, tellement
qu'après l'avoir enfoncée au point que les anneaux du pavillon
touchent le gland, on ne peut ni faire sortir l'urine que la vessie
peut contenir, ni explorer cet organe. On voit cela surtout
quand on sonde un vieillard dans le cas de rétention d'urine.
Serait-ce que, par l'effet de la distension de la vessie et de l'élévation de cet organe vers la région hypogastrique, l'urètre s'allonge? et la flaccidité de ce canal, d'autant plus grande que
nous sommes plus avancés en âge, le disposerait-elle chez les
vieillards à un allongement plus considérable sous l'influence
de cette cause? La courbure de l'urètre sous la symphyse des
pubis n'est pas exactement la même chez tous les individus : s'il
y avait moyen de la mesurer pendant la vie, et de savoir au juste
quelle elle est chez un sujet qui doit être soumis au cathétérisme,
on pourrait y accommoder la courbure de l'algalie. Ceci serait,
au reste, plus utile pour les cas dans lesquels le canal est le siége
de quelque obstacle, que pour ceux dans lesquels il est libre. En
ayant égard aux premiers, il n'est pas inutile de dire que la courbure sous-pubienne de l'urètre augmente un peu avec l'âge ;
qu'ainsi elle est plus forte chez un sujet adulte que chez un enfant, plus aussi chez un vieillard que chez un adulte, sans doute
à cause de l'augmentation progressive de la symphyse des pubis
en hauteur. Il n'est pas moins important de savoir que parmi
les sujets de même âge, parmi les adultes, si l'on veut, il en est
chez lesquels la symphyse des pubis se prolonge beaucoup plus
en bas que cela n'a lieu généralement ; elle a plus de hauteur ;
on pourrait dire de ces sujets-hommes ce que les accoucheurs
disent de quelques femmes, qu'elles sont barrées ; l'urètre est
chez eux très-recourbé au-dessous de la symphyse pubienne ; il
est d'ailleurs plus immédiatement en contact avec le bord libre
du ligament triangulaire : et, lorsqu'on soumet de tels individus
au cathétérisme, c'est une chose assez ordinaire que le bec de
l'algalie aille heurter contre la face antérieure de la symphyse ; il
faut un peu d'attention pour le faire glisser au-dessous; de
même que pour faire franchir à l'instrument le col de la vessie,

il faut l'incliner entre les cuisses du malade plus qu'il n'est besoin de le faire communément.

L'algalie la plus convenable étant choisie, on l'enduit de cérat,
d'huile, de beurre, ou de tout autre corps doux et onctueux,
après l'avoir échauffée dans la main. Cette dernière précaution est
utile, particulièrement en hiver, non pas toutefois pour éviter
le spasme de l'urètre, auquel je ne crois pas, et par lequel beaucoup d'hommes de l'art peu exercés au cathétérisme cherchent à
s'expliquer et à expliquer aux autres l'impossibilité où ils sont
d'arriver dans la vessie, alors que l'urètre est parfaitement
libre, mais pour épargner au malade une impression pénible de
froid qui serait inutilement ajoutée à la sensation déjà si désagréable causée par le seul trajet d'une sonde quelconque dans
l'urètre. Comme l'instrument ne doit rencontrer aucun obstacle,
on pourrait, avec une égale certitude d'arriver dans la vessie,
l'introduire, le patient étant debout, ou assis et tant soit peu
incliné en arrière, ou enfin couché sur le dos : cependant c'est
cette dernière attitude qu'on lui fait prendre ordinairement; elle
est plus commode pour le chirurgien et pour le malade lui-
même, auquel d'ailleurs on fait tenir les cuisses écartées l'une de
l'autre et légèrement fléchies sur le bassin. Le chirurgien se
dispose à faire agir l'instrument avec la main droite, et pour cela
se place à la gauche du malade : il se placerait indifféremment à
gauche ou à droite s'il avait acquis par un long exercice l'heureux privilége de se servir avec la même dextérité de l'une et
de l'autre main.

Placé comme je l'ai dit, l'opérateur a la main droite armée de
l'algalie, qu'il tient à quelque distance au-dessous du pavillon
avec les extrémités du pouce et de deux ou trois des doigts qui
suivent. Avec la main gauche, il saisit la verge sur les côtés, la
tient dans une direction verticale, abaisse le prépuce, et découvre ainsi le gland, assez seulement pour bien voir l'orifice
de l'urètre. L'instant est venu d'y engager l'instrument qu'il faut
placer de telle sorte que la concavité de la courbure regarde les
pubis, et que la portion droite soit couchée sur l'abdomen parallèlement à la ligne médiane du corps. Tout en faisant cheminer l'algalie dans l'urètre, on lui conserve la même position par
rapport à l'abdomen, jusqu'à ce que le bec soit parvenu sous la
symphyse des pubis. Telle est du moins la meilleure manière de

faire faire à une algalie la première partie du trajet qu'elle doit parcourir, et de terminer ce qu'on pourrait appeler le premier temps du cathétérisme. Le procédé auquel on avait donné anciennement le nom pompeux de tour de maître, et qui consistait à se placer entre les cuisses du malade, et à faire pénétrer l'instrument jusqu'au-dessous de la symphyse des pubis en tenant le pavillon tourné contre soi, et conséquemment la concavité de la courbure du côté du scrotum, pour le ramener ensuite brusquement dans une direction à peu près perpendiculaire à l'axe du corps, ce procédé est presque entièrement tombé en désuétude : pour les chirurgiens modernes il n'a pas les avantages qu'on lui avait attribués; on ne le considère plus comme un moyen de triompher de quelques-unes des difficultés qui peuvent se présenter dans le cathétérisme : on se permet seulement de l'employer, quand une attitude particulière qu'il a fallu donner au sujet qui doit être sondé semble inviter à le faire; c'est ainsi qu'on commence quelquefois de cette manière l'introduction du cathéter dans l'opération de la taille, et cela sans le moindre avantage, comme sans aucun inconvénient. Une fois d'ailleurs qu'en pratiquant le tour de maître on a ramené la concavité de l'instrument du côté des pubis, ce qui doit être fait ensuite pour parvenir dans la vessie rentre dans le procédé ordinaire. Nous en étions resté de celui-ci au moment où le bec de l'algalie doit être parvenu vers la partie la plus basse de la symphyse des pubis, ou même immédiatement au-dessous de cette symphyse. Jusqu'à ce moment le chirurgien a fait glisser la sonde dans l'urètre, presque parallèlement à la ligne médiane du corps, ou par un mouvement horizontal; du moins à peine a-t-il été besoin qu'il en change la direction première : mais alors il relève le pavillon, l'éloigne du ventre, amène par degrés l'instrument dans une direction verticale, puis l'incline entre les cuisses du malade, jusqu'à ce que sa portion droite se trouve sur une ligne horizontale, ou plutôt jusqu'à ce que la sensation d'une légère résistance vaincue, résistance qu'on éprouve presque toujours au col même de la vessie, et que la sortie de l'urine indiquent que l'on est parvenu dans cet organe : de telle sorte, comme on voit, que l'extrémité de la sonde qui est au dehors doit parcourir dans l'espace un demi-cercle pendant que le bec en parcourt intérieurement un plus petit dont la concavité regarde celle du premier. Toutefois, on arrive dans la vessie un peu plus tôt ou un peu plus tard, et les deux courbes tracées en sens contraire par les deux extrémités de l'instrument sont plus ou moins étendues, selon que la portion de l'urètre qui s'étend depuis le col de la vessie jusqu'au-devant de la symphyse des pubis est plus ou moins recourbée ; elle ne l'est pas également, en effet, chez les divers individus, ni dans les différens âges de la vie ; selon aussi qu'on avait donné à l'intrument de cathétérisme une courbure légère ou une courbure forte. Ainsi le mouvement en arc de cercle qu'on communique à l'algalie devra être moins étendu chez un enfant que chez un adulte ; il devra l'être plus encore chez un vieillard que chez un sujet adulte. Il sera moindre si l'on s'est servi d'une algalie très-recourbée, que si l'on a sondé avec une algalie à courbure légère : il faudrait qu'il fût porté très-loin si l'on avait la fantaisie de sonder un homme avec une algalie à laquelle on aurait donné seulement la courbure d'une algalie de femme. Il est strictement possible, en effet, bien que la disposition naturelle des parties semble au premier coup d'œil y mettre obstacle, d'arriver dans la vessie chez l'homme avec un tel instrument. Quelques-uns même en ont proposé l'usage.

A peine est-il besoin de dire qu'en même temps qu'on amène l'algalie entre les cuisses du malade, il faut lui communiquer un mouvement d'impulsion pour pénétrer dans la vessie : autrement, en effet, le bec de la sonde, au lieu de passer sous la symphyse des pubis, viendrait heurter contre cette symphyse. Mais cette impulsion communiquée à l'instrument doit être légère ; il faut que la sonde glisse dans l'urètre autant ou plus même par son propre poids que par le mouvement qu'on lui communique : c'est parce qu'ils la tiennent trop fixement entre leurs doigts, et qu'ils la poussent avec trop de force, en un mot, parce qu'ils ne l'abandonnent point assez à elle-même en la ramenant de dessus le ventre entre les cuisses, que tant de chirurgiens échouent en pratiquant l'opération du cathétérisme dans les cas les plus simples, et trouvent des difficultés là où il n'en existe pas. Cela tient peut-être aussi à ce qu'ils ont trop présent à l'esprit, et à ce qu'ils appliquent d'une manière forcée, et à tous les cas indistinctement, le conseil donné par Ledran, de faire cheminer la sonde en amenant et en tirant la verge sur elle, plutôt qu'en la poussant elle-même dans l'urètre. Je ne connais pas en chirurgie un précepte plus mal raisonné que celui-ci. Sans doute chez un vieillard il y a quelque avantage à allonger un peu la verge, pour mettre dans une certain degré de tension, pour déplisser, si l'on peut ainsi dire, les parois molles et flasques de l'urètre : sans doute encore, il est utile de tirer la verge à soi, lorsqu'on sonde dans un cas de coarctation de l'urètre, pour mieux engager la sonde dans la portion rétrécie de ce canal, surtout quand l'obstacle commence en de-çà du bulbe et de la portion membraneuse : mais, ces cas exceptés, le tiraillement de la verge est bien plus désavantageux qu'utile dans l'opération du cathétérisme, et l'est d'autant plus que l'urètre est plus libre : en allongeant ce canal, on le rétrécit nécessairement un peu, on l'aplatit, on le rapproche du bord de la symphyse des pubis, contre lequel il est alors plus fortement appliqué ; et toutes ces circonstances, la dernière surtout, peuvent faire que la sonde le parcoure avec moins de facilité.

Telle est donc la manière de faire parvenir l'instrument jusque dans la vessie, lorsqu'on sonde avec une algalie ordinaire, et dans les cas où l'urètre est libre. A peine est-il besoin de dire que si l'on s'était servi d'une de ces algalies à chacune desquelles est ajouté un fort stylet terminé par un bouton olivaire, qui s'applique intérieurement sur les deux ouvertures de l'instrument qu'on nomme ses yeux, et qui les bouche, il faudrait bien dans tous les cas retirer ce stylet aussitôt que la sonde serait parvenue dans la vessie. Le plus ordinairement on a à retirer la sonde elle-même peu d'instans après qu'elle a été introduite. Rien de plus simple que cette manœuvre. A mesure que l'on dégage l'instrument de la vessie et de l'urètre, on lui imprime en sens contraire le même mouvement d'arc de cercle par lequel on l'avait fait pénétrer. Dans quelques cas, au contraire, il est indiqué de laisser l'algalie en place pendant quelques heures au moins, ou même pendant un temps plus long. Dès lors il faut l'assujettir de manière à ce qu'elle ne puisse ni sortir de la vessie, ni pénétrer trop profondément dans la cavité de cet organe. Comme on a bien plus souvent à en agir de la sorte après avoir franchi, soit avec une algalie ordinaire, soit avec une algalie conique, un obstacle quelconque au passage de l'urine, nous dirons plus bas comment on doit s'y prendre pour maintenir une sonde d'argent dans l'urètre jusqu'à ce qu'il soit possible de la remplacer par une sonde flexible. A bien prendre même, on ne devrait jamais faire séjourner une allgalie dans l'urètre à la suite d'un cathétérisme facile. C'est alors, et alors seulement, qu'un malade se trouverait bien qu'on se fût servi, pour le sonder, d'une de ces algalies à double courbure, que nous nommons sondes en *S* de Petit, mais dont il paraît que l'usage était familier aux anciens, puisqu'on en a trouvé dans les ruines d'Herculanum et de Pompéia : mais on ne manie pas une algalie en *S* aussi facilement, à beaucoup près, qu'une algalie à tige droite : une telle sonde est vraiment peu propre au cathétérisme, lorsqu'il y a des obstacles à surmonter : puis, dans les cas où l'on pourrait se servir d'une sonde en *S* presque aussi bien que d'une sonde à tige droite, il est rare qu'on soit obligé de laisser en place l'instrument lui-même ; ce n'est qu'autant qu'on n'a point au moment même, à sa disposition, une sonde de gomme élastique. C'est par ces différentes raisons que l'on a presque renoncé à l'usage de la sonde en *S*.

Quand il existe un obstacle réel au libre passage de l'instrument. — Que d'embarras peuvent exister dans les différens points du trajet qu'une algalie doit parcourir pour arriver dans la vessie ! Combien de circonstances peuvent empêcher le libre passage de l'instrument, et rendre le cathétérisme difficile ! Ces obstacles se présentent quelquefois au prépuce ; dans d'autres cas, au col de la vessie, et même au delà de cette ouverture, dans la cavité de la vessie ; mais même bien plus souvent, ils existent dans quelque point du trajet de l'urètre.

Les premiers méritent à peine qu'on s'en occupe : ce sont ceux dont on triomphe avec le plus de facilité. Que l'ouverture du prépuce soit très-étroite, que le prépuce lui-même soit tuméfié, épaissi, et qu'il se prolonge beaucoup au delà du gland, on est seulement embarrassé pour voir l'orifice de l'urètre, et pour y faire pénétrer le bec d'une algalie : on fait la chose en tâtonnant ; mais, une fois que la sonde est engagée dans l'urètre, l'état du prépuce n'apporte plus d'empêchement à son trajet ultérieur. C'est surtout chez les individus qui ont quelque affection ancienne de l'urètre, et particulièrement des fistules urinaires, qu'on trouve le prépuce fort allongé et dans un état d'induration ; souvent il est utile de l'inciser dans toute sa longueur, ou même il faut l'exciser complétement.

Pour faire connaître les autres sources de difficultés réelles dans l'opération du cathétérisme, il faudrait passer en revue toutes les causes de la rétention d'urine, toutes celles du moins qui agissent en mettant obstacle au passage de ce liquide ; de même que, pour exposer convenablement la manière de vaincre ces difficultés, il faudrait considérer en particulier chacune des circonstances qui les font naître : mais, pour ne point anticiper sur d'autres articles de cet ouvrage, nous nous bornerons à quelques remarques générales, en renvoyant pour les détails aux mots RÉTENTION D'URINE, RÉTRÉCISSEMENT DE L'URÈTRE, ABCÈS URINEUX, etc.

Alors même que la voie n'est pas libre pour l'introduction d'un instrument dans la vessie, ce n'est pas toujours une chose indispensable d'employer une algalie ou sonde creuse métallique : d'une part, et surtout quand on a à remédier à une simple dysurie plutôt qu'à une rétention complète d'urine, on peut essayer de franchir lentement l'obstacle par degrés avec des bougies : d'une autre part, et dans les cas même où il est urgent de pénétrer dans la vessie, on termine quelquefois le cathétérisme avec une sonde élastique aussi bien qu'avec une sonde d'argent. Ainsi substituée à la sonde d'argent pour un cathétérisme dans lequel on s'attend à éprouver des difficultés, une sonde élastique doit être garnie d'un stylet ; et ce stylet doit être le plus gros possible proportionnément au calibre de la sonde.

Faut-il absolument en venir à l'usage d'une algalie, soit parce qu'il est urgent d'arriver dans la vessie, soit seulement parce que l'obstacle contre lequel on a à lutter est de nature à ne pouvoir être franchi, ni avec une bougie, ni avec une sonde élastique, on ne réussit pas toujours en se servant de ce qu'on nomme une algalie ordinaire, c'est-à-dire d'une algalie dont le bec est mousse, arrondi, et dont le corps est cylindrique, bien qu'on l'ait choisie d'un petit calibre : il n'y a pas même un grand avantage à employer une algalie d'or ou de platine, quoique des sondes faites avec l'une de ces matières soient, à calibre égal, un peu plus fortes, un peu moins flexibles, que les sondes d'argent : nombre de cas se présentent dans lesquels on ne peut arriver jusqu'à la vessie qu'avec le secours d'une algalie conique, espèce de sonde dont le bec présente une pointe mousse, et qui augmente insensiblement de grosseur jusqu'au pavillon. C'est surtout quand l'obstacle résulte d'un rétrécissement de l'urètre que les algalies de cette sorte sont le plus utiles. Je ne sais pas au juste de quelle faveur jouit cet instrument auprès des autres chi-

rurgiens : M. Boyer et moi en faisons un grand usage : c'est
M. Boyer qui l'a introduit dans la pratique chirurgicale : c'est de
lui que j'ai appris l'art de l'employer, et je crois pouvoir assurer
qu'une algalie conique étant conduite par une main un peu exercée, il y a moins de risques à courir, que surtout avec cet instrument on est moins exposé à faire de fausses routes qu'avec
une algalie ordinaire. Ajoutez qu'il n'y a pas d'obstacles qu'on
ne puisse franchir en se servant d'une algalie conique. En se
rendant familier l'usage de cet instrument on doit trouver bien
peu de cas, et peut-être n'en trouvera-t-on pas où l'on doive
recourir à la ponction de la vessie : après douze ans d'exercice
dans un grand hôpital, où nous voyons en si grand nombre les
affections des voies urinaires, je suis encore à pratiquer cette
opération. C'est à l'article RÉTRÉCISSEMENT DE L'URÈTRE qu'il
sera particulièrement question de la manière de pratiquer le cathétérisme avec une algalie conique.

Que ce soit avec cet instrument ou avec une algalie ordinaire, ou enfin avec une sonde élastique garnie de son stylet,
qu'on pratique le cathétérisme dans un cas difficile, il faut faire
agir l'instrument avec une force proportionnée à la résistance
qu'on éprouve. Tantôt on le fait mouvoir en suivant la direction naturelle de l'urètre, parce que ce canal n'a subi aucune
déviation: d'autres fois, au contraire, il faut s'écarter beaucoup
à cet égard des règles qui ont été données précédemment pour
le cathétérisme dans les cas simples, il faut incliner la sonde
plus ou moins fortement dans tel sens ou dans tel autre parce
que l'urètre, comprimé ou distendu, se trouve éloigné de la
ligne qu'il parcourt naturellement. Dans quelques cas aussi une
tumeur s'oppose à ce qu'on puisse incliner l'instrument entre
les cuisses, ou du moins à ce que l'on puisse l'incliner aisément et au degré qui serait le plus convenable pour parvenir dans la vessie : c'est surtout lorsque le scrotum et le
périnée sont dans un état d'engorgement et d'induration que
l'on éprouve cet embarras : je me rappelle un cas des plus remarquables sous ce rapport, dans lequel je ne pus me servir
d'une algalie conique qu'en donnant à tout l'instrument la forme
d'un demi cercle ; encore éprouvai-je pour terminer l'opération
des difficultés inouïes. Dans tous les cas, au reste, on tire un
grand secours de l'introduction d'un doigt de la main gauche
dans le rectum : c'est du doigt indicateur qu'on se sert ordi-

nairement. Avec ce doigt porté de plus en plus profondément
dans le rectum à mesure que la sonde pénètre plus avant, on
soutient, on dirige en quelque sorte le bec de l'instrument :
s'il arrivait que la sonde quittât la ligne qu'elle doit suivre,
et qu'elle s'engageât soit immédiatement au-devant du rectum,
soit sur l'un des côtés de l'urètre au milieu du tissu cellulaire
du bassin, on en serait averti presque à l'instant même; on
reconnaîtrait qu'on a fait ou que du moins on a commencé une
fausse route, et l'on serait à même, après avoir retiré tant soit
peu l'instrument, de le pousser dans une meilleure direction.
Bien entendu que je suppose le cathétérisme pratiqué par un
chirurgien habile en anatomie, par un homme qui connaît bien
les rapports de l'urètre avec la symphyse des pubis, qui sait que
ce canal, s'il n'est pas dévié accidentellement, occupe exactement
la ligne médiane du corps, et que l'espèce de cloison formée par
l'adossement du rectum et de l'urètre en de-çà de la prostate est
d'autant plus épaisse que le sujet que l'on sonde a plus d'embonpoint. La présence du doigt dans le rectum devient inutile dès
l'instant que le bec de la sonde est engagé dans la portion de
l'urètre que la prostate entoure; on ne pourrait plus diriger
avec le doigt cette partie de l'instrument; elle s'en trouve séparée par une couche trop épaisse de parties ; en fût-il autrement, on prendrait un soin à peu près superflu; une fois engagée dans la prostate, la sonde ne peut guère quitter la voie
qui conduit dans la vessie.

Je parlais, il n'y a qu'un moment, de fausses routes : en faire
une en pratiquant le cathétérisme, c'est percer les parois de
l'urètre avec le bec de la sonde, c'est faire sortir l'instrument de
la voie qu'il doit suivre. Comme les parois de l'urètre ont peu
d'épaisseur dans sa portion membraneuse, et que les rétrécissemens ont bien plus souvent leur siége dans cette partie du canal
que dans toute autre, c'est là aussi qu'on est le plus exposé à
faire une fausse route. Ce malheur arrive souvent, même aux
chirurgiens les plus habiles et les plus exercés dans le cathétérisme; et je ne croirais pas celui qui prétendrait ne l'avoir jamais
éprouvé. Toutefois on exagère communément les dangers d'une
fausse route : du moins ne doit-on pas s'attendre aux mêmes
conséquences dans tous les cas. Ce n'est vraiment rien ou presque
rien qu'une fausse route soit commencée, quand la sonde est ensuite ramenée dans la voie naturelle, et qu'on parvient à l'in-

troduire dans la vessie. L'événement n'est pas beaucoup plus fâcheux alors même qu'on ne termine pas incontinent le cathétérisme, pourvu que la sonde ne soit pas laissée dans la fausse route. Un cas déjà plus grave, c'est lorsque la sonde ayant parcouru un assez grand trajet hors de l'urètre, sans qu'on soit arrivé dans la vessie, cette sonde est ensuite laissée en place : alors elle devient un corps étranger pour les parties au milieu desquelles elle a été enfoncée; et ces parties sont bientôt pénétrées par l'urine, dont, en effet, une portion seulement peut s'écouler au dehors entre la sonde et les parois de l'urètre : on peut s'attendre alors à tous les effets fâcheux d'une infiltration d'urine. Au danger de cette infiltration d'urine se joint celui d'une plaie faite à la vessie dans le cas d'une fausse route complète, je veux dire, lorsque l'urètre ayant été percé en de-çà de la prostate, on est arrivé dans la vessie en faisant à cet organe une ouverture accidentelle; et le cas est d'autant plus grave que l'instrument a parcouru un plus grand trajet au milieu du tissu cellulaire qui environne la prostate : quand c'est dans l'épaisseur même de ce corps glanduleux qu'a été pratiquée la fausse route, le danger est beaucoup moindre. On a vu, et j'ai vu moi-même des sujets chez lesquels le cours de l'urine s'était établi très-bien par cette voie contre nature.

3º *Avec les sondes flexibles, autrement appelées sondes élastiques.* — Nous joindrons quelques remarques sur ce qui a rapport au séjour de ces sondes dans l'urètre. On n'introduit guère, en effet, une sonde de gomme élastique dans l'urètre et jusque dans la vessie, que pour l'y laisser plus ou moins long-temps : c'est accidentellement qu'on s'en sert pour un cathétérisme dont le but est rempli presque aussitôt qu'une sonde a été introduite dans la vessie. Mais, dans le plus grand nombre des cas auxquels se rapporte l'usage des sondes flexibles, ce n'est point assez d'en avoir mis une première; il faut plus tard la remplacer, et en mettre successivement plusieurs autres à des intervalles de huit ou dix jours, quinze jours ou vingt jours au plus. Deux motifs y obligent : d'une part, il faut remplir l'indication qui existe d'augmenter par degrés le volume de ces sondes, quand elles sont destinées à agir comme corps dilatans, en même temps qu'elles livrent passage à l'urine; en second lieu, il faut aller au-devant des altérations qu'éprouverait une même sonde de gomme élastique laissée trop long-temps en place. Une

telle sonde mise à demeure dans l'urètre, et dont une des extrémités plonge dans la vessie, ne conserve pas long-temps son intégrité première : naguère lisse et polie, elle devient rugueuse,
inégale; elle s'éraille à sa surface; elle se dessèche et devient
cassante; des mucosités s'y amassent à l'intérieur, l'engouent, et
bientôt ne permettent plus à l'urine de couler que goutte à goutte :
sur la portion qui fait saillie dans la vessie, principalement
autour des yeux, se fait un dépôt des matières salines ou autres
qui entrent dans la composition de l'urine; des incrustations se
forment, comme on dit; elles pourraient devenir assez fortes
pour qu'on ne pût retirer la sonde qu'avec beaucoup de peine :
qui sait si quelque fragment de ces incrustations, détaché de la
sonde et tombé dans la vessie, ne pourrait pas devenir le noyau
d'un calcul? Ce qu'il y a de bien certain, au moins, c'est que des
pierres ont eu pour noyau un bout de sonde de gomme élastique
qui s'était séparé d'une sonde entière imprudemment abandonnée
dans l'urètre. Toutefois la qualité de la sonde elle-même, la quantité plus ou moins considérable de mucosités que fournissent actuellement l'urètre et la vessie, la proportion variable des matériaux constituans de l'urine, et la tendance plus ou moins grande
de quelques-uns de ces matériaux à se déposer à la surface d'un
corps étranger, apportent, dans le temps qu'une sonde placée à
demeure dans l'urètre met à s'altérer, des variétés infinies, non-
seulement chez les différens sujets, mais encore chez le même à
différentes époques : et pour ne parler que des incrustations,
vous en trouvez quelquefois d'assez fortes sur une sonde que
vous retirez après cinq ou six jours seulement, tandis que dans
d'autres circonstances il n'en existe pas encore sur une sonde
qu'on a laissée quinze ou vingt jours dans l'urètre.

Nous avons peu de chose à dire sur l'introduction même d'une
sonde de gomme élastique : cette introduction est soumise à
beaucoup d'égards aux mêmes règles que le cathétérisme avec
une algalie métallique. Que la voie soit libre, ou qu'il y ait quelque obstacle à vaincre, on dirige une sonde de gomme élastique
garnie d'un stylet qui la rend momentanément solide, comme on
conduit une sonde d'argent. Avec une sonde élastique, comme
avec une sonde d'argent, le cathétérisme peut présenter des difficultés : mais c'est bien plus souvent une opération très-simple ;
et l'on peut dire qu'il est généralement facile quand on se sert du
premier de ces deux instrumens, puisque dans les cas où l'on

pourrait éprouver de grandes difficultés, il est ordinaire qu'on prépare la voie aux sondes élastiques par un premier cathétérisme avec une algalie métallique, et que même ce dernier instrument soit laissé en place pendant un ou deux jours. Il est cependant quelques particularités relatives au cathétérisme avec les sondes élastiques : soit qu'il s'agisse de changer une de ces sondes, soit qu'on ait à en placer une pour la première fois, on choisit le moment où la vessie contient une certaine quantité d'urine, afin de pouvoir y enfoncer l'instrument sans craindre de blesser les parois de cet organe. On a dû préparer les objets qui seront nécessaires pour l'assujettir dans l'urètre. Après l'avoir choisie d'un calibre convenable, on s'assure que la sonde est bien flexible : quelques-unes, en effet, sans avoir servi, sont sèches et cassantes ; on doit bien se garder d'en faire usage. On donne au stylet la courbure qu'on donnerait à une algalie. Après avoir enduit l'instrument d'un corps gras, on le fait pénétrer dans la vessie avec les mêmes précautions qu'on prend, et par le procédé qu'on suit pour l'introduction d'une algalie : on retire ensuite le stylet avec une main, tandis qu'avec l'autre on tient la sonde elle-même immobile, si même on ne la pousse pas un peu vers l'intérieur de la vessie, pour l'y faire pénétrer un peu plus qu'on ne l'avait fait au premier instant. Il ne reste plus qu'à fermer l'orifice extérieur de la sonde avec un petit cône d'ivoire ou de bois. Quelques malades paraissent souffrir beaucoup pendant qu'on retire le stylet, et redoutent ce moment plus que l'introduction de la sonde : il faut chez eux procéder lentement à cette partie de l'opération.

Pour fixer la sonde, et l'assujettir dans l'urètre de manière à ce qu'elle ne sorte pas de la vessie, dont elle ne doit dépasser le col intérieurement que d'un pouce ou au plus un pouce et demi, on a deux liens de coton, composés chacun de plusieurs brins, et plus ou moins longs suivant la manière dont on veut en disposer définitivement : ces deux liens sont noués sur la sonde immédiatement au-devant de l'orifice de l'urètre, à l'opposite l'un de l'autre, et par le milieu, de telle sorte que les deux moitiés de chacun d'eux forment deux chefs ou deux liens séparés. Il est plusieurs manières d'arranger ces liens, et de les faire servir au but qu'on se propose : entre ces manières on ne saurait faire un choix exclusif ; chez quelques sujets il faut en essayer plusieurs avant de trouver celle qui leur convient mieux, eu égard à une foule de circonstances dont l'indication serait fastidieuse. L'une de ces manières de fixer une sonde de gomme élastique dans l'urètre, généralement moins incommode que les autres, convient aussi dans le plus grand nombre de cas; la voici : c'est celle que j'emploie préférablement. On entoure la verge plusieurs fois avec une bandelette de linge de la largeur de deux travers de doigt: chaque chef des deux liens de coton qui sont noués sur la sonde, doit avoir au moins une demi-aune de long : on étend deux de ces chefs sur l'un des côtés de la verge par-dessus le prépuce qui recouvre le gland; on les croise ensuite pour les contourner en sens contraire, sur le linge qui enveloppe la verge, autant de fois que leur longueur le permet; puis on les arrête par un nœud simple et une double boucle : on en fait de même avec les deux chefs de l'autre lien, en les plaçant d'abord sur le côté opposé de la verge. En se servant de liens très-longs, comme je le conseille, en faisant avec eux beaucoup de tours sur la verge , en disposant ces tours ou les petits anneaux qu'ils représentent de manière à ce que la verge en soit couverte, plutôt que de les entasser les uns sur les autres, on peut n'exercer sur cet organe qu'une cons- triction légère; et cependant la sonde ne se dérangera point; l'on échappera à quelques inconvéniens que pourrait avoir cette manière d'assujettir une sonde de gomme élastique, et qu'on lui a reprochés, tels que d'empêcher l'écoulement de la petite portion d'urine qui, chez le plus grand nombre des personnes soumises à l'usage continuel d'une sonde, passe entre cette sonde et l'urètre; ou bien encore de rendre l'érection, déjà si incommode durant le séjour d'une sonde dans l'urètre, plus pénible encore à cause de la compression exercée sur la verge. Veut-on d'autres procé- -dés? On peut donner aux liens, pour point d'appui, un sus- pensoir près de l'ouverture duquel auront été pratiqués, sur les côtés, deux œillets, ou bien auquel auront été attachées deux petites anses de rubans. On peut aussi nouer ensemble , sur les côtés de la verge , à la hauteur du scrotum, les deux chefs de chaque lien, puis faire passer l'un de ces chefs sous la fesse, l'autre dans le pli de l'aine , pour les réunir à la hanche et les fixer à une ceinture quelconque. Vous pouvez encore atta- cher les quatre bouts de coton sur quatre points opposés d'un large anneau flexible ou inflexible, dans lequel la verge aura été passée, et qui sera lui-même tenu en place au moyen d'autres liens attachés à des sous-cuisses ou à une ceinture.

Quelques soins différens sont indiqués pendant le séjour plus ou moins prolongé d'une sonde élastique dans l'urètre, selon que ce moyen a été mis en usage pour tel cas ou pour tel autre. Nous ne devons point en parler dans cet article : leur exposition appartient à l'histoire particulière des rétrécissemens de l'urètre, des fistules urinaires, des diverses sortes de rétention d'urine, en un mot, des diverses maladies qui réclament l'emploi de sondes flexibles laissées à demeure dans l'urètre. Mais en général toute personne qu'une affection quelconque des voies urinaires oblige à porter une sonde élastique, doit garder le repos, vivre d'alimens doux, prendre abondamment des boissons tempérantes, éloigner d'elle tout ce qui pourrait exciter les désirs vénériens. Il faut qu'elle veille à ce que la sonde ne pénètre pas trop avant dans la vessie, et n'en sorte pas non plus spontanément. Il serait bon que la verge fût tenue continuellement appliquée sur le ventre. Avec cette précaution, on verrait moins souvent l'inflammation ulcérative, et l'ulcération tantôt fort petite, tantôt assez étendue, et comme gangréneuse des parois de l'urètre, immédiatement au-devant du scrotum. Cet accident est surtout à craindre quand il a fallu sonder la première fois un malade avec une algalie, et laisser cet instrument dans l'urètre pendant un jour ou deux; ou bien quand on n'augmente pas, d'une manière assez graduée, la grosseur des sondes, et quand la verge est laissée continuellement pendante au-devant du scrotum. De cette ulcération résulte un abcès, et de l'ouverture de cet abcès une fistule dont l'oblitération se fait presque toujours assez long-temps attendre, et d'autant plus que la perte de substance éprouvée par l'urètre a été plus considérable : la verge reste comme bridée en dessous, et ne se relève qu'incomplétement dans l'érection; mais enfin les malades guérissent, soit après qu'on leur a fait cesser l'usage des sondes, soit pendant qu'ils y sont encore soumis, et cela dans les cas mêmes les plus désavantageux et les plus graves : j'ai vu guérir, beaucoup plus promptement même que je ne l'avais espéré, une personne chez laquelle, en faisant l'ouverture de l'abcès, j'avais trouvé la sonde à découvert dans plus d'un pouce d'étendue : c'était un homme jeune encore, que j'ai revu maintes fois depuis sa guérison, et auquel l'accident qu'il avait éprouvé n'avait rien fait perdre, quant à l'activité des organes génitaux.

Alors même qu'aucun accident réel ne se manifeste, ce

n'est jamais sans qu'il en résulte quelques incommodités, qu'une sonde élastique est placée à demeure dans l'urètre. Cette sonde est un corps étranger qui irrite les parties avec lesquelles il est en contact; presque toujours l'urètre devient le siége d'un écoulement abondant de mucosités puriformes : presque tous les malades éprouvent dans le canal et dans la vessie une gêne, une sensation pénible, qui s'affaiblit néanmoins avec le temps. Quelques-uns, les hommes jeunes surtout, sont éveillés et fatigués la nuit par des érections qui deviennent aussi moins fréquentes et plus supportables à mesure que l'urètre s'habitue à la présence du corps étranger, mais auxquelles on est fort souvent obligé d'opposer l'usage des remèdes qui agissent d'une manière sédative sur les organes génitaux : ce qui réussit le mieux, ce sont des pillules faites avec le camphre et le nitre, auxquelles on ajoute un peu d'opium et d'acétate de plomb.

Les accidens réels, autres que la perforation de l'urètre, dont j'ai parlé plus haut, qui peuvent survenir pendant le séjour des sondes élastiques dans ce canal, sont; 1° l'inflammation des testicules, qui, tantôt affecte un seul de ces organes, ou bien passe de l'un à l'autre, et tantôt les affecte tous deux en même temps, soit une seule fois, soit à plusieures reprises, et qu'on combat par la saignée locale et l'application de topiques émolliens; 2° une vive irritation de la vessie avec sécrétion abondante de mucosités, laquelle oblige quelquefois à discontinuer l'usage de la sonde; laquelle aussi peut amener une véritable inflammation, susceptible de se communiquer aux autres viscères de l'abdomen; 3° une hématurie vésicale, accident que j'ai déjà observé trois ou quatre fois dans la circonstance dont il s'agit; 4° la perforation des parois de la vessie dans le point où elles sont pressées continuellement par l'extrémité de la sonde; accident dont la mort est l'effet inévitable, qui paraît arriver plus fréquemment chez les vieillards que chez les hommes dans la force de l'âge, et qui n'a peut-être jamais lieu que parce que la sonde a été tenue trop enfoncée dans la vessie; 5° qu'une même sonde soit laissée en place trop long-temps, nous l'avons dit, des incrustations se forment sur toute la portion qui proémine dans la vessie; elle se dessèche dans le reste de son étendue : la moindre chose qui puisse arriver, c'est qu'on éprouve de la difficulté pour en faire l'extraction. Mais cette sonde peut se briser : heureux encore quand elle se brise assez en de-çà du col de la vessie pour qu'on puisse la saisir, soit avec une pince à gaîne portée dans l'urètre, soit à la faveur d'une incision faite au périnée, et sans qu'il soit besoin d'en pratiquer une au col de la vessie! La sonde s'est-elle brisée très-près de cette ouverture, le fragment que les incrustations ont déjà converti en une sorte de petit calcul tombe dans la vessie, et ne peut plus en être retiré que par la taille ordinaire.

4° *Avec les bougies.* — Après ce qui a été dit dans un précédent article de cet ouvrage (*voyez* BOUGIE), et ce qui sera dit aux articles RÉTRÉCISSEMENT D'URÈTRE, FISTULES URINAIRES, nous croyons pouvoir nous dispenser de toute observation sur le cathétérisme avec les bougies.

B. *Chez la femme.* — Le cathétérisme diffère chez la femme de ce qu'il est chez l'homme par le nombre peu considérable des instrumens qui y sont affectés, par la forme qu'il convient de leur donner, par la manière dont on les conduit dans l'urètre pour les faire parvenir dans la vessie, et par la manière aussi de les assujettir quand il faut que l'un d'eux séjourne dans ces parties.

1° Jamais, ou presque jamais, on ne se sert de bougies pour la femme ; jamais non plus de l'algalie conique : une sonde cannelée ordinaire remplace le cathéter, et les sondes élastiques sont introduites le plus ordinairement sans stylet. Le plus souvent, on se sert de l'instrument qu'on nomme sonde de femme, dont les dimensions varient peu, et qui fait communément partie des instrumens portatifs qu'un chirurgien a toujours à sa disposition. *Voyez* SONDE.

2° On sonderait mal une femme qui serait debout ; il faut au moins qu'elle soit assise et qu'elle ait le corps penché en arrière : mieux vaut encore qu'elle soit couchée sur le dos. Comme il s'agit de faire parcourir à l'algalie ou à une sonde de gomme élastique un canal presque droit, et qu'on ne doit presque jamais rencontrer de grands obstacles pour arriver dans la vessie, il est indifférent qu'on soit placé à droite, à gauche, ou entre les cuisses de la malade : on peut également se servir de l'une ou de l'autre main. Je suppose qu'on se soit mis à droite de la femme, c'est avec la main droite qu'il faut conduire l'algalie ou la sonde de gomme élastique, dont le bec a été préalablement trempé dans l'huile, ou enduit de quelque corps gras. Le bras dont la main est armée de l'instrument est placé sur la cuisse droite de

la femme, ou bien on la passe par-dessous : avec la main gauche
on entr'ouvre la vulve, et l'on écarte les petites lèvres, pour
découvrir le méat urinaire, dont la position n'est pas exactement
la même chez toutes les femmes. Tantôt, en effet, on le voit à peu
de distance au-dessous du clitoris et de la commissure des nym-
phes : tantôt, au contraire, il faut le chercher plus bas, à l'entrée
même du vagin. On y engage l'instrument, dont la courbure légère doit être en dessus, et qu'on soulève ensuite pour l'amener
dans une direction horizontale, et le faire pénétrer dans la vessie.
Au besoin, on pourrait diriger la marche de l'instrument avec
un doigt introduit dans le vagin. Maîtrisées par le sentiment de
la pudeur, quelques femmes voudraient qu'on pût les sonder
sans les mettre à découvert : rien n'empêche d'essayer à le faire.
Pour cela, on conduit l'algalie sous le bord radial du pouce de
la main gauche, après avoir placé ce doigt en travers au-dessous
du clitoris : un hasard heureux peut faire que l'instrument rencontre le méat urinaire, et s'y engage.

3° Faut-il enfin maintenir une sonde à demeure dans l'urètre
chez les femmes : des liens de coton ou de rubans attachés à la
sonde elle-même sont arrêtés, soit à une ceinture placée sur le
bassin, et vers laquelle on les porte obliquement, tant en devant qu'en arrière, soit, et mieux encore, à deux sous-cuisses qui,
fixés à cette ceinture par leurs extrémités, passent sur les côtés
de la vulve. On garantit cette dernière partie de la pression des
liens, en appliquant sur les grandes lèvres de petites compresses
de linge fin.   (ROUX.)

CATHOLICON ou CATHOLICUM, *catholicum*. *Voyez* ÉLEC-
TUAIRE CATHOLICUM.

CATOCATHARTIQUE, adj., *catocatharticus*, de κάτω par
bas, et καθαίρω, je purge; médicament qui purge par les selles.
(Inusité.)

CATOPTRIQUE, s. f., partie de la physique qui traite de la
lumière réfléchie. La lumière qui arrive sur la surface d'un corps
poli, opaque, ne traverse point le corps ; elle n'est pas absorbée
par lui, elle est réfléchie, renvoyée. Cette réflexion se fait par
une loi fixe. Le rayon lumineux est toujours réfléchi dans un
angle égal à celui d'incidence. S'il tombe sur une surface plane
dans un angle de 45°, il est réfléchi dans un angle de 45°. La
branche de l'optique qui traite de cette propriété de la lumière a
reçu le nom de *catoptrique*. *Voyez* LUMIÈRE.   (ROSTAN.)

CATOQUE, *catoche*, *catochus*, κατοχή; expression dont le sens est vaguement déterminé, et qui a servi à désigner différens symptômes cérébraux. On la trouve dans les auteurs à peu près synonyme tantôt de coma vigil, tantôt de tétanos, plus souvent d'extase ou de catalepsie. L'extase catoque de Sauvages est une espèce de catalepsie. (Inusité.)   (GEORGET.)

CAUCHEMAR, s. m. *incubus*, *oppressio nocturna*, ἐφιάλτης, ἐπιβολή, πνιγαλίων; épilepsie ou asthme nocturne de Galien et de quelques auteurs. On donne ce nom à un phénomène caractérisé par la perception, pendant le sommeil, d'une affection morale pénible, par exemple, de la frayeur qui résulterait de l'imminence d'un danger quelconque, avec l'idée de l'impossibilité de mouvoir le système musculaire, de parler, de fuir, de respirer. Cet état finit presque toujours par un réveil en sursaut, qui laisse dans l'esprit une partie de l'agitation passée. L'on est encore tout effrayé, l'on cherche s'il existe quelque réalité dans ce qui vient de se tracer dans l'imagination, et ordinairement l'on est assez promptement désabusé et rassuré. Le système musculaire, dans ses actions relatives à la parole, à la voix, à la respiration, aux mouvemens des membres, ne conserve le plus souvent aucune espèce de gêne. Tout a disparu avec l'idée chimérique qui avait troublé le centre sensorial, à moins que cette idée n'ait été excitée par des désordres réels de quelque partie. Dans ce cas, l'on conçoit que l'effet persiste. Quelquefois aussi, comme l'a remarqué Lieutaud, le réveil est suivi d'une fatigue musculaire et de palpitations qui cessent après plusieurs minutes.

Nous considérons donc le cauchemar, avec la plupart des auteurs, comme un véritable rêve, distingué par l'état moral pénible, et la persuasion où est l'individu qu'il ne peut exécuter aucun acte musculaire. Si ce n'était point un rêve, une espèce d'*hallucination*, si les sensations perçues par le cerveau n'avaient leur cause dans une disposition particulière de cet organe, ou n'étaient considérablement exagérées par lui, il serait impossible qu'elles s'évanouissent ainsi aussitôt le réveil, et surtout qu'elles ne se manifestassent pas très-souvent hors du sommeil.

Deux sortes de causes peuvent produire le cauchemar. Tantôt c'est un organe souffrant, un estomac surchargé d'alimens, d'où naît un sentiment pénible de gêne et de pesanteur, qui n'est cependant pas assez intense pour causer le réveil ; un état réel d'oppression produite par une maladie du cœur, du poumon, un hydrothorax, un accès d'asthme convulsif, de coqueluche ou de croup ; une fausse position des membres, qui, affectant douloureusement le cerveau, le met dans cet état pénible, et fait naître en lui des idées qu'il est incapable d'apprécier à leur juste valeur. Des auteurs ont attribué le cauchemar à la pression exercée par l'estomac sur le plexus solaire, le diaphragme ou les gros vaisseaux situés derrière le premier de ces organes. Mais comme ce phénomène se manifeste souvent alors même que l'estomac est vide ; comme en outre, lorsqu'il est plein, il est forcé de se porter en avant, et ne comprime ainsi que peu les parties situées derrière lui, il me paraît hors de doute que le cauchemar, excité par la plénitude de l'estomac, est dû à l'état de malaise de l'organe, à la perception par le cerveau du sentiment de pesanteur, et souvent des envies de vomir qui se manifestent du côté de l'épigastre.

Plus souvent la cause du cauchemar réside dans le cerveau qui, surexcité directement par des affections morales pénibles, des travaux de l'esprit excessifs, des sensations vives, ou atteint de quelques maladies, plus particulièrement de celles communément appelées *nerveuses*, n'est susceptible que d'un sommeil peu tranquille, et est souvent troublé par de l'agitation, et des réveils en sursaut. Les contes de revenans, que des personnes imprudentes font aux enfans, donnent fréquemment à ceux-ci ces agitations de l'esprit. M. Baumes indique, comme signes du cauchemar chez les enfans, le réveil subit au milieu du sommeil, avec des cris perçans, un air tout effrayé, et le refus de teter, jusqu'à ce qu'ils soient rassurés. Les *incubes* étaient des esprits masculins, et les *succubes* des esprits féminins. Dans des siècles où la superstition mettait en crédit ces sortes d'idées, et en frappait certaines imaginations faciles à exalter, ces esprits venaient prendre possession, et obtenir les faveurs, pendant le sommeil, des personnes qu'ils choisissaient. Ces prétendues possessions firent naître beaucoup de contes, depuis long-temps ridicules, et agiter sans doute, par suite d'accidens présumés fort extraordinaires dans leur cause, la question de savoir si les esprits masculins ou incubes pouvaient féconder les femmes avec lesquelles ils avaient des rapports. Doit-on donner le nom de cauchemar à un malaise moral extrême, suivi d'une grande oppression, qu'éprouve quelqu'un que je connais, toutes les fois qu'étant dans un lieu clos, au spectacle, par exemple, son esprit est frappé de l'idée que l'air pourrait bien lui manquer?

Le cauchemar, de même que toute autre espèce de sommeil agité, est un indice pour le séméiologiste de l'état du cerveau. Si ce phénomène se renouvelle fréquemment, toutes les nuits, et n'a point sa cause dans quelque affection thoracique ou abdominale, il annonce toujours que le cerveau n'est point calme, qu'il est malade ou en voie de le devenir, ou qu'il n'a point encore recouvré un état parfait de santé, s'il sort de maladie.

Le traitement du cauchemar n'est autre que celui des diverses causes qui le produisent. S'il provient d'une surcharge de l'estomac opérée tous les soirs trop près du coucher, conseillez d'éviter le souper, ou de manger peu. Si ce sont les organes thoraciques ou abdominaux qui souffrent et affectent désagréablement le cerveau, ce sont ces organes qu'il faut guérir. Le cauchemar est-il un symptôme d'une affection cérébrale, de la folie, de l'hystérie, de l'hypocondrie, etc.? traitez ces maladies. Enfin s'il dépend d'influences morales, d'excès d'études, l'indication se présente d'elle-même.

(GEORGET.)

CAUDATION; s. f., *caudatio*. Nom que quelques auteurs ont donné à l'allongement extraordinaire du clitoris. (Inusité.)

CAUSE, s. f., *causa*; dans le langage médical ce mot est spécialement appliqué aux maladies; et, bien qu'il soit aussi employé dans d'autres acceptions, il est généralement désigné comme synonyme de *causes morbifiques*, terme sous lequel on comprend tout ce qui produit, ou concourt à produire les maladies. La partie de la pathologie qui a pour objet l'étude de ces causes a reçu le nom d'*étiologie*.

Les causes des maladies existent partout, autour de nous et en nous. Les choses les plus nécessaires à notre existence, telles que l'air que nous respirons, les alimens et les boissons qui fournissent à notre accroissement et à notre entretien, deviennent quelquefois le principe des maux qui nous frappent. Les différens organes dont l'ensemble constitue l'économie, peuvent, par leur action trop forte ou trop répétée, déranger l'harmonie de nos fonctions. Lorsqu'on voit ainsi les choses les plus indispensables à notre existence devenir les agens des maladies qui nous affligent, on serait tenté d'admettre avec quelques auteurs, qu'il n'y a, à proprement parler, rien de morbifique par soi-même;

mais cette assertion, généralement vraie, cesse de paraître juste lorsque, passant en revue toutes les causes des maladies, on arrive aux véhicules de la contagion, qui sont certainement, en eux-mêmes, et indépendamment de toute espèce d'abus qu'on pourrait en faire, des causes morbifiques.

Les causes des maladies étant extrêmement nombreuses et variées, on a senti de tout temps la nécessité de les diviser : on les a distinguées en *externes* et en *internes*, en *principales* et en *accessoires*, en *prochaines* et en *éloignées*, en *prédisposantes* et en *occasionelles*, en *positives* et en *négatives*; en *physiques*, *chimiques et physiologiques*; on a aussi admis des causes *occultes*. On a nommé causes *externes* celles qui sont placées hors de l'individu; *internes* celles qui existent en lui; *principales* celles qui ont la plus grande part dans le développement des maladies ; *accessoires* celles qui n'ont que peu d'influence dans leur production; *éloignées* celles qui préparent ou déterminent le changement intime qui forme l'essence ou la cause *prochaine* de la maladie; *prédisposantes* celles qui modifient peu à peu l'organisation, la préparent à telle ou telle affection ; *occasionelles* celles qui en provoquent le développement. On a nommé causes *physiques* et *chimiques* celles qui agissent en vertu des lois de la physique ou de la chimie; *physiologiques* celles qui supposent le concours d'une réaction vitale dans l'organe qui les reçoit: *négatives* celles qui consistent dans la soustraction des choses nécessaires; *positives* celles qui, par elles-mêmes, dérangent la santé. Enfin comme il est un certain nombre de maladies qui surviennent sans causes appréciables, on a admis des causes *cachées* ou *occultes*. Quelques auteurs ont spécialement désigné sous le nom de causes occultes certaines qualités inappréciables de l'atmosphère auxquelles serait dû le développement des épidémies.

C'est spécialement la manière d'agir des causes qui doit servir de base à leur division. Or parmi elles il en est qui produisent constamment une même maladie, on peut les appeler déterminantes ou spécifiques; les autres, dont l'action est obscure et souvent incertaine, peuvent être subdivisées en deux séries. Dans la première, nous plaçons tout ce qui imprime à l'économie des modifications particulières, et la prépare à telle ou telle maladie : ce sont les causes prédisposantes. Dans la seconde série, nous rangeons celles dont l'action passagère ou instantannée, ne fait que provoquer le développement d'une affection à laquelle l'individu était prédisposé.

Les causes déterminantes ou spécifiques sont assez variées. On doit ranger parmi elles les gaz impropres à la respiration et les gaz délétères qui produisent l'asphyxie; les émanations qui proviennent de la décomposition des substances végétales et animales; les vapeurs métalliques, celles du mercure, du plomb, de l'arsenic en particulier; les corps vulnérans de toute espèce, les acides et les alcalis concentrés, les sels corrosifs, les substances narcotiques, rubéfiantes et vésicantes, les venins que la nature a donnés à divers animaux comme des moyens d'attaque et de défense. Il faut encore joindre aux causes spécifiques les principes contagieux; ces derniers, en même temps qu'ils produisent une série déterminée de phénomènes morbides, se multiplient en quelque sorte dans le corps malade, qui devient à son tour un foyer de contagion. *Voyez* CONTAGION.

Les causes prédisposantes des maladies sont très-nombreuses. Parmi elles les unes étendent leur action sur de grandes masses d'individus, sur tous les habitans d'une ville ou d'un pays, sur de grands rassemblemens d'hommes réunis dans un camp, dans un vaisseau; elles préparent le développement d'affections semblables ou analogues chez tous ceux qui sont soumis à leur influence; on peut les appeler *causes prédisposantes générales*. Les autres, qui n'agissent que sur des sujets isolés, sont les *causes prédisposantes individuelles*. Nous indiquerons succinctement les principales causes morbifiques qui appartiennent à ces deux ordres.

La plupart des causes prédisposantes générales se trouvent répandues dans l'atmosphère. L'action de l'air dans le développement des maladies ne saurait être révoquée en doute, bien que souvent elle soit très-obscure. C'est surtout lorsqu'il conserve long-temps les mêmes qualités qu'il imprime à l'économie des modifications spéciales et qu'il la prépare à diverses maladies. Si l'air est sec et froid, on voit se développer des phlegmasies viscérales et des hémorrhagies actives : un air chaud et sec prépare le développement des inflammations superficielles et des exanthèmes. Sous l'influence d'un air chaud et humide, les maladies aiguës sont accompagnées de langueur et de faiblesse. Les catarrhes et les rhumatismes sont les maladies les plus fréquentes dans les temps froids et humides. Chaque saison a aussi des maladies qui lui sont propres; et l'habitation dans un lieu sec et élevé ou bas et humide, dans les villes et dans les campagnes, dispose également à des affections spéciales.

Les causes prédisposantes individuelles sont bien plus nombreuses et plus variées que celles qui agissent sur de grandes masses. On peut les partager en deux groupes : au premier appartiennent les diverses conditions propres à chaque individu, telles que l'origine, l'âge, le sexe, le tempérament, la constitution, les habitudes, la profession, l'état d'aisance ou de pauvreté, de santé, de convalescence ou de maladie; nous rangerons dans la seconde série tous les autres agens morbifiques, selon l'ordre généralement adopté dans l'exposition de l'hygiène.

L'origine de parens atteints de certaines affections est une condition qui dispose éminemment à être affecté de maladies semblables. On appelle ces maladies héréditaires, parce qu'elles passent des pères aux enfans. Parmi elles les unes existent au moment de la naissance, les autres, et c'est le plus grand nombre, ne se montrent qu'à une époque plus ou moins avancée de la vie. *Voy.* MALADIE. L'influence qu'exercent les âges sur la production des maladies est très-connue. (*Voy.* AGE.) Les deux sexes sont à peu près sujets aux mêmes maladies; s'il y a quelque différence, elle tient moins au sexe qu'à la diversité du genre de vie. Chaque tempérament est aussi plus exposé à une série déterminée d'affections, et imprime à toutes celles qui se développent une physionomie particulière. Une constitution forte semble être un préservatif pour toutes les maladies plutôt qu'une prédisposition à quelques-unes. Néanmoins on a observé que les sujets qui en sont doués, sont, il est vrai, rarement malades, mais qu'ils le sont très-gravement; tandis que les personnes faibles sont exposées à des affections très-fréquentes, mais légères. Les habitudes qui naissent de la répétition des mêmes actes peuvent disposer à diverses maladies, ou en devenir les causes occasionelles, lorsque la nécessité ou tout autre motif les interrompt. Chaque profession a aussi ses maladies spéciales, et l'observation journalière montre que les maladies des riches ne sont pas les mêmes que celles des pauvres.

Après avoir indiqué les diverses conditions qui peuvent favoriser le développement des maladies, nous allons exposer succinctement les causes prédisposantes individuelles de la seconde série.

Plusieurs d'entre elles appartiennent aux *applicata*. Des vêtemens trop chauds, rendent le corps plus sensible à l'action du froid et plus accessible aux maladies qu'il provoque. La forme des vêtemens exerce aussi quelqu'influence sur la santé. Plusieurs médecins pensent que le costume adopté depuis un certain nombre d'années pour les femmes et les enfans a concouru à rendre la phthisie pulmonaire plus commune parmi les premières et le croup plus fréquent parmi les seconds. On assure aussi que l'érysipèle des jambes était beaucoup plus commun parmi les Grecs et les Romains, qui avaient ces parties découvertes, qu'il ne l'est parmi nous. La compression qu'exercent certains vêtemens, tels que les corsets sur la poitrine et sur le ventre, prédispose à des maladies variées des poumons, du cœur et des viscères abdominaux. L'habitude de coucher et de s'asseoir sur la plume favorise la formation des calculs urinaires et l'afflux du sang dans les vaisseaux utérins et hémorrhoïdaux. Les bains tièdes, fréquemment répétés, affaiblissent la constitution et disposent aux écoulemens chroniques.

Les alimens, les boissons et les médicamens eux-mêmes deviennent des causes prédisposantes de maladies lorsqu'on n'en fait pas l'usage convenable. Dans l'état de santé, l'homme doit prendre une quantité d'alimens et de boissons proportionnée à son âge, à sa stature, à son genre de vie, à son habitude. Une trop grande abondance d'alimens dispose à la pléthore et aux affections qui s'y rattachent; la privation du nécessaire entraîne la diminution de l'embonpoint et des forces. L'abus du vin et des liqueurs alcoholiques altère la constitution en général et dispose en particulier à diverses maladies des organes digestifs. La mauvaise qualité des alimens et des boissons, l'usage exclusif des substances ou animales ou végétales exercent également une influence très-marquée dans le développement d'un grand nombre d'affections. Enfin la plupart des remèdes qu'employent les personnes bien portantes pour prévenir les maladies dont elles se croyent menacées, dérangent souvent la santé loin de l'affermir.

De légers changemens, en plus ou en moins, dans la quantité des matières évacuées, ne suffisent pas pour troubler la santé; mais lorsque la disproportion entre les pertes journalières et les moyens réparateurs devient très-grande, elle donne nécessairement lieu à diverses maladies et particulièrement à la pléthore, dans un cas, et à l'épuisement, dans l'autre. Lorsque les évacuations n'ont lieu que par intervalles, elles produisent un effet différent. La nature s'accoutume à réparer comme à supporter des pertes passagères, soit en diminuant les autres évacuations, soit en assimilant à sa propre substance une plus grande proportion des matières alimentaires, en sorte que, si l'évacuation périodique cesse de se reproduire, des signes de pléthore ne tardent pas à se montrer. Le flux menstruel chez les femmes, l'épistaxis, les hémorrhoïdes, ou les saignées périodiques dans les deux sexes, produisent communément cet effet.

— Il n'est pas une mesure exacte de mouvement et de repos, de sommeil et de veille, à laquelle l'homme soit obligé de s'astreindre pour conserver sa santé. Mais il est aussi certaines limites qu'il dépasse rarement sans altérer l'harmonie de ses fonctions. Les fatigues excessives sont souvent suivies du développement d'une maladie grave, et le défaut d'exercice a des effets plus généralement nuisibles encore : il dispose à la polysarcie, à la pléthore, aux maladies chroniques, aux affections nerveuses. La variété qui convient dans tous les actes de la vie est spécialement utile dans la position du corps; la gêne qui résulte de la même situation gardée long-temps, le besoin d'en changer par intervalles, même pendant le sommeil, avaient montré cette vérité avant que l'hygiène en eût fait un précepte. La station habituelle dispose aux varices des jambes, au varicocèle, à la descente de l'utérus, la situation assise aux hémorrhoïdes et aux affections organiques des viscères abdominaux. Le sommeil trop prolongé amène l'engourdissement général; les veilles fréquentes disposent aux maladies nerveuses.

— Les sensations, les passions, les travaux de l'esprit, deviennent aussi, au delà de certaines bornes, des causes prédisposantes de maladies. Des sensations habituellement faibles déterminent peu à peu, dans les organes, une augmentation de sensibilité qui les rend impropres à soutenir des sensations médiocrement fortes. Des sensations habituellement vives, au contraire, émoussent peu à peu la sensibilité des organes. Les passions profondes produisent une sorte de susceptibilité qui est comme le point de départ de toutes les maladies nerveuses. Les travaux excessifs de l'esprit produisent un effet semblable; et, lorsqu'ils ont lieu prématurément, ils nuisent au développement du corps, et finissent quelquefois par étouffer les facultés intellectuelles elles-mêmes.

A ces diverses causes prédisposantes, il faut joindre les maladies antécédentes : une attaque d'hystérie ou de goutte est presque nécessairement suivie d'une ou de plusieurs autres.

Quant aux causes occasionelles, elles sont très-nombreuses et très-variées. Les principales sont l'impression passagère du froid ou du chaud, un changement dans les vêtemens, l'exposition au vent ou à la pluie, l'immersion dans un bain froid ou chaud, un écart de régime, l'usage d'alimens indigestes, un repas pris à une heure insolite; la suppression de quelque évacuation naturelle, comme la sueur, les menstrues, les lochies, d'un écoulement morbide ou artificiel, comme les flueurs blanches, un ancien ulcère, un fonticule; une évacuation excessive, l'emploi intempestif de quelque remède énergique, une fatigue extrême de tout le corps ou d'un organe en particulier, une émotion vive et passagère, la répercussion d'un exanthème.

Les causes occasionelles sont, en théorie, fort différentes des causes spécifiques et prédisposantes; toutefois, dans quelques cas, cette distinction devient fort difficile et fort obscure. Dans le développement du rhumatisme, par exemple, le froid semble agir plus que les causes occasionelles et moins que les causes spécifiques : auquel de ces deux ordres de causes le rapportera-t-on ? Il existe de même des points de contact entre les causes occasionelles et les causes prédisposantes : les mêmes circonstances appartiennent aux premières, quand leur action est passagère; aux secondes, quand elle est prolongée; un excès dans l'usage du vin ou des liqueurs est cause occasionelle; l'ivrognerie est une cause prédisposante : la différence est ici bien tranchée, parce qu'on prend les extrêmes pour point de comparaison. Mais si la maladie se développe après une intempérance de plusieurs jours ou de quelques semaines, cette intempérance sera-t-elle cause occasionelle ou prédisposante? Ne pourra-t-elle pas même être cause spécifique, si la maladie a son siège dans le conduit digestif? Cette distinction des causes morbifiques présente donc quelques vices? Toutefois nous l'avons préférée aux autres, parce qu'elle est moins défectueuse encore, et surtout parce qu'elle est plus propre à guider dans les recherches relatives à la manière d'agir de ces causes.

De l'action des causes morbifiques. — Les diverses parties du corps ne sont pas toutes également exposées à l'action des causes morbifiques; quelques-unes, telles que le canal intestinal, les

poumons et la peau, ayant avec les objets extérieurs des rapports
plus variés et plus directs, sont plus sujets à en recevoir l'impression nuisible. Hufeland, dans sa *pathogénie*, les a, par ce
motif, désignées sous le nom d'*atria morborum*. Quelque soit
celui de nos organes qui soit exposé aux agens morbifiques,
il peut en recevoir l'impression de diverses manières. Quelques-
uns de ces agens portent leur action sur le système nerveux;
d'autres s'introduisent par le moyen de l'absorption; d'autres
pénètrent en vertu des lois physiques ou chimiques.

L'action des diverses causes morbifiques diffère beaucoup,
comme nous l'avons vu. Celle des causes spécifiques est en général évidente, bien qu'elle ne soit pas toujours facile à concevoir. La manière d'agir d'un corps vulnérant, d'un agent chimique ne nous embarrasse pas. Nous comprenons de même
comment la contraction violente des muscles peut déterminer la
formation d'une hernie, la luxation d'un os, la fracture de la
rotule, ou la rupture d'un tendon; mais la plupart des causes
que nous venons d'énumérer, en même temps qu'elles ont une
action physique ou chimique sur le tissu des organes, produisent
d'autres effets qui sont subordonnés aux lois de la vie; ainsi les
parties divisées, déplacées ou soumises à l'action des réactifs,
deviennent rouges, chaudes, douloureuses, tuméfiées; une exhalation nouvelle s'y établit, etc.; ces effets n'ont rien qui nous
étonne encore, parce que nous sommes accoutumés à les observer. Cependant si nous voulons les approfondir, et connaître
la manière dont ils sont produits, nous sommes obligés de convenir de notre ignorance, à moins que nous ne préférions la
remplacer par des erreurs ou la voiler sous un langage qui nous
en impose à nous-mêmes. Il en est de même de l'action des gaz
asphyxians, des poisons âcres, narcotiques et septiques. L'action
des principes contagieux, bien que très-facile à constater, est
plus obscure encore, puisqu'ils échappent eux-mêmes à nos sens.
Voyez CONTAGION.

La plupart des maladies, et surtout des maladies internes, se
développent sans cause déterminante manifeste; elles sont dues
à des causes prédisposantes, dont l'action est ordinairement difficile à apprécier; toutefois cette action ne saurait être révoquée
en doute, lorsqu'on réunit une masse imposante de faits, et qu'on
en déduit des conséquences générales. Si, par exemple, on ras-
semble un grand nombre d'observations relatives à telle ou telle

affection, et qu'on reconnaisse que, dans la presque totalité des cas, la maladie s'est manifestée dans telle saison, sous tel climat, à tel âge, dans tel tempérament, etc., il faudra bien admettre que ces circonstances forment autant de conditions favorables ou même nécessaires à la production de cette maladie. Au reste, les causes prédisposantes n'ont pas toutes une énergie égale. Par exemple, l'usage d'alimens succulens, la diminution de l'exercice et des évacuations ordinaires, sont des causes qui agissent avec énergie dans le développement de la pléthore; chacune de ces causes, portée à un certain degré, aurait pu produire l'effet auquel toutes ont concouru; l'âge et le sexe, au contraire, sont plutôt des conditions qui ne s'opposent point au développement de telle ou telle maladie, que des circonstances qui aient une part active dans son développement. Les causes prédisposantes générales et individuelles peuvent agir concurremment dans la production des maladies; elles peuvent agir aussi d'une manière isolée. Leur énergie est d'autant plus grande, qu'elles se prêtent mutuellement appui, c'est-à-dire qu'elles tendent à imprimer à l'économie une même modification. Les premières donnent naissance aux maladies populaires, les secondes aux maladies sporadiques. *Voyez* MALADIES POPULAIRES, ÉPIDÉMIQUES, ENDÉMIQUES, SPORADIQUES.

Il est un grand nombre de maladies, surtout parmi celles qui sont du ressort de la pathologie interne, qui surviennent sans cause appréciable, et dont on ne peut attribuer le développement qu'à une prédisposition inexplicable de l'économie. Il ne faut pas confondre les causes prédisposantes avec les prédispositions; celles-ci sont l'effet des premières; mais il est à observer sur ce point que souvent la prédisposition existe sans qu'on connaisse les causes qui l'ont produite, et que souvent aussi des causes prédisposantes agissent long-temps sans produire la prédisposition.

Il nous reste, pour achever ce qui a trait à l'action des causes morbifiques, à dire quelques mots des causes occasionelles. Celles-ci n'ont qu'une influence très-secondaire sur le développement des maladies. En effet elles ne se rattachent à l'histoire d'aucune d'elles en particulier. La même cause occasionelle peut provoquer le développement de toutes les maladies, et la même maladie peut être suscitée par toute espèce de causes occasionelles Celle-ci n'est en quelque sorte qu'une secousse imprimée à l'économie; elle n'a aucun résultat chez l'homme sain; elle ne fait que hâter, chez celui qui ne l'est pas, l'apparition d'un mal imminent.

Tels sont les principaux points que présente la doctrine des causes morbifiques. Nous avons dû l'envisager seulement dans ce qu'elle offre de positif, en la dégageant de toutes les opinions hypothétiques dont elle a été surchargée.   (CHOMEL.)

CAUSTICITÉ , s. f. *causticitas* ; propriété des substances caustiques. *Voyez* ce mot.

CAUSTIQUE , adject. pris substant. *causticus*, dérivé de χαίω , *uro*, je brûle : substance qui par une action chimique particulière désorganise, convertit en escarre les parties avec lesquelles on la met en contact.

On désigne asssez souvent les caustiques sous le nom de *cautères potentiels*, pour les distinguer du feu qui forme le *cautère actuel*. On trouve, dans les auteurs qui ont traité spécialement de ces substances, une foule d'hypothèses imaginées pour expliquer leur puissance et rendre compte de leur manière d'agir sur les parties vivantes. Ces hypothèses, fondées pour la plupart sur des connaissances chimiques incomplètes ou fautives, ne méritent pas d'être reproduites. Les anciens employaient les caustiques , mais ils n'en connaissaient qu'un petit nombre , et ils avaient plus souvent recours à l'application du fer rouge. Ce n'est guères que vers le milieu du quatorzième siècle, à l'époque où se répandirent les découvertes des alchimistes , que les caustiques se multiplièrent, et qu'on les vit peu à peu obtenir la préférence sur le cautère actuel. On pourrait distinguer les caustiques, à l'imitation des anciens, en *cathérétiques* et en *escarrotiques* ; les premiers n'ont qu'une action faible : celle des seconds est très-énergique; mais il faut observer que l'activité de ces médicamens varie suivant leur degré de concentration, la durée de leur application, la texture et la sensibilité des parties sur lesquelles on les applique. Schwilgué a proposé une autre classification fondée sur une base pathologique ; il rapporte tous les caustiques à deux grandes classes : la première renferme ceux qui ne sont pas susceptibles d'être absorbés ou dont l'absorption ne peut donner lieu à aucun accident ; dans la seconde se rangent ceux que l'on peut nommer vénéneux, parce que leur absorption peut produire des symptômes dangereux et même la mort : les subdivisions dans ces deux classes peuvent être établies sur la composition chimique des diverses substances caustiques. Nous ferons remarquer que

Fernel avait signalé les inconvéniens qui peuvent résulter de l'absorption de certains escarrotiques.

On n'emploie plus actuellement un aussi grand nombre de médicamens caustiques composés que dans les deux derniers siècles. La plupart de ces remèdes, vantés momentanément comme des spécifiques certains contre les ulcères rebelles, les squirrhes, les cancers, ont été appréciés à leur juste valeur; ils sont oubliés ou ne sont appliqués que par des empiriques ignorans, qui abusent de la crédulité des malades qui ont l'imprudence de se confier à leurs soins. On trouve des détails très-étendus sur ces mélanges escarrotiques dans Th. Fienus, dans Glandorp et dans les Mémoires pour les prix de l'Académie de chirurgie. Les caustiques les plus employés actuellement sont la pierre à cautère ou potasse caustique des pharmaciens; le beurre d'antimoine ou chlorure d'antimoine; l'ammoniaque concentrée sous forme liquide ou incorporée, suivant le procédé du docteur Gondret, dans du suif ou du beurre de cacao; les acides sulfurique, nitrique, hydrochlorique concentrés; le chlore; la pierre infernale ou nitrate d'argent fondu; le nitrate de mercure cristallisé, dissous dans quantité suffisante d'acide nitro-muriatique; ce sel dissous dans de l'eau; le sublimé corrosif ou deuto-chlorure de mercure en dissolution, en poudre, ou sous forme de trochisque; le précipité rouge ou deutoxyde de mercure; l'acide arsenieux connu aussi sous les noms d'oxyde d'arsenic, d'arsenic cristallin, d'arsenic sublimé, d'arsenic. J'ai indiqué précédemment les caustiques moins énergiques que l'on met en usage comme cathérétiques.

Quelques chirurgiens, peu habitués aux grandes opérations, accordent une préférence presque absolue aux caustiques sur le cautère actuel; d'autres, exagérant les inconvéniens qui peuvent résulter de l'emploi de ces agens chimiques, placent toute leur confiance dans la cautérisation par le feu. Ces deux opinions exclusives sont également à rejeter, et les praticiens exempts de prévention sont convaincus que ces deux moyens de désorganisation sont utiles; que dans quelques cas on peut suppléer l'un par l'autre, tandis que dans d'autres circonstances le feu présente des avantages que l'on ne trouverait pas dans l'emploi des escarrotiques. Nous ne pouvons cependant nous empêcher de faire remarquer que, si l'on pouvait présenter le tableau de tous les cas particuliers où les caustiques ont été employés, on serait sûrement effrayé de la multitude des accidens funestes qui ont été le résultat de leur application. Faut-il s'en étonner quand on voit encore, de nos jours, quelques individus appliquer des escarrotiques pour guérir radicalement des hernies, des sarcocèles, des cancers volumineux des mammelles, des carcinomes des os, etc., etc.

Les caustiques agissent avec moins de promptitude que le cautère actuel; de l'aveu de beaucoup de malades, ils produisent une somme de douleurs bien plus considérable que celles qui résultent de l'application du feu. Ils ne peuvent volatiliser les sucs putrides; ils donnent moins de ressort que le feu aux parties qui avoisinent les escarres; ils sont encore plus infidèles que lui pour arrêter les hémorrhagies des gros vaisseaux et même celles des vaisseaux capillaires; il est difficile de limiter exactement leur action; et plusieurs d'entre eux sont susceptibles, à la suite de l'absorption d'une partie de leurs molécules, de donner lieu aux accidens les plus graves et même à la mort. Malgré tous ces inconvéniens bien réels, les caustiques doivent être conservés dans la thérapeutique chirurgicale, parce qu'il existe des cas où il est nécessaire de produire, en même temps que l'escarrification, une douleur prolongée qui s'étende au loin, et puisse donner lieu à une dérivation puissante, à une fluxion inflammatoire extérieure soutenue. Il faut aussi des caustiques pour les malades qui se refusent absolument à l'application du feu; et d'ailleurs il est bien reconnu que certains d'entre eux réussissent mieux que la cautérisation actuelle, pour arrêter les progrès de quelques maladies, telles que les angines gangreneuses, les ulcères cancéreux de la peau.

Le degré de promptitude d'action des différens caustiques, la profondeur, l'étendue en superficie, le degré de consistance des escarres qu'ils produisent, l'intensité plus ou moins grande de l'inflammation qu'ils déterminent consécutivement, et surtout les effets nuisibles qui peuvent résulter de leur absorption, sont des circonstances fort importantes qui méritent toute l'attention du praticien. Il doit constamment y avoir égard, s'il veut faire un emploi méthodique de ces moyens dans la curation des maladies. Chaque espèce de caustique exige un mode particulier d'application, que j'indiquerai en les passant successivement en revue.

On est d'ailleurs bien d'accord qu'on doit préférer l'instrument tranchant aux caustiques, toutes les fois qu'il s'agit d'ouvrir des abcès chauds, ou même des abcès froids dont la circonférence n'est point environnée de duretés profondes. L'instrument tranchant est encore préférable pour ouvrir les dépôts formés par le sang ou par l'urine infiltrés ou épanchés. On a reconnu les avantages de l'extirpation sur la cautérisation dans le cas de tumeurs mobiles formées par des ganglions lymphatiques squirrheux. L'application des caustiques est toujours dangereuse et souvent funeste sur les tumeurs disposées à dégénérer en cancer, ou déjà passées à l'état cancéreux, et leur application réitérée sur des tumeurs bénignes de leur nature a souvent suffi pour les rendre cancéreuses, ou les convertir en ulcères rongeans.

Des caustiques considérés en particulier. — La *pierre à cautère* est ordinairement appliquée sous forme solide. Lorsqu'elle est bien préparée, un fragment arrondi, d'une ligne et demie de diamètre, placé sur la peau, produit en trois ou quatre heures une escarre circulaire de cinq à six lignes de largeur, et qui intéresse toute l'épaisseur du derme. (*Voyez* CAUTÈRE.) Si l'on veut obtenir une escarre allongée, on applique d'abord sur les tégumens un emplâtre de diachylum gommé, au milieu duquel on a pratiqué une ouverture longitudinale étroite, dans laquelle on place, à quelque distance les uns des autres, de petits fragmens de caustique, que l'on recouvre ensuite avec un second emplâtre non fenestré. La pierre à cautère, mise en contact avec une surface dénudée ou avec une membrane muqueuse, produit son effet en quelques minutes. Elle donne lieu à une escarre grisâtre, molle, humide, plus ou moins épaisse, suivant la quantité de caustique qui a été employée, et la durée de son application. La chute de l'escarre, quand celle-ci est formée par la peau, se fait attendre au moins jusqu'au huitième jour ; elle a lieu plus tôt, si l'escarre occupe des tissus plus mous. Pendant et après sa séparation, il survient ordinairement une suppuration abondante, d'abord sanieuse et ensuite de bonne nature. On n'a point observé d'effets fâcheux résultant de l'absorption de ce caustique.

On l'emploie avec avantage pour établir des exutoires, pour ouvrir des abcès froids environnés de duretés, pour entamer et faire suppurer ou exfolier des kystes, qu'il serait dangereux ou impossible d'extirper en totalité. On s'en est servi pour toucher et brûler des végétations cancéreuses du col de la matrice ; mais cette cautérisation a été suivie plusieurs fois de métrite ou de péritonite dangereuses. On s'en servait assez fréquemment autrefois dans le traitement des loupes graisseuses, mais on ne l'emploie plus guère à cet usage. Il est bien préférable d'enlever ces tumeurs avec le bistouri. On peut compter sur l'efficacité de ce caustique, pour cautériser les plaies récentes envenimées, les morsures des animaux enragés, la pustule maligne dans ses deux premières périodes, surtout lorsqu'il n'existe pas autour des escarres un engorgement œdémateux, mou, qui puisse faire redouter une fonte putride abondante.

Le *beurre d'antimoine* agit aussi avec beaucoup de promptitude et d'énergie. Les escarres qu'il forme sont blanchâtres et plus sèches, plus dures, plus exactement limitées que celles qui résultent de l'application de la pierre à cautère. On peut facilement, à cause de sa consistance, le faire pénétrer dans toutes les anfractuosités d'une plaie; mais il se décompose avec promptitude, s'il se trouve en contact avec du sang. M. Smith, dans une très-bonne *thèse* qu'il a soutenue à la Faculté de médecine de Paris, en 1815, range ce caustique au nombre de ceux dont l'absorption n'est point à redouter. On l'emploie fréquemment pour cautériser les plaies faites par des animaux enragés, après les avoir agrandies, si elles sont étroites et profondes. Il faut aussi avoir l'attention d'absorber soigneusement le sang. On porte ce caustique dans la plaie, au moyen d'un pinceau de linge, et on laisse utilement dans la blessure un bourdonnet de charpie, qui en est imbibé. Cet escarrotique est un de ceux que recommandent Chaussier et Énaux dans le traitement de la pustule maligne. Avant d'en faire l'application dans ce cas, il faut fendre les escarres dans toute leur épaisseur. Nous ferons remarquer que le cautère actuel, de l'aveu du plus grand nombre des praticiens, peut avantageusement remplacer les deux caustiques dont je viens de parler dans le traitement des plaies envenimées et de la pustule maligne.

L'*ammoniaque* mérite très-peu de confiance comme caustique; son application produit promptement une vive douleur, des phlyctènes, une forte inflammation; mais rien n'est moins constant que l'épaisseur des escarres qui résultent de son action: aussi ne s'en sert-on que pour cautériser des piqûres d'insectes, et quelquefois pour cautériser lentement et douloureusement la peau dans quelques affections cérébrales ou névralgiques. On se sert alors du mélange de cette substance avec le suif, proposé par M. Gondret. Ce caustique n'est point vénéneux.

Les *acides sulfurique, nitrique, muriatique concentrés* agissent promptement sur les membranes muqueuses et sur les surfaces dénudées. Ils ne sont pas vénéneux; mais on n'obtient presque jamais, en les employant, des escarres profondes. Il résulte de là que l'on ne peut guère compter sur leur efficacité dans le traitement des morsures et des plaies envenimées. On s'en est cependant servi avec succès pour cautériser la pustule maligne à son début. Le chlore et l'acide hydrochlorique sont d'une grande efficacité pour arrêter les progrès des aphthes putrides, des angines gangreneuses. Wan-Swieten recommande d'employer ces corps purs quand la maladie marche avec rapidité, et de les mêler avec du miel quand elle est moins active. Des observations plus récentes, recueillies par M. Bretonneau et par d'autres praticiens, ont confirmé l'utilité de ce mode de cautérisation dans le cas dont il s'agit. On se sert aussi des acides minéraux pour détruire les végétations verruqueuses de la peau; mais il ne faut pas oublier que des cautérisations réitérées font souvent dégénérer ces excroissances en cancer.

a *pierre infernale* n'agit que très-lentement sur la peau, mais elle désorganise promptement les chairs vives. L'escarre qu'elle produit est sèche, grisâtre, peu épaisse. L'action irritante de ce caustique est faible et de peu de durée. Son absorption n'est pas à redouter. Cet escarrotique ne doit pas être employé, à cause de son peu d'énergie, dans le traitement des plaies faites par des animaux enragés. On s'en est servi avec succès pour faire cicatriser des fistules simples de la glande parotide; des ulcères de la cornée et du bord libre des paupières; pour détruire des hernies de l'iris, de la choroïde. On l'a également employé, mais avec des résultats très-variables, pour faire disparaître des dartres peu douloureuses. Appliquée en poudre sur des ulcères compliqués de pourriture d'hôpital, la pierre infernale arrête assez sûrement les progrès de cette complication. M. Ollivier m'a communiqué un assez grand nombre d'observations qu'il a recueillies en Espagne, et qui établissent ce fait. Cependant le cautère actuel conviendrait mieux dans cette circonstance. La pierre infernale est le meilleur de tous les cathérétiques. Lorsque les bourgeons charnus d'une plaie ou d'un ulcère sont mous, exubérans, on les réprime avec facilité, en passant sur eux cette substance.

Au moment où l'escarre se détache, on remarque quelquefois que la cicatrice s'est formée au-dessous d'elle.

' La *dissolution de nitrate de mercure cristallisé dans l'acide nitro-muriatique* a été proposée et employée par M. Récamier pour remplacer la pâte arsenicale dans le traitement des ulcérations cancroïdes superficielles de la peau du visage. J'ai employé deux fois ce moyen avec succès; mais je ne pourrais assurer qu'il agit aussi énergiquement que le caustique arsenical. Le seul avantage qu'il offre, c'est que l'on n'a point à redouter d'effets fâcheux, résultant de son action.

-. Les autres *caustiques mercuriels* liquides ne sont plus guère employés que dans le traitement de quelques maladies vénériennes, ou pour détruire des végétations larges, aplaties, que l'on ne pourrait, sans inconvéniens, enlever avec l'instrument tranchant. L'emploi du sublimé en poudre, comme caustique, est extrêmement dangereux, et doit être complétement abandonné. Zacutus Lusitanus, Lamothe, Pibrac et d'autres praticiens rapportent avoir vu cet escarrotique donner lieu à des douleurs atroces, à des vomissemens violens, à des convulsions et à la mort. Les trochisques, préparés avec cette substance, seraient moins dangereux, parce qu'elle y est en petite quantité. Cependant, s'il était nécessaire de cautériser un trajet fistuleux, il conviendrait d'employer un autre caustique.

, Le *précipité rouge* est beaucoup moins caustique que le sublimé; il est employé quelquefois en poudre ou mélangé à un corps gras, comme cathérétique; il forme la base d'une pommade que Murray a employée avec avantage contre les diverses espèces de teignes, et de plusieurs autres pommades recommandées contre les ophthalmies chroniques, entretenues par des ulcérations du bord libre des paupières.

, Les *préparations arsenicales* entrent dans la composition d'un grand nombre de caustiques, mais elles ne jouissent pas toutes du même degré de causticité. Les sulfures d'arsenic, beaucoup moins actifs que l'acide arsénieux, connu vulgairement sous le nom d'arsenic ou d'arsenic blanc, sont très-rarement employés. Cette substance est l'escarrotique dont on a le plus abusé, et c'est peut-être aussi celui avec lequel on a le plus obtenu de guérisons. M. Patrix, dans un opuscule intitulé l'*Art d'appliquer la pâte arsenicale*, et M. Smith, dans sa *thèse sur l'emploi des caustiques*, ont réuni un assez grand nombre d'observations extraites de divers auteurs, qui ne laissent aucun doute sur la qualité vénéneuse de l'arsenic, et sur la cause des accidens funestes qui succèdent à son application, lorsqu'elle est faite suivant un mode vicieux, ou dans des circonstances défavorables. Cependant ce médicament est d'un puissant secours en chirurgie, et le professeur Dubois l'emploie très-souvent, mais *mélangé à d'autres substances, et sous la forme de pâte*; il l'applique sur de très-larges surfaces, et il a obtenu des succès très-multipliés, sans avoir eu une seule fois l'occasion d'observer des accidens sympathiques graves, résultant de son absorption.

La poudre de Rousselot, celle du frère Côme, celle qu'emploie M. Dubois, ne diffèrent essentiellement les unes des autres que par les proportions d'arsenic qu'elles contiennent. Le mélange qui réunit les conditions les plus avantageuses, et qu'emploie ce praticien, contient un demi-gros d'arsenic, une once de vermillon de Hollande, une demi-once de sang-dragon. Ces substances doivent être réduites en poudre impalpable, dans un mortier de verre, et mélangées avec le plus grand soin.

Ce caustique ne doit pas être employé en poudre. Avant de s'en servir, il faut en former une pâte homogène bien liée, assez ferme, en le délayant au moyen d'une spatule, soit avec de la salive, soit avec de l'eau gommée. On a particulièrement recours à la pâte arsenicale, dans le traitement des ulcères chancreux de la peau du visage; pour changer la nature défavorable de la surface de certains ulcères qui succèdent à l'extirpation de tumeurs cancéreuses; ou d'autres ulcères qui se sont développés spontanément, et restent stationnaires, malgré l'emploi de moyens variés.

La pâte arsenicale ne doit jamais être appliquée sur des tumeurs cancéreuses proprement dites. Quand les ulcères cancéreux de la peau sont couverts d'une croûte, il faut d'abord l'enlever ou la faire tomber par des applications émollientes. Si ces ulcères présentent sur leur surface des végétations saillantes, il faut les exciser, et dans ce cas on recouvre la plaie avec un morceau d'amadou, que l'on enlève avec précaution au bout de trois ou quatre jours, lorsqu'il est détaché des chairs par la sérosité.

La surface ulcérée ayant été abstergée avec soin, au moyen d'un linge fin, on la recouvre d'une couche de caustique qui doit s'étendre sur la peau, un peu au delà de la circonférence de l'ulcère. On donne à cette couche d'autant plus d'épaisseur, que l'on se propose d'obtenir un effet plus profond.

On applique ensuite sur le caustique ou de la toile d'araignée, ou de l'agaric de chêne rapé, ou un linge fin, ou de la charpie, et quelquefois il est nécessaire de placer un bandage contentif.

Le caustique se dessèche peu de temps après son application; il s'humecte quelquefois de nouveau, quand l'ulcère a une grande étendue, et n'acquiert de la consistance que quand il a cessé d'agir. La douleur que produit la pâte arsenicale est tantôt assez vive, d'autres fois très-obtuse. Elle est accompagnée d'un gonflement tantôt œdémateux, tantôt érysipélateux, qui n'est pas de longue durée. Après la chute de l'escarre, on trouve quelquefois une partie de l'ulcère cicatrisée; on panse le reste avec des topiques adoucissans. On peut réitérer sans danger l'application de la pâte arsenicale, pourvu que chaque fois le mal diminue. La cicatrice qui résulte de ce mode de cautérisation, est douce, unie, élastique, blanche; elle conserve presque toutes les conditions de la peau.   (MARJOLIN.)

CAUSUS, s. m., mot latin emprunté de καῦσος, ou, suivant d'autres, καῦσον, qui vient de καίω, je brûle. Le nom de causus a été donné à une fièvre qui s'observe ordinairement dans les plus grandes ardeurs de l'été, et qui est caractérisée par une chaleur brûlante et une soif excessive; les modernes, pour cette raison, l'ont nommée *fièvre ardente*. Galien en fait deux espèces, d'après le plus ou le moins d'intensité de ses symptômes. Sauvages, ayant moins égard à sa véritable nature, qui en général la rapproche des fièvres continues, qu'à quelques faits observés par Hippocrate et dans lesquels une exacerbation avait lieu en tierce, place le causus dans le genre des tritéophies ou tierces continues. Les signes caractéristiques de cette maladie sont, en outre des symptômes communs à toutes les fièvres bilieuses, une extrême sensibilité de l'épigastre portée au point de produire une vraie cardialgie, une soif inextinguible, une chaleur dévorante des entrailles, la langue sèche, noirâtre, fendillée, une agitation continuelle, des anxiétés désespérantes, une céphalalgie atroce, quelquefois un délire frénétique, et consécutivement tous les phénomènes des fièvres adynamiques et ataxiques. Il y en a là assez pour justifier l'opinion des auteurs qui presque tous ont regardé le causus comme une fièvre bilieuse portée à son maximum d'intensité. C'est aussi l'idée du judicieux Pringle, qui a eu occasion d'observer cette maladie en Flandre, dans l'été de 1748. M. le professeur Pinel ne pense pas de même ; à ses yeux, le causus n'est pas une maladie simple ; c'est une complication de la fièvre bilieuse avec la fièvre inflammatoire ou angioténique. Mais une semblable manière de voir n'est plus en rapport avec l'état actuel de la médecine, et aujourd'hui il serait impossible de méconnaître la véritable nature du causus. La maladie qu'on a appelée de ce nom n'est évidemment qu'une gastrite très-intense, accompagnée de symptômes bilieux, ou une gastro-hépatite très-commune en été, surtout dans les pays chauds et chez les sujets d'un tempérament ardent et irritable. L'étude approfondie des symptômes que les auteurs ont observés dans cette affection ne peut à nos yeux laisser aucun doute sur son caractère inflammatoire et sur le siége de la phlegmasie. *Voy.* les mots FIÈVRES, GASTRITE, GASTRO-HÉPATITE. (COUTANCEAU.)

CAUTÈRE, s. m., *cauterium* ; ce mot a plusieurs acceptions en médecine : il est employé pour désigner des instrumens de métal destinés à brûler ou à échauffer fortement les parties avec lesquelles ils sont mis en contact immédiat ou médiat ; ce sont les *cautères actuels*. On nomme *cautères potentiels* des agens chimiques propres à convertir en escarres les parties vivantes (*voyez* CAUSTIQUES) ; et enfin on donne le nom de *cautères* à des ulcères produits artificiellement, et le plus souvent avec la potasse caustique des pharmacies, qui pénètrent jusque dans le tissu cellulaire et dont on entretient long-temps la suppuration.

CAUTÈRE ACTUEL, *cauterium, cauterium actuale ; ferrum candens ; ferramentum igneum ;* on peut cautériser immédiatement avec tous les corps solides enflammés. Les anciens cautérisaient dans beaucoup de cas avec des liquides bouillans, et surtout avec de l'huile ; mais depuis un grand nombre d'années on n'emploie comme cautères actuels que les métaux, parce qu'ils sont susceptibles de se pénétrer d'une grande quantité de calorique ; qu'ils en sont les meilleurs conducteurs, et que l'on peut déterminer, avant de les appliquer, la profondeur et l'étendue des escarres qu'ils produiront. On accorde la préférence aux métaux les plus durs, malléables, susceptibles de s'élever à un haut degré de température sans entrer en fusion, sans se déformer, sans s'oxyder profondément. Suivant la plupart des auteurs, le fer et surtout l'acier présentent toutes ces conditions, et ils ont en outre le grand avantage de changer de couleur à mesure que leur température devient plus élevée. Ils ont déjà acquis un haut degré de chaleur, quand ils sont d'un *rouge obscur;* ils sont plus chauds encore, quand ils sont d'un *rouge cerise;* ils sont à leur plus haut haut degré de température quand ils sont *incandescens* ou d'un *rouge blanc.* Personne ne croit plus, quoi qu'en aient dit les anciens et même quelques modernes, que les cautères d'or et d'argent sont plus salutaires que ceux de fer, qu'ils conviennent spécialement à certaines maladies, et qu'ils produisent des brûlures moins douloureuses et plus faciles à guérir. Nous ferons remarquer que M. Gondret vient de constater par un grand nombre de faits que le cuivre, qui a pour le calorique une bien plus grande capacité que le fer et l'acier, leur est préférable pour la confection des cautères et qu'il produit les escarres dans un temps cinq à six fois plus court.

Les médecins grecs avaient adopté des cautères de différentes formes; les Arabes multiplièrent ces formes sans aucune nécessité. Les chirurgiens allemands, italiens, hollandais, français, en réduisirent successivement le nombre, et dans l'excellent traité de *pyrotechnie chirurgicale* de M. Percy, on n'en trouve que six espèces décrites et recommandées. Ces espèces sont le cautère *cylindrique* ou en roseau; le cautère *conique,* dont la pointe doit être tronquée; le cautère *cultellaire* ou en forme de rondache; le *nummulaire* formé par une plaque ovale ou arrondie; l'*octogone;* enfin le cautère *circulaire,* disque épais, excavé à son centre, employé pour la cautérisation sincipitale.

Outre ces cautères qui peuvent être employés dans le plus grand nombre des cas où la cautérisation est indiquée, on en compte encore quelques-uns qui sont réservés pour quelques organes. Dans les cas urgens tout chirurgien doit savoir d'ailleurs employer, comme *cautère,* les premiers corps métalliques, qu'il peut se procurer.

Pour les grandes cautérisations on est souvent obligé d'employer successivement plusieurs cautères de forme semblable ou analogue, et alors il faut s'en munir avant de commencer l'opération. Tous les cautères que l'on se proposera d'employer seront mis au feu en même temps. Il est important que l'extrémité cautérisante des cautères soit assez volumineuse pour se pénétrer d'une grande quantité de calorique, et que leur tige soit assez longue pour ne pas devenir extrêmement chaude dans toute sa longueur. Les couteliers ont l'habitude de monter chaque cautère sur un manche fixe. Il y aurait, sous plusieurs rapports, de l'avantage à terminer toutes les tiges des cautères par une *soie carrée*, que l'on fixerait dans un manche commun, comme l'a proposé M. Percy, soit par une vis de pression, soit par une bascule à ressort. Deux manches seraient alors suffisans pour tous les cautères. Pendant que le chirurgien emploierait l'un de ces instrumens, un aide adapterait le second manche au cautère prêt à servir.

CAUTÈRE, s. m. *fonticulus;* espèce d'exutoire de forme arrondie ou ovale que l'on peut établir dans le tissu cellulaire sur diverses régions du corps, et dont on entretient ordinairement la suppuration pendant un temps prolongé.

Les parties du corps sur lesquelles on ouvre le plus souvent les cautères sont le bras, la cuisse, la jambe. Au bras, on les place dans cet espace celluleux, qui sépare l'insertion inférieure du muscle deltoïde de l'insertion supérieure du muscle brachial antérieur. A la cuisse, il convient de les ouvrir à trois travers de doigt au-dessus du condyle interne du fémur et un peu au-devant du tendon du grand adducteur. A la jambe on les établit à la partie supérieure interne de ce membre, derrière le bord interne du tibia et au-dessous de l'expansion aponévrotique connue sous le nom de patte d'oie formée par les muscles couturier, grêle interne et demi-tendineux.

On établit très-souvent des cautères à la nuque, dans les gouttières vertébrales, sur le thorax, derrière le grand trochanter.

On peut avoir recours à plusieurs procédés pour établir un cautère. Quelques chirurgiens se contentent d'appliquer un vésicatoire sur la peau, de le faire suppurer pendant quelques jours et au bout de ce temps ils placent un pois sur le centre de la partie excoriée, le couvrent d'un emplâtre de diachylum, d'une compresse épaisse qu'ils assujettissent avec un bandage assez serré pour faire pénétrer peu à peu le pois à travers le derme. Ce procédé est défectueux sous plusieurs rapports : il occasionne une douleur prolongée pendant plusieurs jours, le derme ne s'ulcère qu'avec difficulté, l'ulcère est trop étroit, la suppuration ne s'établit que difficilement et en trop petite quantité.

On peut établir plus méthodiquement un cautère en pratiquant une incision à la peau, après l'avoir soulevée, en lui faisant former un pli. On remplit ensuite la plaie avec un rouleau de charpie que la suppuration détache au bout de quelques jours et que l'on remplace, dans les pansemens suivans, avec un corps arrondi plus dur. Ce second procédé offre encore plusieurs inconvéniens. Il ne peut être mis en usage pour les personnes qui redoutent les opérations sanglantes ; l'incision n'attire pas une fluxion égale à celle qui est ordinairement la suite de l'emploi d'un caustique, et la plaie, n'offrant aucune perte de substance, conserve trop de tendance à se refermer.

On peut ouvrir les cautères avec la plupart des caustiques liquides ou solides, mais on accorde généralement la préférence à la piérre à cautère des pharmacies (*V.* POTASSE.) Il vaudrait peut-être mieux employer la potasse parfaitement pure. On serait alors plus certain d'obtenir, avec des quantités données de cette substance, des escarres d'une profondeur et d'une largeur déterminées. Un fragment arrondi et d'une ligne et demie de diamètre de pierre à cautère bien préparée est suffisant pour ouvrir un cautère ordinaire sur les membres ; mais il faut plusieurs fragmens de ce volume pour établir les grands cautères dans les gouttières vertébrales et sur les autres parties du tronc. On commence par appliquer sur la peau un emplâtre épais de diachylum gommé, au centre duquel on a pratiqué une ouverture arrondie ou ovale, on place le caustique dans cette ouverture, et on le recouvre avec un second emplâtre de diachylum non fenestré, et une compresse qu'on assujettit avec un bandage peu serré.

Très-peu de temps après son application la pierre à cautère commence à se fondre ; elle agit sur la peu avec laquelle elle se combine en la désorganisant ; le malade éprouve d'abord une chaleur douce et ensuite une douleur modérée, qui a de l'analogie avec celle que déterminent les phlegmons peu intenses ; cette douleur diminue dès que la potasse est entièrement fondue. Si au bout de quatre ou cinq heures on lève l'appareil, on trouve une escarre noire, humide, arrondie ; autour de l'escarre la peau est rouge, sensible, le tissu cellulaire est légèrement gonflé.

On panse avec de l'onguent de la mère ou du basilicum étendu sur du linge ; au bout de cinq à six jours, l'escarre commence à se détacher par sa circonférence, la suppuration s'établit, et quand l'escarre est totalement détachée, on entretient l'ulcère en y plaçant un ou plusieurs pois ordinaires, ou bien des boules d'oranges ou de racines d'iris sèche ; si on veut l'irriter d'avantage et obtenir une sécrétion plus abondante de pus. On peut aussi dans cette intention enduire les pois avec des pommades ou des onguens plus ou moins stimulans. Les pois ou les boules d'iris doivent être traversés par un fil, afin qu'on les puisse plus facilement retirer de l'ulcère. A chaque pansement on applique par-dessus le pois une feuille de lierre ou un morceau de sparadrap très-mince de diachylum gommé, étendu sur de la toile ou sur du papier.

Les pansemens doivent d'ailleurs être modifiés suivant le degré de sensibilité des chairs et suivant les qualités de la suppuration. *Voy.* PLAIES, ULCÈRES.

Les circonstances dans lesquelles les cautères peuvent être utiles, les précautions qu'il convient de prendre lorsqu'on se propose de les supprimer seront exposés à l'article EXUTOIRE.

(MARJOLIN.)

CAUTÉRISATION, s. f., *cauterisatio;* est une opération qui a pour but de produire l'ustion ou l'escarrification des parties organisées, dans la vue de prévenir, de guérir ou de pallier une maladie.

On peut cautériser avec les métaux ardens, les charbons embrasés, le phosphore, le soufre enflammé, la poudre à canon, les liquides bouillans, les rayons solaires concentrés, et enfin avec les agens chimiques que l'on nomme caustiques ou cautères potentiels.

Les effets que produit la cautérisation sont nombreux, et il faut remarquer qu'ils offrent des différences importantes suivant l'espèce d'agent avec lequel on l'exécute, et suivant la manière dont on emploie chaque agent. Je suis donc amené naturellement à décrire chaque mode de cautérisation, à indiquer les effets primitifs et consécutifs de chacun d'eux, et à énumérer les cas principaux où ils sont employés avec le plus de succès.

Je ne traiterai dans cet article que de la *cautérisation actuelle,* c'est-à-dire de celle que l'on pratique avec des corps imprégnés de calorique : on a traité de la cautérisation potentielle à l'article CAUSTIQUE.

Les modernes distinguent sept modes de cautérisation actuelle : la *cautérisation inhérente,* la *cautérisation transcurrente,* la *cautérisation par pointes,* la *cautérisation lente ou prolongée,* la *cautérisation objective,* la *cautérisation par les rayons solaires,* la *cautérisation par les liquides bouillans,* etc.

La cautérisation inhérente consiste à appliquer vivement, avec une certaine force, à une ou à plusieurs reprises, un métal très-chaud sur une partie que l'on a intention de désorganiser assez profondément. Il est souvent nécessaire pour ce genre de cautérisation d'être muni de plusieurs cautères que l'on fait chauffer en même temps. Avant de les appliquer, il faut avoir l'attention, sur les sujets irritables, de préserver contre l'action trop vive de la chaleur les parties voisines de celles que l'on se propose de cautériser : on y parvient en les couvrant, soit de compresses épaisses, soit de bandes de carton ou de feutre trempées dans une solution d'alun ou de sel commun, et ensuite légèrement exprimées. Lorsque les malades sont très-craintifs, il est prudent de leur faire bander les yeux et de les contenir pendant l'opération. Il est presque toujours nécessaire d'entamer la peau avec le bistouri avant de recourir à la cautérisation inhérente ; sans cette précaution l'escarre serait trop superficielle. Le fer incandescent ne doit pas être laissé appliqué plus de six à huit secondes. Au bout de ce temps il a déjà perdu beaucoup de sa chaleur, surtout si la partie est très-abreuvée de fluides ; il n'agit presque plus que comme excitant, et il devient adhérent aux parties avec lesquelles on le tient en contact, ce qui expose à arracher, en le retirant, l'escarre qu'il a produite. Si on ne juge pas cette première escarre assez profonde, il faut à l'instant même appliquer un second cautère et quelquefois un troisième. Quand le sang coule abondamment d'une partie que l'on veut cautériser, il faut tâcher de suspendre momentanément son cours, ou d'étancher rapidement ce fluide avant d'appliquer le fer, soit pour qu'il agisse avec plus d'énergie, soit pour empêcher que le sang, échauffé par son contact, ne brûle ensuite les parties sur lesquelles il doit s'écouler.

Quand le fer rouge doit être porté profondément, à travers les muscles, sur les os affectés de carie ou de nécrose, il faut, pour protéger les chairs, écarter fortement les bords de l'incision que l'on a faite, et conduire le cautère à travers une canule de métal assez épaisse pour ne pas s'échauffer avec rapidité. On a aussi proposé de se servir dans ce cas de canules préparées avec du carton fin, épais, et imprégnées d'une solution d'alun, afin qu'elles ne puissent pas s'enflammer. On évitera, autant que possible, de porter profondément le fer incandescent dans le voisinage trop immédiat des gros vaisseaux, des cordons nerveux principaux, des grandes articulations.

La cautérisation inhérente donne lieu à une douleur vive,

mais qui ne tarde pas à se calmer : elle produit une escarre dont l'épaisseur est en raison du degré et de la quantité de chaleur du cautère, de la force avec laquelle il a été appliqué, de la répétition de son application, et de la texture plus ou moins molle des parties. Les liquides sains ou putrides qui étaient contenus dans la partie escarrifiée sont évaporés ou décomposés ; les vaisseaux et les nerfs sont détruits, et la sensibilité et la circulation y sont anéanties. Les parties voisines de l'escarre sont vivement irritées, elles éprouvent une sorte de froncement. Au bout de quelques jours, on voit se former une fluxion qui devient la première cause de la séparation des parties brûlées et de la suppuration plus ou moins abondante qui succède à leur chute. Cette fluxion peut devenir un puissant dérivatif; elle est assez souvent accompagnée d'une fièvre intense.

D'après ces effets, on conçoit facilement que c'est avec raison que l'on a conseillé la cautérisation inhérente dans le traitement des plaies envenimées, des maladies gangreneuses essentielles, des gangrènes humides profondes. Elle n'est pas moins utile pour arrêter les hémorrhagies dont on ne peut se rendre maître, ni par la ligature, ni par le tamponnement. Elle a souvent été employée avec succès pour détruire des portions de tumeurs fongueuses, cancéreuses, que l'on ne pouvait atteindre avec le bistouri; pour obtenir la guérison de plusieurs espèces de fistules salivaires, pour guérir la grenouillette; M. Dupuytren en a fait un heureux emploi dans le traitement de fistules vagino-vésicales. Presque tous les auteurs la recommandent contre la carie, et on l'a vu réussir assez fréquemment dans le traitement de plusieurs névralgies et de l'épilepsie. Dans cette dernière maladie, le fer rouge a été appliqué, tantôt sur le point d'où partait l'*aura epileptica*, et d'autres fois sur le sommet de la tête, etc., etc.

La *cautérisation transcurrente* consiste à promener légèrement sur la surface de la peau le bord du cautère cultellaire, ou la pointe tronquée du cautère conique. Il ne faut pas, dans cette cautérisation, désorganiser toute l'épaisseur du derme. Il suffit donc que l'instrument soit d'un *rouge cerise*. M. Percy conseille cependant de l'employer le plus chaud possible. Les raies de feu seront pratiquées de manière à ne pas se croiser; elles seront aussi assez éloignées les unes des autres pour que l'inflammation n'envahisse pas toute la largeur des bandes de peau qui les séparent. Si le cautère n'a pas produit, en le promenant sur la peau, une im-

pression assez profonde, on le promène une seconde fois sur
les lignes qu'il a tracées. La douleur est assez vive, mais peu
profonde, dans cette espèce de cautérisation ; les escarres sont
jaunâtres, minces, étroites ; mais, au bout de quelques jours,
elles s'élargissent. Il survient alors du gonflement inflammatoire, la douleur se réveille ; quelquefois il survient de la fièvre.
Les escarres se détachent peu à peu, la douleur cesse, et il s'é-
tablit une suppuration superficielle, qui se prolonge pendant
douze ou quinze jours, et quelquefois pendant un temps plus
long.

La cautérisation transcurrente est un puissant résolutif ; mais
elle ne peut convenir, quand les engorgemens pour lesquels on
y a recours sont très-douloureux, ou sur le point d'abcéder.
Elle a particulièrement été employée avec succès dans les tumeurs blanches rhumatismales et scrofuleuses du genou, du
poignet, du coude ; dans les hydropisies indolentes de ces articulations, dans les névralgies. On pourrait rationnellement y
recourir dans quelques engorgemens profonds des ganglions
lymphatiques et du tissu cellulaire.

Après avoir pratiqué cette cautérisation, il faut, pendant
quelques jours, se borner à envelopper la partie malade avec
des linges chauds ou avec de la flanelle, et n'employer les
corps gras dans les pansemens que quand l'inflammation, qui
doit donner lieu à la chute des escarres, commence à s'é-
tablir.

La *cautérisation par pointes* tient, en quelque sorte, le milieu entre la cautérisation inhérente et la transcurrente. Elle est
très-employée dans la médécine vétérinaire, mais elle l'est encore très-peu dans notre chirurgie. Elle consiste à appliquer sur
la peau, plusieurs fois et à des distances plus ou moins grandes,
la pointe incandescente du cautère conique, avec assez de force et
assez long-temps pour cautériser toute l'épaisseur du derme.
Ce mode de cautérisation convient pour ouvrir ces petits abcès
multipliés, que l'on voit se former successivement et presque
sans inflammation sur le trajet des vaisseaux lymphatiques de
certains sujets languissans, dont les chairs sont molles, flasques ;
chez lesquels les plaies se changent facilement en ulcères de mauvaise nature. Elle convient aussi pour les tumeurs blanches
très-volumineuses, indolentes, qui ne cèdent point à la cautéri-

sation transcurrente. J'ai vu M. Dupuytren associer utilement, dans ce cas, deux modes d'application du feu.

La cautérisation lente ou prolongée se pratique avec le *moxa*. On donne ce nom à un cylindre préparé avec des substances facilement combustibles, de six à huit lignes de hauteur, et dont le diamètre varie suivant les régions du corps où il doit être appliqué, suivant le degré d'irritation que l'on veut produire et l'abondance de suppuration que l'on se propose de procurer. Les plus petits moxas ont au moins huit lignes de diamètre, et les plus grand vingt lignes ou deux pouces. Les Chinois et les Japonais préparent leurs moxas avec le duvet d'une espèce d'armoise. Quelques chirurgiens français recourent au même mode de préparation. Pouteau, qui a tant contribué à introduire dans la chirurgie française ce moyen dont on avait horreur avant lui, préparait le moxa avec du coton, comme le faisaient les Égyptiens et les Arabes. Cette méthode est généralement adoptée. M. Percy a employé des moxas confectionnés avec la mèche à canon, réduite à l'état lanugineux, d'autres moxas faits avec du linge imprégné d'une forte solution de nitrate de potasse, et enfin des moxas formés par un tronçon de tige de tournesol, dont la moelle desséchée brûle avec facilité. Ces moxas ont l'inconvénient de brûler trop rapidement. A défaut de coton on se sert de charpie: on en forme un cylindre peu serré qu'on entoure avec une bande de linge, ou mieux encore avec une bandelette mince de carton; on égalise ensuite les deux bases du cylindre avec un rasoir ou avec de bons ciseaux. On a imaginé plusieurs instrumens pour fixer le moxa pendant sa combustion. L'un des plus simples est une espèce de pince en fil de fer, dont les branches parallèles et croisées près de leur jonction tendent à se rapprocher quand elles ont été écartées l'une de l'autre. Quelques chirurgiens laissent au bord supérieur du carton qui enveloppe le moxa deux prolongemens en oreilles qui servent à l'assujettir.

Le moxa ayant été enflammé par un bout, on applique l'autre sur la peau, on entretient la combustion, soit en agitant l'air au-dessus de lui avec un morceau de carton, soit en soufflant avec un soufflet ou avec la bouche. Mais il est bien plus commode d'exécuter l'insufflation avec un chalumeau recourbé, long de huit à dix pouces; on la continue jusqu'à ce que le coton soit entièrement brûlé; et il est important qu'il brûle également sur toute l'éten-

due de sa surface pendant que dure l'opération. Lorsque le moxa
est bien enflammé à sa surface supérieure, les malades commencent à éprouver une sensation de chaleur agréable et un léger chatouillement. Quelques instans après ils ressentent une douleur
cuisante, qui devient excessivement vive lorsque le coton em-
brasé touche la peau. Mais cette douleur est de peu de durée.
Dans ce dernier temps de la combustion du moxa, la peau pe-
tille, brûle et fournit une fumée épaisse, analogue à celle de là
corne brûlée. La chaleur s'y fait sentir profondément. Après l'o-
pération on trouve une escarre sèche, brune à son centre, jaune
vers sa circonférence; la peau qui l'entoure est rouge, très-sensible, froncée; elle est quelquefois couverte de quelques phlyctènes. Au bout de douze à quinze jours, l'escarre commence
à se détacher, et après sa chute, amenée par la suppuration, on
peut introduire des pois dans l'ulcère et le changer en exutoire.

Le moxa est un des plus puissans moyens thérapeutiques de
la chirurgie, et la médecine le lui emprunte souvent avec succès.
Ce mode de cautérisation agit à une grande profondeur, par cela
même que la peau est soumise, pendant plusieurs minutes, sans
aucun intervalle, à l'action du feu. Aussi convient-il souvent dans
les inflammations chroniques du larynx, des membranes et des
viscères contenus dans la poitrine, contre les engorgemens chroniques des viscères parenchymateux de l'abdomen. Son utilité
est bien constatée dans le traitement des maladies organiques
de la colonne vertébrale, des luxations spontanées, des tumeurs
blanches des articulations, des hydropisies articulaires indolentes.
On y a souvent recours avec succès contre les rhumatismes chroniques, les paralysies rhumatismales ou arthritiques, les névralgies anciennes. On a également vu céder à ce moyen des affections spasmodiques graves ou très-fatigantes du diaphragme, du
cœur, de l'estomac, qui avaient résisté à une foule de traitemens.

L'application du moxa convient moins chez les enfans que chez
les adultes, surtout chez ceux qui ont de la disposition aux convulsions. Elle doit être, en général, différée quand les malades
sont affectés d'une fièvre violente : il importe alors de la calmer
avant d'avoir recours au moxa. Une autre remarque importante
à faire, c'est que dans le traitement de certaines maladies organiques profondes, on est quelquefois forcé d'appliquer successivement une assez grand nombre de moxas avant d'obtenir une

guérison complète. J'ai été obligé d'appliquer treize cautères dans les gouttières rachidiennes, sur une dame de 28 ans, affectée d'une paralysie complète des membres inférieurs et de la vessie, et d'un engourdissement des membres supérieurs, produits par une maladie de la colonne vertébrale. L'engourdissement et la paralysie ont fini par disparaître entièrement.

La *cautérisation objective* consiste à approcher à quelque distance d'une partie malade un fer rouge ou un charbon ardent. Ce mode de cautérisation, presque entièrement abandonné actuellement, a été mis en usage pour arrêter des hémorrhagies nasales, hémorrhoïdaires, pour réduire des chûtes du rectum, de la matrice, des hernies intestinales, etc. M. Percy fait justement observer que, dans beaucoup de cas, ce mode de cautérisation agit autant par la frayeur qu'il inspire que par l'irritation qu'il fait éprouver aux parties dont on l'approche. Faure, dans les Mémoires de l'Académie de chirurgie, recommande d'échauffer les ulcères atoniques en approchant de leur surface un charbon enflammé. Ce mode de traitement conviendrait particulièrement contre les ulcères suite d'engelures; si on voulait y avoir recours, il serait plus méthodique d'employer un fer chaud qu'un charbon ardent.

Quelques médecins hippiatres, dans l'intention de faire résoudre les engorgemens froids, ont recours à la cautérisation médiate afin de ne laisser aucune trace de son application sur la peau. Ils couvrent la partie malade avec de la couenne de lard, et c'est sur elle qu'ils promènent le cautère transcurrent. Quelques personnes affectées de rhumatisme chronique adoptent avec succès un procédé analogue. Elles couvrent la partie malade avec un tissu de laine épais, et font ensuite promener sur sa surface, aussi long-temps qu'elles peuvent l'endurer et à plusieurs reprises, un fer à repasser assez chaud pour roussir ce tissu.

La *cautérisation par les rayons solaires réunis en un seul foyer par le moyen d'une seule ou de plusieurs loupes* est excessivement douloureuse, presque insupportable. Elle doit être entièrement abandonnée. J'ai vu à la Salpêtrière une jeune fille qui y avait été amenée comme incurable. Son nez était presque entièrement rongé par un ulcère dartreux qui s'étendait sur les deux joues. Cette maladie avait commencé par une petite dartre, que l'on avait essayé, à plusieurs reprises, de détruire par ce mode de cautérisation.

La *cautérisation par les liquides bouillans*, et surtout avec *l'huile*, était employée fréquemment par les anciens. On a cau- -térisé pendant quelque temps les plaies d'armes à feu avec ces liquides. La chirurgie moderne n'emploie plus ce moyen. Il existe cependant quelques maladies qui sont plus particulièrement du ressort de la médecine, dans lesquelles ce mode d'adustion peut devenir très-utile : telles sont les syncopes prolongées, les métas- tases rhumatismales et arthritiques sur le cœur et sur le cerveau, les léthargies, quelques hémoptysies, certaines hématémèses, quelques hémorrhagies subites et violentes du canal intestinal. Je pourrais citer ici plusieurs observations qui prouveraient l'utilité et l'ef- ficacité de ce moyen ; je me borne à une dont j'ai été le sujet. Affecté d'une fièvre cérébrale depuis quinze jours, j'avais entiè- rement perdu connaissance, et j'étais tombé dans un état d'immo- bilité et de stupeur complètes. Les vésicatoires, les sinapismes, les frictions avec la teinture de cantharides, faisaient à peine rougir la peau. Je ne donnais aucun signe de sensibilité. MM. Ré- camier, Colson et Legouas m'appuyèrent successivement, pen- dant quelques secondes, les deux cuisses sur l'embouchure d'une cafetière remplie d'eau bouillante. J'éprouvai une vive douleur que je témoignai par des cris, et je repris momenta- nément connaissance. Des applications répétées de glace sur la tête achevèrent de me tirer de cet état presque désespéré.

L'eau bouillante appliquée de cette manière convertit en escarre presque sèche la peau et même une portion du tissu graisseux sous-cutané. Il vaut mieux en général se borner à en faire l'appli- cation au moyen d'une éponge ou d'un tampon de linge, après les avoir légèrement exprimés, afin que le liquide ne coule pas sur les parties sur lesquelles on ne veut point agir. On obtient facilement ainsi une prompte vésication.

On n'emploie plus la poudre à canon comme moyen de cauté- risation. Sa déflagration est trop rapide, et les escarres qui en sont l'effet ont trop peu de profondeur pour qu'on puisse accor- der quelque confiance à ce moyen dans le traitement des morsures envenimées.

On a proposé, il y a quelques années, de préparer des moxas avec le phosphore ; mais on y a bientôt renoncé parce qu'il est presque impossible de déterminer d'avance l'étendue et la profon- deur des escarres produites par cette substance enflammée, et parce que la brûlure qu'elle occasionne est excessivement dou- loureuse.   (MARJOLIN.)

CAVE (veine), *vena cava*, de *cavus*, creux; deux troncs veineux qui rapportent le sang au cœur de toutes les parties du
corps, ont reçu ce nom, sans doute à cause de leur largeur considérable. Comme ces troncs se confondent en partie au cœur, les
anciens n'en faisaient qu'une seule veine. Praxagore paraît avoir,
le premier, appelé cette veine κοίλη, cave; avant lui, cette dénomination était appliquée, en général, à toutes les grosses veines.
Des deux veines caves, l'une est supérieure, ou descendante, et
rapporte le sang de la tête, de la poitrine et des membres supérieurs; l'autre, inférieure, ou ascendante, rapporte celui de l'abdomen, du bassin et des membres inférieurs. La première a encore
été nommée *veine cave thoracique*, et la seconde *veine cave abdominale*. Toutes deux, placées l'une au-dessus de l'autre, représentent un tronc étendu à presque toute la longueur de la
colonne vertébrale, dont il occupe le côté droit; et interrompu
par l'oreillette droite vers sa partie supérieure.

La veine cave supérieure est moins large et plus courte que
l'inférieure. Elle commence derrière le cartilage de la première
côte, au-dessus de la crosse de l'aorte, par la réunion des deux
veines sous-clavières, après qu'elles ont reçu les jugulaires externe et interne. Elle descend de là un peu obliquement à gauche
et en avant, située plus à droite et plus en devant que l'aorte,
écartée de la colonne vertébrale par le commencement de la racine du poumon droit, traverse le feuillet fibreux du péricarde,
qui se prolonge autour d'elle en forme de gaine, est enveloppée
par son feuillet séreux, et s'ouvre dans l'oreillette droite du
cœur, à sa partie supérieure. Elle reçoit, dans ce trajet, 1° dans
l'angle de réunion des sous-clavières, la veine thyroïdienne inférieure droite; 2° un peu au-dessous de cet angle et en avant, la
mammaire interne droite, quelques petites veines qui appartiennent au thymus, au péricarde, au médiastin, et la veine diaphragmatique supérieure droite ou celle qui accompagne le nerf
diaphragmatique droit; 3° enfin, plus bas et en arrière, avant
d'entrer dans le péricarde, la veine azygos.

La veine cave inférieure naît de la réunion des deux veines
iliaques primitives, sur le corps de la quatrième ou de la cinquième vertèbre des lombes, ou sur le fibro-cartilage qui les
unit, un peu plus bas que l'endroit où se termine l'aorte, monte
au côté droit de cette artère, appliquée immédiatement contre
la colonne vertébrale, s'incline un peu à droite pour gagner la'

face inférieure du foie, traverse un sillon, et quelquefois un canal, que lui présente le bord postérieur de cet organe, en se
courbant légèrement de droite à gauche, passe par une ouverture
particulière du diaphragme, au-dessus de laquelle elle se trouve
dans le péricarde, et s'ouvre à la partie postérieure et inférieure
de l'oreillette droite, par un orifice qui regarde en arrière, en
haut et à gauche. Les veines sacrée moyenne, lombaires, spermatique droite, rénales, capsulaire ou surrénale droite, hépatiques
et diaphragmatiques inférieures, s'y rendent successivement ;
la première dans l'angle de réunion des iliaques primitives,
les autres dans le tronc même de la veine, sur les côtés ou en
avant.

Les veines caves présentent quelques variétés. La supérieure
est quelquefois double, les deux veines sous-clavières s'ouvrant
séparément dans le cœur. Cette disposition est plus rare dans
l'inférieure, et ne se remarque jamais que dans une partie de son
étendue. Elle existe naturellement dans plusieurs classes d'animaux. On a vu la veine cave inférieure située au côté gauche de
la colonne vertébrale, sans qu'il y eût pourtant renversement
des viscères.   (A. BÉCLARD.)

CAVERNEUX, adj., *cavernosus*, qui a de petites cavernes ou
cavités, semblables à celles d'une éponge ; synonyme de *spongieux : corps caverneux* de la verge, du clitoris, *tissu caverneux*, etc.   (A. B.)

CAVERNEUX (sinus) ; nom que l'on donne à l'un des sinus veineux de la DURE-MÈRE. *Voyez* ce mot.   (A. B.)

CAVITÉ, s. f., *cavitas*, creux qui existe dans un corps solide.
Presque toutes les cavités du corps humain sont remplies par des
solides, et, par conséquent, n'existent pas réellement. Cependant
il faut distinguer, 1° la cavité des vaisseaux, dans laquelle coule
continuellement un liquide ; 2° celle des organes mous, tapissée
par une membrane muqueuse, dont les parois se touchent quelquefois, mais sont le plus souvent écartées par diverses substances
solides, fluides ou gazeuses ; 3° celle des membranes séreuses,
dont les parois, habituellement contiguës, peuvent contenir un
fluide plus ou moins abondant ; 4° certaines cavités des os,
comme les fosses nasales et leurs sinus, qui sont des cavités
réelles, et ne renferment que de l'air et un peu de mucus. Les
autres cavités sont des espaces que circonscrivent une ou plusieurs parties solides qui en renferment d'autres auxquelles elles

sont faiblement unies. Des os, des muscles, des membranes, etc. en forment les parois. Des vaisseaux, des nerfs, des viscères, y sont logés. Les creux que présentent les os pour s'emboiter les uns dans les autres sont encore des cavités de ce genre. Toutes ces cavités prennent différens noms d'après leur forme, leurs usages, le lieu qu'elles occupent, les parties qu'elles contiennent et la nature de leurs parois : ainsi, il y a des cavités *articulaires*, *médullaires*, *splanchniques*, *cotyloïdes*, *glénoïdes*, une cavité *crânienne*, *thoracique*, *abdominale*, *orbitaire*, *pelvienne*, etc. *Voyez* ces mots.   (A. BÉCLARD.)

CÉCITÉ, s. f., *cecitas*, absence ou abolition de la faculté de voir. La cécité ne constitue pas une maladie spéciale ; elle n'est que le symptôme de diverses affections des yeux, qui la produisent, tantôt en s'opposant à l'entrée des rayons lumineux dans ces organes, et tantôt en privant la rétine de sa sensibilité, de la faculté de recevoir l'impression de la lumière. Les principales maladies qui occasionnent la cécité sont l'ankyloblépharon, l'ophthalmie, les taies, les ulcères, le staphylôme de la cornée, l'occlusion de la pupille, l'hypopyon, la cataracte, le glaucome, l'hydrophthalmie, l'atrophie de l'œil, les dégénérescences de ses membranes, l'amaurose ou paralysie de la rétine, etc. *Voyez* ces différens mots.   (J. CLOQUET.)

CEINTURE, *cingulum*, *zona* ; bande d'étoffe, de peau ou de cuir, destinée à entourer et à serrer plus ou moins fortement la partie inférieure du tronc.

On peut considérer les ceintures sous le rapport de leur utilité hygiénique, et sous celui de leur emploi en médecine et en chirurgie.

Les ceintures larges et médiocrement élastiques que portent les hommes dont la profession est de soulever ou de transporter des fardeaux très-pesans, leur sont presque absolument nécessaires. Ces ceintures, ordinairement faites avec une pièce de serge qui forme plusieurs tours sur le tronc, à la hauteur des hanches et des flancs, contiennent, comme pourrait le faire une large aponévrose d'enveloppe, les muscles des gouttières vertébrales, et plus particulièrement encore les muscles qui s'insèrent sur la partie inférieure du thorax et au pourtour du bassin ; elles donnent, en outre, plus de solidité aux points d'appui de ces muscles, et enfin elles contrebalancent avec succès cette partie de l'action du diaphragme qui pousse les viscères abdominaux en bas et en

devant; elles empêchent, de cette manière, les intestins de s'é-
chapper par les ouvertures herniaires.

Les individus obligés de faire à pied des courses longues et
rapides, et même beaucoup de voyageurs et de cavaliers, se cei-
gnent ordinairement d'une large ceinture ; ils trouvent, dans son
usage, les effets avantageux que je viens d'indiquer, et, de plus,
ils se mettent à l'abri des douleurs vives qui pourraient résulter
des secousses violentes et répétées communiquées au foie, à la
rate, à la masse intestinale.

Il est utile de porter une large ceinture quand on est fréquemment affecté de toux violente, et que les efforts en rententissent
douloureusement dans la cavité du bas-ventre. Les sujets qui
ont acquis un embonpoint très-considérable, et dont l'abdomen
est surchargé de graisse, ceux dont la ligne blanche est relâchée,
se trouvent en quelque sorte allégés par l'application d'une ceinture, et son usage habituel est très-convenable pour empêcher
la chute du ventre sur les cuisses. On sait que les femmes enceintes chez lesquelles les parois abdominales sont très-exten-
sibles, et dont l'utérus est très-oblique en devant, sont obligées
de se ceindre le ventre ; leurs ceintures doivent être très-larges,
élastiques, et il faut quelquefois les soutenir avec un scapulaire
ou avec des bretelles.

Nous considérons comme une chose avantageuse l'usage habituel d'une large ceinture qui remonte jusqu'à la base du thorax
pour les enfans dont l'abdomen est volumineux, et chez lesquels
on peut avoir à redouter quelque déviation dans la colonne vertébrale, consistant soit dans l'augmentation de ses courbures naturelles, soit dans une inclinaison latérale. Ce moyen orthopédique
est bien préférable aux corsets qui compriment la poitrine et
s'opposent à son développement. Loin de produire cet effet,
les ceintures, en refoulant les viscères abdominaux de bas en
haut, tendent à faire prendre plus d'évasement à la base du
thorax.

Lorsque le bassin a été ébranlé dans dans ses symphyses à la
suite d'une chute, lorsque les symphyses se sont relâchées dans
les derniers temps de la grossesse au point que les femmes ne
peuvent plus marcher sans y ressentir de la douleur et sans
éprouver de la claudication, quand le même état se prolonge à la
suite des couches, l'usage d'une ceinture qui embrasse toute la
hauteur du bassin devient absolument indispensable et souvent

pendant un temps fort long. Tous les médecins conviennent qu'à la suite de la paracentèse pratiquée pour donner issue à de la sérosité épanchée dans l'abdomen, l'application d'une large ceinture est indiquée pour soutenir les viscères ; il paraît même que la compression qu'elle exerce contribue à retarder la formation d'un nouvel épanchement et même quelquefois à procurer une guérison radicale. Les individus qui ont été souvent affectés de rhumatismes dans les régions lombaires finissent par y ressentir beaucoup de faiblesse et un état de malaise habituel. On remédie quelquefois à ces deux inconvéniens en portant continuellement sur la peau une large ceinture en laine, doublée de taffetas verni, ou une ceinture garnie de fourrure, il faut avoir soin d'en changer lorsqu'elles sont pénétrées d'humidité, et les imprégner fréquemment de vapeurs aromatiques. (MARJOLIN.)

CEINTURE DARTREUSE. *Voyez* ZONA.

CÉLATION DE GROSSESSE. *Voyez* DÉCEPTION, GROSSESSE.

CÉLERI, s. m. *Voyez* ACHE.
(A. R.)

CELLULAIRE, adj., *cellularis*, qui appartient aux cellules : *intervalle, espace cellulaire.*

CELLULAIRE, (tissu). On désigne sous ce nom, à cause des cellules qu'il contient, un tissu spongieux, mou, répandu dans tout le corps, qui entoure tous les organes, les unit et en même temps les isole les uns des autres, pénètre dans leur intérieur et s'y comporte de la même manière à l'égard de leurs parties constituantes. Ce tissu serait peut-être mieux nommé *celluleux.* (*Voyez* ce mot.) On l'a qualifié, suivant la manière dont on l'a envisagé, de *membrane, substance, organe, système, corps,* etc., en y joignant les épithètes *muqueux, glutineux, cribleux, intermédiaire, lamineux, réticulé, aréolaire,* etc.

Malgré l'étendue et l'importance très-grandes de ce tissu, qui ont dû frapper de bonne heure les anatomistes, on n'en trouve point de description dans les auteurs anciens. Hippocrate parle seulement, au 6e livre des épidémies, de la perméabilité générale des tissus, lorsqu'il dit qu'il est manifeste que tout le corps est perspirable tant au dehors qu'au dedans : on a voulu trouver dans ce passage les premières notions de l'existence du tissu cellulaire. Ce qu'Erasistrate appelait *parenchyme* correspond peut-être à ce tissu. Mais il faut arriver jusqu'à Charles-Étienne, Vésale, Adrien Spigel, pour trouver quelques notions exactes sur la disposition du tissu cellulaire : encore ces anatomistes et un grand nombre de ceux qui leur ont succédé n'ont-ils indiqué le tissu cellulaire qu'à l'occasion de différentes parties où on le rencontre, comme autour des vaisseaux, des muscles, de la graisse, etc. Kaw-Boerhaave, Bergen, Winslow, ont émis les premiers quelques idées générales sur la continuité de ce tissu dans les différentes régions; mais ce n'est que depuis Haller qu'il a été présenté sous son véritable point de vue.

Pour faciliter l'étude du tissu cellulaire, on le considère successivement dans deux portions, dont l'une est indépendante des organes et remplit seulement les vides qu'ils laissent entre eux, tandis que l'autre n'est relative qu'aux organes, qu'elle enveloppe et dans la structure desquels elle entre. Ces portions ne sont distinctes que par la pensée, car le tissu cellulaire est partout continu à lui-même.

La première portion est le tissu cellulaire extérieur, commun ou général, celui qui ne pénètre pas dans les organes. Ce tissu cellulaire commun a l'étendue et la forme générale du corps; il formerait, si l'on supposait que tous les autres organes fussent enlevés, et qu'il pût se soutenir de lui-même, un tout conservant la figure du corps et offrant une multitude de loges pour les différens organes. L'épaisseur de la couche qu'il forme autour de chacun d'eux n'est pas la même partout. Dans le canal vertébral, le tissu cellulaire est en très petite quantité; dans l'intérieur du crâne, ce tissu forme une couche presque invisible, tant sa ténuité est grande. On en trouve davantage à l'extérieur de ces mêmes parties : il est surtout abondant autour de l'épine, particulièrement en devant. A la tête, les différentes parties de la face, les orbites, les joues, en contiennent une grande quantité. Il en existe beaucoup également au cou, le long des vaisseaux et entre les muscles; à la poitrine, entre les lames du médiastin, et à l'extérieur de cette cavité, autour des mamelles.

L'abdomen renferme, soit dans son intérieur, soit dans l'épaisseur de ses parois, une grande quantité de tissu cellulaire. Aux membres, ce tissu est abondant dans l'aine, dans l'aisselle, dans le creux du jarret, à la paume des mains et à la plante des pieds; il forme entre les muscles des couches plus ou moins épaisses. En général, les organes les plus importans sont ceux qu'entoure le plus de tissu cellulaire : ce tissu est aussi plus abondant dans les endroits qui sont le siége de grands mouvemens. En outre, comme il enveloppe les organes, qu'il forme partout des cloisons qui les séparent, il doit y en avoir davantage, toutes choses égales d'ailleurs, là où ces organes sont nombreux; c'est ce qu'on voit au cou, par exemple.

La continuité du tissu cellulaire est surtout sensible dans les grands vides que les organes laissent entre eux. Au cou, la continuation de ce tissu est manifeste avec celui de la tête par en haut, et avec celui de l'intérieur de la poitrine par en bas : les ouvertures de cette cavité qui communiquent avec les membres supérieurs offrent également une continuité très-marquée entre le tissu cellulaire de la poitrine et celui des membres supérieurs. De même, dans l'abdomen, les échancrures ischiatiques, l'anneau inguinal, l'arcade crurale, etc., présentent d'une manière évidente la continuité du tissu cellulaire de l'intérieur à l'extérieur du ventre, et de celui-ci aux membres inférieurs. Le long du canal vertébral, les trous de conjugaison établissent une communication entre l'intérieur et l'extérieur de ce canal : les trous de la base du crâne font de même communiquer cette cavité avec l'extérieur de la tête.

L'autre division du tissu cellulaire fournit à chaque organe une enveloppe qui lui est propre, et pénètre, en outre, dans son épaisseur; cette disposition en a fait établir deux subdivisions.

Le tissu cellulaire qui constitue l'enveloppe des organes a été considéré par Bordeu, comme une sorte d'*atmosphère* qui borne leur action et leurs phénomènes morbides et les empêche de s'étendre des uns aux autres. Cette idée, adoptée par Bichat, me parait peu fondée; la différence de leur organisation est la seule cause de cet isolement que les organes présentent dans leur action ainsi que dans leurs maladies. Quoi qu'il en soit, la couche celluleuse qui entoure les organes varie en épaisseur; à part ceux qui ont des enveloppes d'une autre nature, tous la présentent à un degré plus ou moins marqué. L'enveloppe que représente cette couche se continue, d'une part, avec le tissu cellulaire commun, et d'autre part, avec celui qui occupe l'intérieur de l'organe. Suivant la forme de celui-ci, son enveloppe celluleuse est diversement disposée. La peau, les membranes muqueuses et séreuses, les vaisseaux sanguins et lymphatiques, les conduits excréteurs, qui n'ont qu'une de leurs faces libre, ne sont en rapport avec le tissu cellulaire que d'un côté : au contraire, les organes pleins, comme les muscles, sont entourés de toutes parts par ce tissu. Sous la peau, le tissu cellulaire forme une couche généralement

répandue, si ce n'est aux endroits où s'insèrent des muscles ou
des aponévroses. Ce tissu sous-cutané est plus ou moins dense,
suivant les régions : il est plus serré dans toute l'étendue de là
ligne médiane, excepté au cou où cette ligne est peu prononcée;
la peau est plus adhérente au niveau de cette ligne. Bordeu a exagéré cette disposition en disant qu'elle partageait tout le corps en
deux moitiés : il est évident qu'à une certaine profondeur on n'en
trouve plus de traces. Dans les endroits où les mouvemens sont
très-marqués, le tissu cellulaire est plus lâche, comme on le voit
aux paupières, au prépuce, au scrotum, aux lèvres de la vulve.
Ce tissu est, au contraire, serré dans les régions où la peau
n'offre point de glissemens, comme à la paume des mains et à la
plante des pieds, au-devant du sternum, au dos, etc. Les membranes muqueuses sont couvertes à leur face adhérente, par un
tissu cellulaire très-dense. Celui qui couvre la face adhérente des
membranes séreuses est, en général, floconneux. Celui qui existe
autour des canaux leur forme des gaines particulières, importantes surtout pour les artères, mais qu'on trouve également
autour des veines, des gros troncs lymphatiques et des conduits
excréteurs.

La portion du tissu cellulaire qui pénètre dans les organes et
en enveloppe toutes les parties, se comporte différemment dans
les divers organes. Dans les muscles elle forme, pour chaque faisceau, une enveloppe qui en fournit de plus petites pour les faisceaux secondaires et pour les fibres qui composent ces derniers.
Le tissu cellulaire d'un muscle représente ainsi une suite de canaux emboîtés, se continuant les uns avec les autres, de la même
manière que les enveloppes propres aux différens organes se continuent avec l'enveloppe générale du corps. Les glandes sont de
même entourées dans leurs lobes, leurs lobules et les grains qui
composent ces derniers, par des enveloppes celluleuses successivement plus petites, et qui, isolées du reste de la glande, for-
meraient une sorte d'éponge celluleuse. Les organes composés
de plusieurs couches membraneuses, comme l'estomac, l'intestin,
la vessie, contiennent du tissu cellulaire entre leurs différentes
couches. Certains organes très-composés, comme les poumons,
ont autour de chacune des parties qui entrent dans leur structure
plus ou moins de tissu cellulaire. La quantité de ce tissu est, en
général, proportionnée au nombre des parties différentes que
l'organe contient. A mesure que le tissu cellulaire se divise et se

subdivise pour embrasser les parties les plus fines des organes, il devient lui-même plus fin, et son enveloppe plus mince. C'est ainsi que les artérioles ont autour d'elles un tissu cellulaire plus fin que celui qui entoure les grosses artères. Les enveloppes formées par le tissu cellulaire sont en général d'autant plus épaisses que les parties exécutent plus de mouvemens. Voilà pourquoi ce tissu est plus abondant dans les muscles que dans les glandes. Certains organes, comme les ligamens, les tendons, les os, les cartilages, ne renferment point de tissu cellulaire bien distinct. En général, pour qu'il soit apparent, il faut que les organes présentent des intervalles distincts entre leurs parties composantes. Ainsi, les ligamens qui ont des fibres apparentes, présentent aussi du tissu cellulaire qui sépare ces fibres et qu'on ne remarque pas dans les autres.

Les anatomistes sont peu d'accord sur la conformation intérieure du tissu cellulaire. Les uns le considèrent, avec Haller, comme ayant des cellules distinctes, d'une forme et d'un volume déterminées, formés par l'entrecroisement de lamines et de fila-mens multipliés. Les autres, au contraire, tels que Bordeu, Wolff, F. Meckel, disent que ce tissu n'est qu'une substance visqueuse, tenace, dépourvue de lames et de cellules, et regardent celles-ci, quand elles existent, comme le résultat des opérations faites pour les démontrer. Voici ce que l'inspection apprend à ce sujet.

Quand on examine à la loupe la tranche d'un muscle, on re-connaît que ses fibres ne se touchent pas, mais sont séparés par une substance transparente; si l'on écarte ces fibres, cette subs-tance forme des filamens qui se dessinent à mesure que l'on tire, et qui finissent par se rompre. Ceux qui regardent le tissu cellu-laire comme une sorte de glu font remarquer qu'il en serait de même si ces fibres étaient séparées par de la colle. Autour du mus-cle tout entier, on trouve une lame manifeste qui prend de même, par la distension, la forme de filamens : en soufflant de l'air sur cette lame, on la transforme en cellules irrégulières, séparées par des espèces de cloisons. Il semblerait donc qu'autour des par-ties les plus petites, le tissu cellulaire est réellement une sorte de gelée, tandis que ses lames sont apparentes autour des parties plus volumineuses. Si, au lieu d'air, on y pousse de l'eau et qu'on la fasse congeler, on obtient des glaçons irréguliers, rem-plissant ses cellules; on arrive au même résultat quand on y injecte une matière coagulable. Mais ces cellules ne sont jamais régulièrement disposées, et n'ont point une forme géométrique, comme on l'a dit; leur figure peut même varier, lorsqu'on les reproduit à plusieurs reprises.

Il reste, comme on le voit, une grande incertitude sur la question de savoir si les lames, les fibres et les cellules sont préexistantes dans le tissu cellulaire ou si elles ne dépendent que de son écartement. Doué d'une organisation assez distincte là où son épaisseur est considérable, ce tissu semble inorganique dans les endroits où il est plus mince, et paraît même comme diffluent entre les fibres les plus petites des muscles. En admettant l'existence des cellules, doit-on les regarder comme fermées de toutes parts et ne communiquant ensemble qu'après la rupture de leurs parois, ou bien comme des aréoles régulières, percées de porosités ouvertes dans les aréoles voisines, ou enfin comme des vides ouverts de tous côtés, comme des espaces irréguliers qui subsistent entre les fibres et les lames du tissu cellulaire? Cette dernière opinion me paraît la plus probable. Au reste, le tissu cellulaire se comporte absolument comme s'il était spongieux : les liquides et les gaz le pénètrent avec la plus grande facilité. En effet, 1°. La sérosité, dans l'hydropisie de ce tissu, se répand toujours dans les parties les plus déclives, ou dans celles qui offrent le moins de résistance; la situation du malade influe sur la place qu'elle occupe, les pressions extérieures la déplacent également, une seule incision suffit souvent pour lui donner issue. 2° L'eau que l'on pousse dans les injections artificielles se répand de la même manière, de proche en proche, à travers le tissu cellulaire. 3° L'air infiltré dans l'emphysème, celui qu'on introduit artificiellement, présentent le même phénomène. 4° Le sang des ecchymoses s'infiltre de même au loin dans le tissu cellulaire et se dissémine de plus en plus. Tout cela démontre une communication générale entre les cellules. Ceux qui n'admettent pas celles-ci expliquent ces faits par le peu de consistance du tissu cellulaire.

Le tissu cellulaire est incolore, lorsqu'il est en lames minces; il paraît blanchâtre, quand son épaisseur est plus grande, et surtout lorsqu'il est distendu : il est demi-transparent. Sa force de cohésion varie : c'est simplement celle d'un liquide légèrement visqueux dans quelques endroits, comme entre les fibrilles musculaires; dans d'autres, sa résistance est presque égale à celle du tissu fibreux. Ce tissu est très-extensible et très-rétractile, comme on le voit lorsqu'on l'insuffle, et qu'on y pratique ensuite une incision : il revient alors fortement sur lui-même, et chasse l'air qui le distendait. Ses propriétés chimiques ont été étudiées avec soin par Bichat. Privé d'eau par la dessiccation, il perd une partie de ses qualités physiques, et en acquiert de nouvelles ; dans cet état, il est hygrométrique, et susceptible de reprendre son premier aspect, quand on le met dans l'eau : cela lui est commun avec presque tous les tissus organiques. Exposé à la chaleur nue, il se dessèche rapidement, se crispe, et finit par brûler, comme tous les autres tissus, mais en laissant très-peu de cendres. Il résiste beaucoup à la décoction, et ne se fond qu'après une ébullition long-temps prolongée. Sa putréfaction est très-lente : il faut une macération de plusieurs mois, même lorsqu'on a soin de ne pas renouveler l'eau, pour que la décomposition de ce tissu s'opère; il se convertit à la longue en une substance visqueuse, ressemblant à du mucilage, et fournit divers produits qui viennent à la surface du liquide. Fourcroy l'a trouvé composé de gélatine : John y a rencontré, en outre, une petite quantité de fibrine, du phosphate et du carbonate de chaux.

La nature intime du tissu cellulaire a donné lieu à un grand nombre d'hypothèses : Ruisch suppose ce tissu entièrement vasculaire; Mascagni en parle à peine, et le dit composé de vaisseaux blancs; Fontana, de cylindres tortueux; d'autres le regardent comme un épanouissement des nerfs. La seule base que l'on doive y admettre est la fibre cellulaire (*Voy.* FIBRE). Il y a très-peu de vaisseaux dans le tissu cellulaire. Presque tous ceux qui se sont beaucoup occupés d'injections, comme Haller, Albinus, Prochaska, l'ont rangé parmi les parties solides ou non-injectables. Les artères et les veines que l'on y rencontre semblent uniquement le traverser : les canaux qu'il renferme lui sont propres. Le sang peut néanmoins passer dans ces canaux; mais alors il y a inflammation. Les nerfs paraissent de même ne point s'arrêter dans le tissu cellulaire; ce n'est que par suite d'une hypothèse, celle qui consiste à faire agir les nerfs à distance, que l'on a prétendu le contraire. Ce tissu forme véritablement une substance à part, qui ne contient ni vaisseaux, ni nerfs, et dans laquelle seulement les premiers laissent un liquide. Il est, en effet, continuellement baigné d'une liqueur très-ténue, qui l'imbibe, et dont la quantité est à peine sensible : aussi se sert-on du mot de *vapeur* pour désigner ce fluide. Si l'on fait une incision sur un animal vivant ce liquide mouille les doigts introduits dans la plaie : par un temps froid, une vapeur s'élève des tissus divisés, condensée et rendue visible par l'air extérieur. Que cette vapeur provienne du tissu cellulaire ou des vaisseaux blancs, cela est assez indifférent : si elle existe dans les seconds, elle doit également se trouver dans le premier. Dans l'anasarque, le liquide du tissu cellulaire, accumulé et peut-être altéré, ressemble beaucoup à la sérosité des hydropiques, est coagulable comme cette dernière, et paraît contenir de même une certaine quantité d'albumine, de l'eau et quelques sels.

Le tissu cellulaire est la première partie formée dans l'embryon. On le rencontre aussi dans les animaux les plus inférieurs. D'abord liquide et très-abondant, ce tissu diminue de proportion à mesure que les organes se développent, et acquiert en même temps de la consistance. A la naissance, il est encore presque diffluent dans les intervalles des muscles, et très-mou au-dessous de la peau. Sa densité devient de plus en plus grande chez le vieillard : il est presque fibreux à un âge avancé dans des parties où il était très-mou chez l'enfant. Le tissu cellulaire est plus mou et plus abondant chez la femme que chez l'homme. Blumenbach donne pour caractère de l'organisation de l'homme comparée à celle des autres animaux, de présenter un tissu cellulaire plus mou et, pour ainsi dire, plus tendre, ce qui rend chez lui les mouvemens plus faciles.

Le tissu cellulaire jouit d'une contractilité obscure, que démontrent pourtant plusieurs phénomènes, entre autres le mouvement des liquides qu'il contient, et les variétés que présente ce mouvement suivant l'état du tissu lui-même. Il n'est point sensible hors l'état d'inflammation.

La force de formation y est au contraire très-développée : il s'accroît accidentellement, se forme de toutes pièces, se reproduit, quand il a été détruit, avec la plus grande facilité, comme on le voit dans les plaies, les adhérences des membranes séreuses, muqueuses, et de la peau dépouillée d'épiderme, les végétations qui naissent quelquefois de sa surface, etc.

Les usages du tissu cellulaire sont très-importans. C'est lui qui détermine la forme de toutes les parties, qui est l'unique lien servant à les unir : de sa cohésion dépend celle de tous les autres tissus. Son élasticité et sa contractilité facilitent les mouvemens, et rétablissent les organes dans l'état où ils étaient avant le déplacement, quand ces mouvemens cessent d'avoir lieu :

aussi ces derniers s'exercent-ils d'autant plus facilement, que le tissu cellulaire jouit mieux de ses propriétés. En raison de la sécrétion perspiratoire, ou de l'exhalation dont il est le siége, ce tissu sert d'intermédiaire entre les extrémités artérielles et le commencement des vaisseaux absorbans. Prochaska suppose qu'il est aussi l'organe principal de la nutrition, la matière nutritive étant versée sous la forme d'une rosée, dans son intérieur, où elle est ensuite assimilée aux différens organes : c'est une hypothèse. Il en est de même de la circulation dont on l'a cru le siége, des courans qu'on a dit le traverser, etc.

Les principales maladies du tissu cellulaire sont l'inflammation, les abcès, les fistules, l'endurcissement, l'infiltration, l'emphysème, les corps étrangers. Il est très-souvent affecté de transformations et de dégénérations organiques.

Le tissu cellulaire contient dans ses aréoles, outre la sérosité, la graisse et le tissu adipeux. *Voyez* ADIPEUX et GRAISSE.

(A. BÉCLARD.)

CELLULE, s. f., *cellula*, diminutif de *cella*, loge, cavité On donne ce nom, en anatomie, aux intervalles que laissent entre elles les fibres et les lames du tissu cellulaire, du tissu osseux, des tissus érectiles, etc. (A. B.)

CELLULEUX, adj., *cellulosus*, qui abonde en cellules : *tissu celluleux* des os. D'après le sens différent que l'on attache ordinairement aux adjectifs terminés en *eux* et en *aire*, ce mot serait plus convenable que *cellulaire* pour désigner le tissu que porte ce nom.

CÉLOTOMIE, s. f., *celotomia*, κηλοτομία, de κήλη, tumeur, hernie, et τεμνεῖν, couper. On a donné ce nom à l'opération que l'on faisait autrefois pour obtenir la cure radicale des hernies, et que l'on ne pratique plus aujourd'hui que dans les cas où les viscères contenus dans ces tumeurs sont étranglés. *Voyez* HERNIE. (J. CLOQUET.)

CENDRE, s. f., *ciner*; résidu que laissent les corps organiques que l'on a fait brûler à l'air libre. La composition des cendres varie suivant qu'elles proviennent de telle ou de telle autre substance végétale ou animale : voici les matières que l'on y a trouvées jusqu'à ce jour : silice, alumine, oxydes de fer et de manganèse, sous-carbonates de potasse, de soude, de chaux et de magnésie, sous-phosphates de chaux, de potasse et de magnésie; sulfates de potasse et de soude, iodure de potassium, chlorures de potassium et de sodium (muriates de potasse et de soude).—*Cendres gravelées :* cendres obtenues en calcinant la lie de vin et dans lesquelles on trouve beaucoup de sous-carbonate de potasse, un peu de sulfate de potasse, très-peu de de chlorure de potassium, du sous-carbonate de chaux, des oxydes de fer et de manganèse, de la silice, de l'alumine et du charbon.   (ORFILA.)

CENDRÉ, adj., *cinereus*, qui est couleur de cendre; *substance cendrée, tubercule cendré. Voyez* ENCÉPHALE.

CENTAURÉE, s. f., *centaurea.* L. Genre de plantes à fleurs composées ou synanthérées, de la famille des Carduacées, de la syngénésie polygamie frustranée, qui se reconnaît et se distingue facilement des autres genres de cette famille par les fleurons extérieurs de ses capitules qui sont beaucoup plus grands, plus évasés et entièrement neutres. Ce genre renferme plusieurs espèces qu'il est intéressant de connaître. Telles sont :

1° La GRANDE CENTAURÉE (*centaurium majus vel magnum.*) c'est la *centaurea centaurium* de Linnée, qui est vivace et croît dans les Alpes ; sa tige est haute de trois à quatre pieds, glabre ; ses feuilles, également glabres, sont profondément pinnatifides, à divisions lancéolées et dentées; ses capitules, situés au sommet des ramifications de la tige, sont d'une couleur purpurine très-foncée.

On a fait autrefois usage de sa racine qui est amère. Sa décoction passait pour tonique et sudorifique. Mais aujourd'hui elle est tombée dans un juste oubli. On peut en dire autant de la JACÉE (*centaurea jacea.* L.) qui croît si communément dans nos prés et qui se fait distinguer par ses feuilles entières ou légèrement sinueuses, par ses capitules de fleurs purpurines, et ses involucres, composés d'écailles imbriquées, scarieuses, ciliées et d'une couleur brune foncée. La décoction de sa racine, qui est amère et légèrement astringente, était employée à la préparation de gargarismes détersifs. Elle est presque inusitée de nos jours.

2° Le BLEUET, vulgairement *barbeau* ou *aubifoin* (*centaurea cyanus.* L.) croît parmi les moissons, dans les champs cultivés. Il est annuel; sa tige est rameuse ; ses feuilles inférieures sont pinnatifides, les supérieures sont entières, étroites et linéaires. Ses fleurs sont d'un beau bleu d'azur. Nous ne rappellerons pas ici que le bleuet a été vanté par un grand nombre d'auteurs, comme un médicament essentiellement fébrifuge. La pratique a fait justice d'une pareille exagération, en abandonnant totalement l'usage de cette plante dans cette circonstance. Aujourd'hui on emploie encore quelquefois l'eau distillée de ses fleurs; préparation inodore et insipide, avec laquelle on fait des collyres résolutifs, que l'on rend actifs par l'addition de quelque autre substance, telle que le sulfate de zinc ou l'acétate de plomb liquide.

3° La CHAUSSE-TRAPE ou chardon étoilé (*centaurea calcitrapa.* L.) que l'on rencontre sur le bord des chemins, dans les lieux stériles et incultes, et qui présente une tige très-rameuse, velue, des feuilles pinnatifides, des capitules dont les écailles sont épineuses au sommet et disposées en étoile, des fleurs purpurines. Les différentes parties de cette plante sont fort amères. On l'employait beaucoup autrefois comme fébrifuge. Sa racine a joui pendant long-temps d'une grande réputation dans les maladies des reins, surtout dans celles qui sont occasionées par la présence de graviers. Elle fait, dit Desbois de Rochefort, la base d'un remède, resté long-temps secret, que l'on employait contre la colique néphrétique et qui est connu sous le nom de remède de Baville.

Quelques auteurs ont cherché de nouveau, dans ces derniers temps, à remettre en vogue la chausse-trape dans le traitement des fièvres intermittentes. Les faits qu'ils ont cités à l'appui de sa vertu fébrifuge doivent appeler sur ce végétal l'attention des praticiens et faire placer la chausse-trape parmi les Succédanées indigènes de l'écorce du Pérou.

4° Le CHARDON-BÉNI appartient également au genre *centaurée* de Linnée qui l'a désigné sous le nom de *centaurea benedicta.* C'est une plante annuelle dont la tige est haute d'environ un pied, rameuse, très-velue, portant des feuilles allongées, dentées, également velues, les inférieures presque pinnatifides. Les fleurs sont jaunes; chaque capitule est environné et, en quelque sorte, enveloppé par de grandes folioles vertes. Le chardon béni croît naturellement dans les provinces méridionales de la France.

L'histoire médicale du chardon béni est presque en tous points semblable à celle de la chausse-trape. C'est une plante dont toutes les parties sont douées d'une grande amertume. Aussi la voit-on figurer, dans les anciens traités de matière médicale, parmi les médicamens toniques et fébrifuges. Cependant on ne l'emploie que rarement de nos jours. Desbois de Rochefort fait remarquer avec juste raison que c'est à tort que l'on place les semences ou fruits de cette plante parmi les médicamens sudorifiques, puisqu'ils ne sont ni aromatiques ni stimulans. Le chardon béni s'administrait autrefois soit en décoction, soit sous forme d'extrait; mais aujourd'hui il est fort rare que l'on ait recours à ces préparations.

PETITE CENTAURÉE, *centaurium minus*. Malgré la ressemblance des noms, cette plante n'appartient point au genre que nous venons de décrire précédemment. Placée par Linnée dans le genre *gentiana*, par Lamarck parmi les *chironia*, elle porte aujourd'hui le nom d'*erythræa centaurium*, fait partie de la famille naturelle des Gentianées, et est de la pentandrie digynie. Très-commune dans les bois des environs de Paris, où elle fleurit aux mois de juillet et d'août, la petite centaurée est annuelle; sa tige est dressée, glabre, rameuse dans sa partie supérieure, ses feuilles sont opposées, sessiles, ovales, oblongues; ses fleurs, d'une d'une belle couleur rose, plus rarement blanche, forment une sorte de corymbe au sommet de sa tige.

Toutes les parties de cette plante sont d'une amertume franche et très-intense. Aussi est-elle comptée parmi nos toniques indigènes les plus efficaces. L'eau s'emparant facilement des principes actifs de la petite centaurée, c'est ordinairement en infusion ou en décoction qu'on l'administre. Cette boisson s'emploie assez fréquemment dans la convalescence des fièvres de long cours, lorsque les digestions sont lentes et pénibles, et que l'état de langueur de l'estomac demande l'emploi des toniques. On peut aussi dans cette circonstance faire usage de son extrait que l'on donne à la dose de deux à quatre grains. Un grand nombre d'auteurs vantent l'emploi de la petite centaurée dans le traitement des affections arthritiques, surtout chez les individus d'une complexion molle et lymphatique. De même que tous les autres médicamens amers, c'est principalement contre les fièvres intermittentes que l'on a particulièrement préconisé la petite centaurée. Sans partager en aucune manière l'opinion des auteurs qui pensent que cette substance indigène rend inutile l'écorce du Pérou, nous croyons que son emploi ne peut qu'être avantageux, comme au reste celui de tous les autres végétaux amers, dans les fièvres intermittentes peu intenses, qui le plus souvent cèdent à des moyens hygiéniques bien ordonnés, et à l'usage de quelque boisson amère, propre à ranimer l'action languissante de l'estomac.

On doit recueillir la petite centaurée avant l'épanouissement de ses fleurs. Car après cette époque, elle perd sensiblement de son activité. L'infusion et la décoction se font avec environ une once des sommités non fleuries de la plante et deux livres d'eau. Elles doivent être prises par verrées d'heure en heure. Son extrait s'administre à la dose de deux à quatre grains, quand on désire qu'il agisse localement sur l'estomac, et à celle d'un scrupule, à un gros, si l'on veut que son action tonique s'étende à toute l'économie animale.

Plusieurs autres espèces du genre *erythræa* jouissent absolument des mêmes propriétés que la petite centaurée. Telles sont l'*erythræa spicata*, qui croît communément dans les provinces méridionales de la France, et l'*erythræa pulchella*, que M. Decandolle regarde comme celle dont on fait le plus fréquemment usage. Nous remarquerons que cette assertion peut être vraie pour le midi de la France, où nous avons en effet observé nous-mêmes que cette espèce est plus commune que la petite centaurée vulgaire; mais nous pouvons également assurer qu'aux environs de Paris on emploie presque uniquement l'*erythræa centaurium*; l'autre espèce y étant beaucoup plus rare. (A. RICHARD.)

CENTINODE, s. f., *centinodia, polygonum*; c'est un des noms vulgaires du *polygonum aviculare*, L. que l'on appelle encore *renouée, traînasse, etc.* Cette petite plante qui s'étend en rampant sur le bord des chemins, dans les lieux incultes, appartient à la famille de Polygonées. Ainsi que la plupart des autres végétaux de la même famille, les différentes parties de cette plante sont légèrement astringentes. On employait autrefois le suc qu'on en exprime, dans la diarrhée et quelques autres maladies. Mais aujourd'hui l'on a presque oublié les éloges que les anciens ont donné à ce médicament, et l'usage de ses graines que l'on dit être émétiques et purgatives. (A. RICHARD.)

CENTRAL, adj., *centralis*, qui appartient au centre. Une artère et une veine sont nommées *centrales de la rétine* : ce sont des rameaux de l'artère et de la veine OPHTHALMIQUE. *Voyez* ce mot. (A. B.)

CENTRE, s. m., *centrum*, point du milieu; en anatomie, des parties qui occupent le milieu de divers organes, des organes auxquels en aboutissent beaucoup d'autres sont qualifiés de *centres* : tels sont le centre phrénique ou aponévrotique du diaphragme, le centre ovale de Vieussens, que l'on remarque dans e cerveau, les centres nerveux, le centre épigastrique. *Voyez* DIAPHRAGME, ENCÉPHALE, NERVEUX, ÉPIGASTRIQUE. (A. B.)

CÉPHALALGIE, mot dérivé de κεφαλή, tête, et ἄλγος, douleur. On donne ce nom à la sensation de la douleur qui se manifeste dans cette partie de la tête qu'on appelle le crâne.

Les causes les plus ordinaires de la céphalalgie, les circonstances les plus fréquentes où on l'observe, sont les suivantes : 1° une susceptibilité nerveuse très-grande, le tempérament nerveux, le sexe féminin ; 2° une disposition héréditaire ; 3° les surexcitations du cerveau que causent des sensations trop vives ou trop prolongées, des contentions d'esprit soutenues, des veilles opiniâtres, des passions et des affections morales violentes ou fréquemment répétées, l'insolation ; 4° l'action des boissons alcoholiques, quelquefois du café ; l'inspiration de gaz délétères, de la vapeur du charbon, par exemple ; 5° le manque de soins de propreté pour la tête, des cheveux habituellement longs et gras, coupés sans précaution, des applications intempestives d'eau froide, de substances âcres et répercussives sur la tête ; 6° l'époque menstruelle, l'état de grossesse ; 7° les affections du cerveau ou de ses enveloppes, toutes les fois qu'il n'existe pas de délire, et que la conscience du *moi* n'est point éteinte ; un aliéné maniaque, un épileptique dans son attaque, un malade affecté d'encéphalite avec coma profond, ne perçoivent aucune espèce de douleur ; 8° des maladies des autres organes. La céphalalgie est un des caractères constans du mouvement fébrile ; elle est donc causée par toute affection qui s'accompagne de fièvre. Le coryza qui s'étend aux sinus frontaux, la présence de corps étrangers dans ces cavités, produisent une douleur vers le bas du front ; 9° enfin la pléthore générale, ou la pléthore céphalique.

Les phénomènes céphalalgiques varient suivant l'intensité et la durée de la douleur de tête. Lorsqu'elle est légère, elle se manifeste seule, sans beaucoup influer sur les combinaisons intellectuelles, et souvent même sans trop faire souffrir le malade. Dans le cas contraire, elle peut se présenter sous les formes et s'accompagner des phénomènes suivans : Les malades caractérisent la douleur qu'ils ressentent à la tête par les expressions de *chaleurs, tension, pesanteur, serremens des tempes, fourmillemens, picotemens, élancemens, déchiremens, pulsation.* Il semble à quelques-uns que leur *tête éclate,* qu'on la leur *brise à coups de marteaux,* qu'on leur enfonce dans le cerveau des *pointes acérées ;* quelques-uns éprouvent des *chaleurs* et un *bouillonnement* dans la tête, tels, qu'ils croient leur *cervelle en ébullition ;* d'autres entendent dans l'intérieur de leur tête un *grand bruit*, des *sifflemens*, des *bourdonnemens*, des *détonations*; il en est qui s'imaginent avoir la tête *comprimée* et *appesantie* par une *calotte de plomb*, ou bien *percée* avec une vrille; dans ce dernier cas la douleur est dite *térébrante*. Quelquefois la peau est douloureuse à la pression, et les cheveux ne peuvent être touchés sans augmenter les souffrances. Nous ne pensons pas que la suture pariétale se soit jamais réellement écartée, comme le croit Tissot, d'après plusieurs autorités qu'il cite. La douleur occupe quelquefois toute la surface du crâne; plus souvent elle occupe seulement une partie plus ou moins circonscrite, telle que le front, les tempes, l'occiput, le vertex : on l'appelle *hémicranie*, et vulgairement *migraine*, lorsqu'elle se manifeste d'un seul côté de la tête; *clavus, ovum*, lorsqu'elle n'est ressentie que dans un point très-circonscrit; et *céphalalgie sus – orbitaire*, lorsqu'elle est rapportée aux arcades sourcilières. Pendant une violente céphalalgie, le malade est *absorbé, abattu, abasourdi, somnolent*; ce qui n'empêche quelquefois pas que son esprit soit dans une sorte d'agitation : les idées se succèdent avec rapidité et incohérence. Il y a insomnie opiniâtre, ou bien un assoupissement souvent interrompu par des rêves, suspendu par des réveils avec une sorte de frayeur. Le malade est indifférent, triste et morose, incapable de s'occuper d'aucun travail de l'esprit; il recherche le repos, le silence, la solitude, l'obscurité. Les sens de l'ouïe et de la vue sont d'une irritabilité extrême, en sorte que le moindre bruit, une lumière un peu vive réveillent ou augmentent le mal de tête; les yeux, ou un seul œil dans la migraine, sont pesans, douloureux, rouges, brillans, larmoyans; la vue est troublée par des bluettes lumineuses, des éblouissemens, des vertiges. Il y a souvent des tintemens et des bourdonnemens d'oreille; des douleurs dans le fond des orbites. Le goût et l'odorat paraissent au contraire plus obtus qu'à l'ordinaire. Le malade éprouve, dans le système musculaire de la fatigue, des malaises, des frissons, des douleurs dans diverses régions, quelquefois des crampes, et une espèce d'agitation convulsive, ou bien des fourmillemens, un sentiment de faiblesse dans un côté de ce système. La face est souvent animée, injectée, vultueuse, enflée; toutes les dents, d'un côté, sont quelquefois douloureuses. La peau du crâne est chaude et plus ou moins rouge; celle du front est quelquefois tellement injectée, qu'elle en paraît bleue, et même livide. La circulation céphalique paraît évidemment accélérée; les artères temporales battent plus superficiellement; les veines de la tête et du cou sont souvent gonflées. Outre ces symptômes, qui se manifestent dans le domaine cérébral, l'on observe ordinairement quelques phénomènes du côté des autres organes; tels sont la soif, la perte d'appétit, le dégoût pour les alimens, des envies de vomir ou des vomissemens, des gastralgies, l'émission d'une urine claire, une chaleur sèche à la peau, quelquefois avec froid glacial des pieds, un pouls fort, développé, quelquefois fréquent. Enfin si la céphalalgie n'est qu'un symptôme d'une autre affection, aux symptômes que nous venons d'énumérer, il faut joindre ceux propres à cette dernière.

Considérée sous le rapport de l'action de ses causes et de sa durée, la céphalalgie présente trois *variétés*.

1° Elle est subordonnée à l'action de causes passagères, et disparaît en même temps que ces causes. Telle est la céphalalgie produite par la pléthore, l'époque menstruelle, l'état de grossesse, une surexcitation cérébrale ni trop vive, ni fréquemment renouvelée. Cette variété est rarement l'indice d'une affection grave quelconque.

2° Dans d'autres cas elle passe à l'état chronique, et persiste indépendamment des causes qui lui ont donné naissance, ou bien entretenue par l'action de celles-ci. Les auteurs ont donné à cette variété le nom de *céphalée*.

La céphalée est *continue* ou *intermittente*.

La céphalée continue est beaucoup plus fréquente chez les femmes que chez les hommes. Les premières y sont surtout sujettes à cause de leur vive susceptibilité nerveuse, et de leur position sociale qui les expose si continuellement à l'impression de contrariétés et de chagrins domestiques. Les femmes ainsi affectées de maux de tête continuels, se plaignent presque toutes d'insomnies opiniâtres, de gastralgies, et sont incommodées par des écoulemens leucorrhoïques abondans. Ces quatre phénomènes se présentent si souvent ensemble, qu'il suffit ordinairement d'être averti que l'un d'eux existe pour deviner la présence des autres. L'écoulement menstruel est tantôt moins abondant que de coutume, et tantôt il ne paraît point à chaque époque. La constipation est aussi un symptôme fréquent qui accompagne les maux de tête. Les cheveux blanchissent souvent à l'endroit même où est ressentie la douleur. La mémoire et les autres facultés intellectuelles finissent quelquefois par s'affaiblir notablement.

Les céphalées continues et opiniâtres, surtout si elles sont incessamment aggravées par l'influence des causes, sont un des phénomènes précurseurs les plus constans des affections cérébrales. Les maladies dites mentales, l'encéphalite et toutes ses variétés, la méningite, sont souvent précédées plusieurs mois ou même plusieurs années d'avance, de maux de tête et d'insomnies. Dans ces cas, le cerveau ou les méninges sont donc malades depuis long-temps lorsqu'on s'en aperçoit, et l'on doit avoir d'autant moins d'espoir de guérison. Une douleur de tête fixe, circonscrite, hémicranique, surtout s'il existe en même temps des malaises, des fourmillemens, des douleurs, une faiblesse dans le côté opposé du système musculaire, annonce une irritation locale du cerveau, et doit faire craindre l'encéphalite locale, encore dite *ramollissement*, suivie ou non d'hémorrhagie cérébrale. Morgagni note souvent, dans ses lettres sur les affections cérébrales apoplectiformes et soporeuses, comme ayant précédé le développement de ces affections, des chagrins violens et des maux de tête opiniâtres. L'amaurose, la surdité, des écoulemens auriculaires, sont souvent précédés de céphalalgies violentes.

La céphalée intermittente est peut-être aussi fréquente chez l'homme que chez la femme. Comme toutes les affections dites nerveuses, elle est souvent héréditaire. Les accès viennent régulièrement à des époques fixes, ou irrégulièrement. Ils sont fréquens ou rares. Le malade en est affecté tous les jours, toutes les semaines, ou seulement tous les mois, et quelquefois même tous les ans. Marmontel a souffert sept années de suite, pendant quinze jours chaque année, et quatre heures chaque jour, d'une céphalée sus-orbitaire très-circonscrite. L'invasion de l'accès a lieu brusquement, ou bien elle est précédée de malaises, de frissons, quelquefois d'un froid excessif, de boulimie; le malade est triste, morose, de mauvaise humeur. L'accès dure plusieurs heures et quelquefois plusieurs jours; il se termine souvent par un état de sommeil véritable; le malade se réveille tout-à-fait remis. Entre les accès, surtout lorsque ceux-ci ne reviennent qu'à des distances éloignées, le calme est parfait. La douleur hémicranique change quelquefois de côté d'un accès à l'autre. Le vomissement survient dans quelques cas vers la fin de l'accès, et est souvent suivi d'un soulagement très-marqué.

La céphalée intermittente a rarement des conséquences aussi fâcheuses que la continue : sa durée est indéterminée. Des personnes en sont quelquefois affectées dix, vingt et trente ans, sans que leur état s'aggrave; d'autres sont prises de céphalée dès leur plus bas âge, et n'en sont délivrées qu'aux approches de la vieillesse. Comme plusieurs autres affections dites nerveuses, elle finit souvent par disparaître d'elle-même, souvent par les progrès de l'âge. Tissot a vu la migraine disparaître et être suivie dans un cas d'asthme convulsif, et dans un autre d'hypocondrie. Le même auteur ajoute que des attaques fréquentes de cette affection finissent souvent par rendre triste, par affaiblir l'intelligence, et causer l'amaurose, la surdité, la perte de l'odorat.

3° Enfin la céphalalgie est symptomatique d'autres affections. Considérée sous ce rapport, elle peut offrir au séméiologiste quelques considérations intéressantes.

En général tant que la céphalalgie n'est point accompagnée de phénomènes fâcheux, elle n'indique point par elle-même que la maladie qu'elle annonce ou qu'elle complique soit dangereuse. L'on observe, au contraire, que des affections des plus graves, telles que la peste, la fièvre jaune, la maladie dite fièvre pernicieuse, débutent souvent par un *violent mal de tête*, une *prostration extrême des forces musculaires*, et *une sorte d'anéantissement intellectuel et moral*; ce qui annonce toujours un état très-alarmant, un danger pressant : le cerveau est dans ce cas profondément affecté. La céphalalgie est un phénomène précurseur constant de l'invasion du délire et des exacerbations fébriles.

La céphalalgie *frontale, sus-orbitaire*, est considérée par les auteurs comme l'un des signes constans et caractéristiques des affections gastro-intestinales.

Il suffit que la céphalée soit accompagnée de gastralgie, de quelques désordres digestifs, ou bien de flueurs blanches ou d'irrégularités du flux menstruel, pour qu'on la regarde comme sympathique de l'état de l'estomac ou de l'utérus. L'observation des causes, du développement et de la succession des accidens, m'a prouvé que dans ces cas l'on prend presque toujours des effets pour des causes, et que c'est la tête qui a été primitivement affectée. Je crois que la même chose arrive souvent pour la céphalalgie frontale et sus-orbitaire.

Les douleurs syphilitiques peuvent se manifester à la tête; on sait qu'elles viennent ou qu'elles augmentent particulièrement la nuit, et par l'influence de la chaleur. Les malades sont obligés de se couvrir peu la tête, et de la tenir toujours au frais.

Les aliénés qui n'ont point souffert de la tête durant tout le temps de leur délire, sont ordinairement pris de céphalalgie lorsque la convalescence commence à s'établir, c'est-à-dire lorsque le cerveau a recouvré la faculté de percevoir les impressions sensoriales.

Les hypocondriaques souffrent presque continuellement de la tête; la douleur de cette partie est augmentée par la cause la plus légère. Les hystériques sont dans le même cas ; pendant les attaques, ceux de ces malades qui ne perdent point connaissance, ont des douleurs de tête horribles. Les cataleptiques, les épileptiques, les individus affectés de chorée, d'asthmes convulsifs, se plaignent aussi presque continuellement de la tête. L'encéphalite générale ou locale, mais sans délire ni coma, est de même signalée par de violentes céphalalgies générales ou locales. L'hémorrhagie cérébrale a quelquefois été immédiatement précédée par une douleur de tête circonscrite et des plus vives. C'est à tort que l'on a voulu faire de la céphalalgie un des signes caractéristiques de l'arachnitis. Un accès de fièvre intermittente offre toujours de la céphalalgie.

La cessation de la céphalalgie, le retour au sommeil et à la raison, annoncent ou confirment ordinairement l'état de convalescence.

Quel est le siége de la céphalalgie? Si l'on jugeait cette question d'après les apparences, l'on placerait le siége de la céphalalgie dans la peau ou le périoste, et très-rarement dans les parties internes de la tête, car les malades ressentent la douleur superficiellement dans le plus grand nombre des cas. Mais si, rappelant à notre esprit le mécanisme des opérations sensoriales, nous observons que toutes les sensations sans exception sont rapportées par le centre de perception aux extrémités nerveuses qui en reçoivent les premières impressions ; qu'ainsi le cerveau entend dans l'oreille, goûte dans la bouche, sent les odeurs dans le nez, et le froid à la peau; si encore nous observons que les céphalalgies précèdent, annoncent et caractérisent bien plus souvent des affections cérébrales que des affections de la peau de la tête ou du périoste, nous n'hésiterons pas à considérer la céphalalgie comme une perception cérébrale, et nous ne nous étonnerons point que cette sensation ne soit point ressentie dans le cerveau lui-même, puisqu'aucune autre sensation ne l'est de la sorte.

La plupart des auteurs font de la céphalalgie une *névrose. Voyez* ce mot. Les gens du monde, des médecins même, font souvent dépendre les maux de tête d'une *cause rhumatismale* ou d'un *état goutteux.* Si nous remarquons que ce phénomène est charactérisé par de la *douleur,* de la *chaleur,* de la *rougeur,* et un *afflux sanguin ;* par une certaine *excitation* du cerveau qu'annonce de l'insomnie, nous dirons qu'il y a *irritation* dans les parties, au moment de sa production.

Les ouvertures de corps ne peuvent jeter aucun jour sur ce point de pathologie, car les malades ne meurent pas de céphalalgie. Ce n'est que lorsque l'état qui le constitue a fait des progrès, et s'est converti en une maladie plus dangereuse, qu'on est à même de faire des recherches cadavériques. Les faits cités par Morgagni, dans sa première lettre sur la douleur de tête, prouvent la justesse de notre assertion. En effet, dans les deux premiers cas, les malades furent pris de délire et de mouvemens convulsifs plusieurs jours avant de mourir ; dans plusieurs autres, on ne trouve point de détails. Morgagni commence et termine même cette lettre en faisant observer que la douleur de tête est presque toujours compliquée avec d'autres affections, et qu'elle n'est point mortelle par elle-même.»

Si les affections cérébrales étaient traitées dès leur commencement, lorsqu'elles ne se manifestent encore que par de la céphalalgie et de l'insomnie ; si le séméiologiste connaissait mieux la valeur de ces deux phénomènes, l'on pourrait certainement prévenir et guérir alors un très-grand nombre de ces affections, qui deviennent, les unes mortelles, les autres incurables, parce que l'organisation cérébrale avait déjà trop souffert, lorsque le médecin a été appelé à donner ses soins au malade.

Il est à peine besoin d'indiquer le conseil de l'éloignement des causes dans le traitement de la céphalalgie. Un moine tonsuré laisse croître ses cheveux, et il est pris de maux de tête violens ; il se fait de nouveau raser la tête, et il est guéri. Dans d'autres cas, au contraire, si la céphalalgie tient à la malpropreté de la tête, à l'abondance et à la longueur des cheveux, l'indication se présente d'elle-même. L'état pléthorique exige des évacuations sanguines, un régime aqueux, peu nourrissant. On traite ordinairement aussi par les saignées les maux de tête des femmes enceintes. Pendant l'époque menstruelle, on ne fera rien, de crainte de troubler l'écoulement des règles. On conseillera d'éviter les sensations vives et multipliées, les travaux de l'esprit trop soutenus, surtout le soir.

Une céphalalgie légère cède souvent assez promptement à l'immersion des pieds dans l'eau tiède, rendue irritante par l'addition du muriate de soude, de vinaigre. L'éther, répandu sur le front, produit, en se vaporisant, un froid qui contribue à calmer la douleur de tête. La promenade, la distraction, une conversation gaie, dissiperont facilement le mal de tête qu'aurait occasioné un moment d'ennui, de contrariété, le séjour dans un lieu clos. L'eau de fleurs d'oranger produit quelquefois de bons effets.

Quelquefois la compression de la tête diminue beaucoup la céphalalgie.

Pendant un accès de céphalée intermittente, le malade gardera le repos, évitera le bruit, la lumière trop vive, toute espèce d'occupation; il prendra peu d'alimens, et ne boira que de l'eau sucrée ou d'une légère infusion de fleurs de tilleul. Il se trouvera bien de l'usage de pédiluves sinapisés; il pourra faire des applications froides sur la tête, prendre des lavemens froids.

Beaucoup de femmes prennent, dans cette circonstance, une forte infusion de café et prétendent s'en bien trouver.

On conseillera aux femmes qui souffrent habituellement de la tête, de se couvrir très-légèrement cette partie; chose qui ne sera pas facile à obtenir, parce qu'en général elles attribuent ces maux de tête à des *fraîcheurs*, à des *rhumatismes*.

Dans les céphalées continues ou intermittentes, violentes et opiniâtres, il est indispensable d'avoir recours aux évacuations sanguines locales ou générales. On retire souvent de ce moyen des effets extrêmement avantageux. J'ai vu plusieurs fois une saignée de la jugulaire enlever sur-le-champ la douleur du même côté; en la pratiquant du côté opposé, on faisait cesser la douleur qui restait. Des applications de sangsues, faites sur le lieu même de la douleur, ont également produit de très-bons effets. Le docteur Desruelles a publié plusieurs observations de céphalées qui, ayant résisté aux évacuations sanguines veineuses, ont cédé promptement à l'artériotomie pratiquée à l'artère temporale. Ce moyen est indiqué par Galien.

Joseph Franck (*Prax. méd.*) propose d'appliquer sur le lieu douloureux des cataplasmes narcotiques, des épithèmes de verveine. Tissot veut qu'on favorise le vomissement lorsqu'il est imminent: Cet auteur cite un cas où l'on calmait la céphalalgie en faisant cesser la gastralgie par l'ingestion d'alimens dans l'estomac.

On a conseillé l'emploi du quinquina dans la céphalée intermittente. Royston, et Fowler après lui, ont employé les préparations arsénicales contre des céphalées rebelles. On conçoit avec quelle circonspection extrême on doit user d'un pareil poison.

L'on a mis en usage l'électricité, les plaques aimantées, sans beaucoup de succès. J'ai vu des douches sagement administrées calmer de violentes céphalées. J. Franck cite trois cas de céphalalgie syphilitique, qui a cessé après une abondante salivation provoquée par l'emploi du mercure. L'on aura, dans tous les cas, bien soin de remédier à la constipation, d'entretenir la liberté du ventre. On cherchera à rappeler des écoulemens supprimés, à rétablir la menstruation, une affection cutanée qui aurait disparu. La sobriété, l'abstinence de toute liqueur fermentée, l'usage de l'eau presque pure pour boisson ordinaire, et le temps, sont souvent les meilleurs moyens à opposer à la céphalée intermittente. C'est uniquement en se conduisant ainsi que Marmontel dit s'être délivré de ses maux de tête.

On a aussi conseillé l'emploi d'irritans cutanés, tels que vésicatoires, setons, moxas. Ces moyens, surtout le dernier, ne doivent être mis en usage qu'avec circonspection. Les médicamens dits *céphaliques* ont joui d'une certaine réputation comme anticéphaliques. Ce sont des stimulans et des antispasmodiques qui peuvent quelquefois calmer un accès de céphalée, mais dont l'usage long-temps continué pourrait augmenter la maladie. Ces préceptes sont également applicables dans beaucoup de cas de céphalalgie symptomatique. On devrait même moins négliger qu'on ne le fait communément, de calmer les douleurs de tête des malades en général.   (GEORGET.)

CÉPHALARTIQUE, adj.; *céphalarticus*; de κεφαλή, tête, et de ἀρτίζω, perfectionner. On a donné ce nom aux remèdes qu'on croyait propres à combattre les affections de la tête, en débarrassant cette partie des humeurs qui les produisaient. On considérait comme céphalartiques les sialagogues, les errhins, certains purgatifs qui étaient supposés avoir une action spéciale sur la tête. Ce mot est rejeté maintenant comme la théorie qui l'employait.

(R. DEL.)

CÉPHALÉE, *cephalœa*; les auteurs donnent en général ce nom à la céphalalgie chronique. *V.* CÉPHALALGIE. (GEORG.)

CÉPHALIQUE, adj., *cephalicus*, de κεφαλή, tête; qui a quelque rapport avec la tête.

CÉPHALIQUE (artère ou tronc); nom donné par M. Chaussier à la CAROTIDE primitive.

CÉPHALIQUE (veine). Elle appartient au côté externe et antérieur du bras, et a été ainsi nommée par les anciens, à cause des connexions intimes qu'ils lui supposaient avec les veines de la tête : c'est une veine sous-cutanée. Formée, au niveau du pli du coude, par la réunion de deux ou trois branches, parmi lesquelles on distingue la MÉDIANE CÉPHALIQUE et la RADIALE superficielle, elle monte de là le long du bras, entre l'aponévrose et la peau, en dehors du muscle biceps, parcourt ensuite, en se portant en dedans, l'intervalle du deltoïde et du grand pectoral, et s'ouvre dans la veine axillaire, au-dessous de la clavicule, et quelquefois au-dessus. Elle reçoit, dans ce trajet, quelques rameaux venant de la peau et du tissu cellulaire, et communique avec la basilique. Elle s'anastomose aussi assez souvent avec la jugulaire externe par un rameau qui passe devant et plus rarement derrière la clavicule. On ouvre quelquefois cette veine dans la saignée.

CÉPHALIQUE, *médicamenta cephalica*. On a appelé ainsi les médicamens auxquels on attribuait la propriété spéciale de guérir les *maladies nerveuses* de la tête, comme la céphalalgie, la migraine. Les médicamens qu'on regardait comme céphaliques étaient pris parmi les substances aromatiques, balsamiques, telles que les eaux distillées de tilleul, de fleur d'oranger, de muguet, de fleurs de sureau, le camphre, etc. On voit que ces prétendus céphaliques ne sont que ce que l'on connaît plus généralement sous le nom d'anti-spasmodique. *Voyez* ce mot. (R. DEL.)

CÉPHALITE, s. f. *Voyez* ENCÉPHALITE.

CÉPHALOMÈTRE, s. m., *cephalometrum*; de κεφαλή, tête, et μέτρον, mesure. Nom donné par Stein à un compas d'épaisseur muni d'un quart de cercle portant un index dont les divisions marquent en pouces et lignes le degré d'ouverture des branches. Cet instrument a été inventé par Stein, pour mesurer

avec facilité et exactitude l'étendue des diamètres de la tête de
l'enfant nouveau né. Aitken a aussi appelé *céphalomètre* une vis
qui, traversant l'extrémité d'une des branches de son forceps,
empêche, par la saillie plus ou moins grande qu'on lui fait faire,
le rapprochement de l'autre branche, et s'oppose à une trop forte
compression de la tête du fœtus pendant son extraction; cette
vis sert aussi à donner la mesure du diamètre de la tête placée
entre les cuillers du forceps. Quelques auteurs désignent sous le
nom de *céphalométrie* cette partie de l'anatomie qui s'occupe de
déterminer les rapports de volume, de forme, de caractère de
la tête, suivant les diverses classes d'individus; de *lignes cépha-
lométriques,* des lignes tirées d'un point à l'autre de la tête pour
établir ces rapports; de *méthode céphalométrique,* le système
que l'on adopte dans cette vue. *Voyez* TÊTE.   (DESORMEAUX.)

CÉPHALO-PHARYNGIEN, adj., *cephalo-pharyngeus;* qui
appartient à la tête et au pharynx : *apanéovrose céphalo-pharyn-
gienne. Voyez* PHARYNX.   (A. B.)

CÉRASTE, s. m., *coluber cerastus,* Linnæus. Le céraste est
une espèce de vipère ainsi nommée du grec κέρας, parce qu'elle
a au-dessus des yeux deux petites pointes qui sont assez semblables à des cornes. Ce serpent, moins généralement célèbre que
l'aspic, et long d'environ deux pieds, se partage avec ce dernier la domination des déserts des contrées les plus chaudes de
l'Afrique septentrionale. Fuyant les lieux marécageux, on le
trouve dans les sables arides, non-seulement de l'Égypte, mais
encore de la Syrie et de toute l'Arabie. La singularité de sa
tête cornue, le danger qui accompagne sa morsure, l'ont fait
remarquer, dès les temps les plus anciens, par les habitans des
pays qu'arrose le Nil; aussi les Égyptiens, partisans du merveilleux, le figuraient souvent parmi les hiéroglyphes de leurs mo-
numens sacrés, et le signalaient aux étrangers comme un être
très-redoutable. Aujourd'hui que ce reptile a été examiné par
des observateurs d'un jugement sain et dépouillés de préjugés, on
regarde encore la morsure du céraste comme très-dangereuse,
quoique cependant on manque de notions bien exactes sur les effets
qu'elle détermine et sur les moyens qu'on a tenté d'opposer aux
accidens qu'elle cause. Bruce a inséré à ce sujet quelques détails,
plus ou moins inexacts dans la Relation de son voyage en Nubie
et en Abyssinie; mais on ne peut conclure de ses remarques et
de celles de quelques autres voyageurs, rien autre chose que le

venin de ce serpent est des plus actifs, puisque dix-huit pigeons, mordus successivement par un même céraste, sont tous morts dans un court espace de temps, après avoir été mordus. Il paraît aussi que, chez l'homme, l'insertion de ce venin produit une tuméfaction plus ou moins considérable de la partie, un ictère général, l'écoulement d'une sanie noirâtre par la plaie, la tuméfaction de la face, le priapisme, le délire, des convulsions violentes, et enfin, le plus ordinairement, la mort. Mais, nous le répétons, on ne sait encore rien de positif sur la thérapie d'une pareille affection.   (HIPPOL. CLOQUET.)

CÉRAT, *ceratum*, de κηρός, cire, médicament externe plus ou moins liquide, ayant pour base la cire et l'huile : il diffère des pommades par l'absence des graisses, et des onguens par celle des substances résineuses. Telle est du moins la définition du nouveau *codex* de Paris, définition qui nous semble très-exacte, et devoir être adoptée ; mais alors certaine pommade, comme celle qu'on emploie ordinairement pour les lèvres, devra être considérée comme un cérat, et le cérat vert, au contraire, comme un onguent.

On distingue des cérats simples et des cérats composés : les cérats simples sont préparés avec l'huile d'olives ou l'huile d'amandes douces, et la cire blanche ou jaune qu'on fait fondre dans l'huile bouillante. On y incorpore plus ou moins d'eau, des matières colorantes, et on les aromatise quelquefois avec quelques gouttes d'huile essentielle de roses ou de fleurs d'oranger, qui ne changent rien d'ailleurs à leurs propriétés. Le plus simple de tous les cérats est formé seulement de deux parties de cire et de quatre d'huile. Dans le cérat qu'on emploie pour les lèvres, l'huile est colorée avec la racine d'orcanette. Le cérat le plus employé, connu sous le nom de *cérat de Galien*, se prépare ordinairement avec quatre parties de cire blanche, seize d'huile d'amandes douces, et douze d'eau pure ou d'eau distillée de roses. On introduit l'eau dans le cérat tiède ou refroidi, en l'ajoutant goutte à goutte et agitant continuellement le mélange, afin d'incorporer l'eau exactement ; si on en ajoutait une plus grande quantité, comme on le recommande dans quelques pharmacopées, l'eau se séparerait du cérat sous forme de gouttelettes. On doit augmenter un peu la proportion de la cire pendant les chaleurs de l'été, afin que le cérat ne soit pas trop liquide.

Les cérats doivent être toujours nouvellement préparés et souvent renouvelés, parce qu'ils rancissent très-promptement, surtout quand ils contiennent beaucoup d'eau aérée, comme le cérat de Galien; les cérats rances ont des propriétés irritantes opposées à celles des cérats frais.

Les cérats simples et frais sont, comme tous les corps gras, adoucissans et relâchans. Ils produisent en outre une sensation agréable de fraîcheur sur les parties brûlantes et enflammées, et privent du contact de l'air les ulcères et les plaies. Ils tendent à calmer la douleur, à empêcher les adhérences qui irritent les plaies, et à hâter la cicatrisation des surfaces suppurantes, pourvu cependant qu'il n'y ait pas trop de relâchement dans les tissus malades; car alors, comme émolliens, ils augmenteraient la suppuration, et retarderaient la cicatrice. Il faut, dans ce cas, les rendre astringens ou toniques.

On emploie les cérats simples sur des plumaceaux de charpie, sur des linges entiers ou troués, sur des bandelettes, ou sur du papier brouillard, pour le pansement de toutes les plaies plus ou moins étendues, et de telle ou telle manière, suivant que la suppuration est plus ou moins abondante, et que la plaie peut être conduite à cicatrisation. On introduit des mèches enduites de cérat dans les trajets-fistuleux ou dans les conduits naturels, pour les dilater. On interpose aussi entre les lèvres d'une plaie récente des plumaceaux ou des tentes couvertes de cérat, lorsqu'on veut empêcher l'adhésion et la cicatrisation des lèvres de la plaie qui doivent suppurer, comme on le pratique dans la plupart des opérations de fistules. Les tentes enduites de cérat agissent alors comme simples corps étrangers émolliens. On couvre encore de cérat les gerçures, les crevasses de la peau, les petites ulcérations superficielles du bord des paupières; enfin les cérats simples sont sans cesse mis en usage dans la pratique chirurgicale, toutes les fois que les applications émollientes peuvent être utiles. Mais les cérats, comme tous les adoucissans gras et huileux, ont quelquefois l'inconvénient, même lorsqu'ils ne sont pas rances, de déterminer des éruptions pustuleuses, des inflammations érysipélateuses, chez certains individus dont la peau est très-susceptible d'irritation ou d'inflammation. Il faut, chez ces individus, remplacer les cérats par de simples décoctions mucilagineuses.

On a prétendu que le cérat préparé avec la cire jaune pouvait remplacer les cérats blancs et jouissait absolument des mêmes

propriétés. J'ai cru remarquer cependant qu'il était moins émol-
lient même lorsqu'il était très-fraîchement préparé. J'ai observé
plusieurs fois qu'on ne pouvait obtenir la cicatrice de certains
vésicatoires avec le cérat jaune, et que ces mêmes ulcérations,
pansées avec le cérat blanc, se cicatrisaient au contraire très-
promptement. La matière colorante, aromatique et résineuse de
la cire jaune, quoique en très-petite quantité, me paraît donc
modifier la propriété relâchante de l'huile et de la cire, et
rendre le cérat irritant pour des surfaces suppurantes très-irritables.

Les cérats composés ont ordinairement pour base le cérat de
Galien, dans lequel on incorpore les substances médicamenteuses
solides ou liquides que le médecin a l'intention d'employer. Une
chose importante dans la confection des cérats composés, est de
se servir pour excipient d'un cérat très-peu aqueux, parce que
l'eau en se séparant de la mixture entraîne les parties médicamenteuses solubles qui ne sont point alors incorporées et ne
peuvent agir que sous forme de goutelettes isolées. Les propriétés des cérats composés varient suivant la nature des substances qu'on incorpore dans le cérat simple. Ainsi on prépare
des cérats toniques, astringens, excitans, narcotiques, etc.

Le cérat le plus tonique est celui de quinquina ; on le prépare
avec seize parties de cérat sur deux ou quatre d'extrait alcoholique de quinquina qu'on fait dissoudre dans un peu d'alcohol,
pour l'incorporer plus exactement. Il convient dans les ulcérations gangreneuses superficielles de la peau, comme celles des
vésicatoires. Les cérats astringens usités sont ceux de Goulard,
de Rhazès, et le cérat diapalme. Le cérat de Goulard est composé avec le sous-acétate de plomb solide ou liquide, qu'on
ajoute au cérat de Galien dans des proportions très-variables,
suivant les *codex*, puisque le dernier *codex* de Paris le prescrit à
la dose d'un gros pour une livre, tandis que, dans certaines
pharmacopées, on recommande d'en mettre deux onces dans la
même quantité. Ce cérat est donc plus ou moins astringent,
suivant la manière dont il est préparé ; il stimule d'abord légèrement les tissus sur lesquels on l'applique, mais il a l'inconvénient d'engourdir ensuite les propriétés vitales, comme toutes
les préparations de plomb. Il est par ces propriétés surtout
recommandable dans les ulcérations qui succèdent aux brûlures.
Il peut être quelquefois nuisible dans les éruptions dartreuses,

qu'il répercute souvent comme tous les astringens. Le cérat de sous-carbonate de plomb, ou de blanc de plomb du médecin arabe Rhasis, est moins astringent que le précédent, quoique la proportion du plomb soit encore beaucoup plus considérable que dans le cérat de Goulard; mais le sous-carbonate de plomb n'est point acide. La quantité de blanc de plomb mise dans le cérat de Rhazès varie suivant les *codex*, de trois à quatre onces pour une livre de cérat ; ce cérat a une action dessicative assez marquée. Le cérat diapalme, qui n'est que l'emplâtre de ce nom, ramolli avec le quart de son poids d'huile d'olive, a beaucoup d'analogie avec la manière d'agir du cérat de blanc de plomb. On prépare aussi des cérats beaucoup plus astringens que les précédens avec les sulfates d'alumine et de zinc.

Les principaux cérats excitans sont ceux qu'on compose avec moitié cérat et moitié pommade mercurielle, ou avec une petite proportion d'oxyde de mercure : ces topiques sont très-utiles dans certaines affections syphilitiques cutanées. Le cérat soufré, qui participe des propriétés spécifiques du soufre, est fréquemment employé dans les maladies de la peau, où ce genre d'excitant convient.

Les cérats narcotiques sont opiacés, camphrés, safranés, ou préparés avec les extraits de ciguë, de jusquiame, etc. La proportion de ces substances narcotiques doit varier dans l'excipient, suivant les effets plus ou moins narcotiques qu'on veut produire localement et sur le système général. Toutes ces préparations extemporanées, ne peuvent pas être uniformes, et doivent être modifiées suivant les cas.

Voyez au reste, pour les propriétés des cérats composés qui peuvent être très-multipliés, celles des différentes substances qu'on veut faire entrer dans le cérat lui-même. (GUERSENT.)

CÉRATOCÈLE, s. f., *ceratocele*, de κέρας, corne, et de κήλη, tumeur, hernie de la cornée transparente; mot qu'on a employé improprement pour désigner la tumeur que forment la membrane de l'humeur aqueuse ou la membrane hyaloïde et le corps vitré, à travers une ouverture accidentelle de la cornée transparente. *Voyez* STAPHYLÔME, CORNÉE. (J. CLOQUET.)

CÉRATO-GLOSSE, adj., *cerato-glosseus*, de κέρας, corne, et γλῶσσα, langue; nom donné par quelques anatomistes à une portion du muscle hyo-glosse. (ADR.)

CÉRATOTOME, s. m., *ceratotomus*, de κέρας, corne, et de τέμνειν, couper. On a donné ce nom aux diverses espèces de couteaux dont on se sert pour ouvrir la cornée transparente, dans l'opération de la cataracte par extraction. *Voy.* COUTEAU A CA-
TARACTE.
(J. CLOQUET.)

CÉRATOTOMIE, s. f., *ceratotomia*; opération qui consiste à inciser la cornée transparente, et que l'on pratique pour extraire le cristallin affecté de cataracte, pour donner issue au pus, ou aux humeurs de l'œil, dans le cas d'hypopyon, d'hydrophthalmie. *Voy.* CATARACTE, HYPOPYON, HYDROPHTHALMIE. (J. CLOQUET.)

CÉRÉBELLEUX, adj., de *cerebellum*, cervelet; qui appartient au cervelet. Cette épithète s'applique uniquement aux artères et aux veines du cervelet. Les premières sont des branches des artères vertébrales et du tronc basilaire; les secondes vont se rendre dans les sinus droits et latéraux de la dure-mère. *Voyez* SOUS-CLAVIÈRE (artère) et DURE-MÈRE..
(A. B.)

CÉRÉBRAL, adj., *cerebralis*, de *cerebrum*, cerveau, qui appartient au cerveau ou à l'encéphale : *nerfs cérébraux*. *Voyez* ENCÉPHALIQUE.
(A. B.)

CÉRÉBRALES (artères et veines). Les unes sont fournies par la carotide interne et le tronc basilaire; les autres s'ouvrent dans les sinus de la dure-mère. *Voyez* CAROTIDE, SOUS-CLAVIÈRE, ENCÉPHALE, DURE-MÈRE.
(A. B.)

CÉRÉBRALE, adj., fièvre cérébrale; cette dénomination appartient entièrement à M. Pinel. Dans la première édition de sa nosographie publiée en l'an 7 de la république, ce professeur n'avait fait aucune mention de cette fièvre, et rien ne donnait lieu de penser qu'il songeât à en faire une espèce particulière. Mais les autopsies cadavériques, qui commençaient dès lors à être fréquemment pratiquées dans les enseignemens cliniques de l'école de Paris et principalement à l'hospice de la Salpétrière, ayant démontré que les symptômes ataxiques qui se rapportent le plus immédiatement à une compression de l'encéphale, étaient produits par un épanchement séreux ou séro-sanguin qui a son siége dans quelque point de l'encéphale, M. Pinel appliqua l'expression de fièvre cérébrale aux ataxiques qui faisaient plus particulièrement soupçonner une lésion de cette nature. Il a déclaré ensuite que le caractère de toutes les ataxiques continues sporadiques ne permettaient guère de douter qu'en général e principe de la maladie n'eût son siége dans l'organe cérébral, et ne devint funeste par l'effet d'un épanchement qui s'opère avec plus ou moins de promptitude. Il résulterait de là que toutes les ataxiques sont de véritables fièvres cérébrales, ou plutôt que cette dernière maladie n'est qu'une terminaison de l'ataxique, ou même de tout autre genre de fièvre; car, suivant M. Pinel lui-même, la fièvre cérébrale débute fréquemment avec le caractère d'une simple fièvre gastrique. Elle ne devait donc point, dans le système nosologique de ce professeur, constituer une espèce distincte. C'est cette vérité qu'a cherché à établir l'auteur d'une Dissertation inaugurale, imprimée en 1802, sur les épanchemens qui peuvent se former dans le crâne pendant le cours des fièvres qu'on appelait alors essentielles. Cet auteur s'attache aussi à faire remarquer l'analogie frappante qui existe entre la fièvre cérébrale de la nosographie philosophique et l'apoplexie fébrile, analogie telle, qu'il est souvent bien difficile de distinguer ces deux affections de nature presque identique. La seule différence qui les sépare consiste, quant aux phénomènes extérieurs, en ce que l'état comateux et les autres symptômes qui sont le résultat de la compression cérébrale, surviennent dans l'apoplexie d'une manière subite ou même instantanée; tandis que dans la véritable fièvre cérébrale ils arrivent plus ou moins tardivement, s'établissent avec une sorte de lenteur et à la suite de phénomènes fébriles, qui à leur début, ne faisaient pas toujours présumer une terminaison semblable.

La fièvre cérébrale nous offre une nouvelle preuve de la nécessité de rallier tous les symptômes des fièvres dites essentielles aux états organiques d'où ils émanent; hors de ce système, en effet, on ne sait quelle place lui assigner dans la classe des fièvres, ni marquer en quoi elle diffère des autres ataxiques et de certaines apoplexies communes chez les vieillards. Quant à ceux qui ne cherchent point à faire de cette prétendue fièvre une unité pathologique séparée des autres maladies par des caractères tranchés, il leur suffira d'y reconnaître une affection soit primitive, soit secondaire d'une portion de l'encéphale, survenant à une époque quelconque d'un mouvement fébrile qui peut avoir eu son principe en divers points de l'économie. Cet état cérébral, quand il existe à un degré prononcé, est le plus souvent suivi d'épanchemens dont le siége et la nature varient et dont les signes sont toujours les précurseurs d'une mort prochaine. (*Voyez* les mots ATAXIQUE, ÉPANCHEMENT CÉRÉBRAL, FIÈVRE.)

* Depuis quelques années l'usage s'est introduit dans la pratique de la médecine d'appliquer aussi le nom de fièvre cérébrale à l'hydrocéphale aigu des enfans. (*Voyez ce mot.*) (c.)

CÉRÉBRIFORME, adj. *Voyez* ENCÉPHALOÏDE.

CERF, s. m., *cervus elaphus*, Linn. On appelle ainsi un animal mammifère de la famille des ruminans, et habitant naturel des forêts de toute l'Europe et de l'Asie tempérée, où il vit d'herbes, de feuilles, de bourgeons d'arbres. La tête des individus mâles, dans cette espèce, est ornée d'un bois rameux et arrondi, dont la substance, quand il a acquis tout son développement, est un os très-dense, sans pores ni sinus. Ce bois tombe tous les ans au printemps, et revient pendant l'été; c'est lui qui, sous le nom impropre de *corne de cerf*, est d'un usage fréquent en médecine, et est conservé dans toutes les officines des pharmaciens. Aujourd'hui même, le cerf ne fournit que ce seul produit à peu près à la thérapeutique; mais autrefois, presque toutes les parties de ce quadrupède étaient célébrées pour leurs vertus médicamenteuses : son sang passait pour un puissant analeptique; ses testicules entraient dans une foule de préparations réputées aphrodisiaques; son suif était regardé comme un maturatif éprouvé; on recommandait sa moelle comme laxative, et son pénis était conservé pour combattre la stérilité. Mais les propriétés merveilleuses de tous ces organes, se sont évanouies avec le temps; la vogue dont elles ont joui pendant tant de siècles est venu échouer contre les efforts de la lente, mais inébranlable expérience. On ne s'en occupe plus aujourd'hui que pour les tourner en ridicule, elles et leurs absurdes protecteurs. La nature de l'ouvrage auquel nous coopérons nous dispense même de ce soin. Mais, en renvoyant à l'article CORNE DE CERF, l'histoire de tout ce qui concerne ce produit animal utile et intéressant, le seul dont le médecin thérapeutiste puisse tirer quelque parti chez le cerf, nous dirons, sous le rapport de l'hygiène, que la chair de cet animal, lorsqu'il est jeune, est un aliment sapide, nourrissant, et doué des propriétés excitantes énergiques qu'on reconnaît généralement au gibier. *Voy.* ALIMENT, CORNE DE CERF.

(HIPP. CLOQUET.)

CERFEUIL, s. m., *cerefolii*, s. *chærophylli herba* : le cerfeuil (*scandix cerefolium*, L.) est une plante annuelle qui croît naturellement dans les contrées méridionales de l'Europe et que l'on cultive en abondance dans les jardins potagers; il fait partie de la famille naturelle des Ombellifères et de la pentandrie digynie : ses fruits très-alongés, presque linéaires et lisses; ses fleurs blanches ; ses feuilles décomposées dont les folioles sont molles, élargies, presque pinnatifides et glabres, le distinguent facilement des autres Ombellifères. Ses jeunes pousses sont très-mucilagineuses et ont une saveur aromatique assez agréable, qui acquiert beaucoup d'intensité à mesure que la plante prend de l'accroissement. Cette saveur aromatique est due à une huile essentielle d'un jaune de soufre dont Thomson a constaté l'existence. Il est évident, d'après ce qui précède, que le cerfeuil est d'autant plus actif, qu'on le récolte plus près de l'époque de sa fructification, c'est-à-dire lorsqu'il a épuisé, pour le développement de ses différens organes, les sucs aqueux qu'il contenait en abondance.

La plupart des auteurs de matière médicale s'accordent à vanter les propriétés du cerfeuil. Geoffroy le regarde comme le remède le plus puissant contre les hydropisies essentielles ; c'est-à-dire contre celles qui ne sont point occasionées par une altération des viscères contenus dans les cavités splanchniques. Il donnait le suc exprimé de ses feuilles à la dose de huit, dix, douze et même de vingt onces par jour. Quelquefois il étendait trois à quatre onces de ce suc dans une livre de vin blanc. Cette boisson est extrêmement diurétique. La décoction que l'on prépare en faisant bouillir pendant cinq minutes deux poignées de la plante fraîche dans quatre livres d'eau est moins employée et moins active, parce que la plus grande partie des principes aromatiques du cerfeuil se dissipent par la chaleur.

Le cerfeuil entre presque toujours dans la préparation des sucs et des bouillons d'herbes auxquels il communique une saveur légèrement aromatique qui masque leur goût fade.

Desbois de Rochefort et plusieurs autres praticiens recommandent l'usage du suc de cerfeuil dans les engorgemens du foie et dans l'ictère qui en est souvent la suite : d'autres l'ont vu réussir dans les engorgemens scrofuleux et en particulier dans le carreau; dans ce dernier cas on applique en même temps ses feuilles en cataplasme sur l'abdomen.

On fait encore usage du même médicament pour faciliter l'écoulement des lochies à la suite de l'accouchement, et pour dissiper le gonflement douloureux des mamelles chez les femmes nouvellement accouchées. On peut également appliquer sur ces parties ses feuilles pilées et réduites en cataplasmes.

Devons-nous rappeler ici que le médicament qui nous occupe

a été préconisé contre les affections cancéreuses, et que Desbois de Rochefort affirme que, pour l'efficacité, il marche de pair avec la ciguë, sans en avoir les dangers. Cette propriété précieuse est loin d'être bien constatée. On l'a également administré contre les fièvres intermittentes, mais il faut convenir que ce médicament mérite peu les éloges qu'on lui a prodigués.

Le CERFEUIL MUSQUÉ (*scandix odorata*. Linnæus), qui croît dans les Alpes, jouit à peu près des mêmes propriétés que le précédent, quoiqu'il soit bien moins fréquemment employé. Il est vivace, beaucoup plus grand dans toutes ses parties et légèrement velu. Ses feuilles exhalent une odeur qui rappelle celle de l'anis. Les liquoristes se servent de sa racine pour aromatiser quelques liqueurs de table.

(A. RICHARD.)

CERISE, s. f. Tout le monde sait qu'on appelle ainsi le fruit du cerisier. *Voyez* ce mot.

CERISIER, s. m., *cerasus vulgaris*, Juss.; *prunus cerasus*, L. Famille des Rosacées; icosandrie monogynie. Le cerisier est originaire de l'Asie mineure. Ce fut, dit-on, Lucullus qui, vainqueur de Mithridate, rapporta le cerisier du royaume de Pont, et l'introduisit en Italie vers l'an de Rome 680. Aujourd'hui, cet arbre s'est naturalisé dans toutes les contrées méridionales de l'Europe, où on le cultive avec soin, pour recueillir ses fruits qui sont d'une saveur agréable, et pour son bois, qui est rougeâtre et sert à faire des meubles. Les cerises ou fruits du cerisier sont des drupes charnues, arrondies, lisses, d'une belle couleur rouge vive, marquées d'un sillon longitudinal sur un de leurs côtés; leur chair est jaunâtre, fondante, d'une saveur sucrée et légèrement acide; elles contiennent un noyau lisse et adhérent avec la chair. Les cerises bien mûres, de même que tous les autres fruits acidules, sont rafraîchissantes et légèrement laxatives. On en fait une grande consommation plutôt comme alimens que comme médicament; on les mange le plus souvent crues, ou bien on en fait des marmelades, des confitures qui sont d'un goût agréable; on les conserve aussi dans l'alcohol, auquel on ajoute une petite quantité de sucre et quelques aromates, tels que le macis, les géroffes, les pétales d'œillet, etc. On peut préparer avec le suc exprimé des cerises bien mûres une tisane agréable, que l'on administre dans les fièvres ou les phlegmasies légères des organes de la digestion. On peut également les conserver après les avoir fait sécher au soleil ou au four.

L'écorce des différentes espèces de cerisier est rougeâtre,

d'une astringence et d'une amertume assez marquées. Plusieurs auteurs l'ont considérée comme un des-succédanés indigènes du quinquina, avec lequel on la mélange fréquemment dans le commerce ; mais elle a souvent été administrée sans succès, même à très-forte dose.

Les variétés de cerises connues sous les noms de *merises*, de *guignes* ou *cerises noires*, de *bigarreaux* et de *cerises blanches*, sont toutes produites par différentes variétés d'une autre espèce de cerisier que les botanistes désignent sous le nom de merisier (*cerasus avium*.) Cet arbre est toujours plus grand que le précédent, et la chair de ses fruits est plus dure, moins fondante, d'une saveur fade ou très-sucrée, mais jamais acidule, lorsqu'ils sont bien mûrs. Ces fruits sont moins estimés que ceux du cerisier ordinaire. Ils sont assez indigestes, surtout ceux qui sont connus sous le nom de bigarreaux, dont la chair est blanche rosée, cassante et très-sucrée. Les noyaux de ces variétés, surtout ceux des merises ou cerises sauvages, sont plus amères que ceux des véritables cérises. Ils contiennent une plus grande proportion d'acide hydrocyanique. C'est principalement cette variété que l'on distille pour préparer l'eau-de-vie de cerise ou *kirschenwasser*.

On prépare dans les pharmacies une eau distillée de cerises noires; ces fruits sont employés avant qu'ils aient subi la fermentation spiritueuse. Elle a une odeur assez marquée d'acide hydrocyanique. C'est, dit-on, un médicament puissamment antispasmodique, que l'on doit administrer avec précaution. Les gens du peuple attribuent de grandes propriétés médicales aux pédoncules ou queues de cerises, qui sont amères et légèrement astringentes; ils les regardent comme un remède très-précieux surtout contre l'hydropisie: mais l'expérience justifie bien rarement l'espoir qu'ils fondent sur ce médicament.

(A. RICHARD.)

CÉRIUM, s. m. Nom d'un métal découvert par MM. Hisinger et Berzelius, dans la cérite, mine composée d'oxyde de cérium, de silice et d'oxyde de fer. Il est rangé dans la quatrième classe de Thenard. (*Voy.* MÉTAL.) Il n'a point d'usages. (ORFILA.)

CÉROÈNE ou CIROUÈNE. Tel est le nom d'un emplâtre que l'on doit aux religieuses des Miramionnes. C'est une sorte d'onguent solide, composé de cire jaune, de résine de pin, de poix noire, de suif, de minium, d'oliban, de myrrhe et de terre bolaire. Cet emplâtre était considéré comme résolutif et fondant;

il est peu usité maintenant, malgré les vertus extraordinaires qu'on lui supposait dans un grand nombre de maladies. Par extension du mot céroine, le vulgaire donne aussi ce nom à tous les emplâtres ou topiques onguentacés qu'il emploie empiriquement, comme l'emplâtre des Miramionnes, et auxquels il accorde une confiance qui n'est pas plus fondée.

CERTIFICAT, s. m. *Voyez* EXOINE, RAPPORT.

CÉRUMEN, s. m., *cerumen*, dérivé de *cera*, cire; en grec, κυψελίς de κυψέλη, l'intérieur d'une ruche, le dedans de l'oreille. Nom donné au liquide secrété par les follicules situés dans le tissu cellulaire sous-cutané de l'auricule et du conduit auditif. Il est formé, suivant Vauquelin, de mucus albumineux, d'une huile épaisse, semblable à la résine de la bile, d'une matière colorante, de soude et de sous-phosphate de chaux. Il est épais, visqueux et oléagineux, d'un jaune orangé, d'une saveur amère et d'une odeur à la fois légèrement aromatique et âcre, qui se développe, surtout lorsqu'on élève un peu sa température. Exposé à l'air, il acquiert de la consistance, et finit par ressembler à de la cire molle. Mis sur des charbons ardens, il se ramollit, entre en fusion, se boursouffle, brunit, et se décompose à la manière des substances composées d'oxygène, d'hydrogène, de carbone et d'azote, en répandant une fumée blanche et une odeur ammoniacale et empyréumatique; il laisse pour résidu un charbon très-léger. Si on le chauffe légèrement sur du papier, il se fond et tache le papier comme une huile. Lorsqu'on l'agite avec de l'eau, il forme une espece d'émulsion qui ne tarde pas à se putréfier, en déposant des flocons blancs. L'alcohol bouillant en dissout environ les deux tiers, et laisse l'albumine avec un peu de matiere huileuse; le liquide alcoholique évaporé fournit une masse de couleur orangée, d'une saveur tres-amère, ayant une odeur et une consistance analogues à celles de la térébenthine. Le cérumen est également soluble dans l'éther. La plupart des physiologistes pensent que le cérumen a pour usage de lubréfier le conduit auditif, de s'opposer à l'introduction des corpuscules qui voltigent dans l'atmosphere, et de conserver la souplesse de la membrane qui tapisse ce conduit. Quoi qu'il en soit, le cérumen s'accumule quelquefois dans ce canal, et acquiert une dureté capable de produire presqu'instantanément la surdité. *Voy.* ENGOUEMENT CÉRUMINEUX DU CONDUIT AUDITIF.　　　(ORFILA.)

CÉRUMINEUX, adj., qui a rapport au cérumen. On appelle

glandes cérumineuses, *follicules cérumineux*, les follicules de la membrane qui tapisse le conduit auditif externe, parce qu'ils fournissent le cérum. *Voy*. OREILLE.   (A. B.)

CÉRUSE, s. f., *cerussa*. Blanc de céruse, blanc de plomb, sous-carbonate de plomb. *Voyez* PLOMB.   (ORFILA.)

CERVEAU, s. m., *cerebrum*. Les anciens ont donné ce nom, tantôt à toute la masse de substance nerveuse renfermée dans le crâne, tantôt seulement à la portion la plus considérable de cette masse, celle qui occupe particulièrement le haut et le devant de la cavité. Pour éviter cette confusion, nous adopterons seulement le dernier sens, en appelant *encéphale* l'organe tout entier qui sera décrit à ce mot.

CERVELET, s. m., *cerebellum*, proprement petit cerveau; portion postérieure et inférieure de l'encéphale. *V*. ENCÉPHALE.

CERVELLE, s. f., nom vulgaire du cerveau.

CERVICAL, adj., *cervicalis*, de *cervix*, la nuque, et par extension, le cou; qui appartient à la nuque ou au cou.

CERVICAL (ligament). Dans l'homme, ce n'est qu'une bandelette fibreuse, située sur la ligne médiane, le long de la partie postérieure du cou, au point d'union des muscles d'un côté avec ceux du côté opposé. Elle sert de point fixe aux aponévroses de ces muscles, dont elle est peu distincte, et s'attache en bas à l'apophyse épineuse de la septième vertèbre du cou; en haut, à la protubérance occipitale externe. Une expansion purement celluleuse l'unit à la crête occipitale et aux apophyses épineuses des six premières vertèbres. Dans les quadrupèdes, c'est un véritable ligament, composé de fibres élastiques très-fortes, et destiné à soutenir le poids de la tête.

CERVICAL (*plexus*). Il est formé par la réunion des branches antérieures des second, troisième et quatrième nerfs cervicaux. *Voyez* ci-après CERVICAUX (nerfs.).

CERVICALES (artères). Il y en a quatre : la cervicale transverse, la cervicale profonde ou postérieure, la cervicale superficielle, et la cervicale ascendante. Les deux premières sont fournies directement par la sous-clavière; la troisième est un rameau de la cervicale transverse, et la quatrième vient de la thyroïdienne inférieure, autre branche de la sous-clavière. *Voy*. SOUS-CLAVIÈRES (artères.)

CERVICALES (glandes). On désigne sous ce nom les glandes lymphatiques du cou. *Voyez* COU et LYMPHATIQUE.

CERVICALES (veines). Elles diffèrent un peu des artères, et s'ouvrent dans les veines jugulaire externe et vertébrale. *Voyez* JUGULAIRE et SOUS-CLAVIÈRE (veines.)

CERVICALES (vertèbres). Ce sont les vertèbres du cou. *Voyez* VERTÈBRES.

CERVICAUX (ganglions). Cette dénomination s'applique ordinairement aux ganglions du grand sympathique, situés au cou, et qui sont au nombre de trois, un supérieur, un moyen et un inférieur; mais on pourrait aussi entendre par là les glandes lymphatiques cervicales. *Voyez* SYMPATHIQUE (nerf) et LYMPHATIQUE.

CERVICAUX (nerfs). Il y en a huit de chaque côté : ils naissent de la portion cervicale de la moelle de l'épine, par deux racines, dont l'antérieure est plus petite que la postérieure, comme cela a lieu pour tous les nerfs SPINAUX (*Voyez* ce mot). Après que la postérieure a formé son ganglion, ces racines se réunissent, et le nerf sort tout-à-fait du canal vertébral, pour se diviser presque aussitôt en deux branches, une antérieure, et l'autre postérieure. Dans le premier nerf cervical, les deux racines se réunissent au ganglion, et c'est de celui-ci que partent les deux branches. Ce nerf diffère encore des autres, en ce qu'il sort entre la première vertèbre et l'occipital, ce qui l'a fait nommer *nerf sous-occipital,* tandis que les suivans passent par les trous de conjugaison des artères cervicales.

Les branches postérieures des nerfs cervicaux diminuent de volume depuis le premier jusqu'au dernier : c'est le contraire pour les branches antérieures. Les branches postérieures se perdent dans les muscles et les tégumens de la partie postérieure du cou. La première se distribue, en particulier, aux grand et petit droits postérieurs, aux obliques supérieur et inférieur de la tête. La seconde et la troisième fournissent des rameaux qui montent à l'occiput, et se répandent dans les tégumens et dans le muscle occipito-frontal : ces rameaux s'anastomosent avec les autres nerfs que reçoit la peau du crâne. Les branches postérieures des trois ou quatre premiers nerfs cervicaux communiquent entre elles par plusieurs filets.

Les branches antérieures s'unissent toutes les unes aux autres par une ou plusieurs anastomoses. L'anastomose des deux premières forme une sorte d'anse qui embrasse en devant l'apophyse transverse de la première vertèbre. L'union des seconde, troisième et quatrième donne naissance au plexus cervical, et celle des quatre dernières entre elles et avec le premier nerf dorsal forme le plexus BRACHIAL. (*Voyez* ce mot.) Toutes ces branches communiquent, en outre, par un ou plusieurs filets, avec la portion cervicale du grand nerf sympathique, particulièrement avec ses ganglions cervicaux. L'anse nerveuse, appartenant aux deux premiers nerfs, est encore unie aux nerfs pneumo-gastrique et grand hypoglosse. Un rameau particulier, bifurqué à son origine, fait communiquer les branches antérieures des second et troisième avec un rameau descendant du grand hypoglosse, en formant avec ce dernier une arcade renversée qui recouvre la veine jugulaire interne. Les branches antérieures des nerfs cervicaux donnent quelques filets aux muscles qui les avoisinent : la première en envoie dans les muscles droit latéral, grand et petit droits antérieurs de la tête; la seconde en fournit un au grand droit antérieur, et les quatre dernières en laissent quelques-uns dans les muscles scalènes. La quatrième et ordinairement aussi la troisième et la cinquième fournissent les filets d'origine du nerf DIAPHRAGMATIQUE. *Voyez* ce mot.

Le plexus cervical est situé en dehors des second, troisième et quatrième trous de conjugaison et des apophyses transversales correspondantes, entre le muscle scalène postérieur et le bord postérieur du sterno-mastoïdien. Il communique par plusieurs filets avec le nerf spinal, et donne, 1° deux branches antérieures qui se contournent derrière le sterno-mastoïdien, montent obliquement en avant, sur sa face externe, et se ramifient dans le muscle peaucier et la peau de la partie antérieure du cou; 2° une branche auriculaire, réfléchie comme les précédentes, située seulement plus en arrière et montant moins obliquement, épanouie, au niveau de l'angle de la mâchoire inférieure, en un grand nombre de rameaux qui se répandent dans les tégumens de la glande parotide, sur le pavillon de l'oreille et jusqu'au-devant de l'apophyse mastoïde; 3° une branche mastoïdienne placée le long du bord postérieur du sterno-mastoïdien et divisée, derrière l'apophyse mastoïde, pour la peau de l'occiput, le muscle occipito-frontal et la face interne de l'oreille; 4° enfin, des branches inférieures qui descendent obliquement vers la poitrine, l'épaule et la partie postérieure du cou, les unes superficielles, et les autres profondes, et se perdent dans la peau, les muscles trapèze, angulaire, omoplat-hyoïdien, rhomboïde, etc. Les branches antérieures, la branche auriculaire et la mastoïdienne, communiquent avec le nerf facial. Cette dernière s'anastomose, en outre, avec la branche postérieure du second nerf cervical. L'auriculaire et la mastoïdienne communiquent entre elles. Quelques-unes des branches inférieures sont unies au nerf spinal. (A. B.)

CERVICO - MASTOIDIEN (muscle); c'est le splénius de la tête. *Voyez* SPLÉNIUS.

CERVICO - SCAPULAIRE (artère); c'est le nom que donne M. Chaussier à la *cervicale* transverse.   (A. BÉCLARD.)

CÉSARIENNE, adj., (opération, section), *sectio cæsarea ;* opération qui consiste dans une incision pratiquée aux parois de l'abdomen et à celles de l'utérus, pour extraire le fœtus. On disait aussi autrefois *enfantement césarien, partus cæsareus,* pour désigner l'extraction du fœtus faite par cette opération. Un passage de Pline, où il dit que Scipion l'Africain et le premier des Césars furent tirés par une incision du sein de leurs mères, a donné lieu de l'appeler ainsi. Les enfans qui étaient venus au monde de cette manière étaient appelés par les Romains *cæsones,* et on trouve le mot *cæso* comme surnom de plusieurs personnages. Pline prétend aussi que le surnom de César tire son origine de la même circonstance, *a cæso matris utero.* Rousset, dans le premier traité *ex professo* écrit sur ce sujet, donne à l'enfantement césarien le nom d'*hystérotomotokie.* L'opération césarienne a été appelée *hystérotomie ;* et depuis que Lauverjat eut nommé opération césarienne vaginale l'incision des bords de l'orifice utérin, on distingua l'*hystérotomie abdominale* ou *gastro - hystérotomie,* et l'*hystérotomie vaginale,* ou simplement *hystérotomie.* Je traiterai successivement dans cet article de l'opération césarienne proprement dite, ou abdominale, et de celle qu'on appelle vaginale.

L'origine de l'opération césarienne remonte à une époque très-reculée, qu'il est impossible de déterminer. La première notion historique que l'on ait de l'exécution de cette opération, est le passage de Pline que j'ai déjà cité. Avant lui, Virgile dans son *Énéide* suppose qu'un de ses héros, Lycus, a été tiré par une incision après la mort de sa mère; et il y a tout lieu de croire qu'il n'a fait qu'adopter une tradition reçue. Une loi fort ancienne, *lex regia,* attribuée aux premiers rois de Rome, et par quelques-uns même à Numa-Pompilius, défend, par une de ses dispositions, d'enterrer une femme morte, sans avoir ouvert l'abdomen et l'utérus pour en tirer le fœtus s'il est encore vivant.

Cette sage mesure fut par la suite l'objet de lois spéciales à Venise, en Sicile et dans d'autres états. La religion catholique elle-même a imposé à ses sectateurs l'obligation de prendre cette précaution, et à ses ministres celle de veiller à son exécution, et même d'y procéder en cas de nécessité, dans la vue surtout de procurer à l'enfant le bienfait du baptême. J'ai encore vu cet usage en vigueur, et j'ai assisté plusieurs fois mon père dans de semblables opérations, qu'il avait été requis de pratiquer, soit par l'autorité publique, soit par les parens de la femme qui venait de succomber. Ces opérations ont toujours été sans succès pour la conservation de l'enfant, mais non pas sans utilité pour notre instruction. Aussi ne fût-ce que sous ce point de vue, je trouve qu'on a eu très-grand tort de laisser tomber en désuétude cette disposition de police médicale. Mais je suis loin de croire avec quelques auteurs que l'enfant meurt toujours, soit avant sa mère, soit simultanément, soit presque immédiatement après elle; trop de faits, dont on ne peut contester la réalité, prouvent actuellement le contraire. Je sais bien que, lorsque la mort de la mère est la suite d'une maladie d'une certaine durée, l'enfant est mort le plus souvent lorsque l'on ouvre l'utérus, ou meurt peu après son extraction; alors au moins l'intention de l'église romaine est remplie. Mais même dans ce cas on est parvenu à sauver des enfans, et cette heureuse issue a été bien plus fréquente quand la mort de la mère avait été la suite immédiate d'une cause accidentelle.

On ne pratiqua d'abord l'opération césarienne que sur la femme morte. La première observation d'une opération faite à dessein sur une femme vivante, date de 1500; c'est celle d'Élisabeth Alepaschin, que son mari, Jacques Nufer, châtreur de cochons à Siegershausen en Turgovie, opéra, avec la permission du magistrat, parce qu'elle ne pouvait, au dire des sages-femmes et des chirurgiens appelés auprès d'elle, accoucher autrement. Cependant cette femme accoucha depuis plusieurs fois par les voies naturelles. Quoi qu'il en soit de l'utilité de l'opération, dans ce cas, elle eut un plein succès pour la mère et pour son enfant.

Des chirurgiens, dont quelques-uns étaient fort ignorans et inexpérimentés, eurent aussi, dans le courant du 16e siècle, l'idée de pratiquer une incision sur le lieu de l'abdomen que l'enfant faisait proéminer, afin de l'extraire par cette voie. La plupart des observations connues montrent cette téméraire entreprise suivie de succès. Il est probable que ceux qui n'avaient pas réussi eurent soin de cacher les résultats malheureux d'une hardiesse inouïe jusqu'alors. Rousset, dans son traité de l'*hystérotomotokie*, rassembla dix de ces observations, les fit connaître au monde savant, et chercha à établir par toutes sortes de preuves l'utilité et le peu de danger de la nouvelle opération. G. Bauhin ajouta un certain nombre d'exemples à ceux qu'avait rapportés Rousset; et depuis, cette opération, dont les succès furent fort variés, et les avantages trop exaltés par les uns et trop dépréciés par les autres, fut soumise à des procédés réguliers. Mais la question de son utilité n'est pas encore de notre temps absolument décidée pour bien des praticiens; cependant les meilleurs chirurgiens et les accoucheurs les plus habiles, s'accordent assez généralement à la regarder comme la seule ressource que l'art puisse offrir dans certains cas.

On doit donc pratiquer l'opération césarienne : 1° sur la femme morte pendant le cours d'une grossesse; 2° sur la femme vivante, lorsqu'il est reconnu que l'accouchement ne peut avoir lieu par les voies naturelles. Je vais examiner successivement ces deux cas.

D'après ce qui vient d'être dit, il n'y a pas de doute que lorsqu'une femme enceinte meurt, on doit procéder à l'extraction de l'enfant, à moins que l'on n'ait la certitude qu'il est mort avant sa mère. Mais cette certitude ne peut pas le plus ordinairement s'acquérir complétement. Souvent aussi il en est de même par rapport à la mort de la mère; en effet quoi que l'on ait dit de la valeur de certains signes pour prouver la réalité de la mort, il est des cas où l'on ne peut sortir d'incertitude qu'en laissant s'écouler un espace de temps qui occasionnerait certainement la perte de l'enfant, car on ne peut espérer de le sauver qu'en opérant immédiatement après la mort. Ainsi la précipitation peut être funeste à la mère, et les retards le seraient inévitablement pour l'enfant. Pour éviter ces deux écueils, il faut, après s'être assuré autant qu'il est possible de la mort de la mère, procéder à l'extraction du fœtus par les voies naturelles, si le travail de l'accouchement, plus ou moins avancé à l'instant de la mort, en offre la possibilité, et, dans le cas contraire, pratiquer l'opération césarienne avec les mêmes précautions et la même régularité que si la femme était vivante. La nécessité de cette manière d'agir est si généralement reconnue, que les lois de Venise et de la Sicile en avaient fait une obligation expresse aux médecins et aux chirurgiens. Cependant il ne sera pas inutile de confirmer ce précepte par quelques observations. Van - Swieten rapporte qu'ayant été appelé auprès d'une femme grosse de cinq mois, attaquée de syncope, et la trouvant dans un état de mort apparente, il employa pendant un quart d'heure tous ses soins pour la ranimer. Les assistans les voyant sans succès, commençaient à murmurer de ce qu'il tourmentait ainsi un cadavre, mais il ne se laissa pas décourager, et après quelques minutes il eut le bonheur de rappeler à la vie cette femme qui, deux mois après, accoucha d'un enfant vivant. Peu ne fut pas si prudent, car, s'en étant rapporté aux assurances des assistans et à un examen superficiel, *il portait l'instrument pour faire son incision, lorsque la femme fit un tressaillement accompagné de grincement de dents et de remuement des lèvres.* Baudeloque cite deux autres exemples analogues. La conduite de Rigaudeaux, de Douai, est à juste titre citée comme un modèle à suivre. Il ne put, dans un cas semblable, arriver que deux heures après la mort apparente de la femme. Voyant que le corps conservait de la souplesse et de la chaleur, il examina s'il ne pourrait pas amener l'enfant par les voies ordinaires, et en ayant reconnu la possibilité, il le fit aisément après avoir été le saisir par les pieds. L'état de mort apparente de la mère continua encore pendant quelque temps; mais enfin elle revint à elle, et quatre ans après, lorsque Rigaudeaux publia son observation dans le journal des savans (1749), la mère et l'enfant vivaient encore.

L'opération césarienne doit être mise en usage sur la femme vivante, lorsque des obstacles insurmontables s'opposent à l'accouchement. Ces obstacles résultent ou d'un rétrécissement extrême du bassin, par l'effet d'une conformation vicieuse, de la présence d'une exostose, d'une tumeur squirrheuse, fibreuse ou autre que l'on ne puisse ni déplacer ni détruire, ou d'une hernie de matrice, ou de la rupture de l'utérus, ou d'une grossesse extra-utérine; mais ces deux derniers cas ont mal à propos été confondus parmi ceux qui nécessitent l'opération césarienne; l'opération qu'ils peuvent exiger est la *gastrotomie.* (*Voy.* ce mot et les articles RUPTURE DE L'UTÉRUS, GROSSESSE EXTRA-UTÉRINE.) Quant aux deux premières causes, j'en ai déjà touché quelques mots en traitant des vices du bassin, et j'en parlerai plus en détail en examinant leur influence et les indications, qu'elles présentent selon leur degré de développement, et l'état de vie ou de mort de l'enfant. *Voy.* DYSTOCIE, HERNIE DE MATRICE.

Plusieurs procédés, qui diffèrent par rapport au lieu de l'abdomen sur lequel on pratique l'incision, ont été successivement proposés. Dans le plus ancien, l'incision devait être faite de l'un ou de l'autre côté, à peu de distance du bord externe du muscle droit et suivant la direction de ce bord, commençant un peu au-dessous de l'ombilic, passant sur le point où on pratique la paracentèse, et finissant à un pouce au-dessus du pubis. Quelques anciens accoucheurs recommandaient de lui donner la forme d'un croissant peu courbé, d'autres une direction oblique. Le choix du côté était déterminé par l'inclinaison de l'utérus. Depuis, on jugea préférable de faire l'incision à la ligne blanche. Deleurye attribue l'invention de ce procédé à Varocquier, de Lille; Solayrès à Platner et à Guérin, chirurgien à Crépy en Valois; mais la description qu'ils donnent est fort obscure, laisse des doutes insolubles, et d'ailleurs Mauriceau et Delamotte en avaient déjà parlé. Quoi qu'il en soit, ce procédé est le plus généralement adopté actuellement. Cependant Lauverjat, d'abord partisan déclaré de l'incision à la ligne blanche, réduisit bientôt en méthode un procédé qui avait déjà été mis en usage, et qui consiste *à faire une incision transversale de cinq pouces aux parties contenantes du bas-ventre, sous lesquelles sera la matrice, entre le muscle droit et la colonne épinière, plus ou moins au-dessous de la troisième fausse-côte, selon que le fond de la matrice en sera plus ou moins éloigné.* Si l'on consulte l'expérience à l'égard de ces procédés, on trouve que celui de Lauverjat présente proportionnellement un plus grand nombre de réussites que les deux autres. Il est vrai qu'il a été mis en usage dans un beaucoup moins grand nombre de cas, et que l'on peut croire que des circonstances étrangères à l'opération ont pu influer sur ces succès. Mais d'un autre côté, on connaît exactement le nombre des cas dans lesquels on l'a employé, tandis que pour les autres, si l'on a publié avec soin presque tous les cas de réussite, les non-succès sont souvent restés inconnus. Chacun de ces procédés offre des inconvéniens et des avantages dont l'appréciation doit influer sur le choix qu'en fera l'opérateur.

Dans l'incision latérale, a-t-on dit, les fibres charnues des muscles larges de l'abdomen sont coupées en travers, et venant

à se contracter, elles écartent les lèvres de la plaie; on est exposé
à des hémorrhagies graves par l'ouverture des branches de
l'artère épigastrique, les intestins ont plus de facilité à s'échapper
que dans tout autre endroit; lorsque la matrice est oblique et a
éprouvé l'espèce de torsion qui est l'effet de cette position, l'incision tombe sur une des parties latérales de ce viscère où sont
les troncs des vaisseaux qui l'arrosent, et quelquefois même sur la
trompe et sur l'ovaire; la matrice reprenant, après sa déplétion,
sa rectitude naturelle, son ouverture cesse d'être parallèle à l'incision des parois abdominales; enfin cet organe se contractant
surtout suivant son diamètre longitudinal, les deux angles de la
plaie sont rapprochés, et elle reste béante par l'écartement de
ses bords, ce qui permet d'autant plus aux lochies de s'épancher
dans le bas-ventre, que la cavité de la matrice étant incisée dans
presque toute sa longueur, il n'y reste point de vide où elles
puissent s'amasser pour être transmises au dehors à travers le
col. On avait d'abord espéré éviter la plus grande partie de ces
inconvéniens, en opérant à la ligne blanche; mais l'expérience a
montré qu'excepté le danger de l'hémorrhagie, cette manière d'a-
gir les réunit presque tous et de plus celui de mettre la vessie à
découvert et d'exposer à la blesser. On lui a attribué l'avantage
que les fibres longitudinales de l'utérus n'étant que séparées et
non coupées, les lèvres de la plaie de cet organe se rapprochaient
naturellement. Lauverjat blâme ces deux procédés, regarde l'incision transversale comme exempte de la plupart de ces inconvéniens, et lui trouve les avantages suivans: les fibres des muscles
larges de l'abdomen sont coupées en petit nombre; les lèvres de
la plaie extérieure n'ont pas de tendance à s'écarter, il est facile
de les maintenir rapprochées par la situation que l'on donne au
tronc, et la suture devient inutile; la situation élevée de cette
plaie s'oppose à l'issue de l'épiploon et des intestins, et la décli-
vité de son angle externe permet l'écoulement des fluides qui
s'épancheraient dans l'abdomen; la contraction des parois de
l'utérus tend à rapprocher les lèvres de la plaie faite à cet organe,
ce que je ne comprends pas bien, car les fibres longitudinales in-
téressées dans la division doivent se raccourcir plus que les autres
et par conséquent tenir la plaie béante; cette plaie étant faite à
la partie supérieure du corps de l'utérus, le segment inférieur
forme un entonnoir profond qui reçoit les écoulemens et les
transmet sûrement à travers le col, ce qui prévient leur épanche-

ment dans l'abdomen; enfin, si l'on peut espérer d'obtenir que les deux plaies conservent leur parallélisme, ce doit être par ce procédé, au moyen duquel on est assuré d'éviter d'attaquer la partie latérale de l'utérus et l'ovaire. M. Sabatier, dans sa *Médecine opératoire*, paraît pencher pour l'opinion de Lauverjat. Il me semble suffisant d'avoir exposé les inconvéniens et les avantages attribués à ces procédés, sans discuter en détail la valeur de ces assertions. Il est facile de les apprécier et de remarquer que chacun a trop exalté les avantages du procédé qu'il adoptait et les désavantages de celui qu'il rejetait. La plupart des défauts attribués à ces diverses méthodes peuvent facilement être évités ou corrigés dans la pratique de l'opération. Je suis porté à croire que le choix n'est pas d'une aussi grande importance qu'on pourrait le croire, et que le succès de l'opération dépend bien plutôt des circonstances dans lesquelles se trouve l'opérée. Ainsi souvent on a opéré des femmes épuisées par un long travail, par des essais long-temps réitérés pour extraire l'enfant; dans quelques cas on a été obligé d'employer des efforts considérables, et même l'usage des instrumens, pour dégager la tête du fœtus de l'excavation où elle s'était déjà enfoncée, comme dans une opération faite par Lankisch et rapportée dans la dissertation de Moller *de partu cœsareo.* Quel espoir pouvait-on fonder sur une opération faite dans des extrémités aussi fâcheuses? Et ne doit-on pas éprouver le plus grand étonnement, quand on voit qu'elle a réussi? Outre le bon état des forces de la malade, celui de l'utérus et de l'abdomen, on doit regarder comme une circonstance extrêmement favorable la tranquillité de l'esprit, la confiance dans le succès, ou plutôt une sorte d'indifférence et une sensibilité peu exaltée. J'ai entendu un des chirurgiens et des accoucheurs les plus distingués, M. Dubois, avancer que l'opération avait eu beaucoup plus de succès, pratiquée sur les femmes de la campagne que sur les habitantes des grandes villes. Je n'ai pas vérifié cette assertion par des relevés exacts d'observations, mais d'après ce que me fournit ma mémoire, je suis tout disposé à l'admettre comme très-fondée.

Ceci me conduit à parler du temps où il convient de pratiquer l'opération. Ce temps est de *nécessité* ou *d'élection* : de nécessité, quand on est appelé après un travail plus ou moins long, et que la vie de la mère ou de l'enfant serait compromise par un plus long retard; d'élection, quand, pendant le cours de la grossesse, on a pu à loisir s'assurer de l'existence des obstacles qui s'opposent à l'accouchement, et fixer la marche que l'on doit suivre. On est généralement d'accord que, dans ces cas, il faut procéder à l'opération, lorsque le travail de l'enfantement est déclaré, et que l'orifice de l'utérus est suffisamment dilaté pour donner une libre issue au sang qui s'écoulera de la surface de l'utérus, aux caillots qui pourront se former dans sa cavité, et ensuite aux lochies. Mais doit-on rompre les membranes avant d'opérer, ou faut-il les laisser intactes ? On a pensé qu'en opérant après la rupture des membranes, on prévenait l'épanchement de l'eau de l'amnios dans la cavité du péritoine, on avait moins à craindre l'hémorrhagie résultant de la section des vaisseaux utérins, et surtout l'inertie de l'utérus, que l'on a supposé devoir suivre sa déplétion trop rapide. Quant à l'effusion de l'eau de l'amnios dans la cavité du péritoine, je crois qu'on peut facilement l'empêcher pendant l'opération, et que d'ailleurs elle serait loin d'avoir les suites fâcheuses qu'on en a redoutées. Je ne pense pas non plus que l'utérus irrité par la plaie qu'on y a faite, le contact de l'air que l'on ne peut empêcher, quelques précautions que l'on prenne, et les mouvemens nécessaires pour extraire le fœtus et le placenta, puisse rester dans l'inertie. On a eu plus souvent à se prémunir contre les effets de sa trop prompte contraction que contre ceux d'un excès opposé. La même raison doit faire bannir la crainte de l'hémorrhagie. Si, lorsqu'on opère, les membranes sont encore intactes, la matrice, n'ayant pas été irritée par le contact du corps du fœtus, est dans la meilleure condition possible pour recevoir la plaie qu'on va lui faire, et cette plaie se réduira, lors de la contraction de l'organe, à une dimension d'autant moindre, que l'organe était plus distendu à l'instant où elle aura été faite. Ces motifs me semblent péremptoires, et je pourrais citer de graves autorités en leur faveur.

Avant d'opérer, il est nécessaire, dans bien des cas, de préparer la malade, c'est-à-dire de ramener l'économie à la meilleure disposition possible, en détruisant les états maladifs qui pourraient compliquer les suites naturelles de l'opération. Ainsi la saignée, les évacuans, les anthelminthiques, les bains peuvent être, suivant l'occurrence, mis en usage avec utilité, lorsque l'opération a été prévue et déterminée à l'avance. Il est essentiel d'évacuer les matières contenues dans l'intestin rectum, au moyen de lavemens, et de s'assurer si la vessie est complétement vide. Dans le cas contraire, il faudrait la vider avec la sonde. Cette dernière précaution est surtout indispensable, quand on opère à la ligne blanche; car, malgré tous ces soins, on a encore vu la vessie vide se présenter à découvert dans la partie inférieure de la plaie. Je vais seulement ici décrire cette méthode : ce que j'en dirai pourra facilement s'appliquer aux autres. Les instrumens et pièces d'appareil dont on peut avoir besoin sont deux bistouris, un à tranchant convexe, et l'autre à lame étroite et terminée par un bouton, une pince, du fil et des aiguilles pour des ligatures, de l'eau froide, du vinaigre, de l'esprit de vin, de l'eau tiède, des éponges; des aiguilles munies de fil pour la gastroraphie ; de longues bandelettes agglutinatives, des compresses fenestrées, de la charpie, des compresses longues et carrées, un bandage de corps et son scapulaire.

Tout étant disposé, la malade doit être placée sur un lit d'une largeur médiocre et d'une hauteur convenable, suffisamment garni d'alaises. Il serait bon que ce pût être celui où elle doit passer les premiers jours de ses couches, pour qu'on lui fît éprouver moins de mouvemens après l'opération. La tête et la poitrine doivent être médiocrement élevées, les genoux un peu fléchis. Des aides doivent l'assujettir : un d'eux doit être spécialement chargé de ramener avec ses deux mains la matrice vers le milieu de l'abdomen, et de la fixer dans cette situation : un autre doit appuyer une main sur le fond de l'organe. Cette précaution a pour but de circonscrire la tumeur utérine, d'écarter les intestins, et de prévenir leur issue. Alors le chirurgien incise la peau et le tissu graisseux, jusqu'à ce qu'il ait mis à découvert les aponévroses. Lavret recommande de faire un pli transversal à la peau pour commencer l'incision, ce qui est impossible dans la plupart des cas, et me semble inutile dans les autres. Cette incision doit s'étendre depuis le dessous de l'ombilic, jusqu'à un pouce et demi, deux pouces au plus au-dessus de la symphyse des pubis. Si la stature de la femme était telle, qu'on ne pût pas, en la prolongeant ainsi, donner à cette incision au moins cinq à six pouces de longueur; il faudrait la commencer au-dessus de l'ombilic, et au côté gauche de cette cicatrice. L'opérateur divise alors la ligne blanche avec précaution dans une certaine étendue, puis il fait au péritoine une petite ouverture, à travers laquelle il porte l'extrémité du doigt indicateur de la main gauche, pour servir de conducteur au bistouri boutonné, avec lequel il prolonge l'incision de ces parties, haut et bas, dans toute l'étendue de l'incision des tégumens. La matrice étant à découvert, l'aide, dont la main posé sur son fond, presse légèrement en bas, et le chirurgien incise sa paroi antérieure, couche par couche, jusqu'à ce qu'il découvre la surface des membranes ou du placenta ; car il n'est pas possible, quoi qu'on en ait dit, de connaître à l'avance le lieu d'insertion de ce corps, à moins que la nouvelle application de l'*auscultation*, faite par M. de Kergaradec, ne puisse y être de quelque utilité ; et, quand on connaîtrait ce lieu, on ne pourrait encore l'éviter. Il porte alors, dans cette ouverture, le bistouri boutonné, guidé par le doigt indicateur, et il l'agrandit de manière à lui donner cinq à six pouces de longueur, et plutôt vers l'angle supérieur de la plaie extérieure que vers l'inférieur, pour conserver intacte la plus grande étendue possible du col de la matrice, et pour que, lorsque cet organe sera contracté et aura repris sa place, sa plaie soit moins éloignée de celle des tégumens. Lauverjat recommande de suspendre en cet instant l'opération, et de couvrir la plaie extérieure d'un entonnoir de verre médiocrement échauffé, pour laisser écouler une certaine quantité de sang, et dégorger les vaisseaux utérins, en tenant les parois de l'utérus à l'abri du contact de l'air froid. Cette précaution a été jugée inutile, et je crois qu'il est préférable d'achever promptement l'opération. Si les membranes ne sont pas ouvertes, le chirurgien les ouvre ; si le placenta se présente, il le détache vers un de ses côtés ; et il porte la main dans l'utérus pour saisir les pieds de l'enfant, qu'il amène au dehors, en dégageant successivement ses parties de la même manière et avec les mêmes soins que s'il en faisait l'extraction par les voies naturelles, évitant surtout de contondre les lèvres de la plaie de l'utérus, ou d'en déchirer les angles. Plutôt que de s'exposer à cet inconvénient, il vaudrait mieux faire l'incision de la paroi utérine plus grande, ce qui serait de peu de conséquence à raison de la grande diminution qui surviendra dans ses dimensions, lorsque l'utérus se resserrera. Si la tête de l'enfant se présentait à l'ouverture, il faudrait faciliter sa sortie par de douces pressions exercées sur les parties latérales de l'utérus, et même en passant l'extrémité des doigts sous les angles des mâchoires, et extraire le fœtus dans la direction où il se présente. On agirait d'une manière analogue, si les fesses se prononçaient à travers l'incision.

Après la sortie du fœtus, la matrice revient promptement sur elle-même, et pousse le placenta vers la plaie; il faut en faire l'extraction, en tirant sur le cordon ombilical, ou mieux encore en saisissant le placenta par un do ses bords, car de cette manière il présentera un moindre volume à l'ouverture qu'il doit traverser. On aura grand soin d'entraîner la totalité des membranes avec le placenta, en les réunissant par la torsion en un seul cordon. Le placenta amené au dehors, s'il s'est formé des caillots dans la cavité utérine, on les extrait; on examine avec soin si l'orifice est libre, s'il n'est pas bouché par quelque lambeau de membranes ou quelque caillot, s'il n'y a pas d'obstacles au passage des écoulemens. Planchon veut que l'on attire le cordon ombilical par le vagin, en le liant à une sonde de gomme élastique que l'on ferait passer à travers la plaie, l'orifice utérin et le vagin, et que l'on opère la délivrance comme après l'accouchement naturel, espérant par-là frayer une route plus facile aux écoulemens. Je crois ce moyen superflu, et susceptible d'augmenter l'irritation locale. D'ailleurs souvent il serait impossible de l'employer, à cause de la promptitude avec laquelle le placenta s'engage dans la plaie, Baudeloque et quelques autres conseillent de placer un séton à travers la plaie, l'orifice utérin et le vagin, toujours dans la vue de faciliter l'écoulement des lochies. Rousset et Ruleau proposaient de porter par le vagin, dans la matrice, une tente grosse d'un pouce, ou un *cierge pertuisé dans son milieu*, une canule de cire enveloppée de linge. On a rejeté avec juste raison l'usage de ces corps étrangers, qui sont plus propres à irriter qu'à remplir le but qu'on se propose. On le remplit beaucoup mieux, en portant de temps à autre le doigt dans le vagin, et jusques à travers l'orifice de l'utérus, pour examiner si le passage est libre, et dégager les corps qui pourraient l'obstruer. Quelques injections, faites doucement et avec une décoction émolliente tiède, seraient aussi très-convenables pour cet effet et pour nettoyer la cavité de l'utérus.

Lorsqu'on fait l'incision sur les parties latérales, on peut couper quelque branche artérielle assez considérable pour donner lieu à une hémorrhagie; il faut en faire la ligature aussitôt. La plaie de la matrice peut donner aussi lieu à une effusion de sang considérable, surtout si elle a été faite sur le lieu d'insertion du placenta, ou si les parois utérines ne se contractaient pas avec assez d'énergie. Il faut, suivant l'exigence du cas, stimuler ces parois en les titillant avec l'extrémité des doigts, portés dans la plaie, ou bien toucher les bords de cette plaie avec une éponge imbibée d'eau froide mêlée d'un peu de vinaigre pur, ou même de vinaigre d'alcohol, comme le recommande Heister. On sent bien qu'on ne doit pas songer à porter de ligatures sur les vaisseaux utérins; mais on les a quelquefois touchés avec des caustiques, tels que le sulfate de cuivre. La plaie de la matrice ne demande pas d'autres soins, quoiqu'un chirurgien peu habile y ait fait des points de suture qu'on fut bientôt obligé d'enlever; elle doit seulement être bien nettoyée, ainsi que la plaie des parois abdominales et les parties qui peuvent s'y présenter. Après quoi on rapproche les bords de cette plaie extérieure, on y fait deux ou trois points de suture enchevillée, ou de suture à points séparés (mais la première est préférable), ayant soin de laisser vers la partie inférieure un espace libre qui puisse donner issue aux liquides qui s'épancheraient dans l'abdomen. Quelques personnes placent même à cet endroit une bandelette de linge effilée, pour servir de siphon ou de filtre à ces liquides. L'usage de la suture n'a pas obtenu l'assentiment général; on l'a regardée comme nuisible, parce qu'elle doit ajouter aux causes déjà si puissantes de l'inflammation du péritoine, et comme inutile, parce que le ballonnement, effet de la péritonite, qui ne manque guère de se développer, force presque toujours de relâcher les points de suture, et souvent de les couper. On a proposé de la remplacer par l'usage des bandelettes agglutinatives, ou même de n'employer d'autres moyens contentifs que le bandage unissant. Mais ces moyens sont bien insuffisans pour maintenir rapprochées les lèvres d'une si grande plaie, faite à des parois mobiles et flasques, comme le sont celles de l'abdomen après l'accouchement; et on est actuellement assez généralement d'avis d'employer la suture, au moins pour contenir les intestins et les empêcher de se présenter entre les lèvres de la plaie. On place ensuite une compresse longue de chaque côté de la plaie, on couvre celle-ci d'un linge fenêtré, puis d'un gâteau de charpie, et de compresses carrées. On assujettit le tout avec un bandage de corps soutenu d'un scapulaire. Bandelocque recommande de placer de chaque côté un coussin pour soutenir les flancs, repousser en avant les liquides qui s'épancheraient dans l'abdomen, et contribuer à rapprocher les lèvres de la plaie. Il est inutile, dans l'état actuel de la chirurgie, de motiver le silence que j'ai gardé sur l'emploi des baumes et des onguens dont on faisait autrefois usage dans le traitement de cette plaie.

L'opération césarienne est une des plus dangereuses de la chirurgie, quoiqu'on l'ait vue suivie de succès, même dans les circonstances les plus défavorables, soit sous le rapport de l'état antérieur de l'opérée, soit sous celui de la manière dont l'opération a été faite et du traitement consécutif. Les suites que l'on a le plus à craindre, sont l'épanchement des lochies dans la cavité abdominale, l'inflammation de l'utérus et celle du péritoine, dont les auteurs ont énuméré les symptômes en détail, comme autant de suites particulières de l'opération. Pour prévenir le premier accident, il faut surtout s'attacher à entretenir la libre communication de la cavité utérine avec le vagin. On a aussi attribué beaucoup d'importance à conserver le parallélisme des deux plaies; mais, lorsqu'il a été conservé, cela a toujours dépendu d'adhérences ou d'autres circonstances étrangères à l'opération. Au surplus, comme c'est surtout la rétraction, l'abaissement de l'utérus qui change le rapport des plaies, le moyen le meilleur pour conserver ce parallélisme est, comme il a été dit, de faire l'incision de l'utérus le plus haut possible. La crainte des deux autres accidens exige que la malade, replacée dans son lit, jouisse de la plus profonde tranquillité, soit soumise à une diète sévère, et au traitement antiphlogistique le plus rigoureux, dont on doit cependant se relâcher après les premiers jours, quand il ne survient pas d'accidens. Lauverjat regarde l'accès de l'air dans la cavité de l'utérus et du péritoine, comme une des principales causes de ces accidens. Les précautions indiquées en décrivant le manuel de l'opération, sont le meilleur moyen de prévenir cette introduction. Il convient que la mère allaite son enfant, ou au moins que la succion des mamelles soit opérée pendant les premières semaines. Il est inutile d'en déduire les raisons, de même que de décrire le traitement à opposer à l'inflammation de l'utérus et du péritoine. Il suffit de dire que la plaie ne contr'indique aucun des moyens employés en pareil cas; ainsi la femme peut très-bien être placée dans le bain, en conservant l'appareil en place, et ne le changeant qu'à la sortie du bain. *Voyez* MÉTRITE, PÉRITONITE.

Opération césarienne vaginale. — On appelle ainsi une incision ou des incisions pratiquées aux bords de l'orifice de l'utérus ou à la paroi antérieure de cet organe, faisant saillie au fond du vagin. Les cas qui peuvent exiger cette opération, sont l'état calleux, cartilagineux, carcinomateux des bords de l'orifice de l'utérus, l'adhérence des parois du col ou des bords de l'orifice, l'occlusion de cet orifice par une membrane, l'obliquité extrême de l'utérus, des convulsions et autres accidens graves survenant avant que l'orifice de la matrice puisse se laisser dilater, pour permettre l'introduction de la main et la terminaison de l'accouchement. Ces causes seront examinées avec le soin qu'elles demandent, aux articles DYSTOCIE, OBLIQUITÉ DE MATRICE, CONVULSIONS.

L'opération se fera avec un bistouri boutonné, dont la lame sera enveloppée dans la plus grande partie de son étendue avec une bandelette de linge, et que l'on portera jusque dans l'orifice de l'utérus, soit au moyen d'un *speculum uteri*, soit en le guidant et le couvrant avec un ou deux doigts de la main gauche. Ce bistouri servira à faire un nombre suffisant d'incisions sur les bords de l'orifice, et d'une étendue déterminée par l'état de ces bords et la dilatation qu'il est essentiel d'obtenir. S'il n'y avait pas à l'orifice d'ouverture qui pût recevoir l'extrémité du bistouri boutonné, ou si l'on opérait sur la paroi antérieure de l'utérus, il est évident qu'il faudrait se servir d'un bistouri pointu, en prenant bien garde de l'introduire trop profondément, de crainte de blesser les parties de l'enfant. Quand on incise la paroi antérieure de l'utérus, il suffit d'une seule incision. On a proposé, pour cette opération, divers instrumens analogues au bistouri caché et au pharyngotome; mais ils me semblent très-inutiles.

Cette opération a eu généralement un heureux succès, et ses suites sont peu graves. L'hémorrhagie est rarement à craindre, surtout quand l'orifice est calleux; dans ce cas, souvent il ne s'écoule pas une goutte de sang des lèvres de la section. Si cependant un vaisseau ouvert donnait assez de sang pour inquiéter, on pourrait faire des injections d'eau vinaigrée; ou dans un cas

plus urgent porter, au moyen du *spéculum*, des styptiques ou
même des caustiques sur le lieu d'où viendrait le sang. Le reste
du traitement consiste dans des injections émollientes d'abord,
et ensuite légèrement détersives, et un régime approprié à l'état
de la femme.   (DÉSORMEAUX.)

CÉTINE, s. f., *cetina*, de κῆτος, baleine; nom donné par
Chevreul à un principe immédiat gras, composé d'oxygène, d'hydrogène et de carbone, qui forme la plus grande partie du blanc
de baleine. Il est blanc, doux au toucher, sous forme de lames brillantes, cassantes, insipides, sans action sur le tournesol, fusibles
à 49° th. centigr. Si on le chauffe dans des vaisseaux fermés, il
se décompose et ne fournit qu'un peu d'eau, et une matière solide cristallisée, plus fusible que lui. L'alcohol bouillant dissout
environ deux parties et demie de cétine. Chauffé avec de la potasse caustique, il est décomposé et transformé en savon : en substituant la baryte à la potasse, on obtient un savon composé de
margarate et d'oléate de baryte, et une matière grasse non acide.
(*Voyez* GRAISSE, MARGARIQUE, OLÉIQUE et SAVON.) On obtient la
cétine en traitant le blanc de baleine par de l'alcohol bouillant;
celui-ci dissout la cétine et la laisse déposer, par le refroidissement, sous forme de lames cristallines, que l'on purifie au moyen
d'une nouvelle dissolution dans l'alcohol. La cétine n'a point d'u-
sages.

Le *blanc de baleine* (spermaceti), est formé de beaucoup de
cétine, d'une certaine quantité d'huile fluide à 18°, et d'un autre
principe particulier jaunâtre. Il contient, suivant Théodore de
Saussure, sur 100 parties, 75,474 de carbone, 12,795 d'hydrogène, 11,377 d'oxygène et 0,354 d'azote. Il entre dans la
composition du tissu cellulaire qui sépare les membranes du cerveau de diverses espèces de cachalots, et notamment du *physeter
macrocephalus* : on l'obtient pur, en l'exprimant dans un sac de
laine pour le séparer en grande partie d'une huile liquide avec
laquelle il est mêlé, puis en le faisant bouillir avec une lessive
alcaline qui s'empare de la portion huileuse restante; on le lave
et on le fond. Il est solide, blanc, doux au toucher comme les
graisses, fragile, sans action sur le tournesol, fusible à 45°
th. centigr., décomposable par la chaleur en un dixième environ
d'eau légèrement acide, et en neuf dixièmes d'une matière solide
cristallisée. L'alcohol bouillant en dissout environ $\frac{7}{100}$. La potasse

et les autres alcalis ne le saponifient qu'en partie. Le blanc de baleine était employé autrefois dans certaines maladies des poumons, des reins, etc.; on n'en fait plus usage aujourd'hui.

(ORFILA.)

CÉTIQUE (acide); nom donné par Chevreul à l'acide qui se forme lorsqu'on traite la cétine par les alcalis. Ce chimiste ayant reconnu depuis que cet acide n'est que de l'acide margarique modifié par une matière grasse, ce mot doit être rayé de la nomenclature chimique.   (ORFILA.)

CÉVADILLE ou SABADILLE, s. f., *fructus sabadillæ*. On appelle ainsi les fruits du *veratrum sabadilla* de Retz, plante de la famille des Colchicalées et de la polygamie monœcie, qui croît au Méxique. Ce sont des capsules allongées, réunies par trois dans une même fleur, ce qui les fait paraître triloculaires, s'ouvrant par leur côté interne et supérieur; elles sont minces, rougeâtres, renferment, chacune, deux ou trois graines oblongues, noirâtres, anguleuses et tronquées à leur sommet. La cévadille a une saveur amère et extrêmement âcre et corrosive.

MM. Pelletier et Caventou ont retiré de ce médicament, 1° une base salifiable particulière, à laquelle ils ont donné le nom de *vératrine*, et qu'ils ont également retrouvée dans les racines de l'hellebore blanc et les bulbes du colchique d'automne. Cette substance y est combinée avec l'acide gallique et y forme un gallate acide de vératrine; 2° un acide particulier odorant et volatil, que ces chimistes nomment *acide cévadique*; 3° une matière grasse composée d'élaïne et de stéarine; 4° de la cire; 5° une matière colorante jaune; 6° de la gomme; 7° du ligneux. La vératrine paraît être le principe actif de la cévadille : c'est un poison narcotico-âcre qui exerce une action spéciale sur le gros intestin. *Voyez* POISON.

La cévadille doit être considérée comme un médicament dangereux, dont plusieurs praticiens ont, à juste titre, proscrit l'usage interne. En effet elle est douée d'une âcreté violente, principalement due à la vératrine qu'elle renferme, qui la rend, en quelque sorte, presque cathérétique. Cependant, quelques auteurs ont conseillé de l'administrer à l'intérieur, pour combattre le tœnia. Schmuker, entre autres, en porte la dose jusqu'à un demi-gros qu'il donne en poudre.

Mais aujourd'hui on fait rarement usage de ce médicament, et quand on l'emploie, c'est simplement à l'extérieur pour dé-

truire la vermine. Encore a-t-on vu quelquefois cette application externe de la cévadille, lorsqu'elle est faite sur la tête, occasio-ner des accidens extrêmement graves, tels que des vertiges et des convulsions.
(A. RICHARD.)

FIN DU QUATRIEME VOLUME.

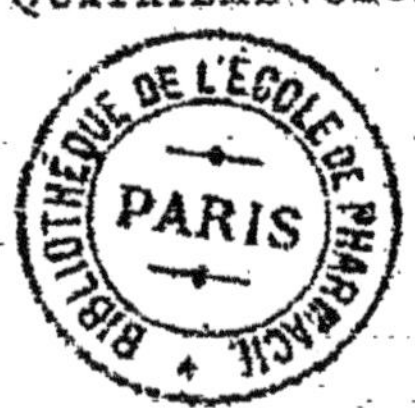

DISTRIBUTION DES MATIÈRES.

	MM.
Anatomie.	BÉCLARD, professeur de la faculté de médecine.
Physiologie	ADELON, COUTANCEAU, RULLIER, docteurs en méd.
Anatomie pathologique	BRESCHET, chef des travaux anatomiques de la fac. de méd.
Pathologies générale et interne. . .	CHOMEL, COUTANCEAU, LANDRÉ BEAUVAIS, ROCHOUX, docteurs en médecine.
Pathologie externe et opérations chirurgicales	J. CLOQUET, chir. de l'hôpital Saint-Louis ; MARJOLIN et ROUX, prof. de la fac. de méd.
Accouchemens, Maladies des femmes et des nouveau-nés	DÉSORMEAUX, professeur de la fac. de méd.
Maladies des enfans.	GUERSENT, médecin de l'hôpital des Enfans.
Maladies des vieillards	FERRUS et ROSTAN, méd. de l'hospice de la Salpêtrière.
Maladies mentales.	GEORGET, docteur en méd.
Maladies cutanées.	BIETT, méd. de l'hôpital Saint-Louis.
Maladies syphilitiques.	LAGNEAU, docteur en médecine.
Maladies des pays chauds.	ROCHOUX, doct. en méd.
Thérapeutique générale	GUERSENT, médecin de l'hôpital des Enfans.
Histoire naturelle médicale. . . .	H. CLOQUET, docteur en méd. ORFILA, prof. de la fac. de méd. et A. RICHARD, démonstrateur de botan. de la faculté de méd.
Chimie médicale et pharmacie. . . .	ORFILA et PELLETIER, professeur de l'école de pharmacie.
Physique médicale et hygiène. . . .	ROSTAN.
Médecine légale et police médicale. .	MARC, doct. méd., ORFILA, et RAIGE-DELORME, docteur en médecine, qui sera aussi chargé des articles de vocabulaire.

TABLE

DES PRINCIPAUX ARTICLES

CONTENUS DANS LE QUATRIÈME VOLUME.

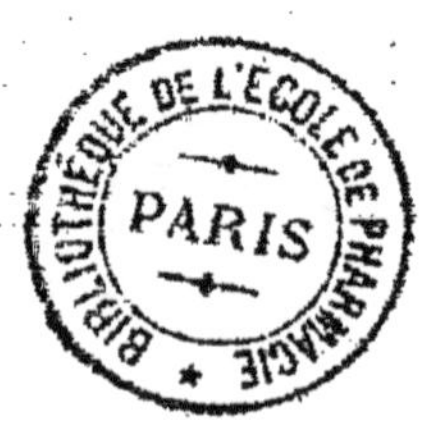

9 782013 538220